Kohlhammer

Pädiatrische Neurologie
Herausgegeben von Lucia Gerstl und Florian Heinen

Eine Übersicht aller lieferbaren und im Buchhandel angekündigten Bände der Reihe finden Sie unter:

 https://shop.kohlhammer.de/paediatrische-neurologie

Autorinnen und Autoren

Dianne J. Russell ist Research and Knowledge Exchange Consultant und Scientist Emeritus am CanChild Centre for Childhood Disability Research, McMaster University, Hamilton, Ontario, Canada.

Marilyn Wright ist Physiotherapeutin am McMaster Children's Hospital und Assistant Clinical Professor an der McMaster University sowie Clinical Consultant am CanChild Centre for Childhood Disability Research, Hamilton, Ontario, Canada.

Peter L. Rosenbaum war Professor für Pädiatrie am Canada Research Chair in Childhood Disability 2001–2014 und ist Mitbegründer des CanChild Centre for Childhood Disability Research, McMaster University, Hamilton, Ontario, Canada.

Lisa M. Avery ist Statistical Consultant bei Avery Information Systems, Orillia, Ontario, Canada.

Mitwirkende

Niina Kolehmainen ist Senior Clinical Lecturer und Honorary Consultant AHP am Institute of Health & Society, Newcastle University.

Doreen L. Bartlett ist Professor Emerita an der School of Physical Therapy, Western University, London, Ontario; Scientist am CanChild Centre for Childhood Disability Research, McMaster University, Hamilton, Ontario, Canada.

Laura J. Brunton ist Assistant Professor an der School of Physical Therapy, Western University, London; CanChild Centre for Childhood Disability Research, McMaster University, Hamilton, Ontario, Canada.

Mary Lane ist Pediatric Physiotherapist (im Ruhestand) aus Kingston, Ontario, Canada.

Deutsche Übersetzung von

Ulla S. Michaelis, Uta Tacke, Sabine Stein, Michaela Linder-Lucht, Steffen Berweck, A. Sebastian Schröder, Volker Mall, Alexandra Sitzberger, Mirjam N. Landgraf, Janbernd Kirschner und Florian Heinen

Dianne J. Russell
Marilyn Wright
Peter L. Rosenbaum
Lisa M. Avery

Gross Motor Function Measure

Das Handbuch zu GMFM und GMFCS

3. Auflage

Deutsche Übersetzung unter Federführung von
Ulla S. Michaelis und Uta Tacke

Verlag W. Kohlhammer

Die englischsprachige Originalausgabe ist 2021 unter dem Titel »Gross Motor Function Measure (GMFM-66 & GMFM-88) User's Manual, 3rd Edition« in der Reihe »Clinics in Developmental Medicine« bei Mac Keith Press erschienen.
Die erste Auflage ist 2001 bei Mac Keith Press erschienen.
Die zweite Auflage ist 2013 bei Mac Keith Press erschienen.

© 2021 McMaster University
Alle Rechte vorbehalten. Diese Übersetzung wurde unter Lizenz des Originalverlags John Wiley & Sons, Inc., veröffentlicht.

Umschlagabbildung: Die Abbildungen stammen aus dem GMFCS für die Altersgruppen 6–12 Jahre und 12–18 Jahre und sind urheberrechtlich geschützt durch Bill Reid, Kate Willoughby, Adrienne Harvey und Kerr Graham, Royal Children's Hospital, Melbourne.

Für die deutschsprachige Ausgabe
3. Auflage 2025

Alle Rechte vorbehalten
© W. Kohlhammer GmbH, Stuttgart
Gesamtherstellung: W. Kohlhammer GmbH, Stuttgart, Heßbrühlstr. 69, 70565 Stuttgart
produktsicherheit@kohlhammer.de

Print:
ISBN   978-3-17-042000-7

E-Book-Formate:
pdf: ISBN 978-3-17-042001-4
epub: ISBN 978-3-17-042002-1

Inhalt

Vorwort zu den deutschsprachigen Übersetzungen von GMFM und GMFCS

Im deutschsprachigen Raum ist es seit mehr als 30 Jahren das Verdienst der Universitäten Freiburg, Tübingen und München (LMU und TUM), dass für die Cerebralparese – als der häufigsten motorischen Störung des Kindesalters – wissenschaftlich fundierte Instrumente und Therapien zur Verfügung stehen. In vielen interdisziplinären Kursen und Kongressen wurden Versorgungskompetenz und wissenschaftliche Erkenntnis gelehrt und weitergegeben.

In Tübingen lag historisch der Schwerpunkt auf der diagnostisch orientierten Initiative SCPE (Surveillance of Cerebral Palsy in Europe) und der Bildgebung. Mit der Terminologie von bilateral-unilateral und spastisch-dyskinetisch-ataktisch (ergänzt durch das funktionale Level wie vom GMFCS beschrieben) und die mit der MRT zugeordneten Ätiologie ist eine State-of-the-Art-Diagnose mit dem therapieleitenden Verständnis zentral-motorischer Systemorganisation möglich.

In Freiburg und München lag der Schwerpunkt auf den »First-in-Child«-Therapien, die – etabliert als sonografiegesteuerte Injektion von Botulinumtoxin – zu einem Standard im Kanon der Therapieoptionen geworden sind. Mit der Robotic-Medicine (Lokomat) und mit aktuellen Innovationen (z. B. repetitive, periphere neuromodulatorische Magnetstimulation) konnten Entwicklungsperspektiven langfristig verbessert und neue Therapiehorizonte entwickelt werden.

Die Initiativen der Arbeitsgruppen von Inge Krägeloh-Mann und Florian Heinen wurden und werden von Volker Mall, Steffen Berweck, A. Sebastian Schröder, Ingo Borggräfe, Martin Staudt, Janbernd Kirschner, Andrea Bevot, Michaela Linder-Lucht, Alexandra Sitzberger, Mirjam N. Landgraf und Michaela V. Bonfert in klinische und wissenschaftliche Aktivitäten integriert und weiterentwickelt.

Grundlage all dieser Fortschritte für Kinder und Jugendliche mit Cerebralparese war und ist die in diesem Buch in aktueller Version übersetzte GMFM- und GMFCS-Methodik.

Entwickelt von den kanadischen Arbeitsgruppen um Dianne J. Russell, Peter L. Rosenbaum, Marilyn Wright und Lisa M. Avery, kann deren globale Bedeutung nicht überschätzt werden. Durch konsequente methodische Anpassungen von Terminologie und Klassifikation kann die kindliche Cerebralparese überall standardisiert diagnostiziert und behandelt werden. Mit GMFM und GMFCS wurde wissenschaftliche, evidenzbasierte Medizin möglich, das gilt besonders auch für den interdisziplinären Austausch von Neuropädiatrie, Sozialpädiatrie, Kinderorthopädie und den funktionellen Therapien mit dem longitudinalen Schwerpunkt Physiotherapie.

Ulla Michaelis und Sabine Stein aus Freiburg haben als Physiotherapeutinnen schon vor Jahren die erste deutschsprachige Übersetzung realisiert und die deutschsprachigen Referenz-Kurse entwickelt. Die Federführung der jetzigen Übersetzung liegt bei Ulla Michaelis, Freiburg, und Dr. Uta Tacke, Freiburg/Basel.

Im Sinne des Strebens nach einer möglichst geschlechtergerechten Sprache verwenden wir in diesem Werk weibliche und männliche Formen abwechselnd.

Wir betonen und wiederholen, dass GMFM und GMFCS *die* unverzichtbare Grundlage und *die* Referenz einer gelingenden Versorgung und gelingenden Wissenschaft für Kinder mit Cerebralparesen sind. In diesem Sinne wünschen wir dem Buch weite Verbreitung und Anwendung zum Wohle der einzelnen Kinder.

München, im Herbst 2025

Florian Heinen, LMU München
für *alle* Mitwirkenden an diesem Buch

Vorwort zur dritten Auflage

Die dritte Ausgabe des *GMFM-Handbuchs* wurde erstellt, um den Nutzern zu helfen, die sich ständig verändernde Technologie zu verstehen und anzuwenden, um die GMFM in ihrer modernen, computergestützten Form zu nutzen. Eine wesentliche Änderung von der ersten (2002) zur zweiten (2013) Ausgabe war die Überarbeitung der Datenverwaltung und des Datenmanagements des Gross Motor Ability Estimator (GMAE). Der ursprüngliche GMAE und der nachfolgende GMAE-2 wurden entwickelt, um den GMFM-Anwendern eine einfache Methode zur Dateneingabe und -bewertung von Daten der 88- oder 66-Item-Version des Tests zur Verfügung zu stellen. Wie bei der GMAE funktionierte die GMAE-2 anfangs gut; mit der Weiterentwicklung der Computersoftware konnten jedoch viele neuere Computersysteme die Programme nicht mehr ausführen und so waren aktualisierte Programme erforderlich.

Der GMAE-3 und die GMFM App+ wurden für Desktop-Computer und Tablets entwickelt. Der GMAE-3 verwendet einen aktualisierten Computeralgorithmus zur Berechnung der GMFM-66-Werte. Der GMAE-3-Algorithmus bietet somit eine etwas genauere Messung der motorischen Funktion als der vorherige Algorithmus für Kinder, insbesondere für Kinder mit höheren und niedrigeren Funktionen. Er sollte zukünftig die bevorzugte Version des GMAE sein. Es ist möglich, die mit dem GMAE-2 berechneten GMFM-66-Werte durch erneute Eingabe der Item-Werte in die GMFM App+ umzuwandeln, um GMAE-3 Werte zu erhalten.

Der Link zum GMAE-2-Programm ist auf der *CanChild*-Webseite verfügbar, aber er ist mit neueren Betriebssystemen nicht kompatibel. Er ist aber auf Computern verfügbar, wenn er vorher heruntergeladen wurde. Das GMAE-3-Programm wird nur durch den Kauf der GMFM App+ verfügbar. Einzelheiten zu GMAE-3 und GMFM App+ finden Sie in ▶ Anhang 3 und ▶ Anhang 14 enthalten.

Die GMFM App+ kann im *CanChild*-Shop erworben werden (https://canchild. ca/shop/38-the-gross-motor-function-measure-app/).

Vorwort zur zweiten Auflage

Wie wir bereits im Vorwort zur ersten Ausgabe des *Gross Motor Function Measure (GMFM-66 & GMFM-88) User's Manual* (Russell et al. 2002) erwähnt haben, verdanken wir die von uns berichtete Arbeit vielen Personen (die in den Danksagungen der ersten Ausgabe genannt wurden). Dies gilt auch für die Fertigstellung dieser zweiten Ausgabe. Wir möchten insbesondere die vielen verständnisvollen Kollegen, unterstützenden Freunde, nachdenklichen Kritiker und Nutzer aus der ganzen Welt anerkennen, die mit uns über die GMFM kommuniziert haben. Es waren ihre (Ihre!) Beobachtungen und Fragen, die uns in den letzten zehn Jahren, die uns bei der Überlegung ehrlich angehalten haben, den Test zu verbessern und für Kollegen aus Klinik und Forschung so zugänglich wie möglich zu machen.

Diese aktualisierte Version des *User's Manual* beschreibt sowohl unsere eigenen Testweiterentwicklungen und Anwendungen als auch die Arbeit von Kollegen, die freundlicherweise ihre Erfahrungen mit uns und mit Ihnen geteilt haben. So wird hier zum Beispiel über zwei kürzere Versionen zur Durchführung und Auswertung der GMFM-66, den Item-Set-Ansatz von Russell et al. (2010), und den Basal & Ceiling-Ansatz von Brunton und Bartlett (2011) berichtet. In einem Artikel in *Developmental Medicine and Child Neurology* von Avery et al. (2013) wurde die »Leistung« dieser Kurzversionen der vollständigen GMFM-66 mit dem üblichen Item-Umfang gegenübergestellt; die Ergebnisse werden in ▶ Kap. 5 dieses Buches mit freundlicher Genehmigung von Mac Keith Press ausführlich dargestellt.

Wir versuchen, wann immer möglich, unsere Ideen, Erfahrungen und Meinungen auf Nachfrage zu teilen und hoffen, dass die Menschen sowohl von unseren Erfahrungen als auch von dem, was wir auf dieser langen und faszinierenden Reise gelernt haben, profitieren. Alle Änderungen am Test müssen sorgfältig abgewogen und sollten stets strengen Reliabilitäts- und Validitätsprüfungen unterzogen werden, um sicherzustellen, dass Testeigenschaften intakt bleiben. Wir haben kurz aktualisiert, was wir aus der Literatur über die Verwendung des GMFM-88 und des GMFM-66 gelernt haben und möchten die Leser ermutigen, die Forschung selbst kritisch zu evaluieren, da sich ständig neue Erkenntnisse ergeben.

Eine wichtige Änderung, von der wir glauben, dass sie eine bedeutende Verbesserung darstellt, ist die Entwicklung des Datenverwaltungs- und Auswertungsprogramms Gross Motor Ability Estimator-2 (GMAE-2). Der ursprüngliche GMAE wurde entwickelt, um den GMFM-Anwenderinnen eine einfache Methode zur Eingabe und Bewertung der 88- oder 66-Item-Testversion zur Verfügung zu stellen. Er funktionierte in den ersten Jahren nach der Veröffentlichung des Handbuchs gut. Als jedoch die Computersoftware immer ausgereifter wurde, konnten viele der neueren Systeme die alte GMAE nicht mehr lesen. Die Bemühungen, mit der Technologie durch die Entwicklung von Anpassungen Schritt zu halten, erwiesen sich als schwierig, und schließlich erkannten wir, dass dies ein aussichtsloses Unterfangen war.

Die Lösung, die wir gefunden haben und die hoffentlich langfristig funktionieren wird, war die Neugestaltung der Programme in GMAE-2. Auf diese Weise können wir relativ leicht Anpassungen am Programm vornehmen und hoffentlich mit den Entwicklungen in der Computertechnik Schritt halten, damit die Benutzerinnen des Programms nicht die Frustrationen erleben, die, wie wir wissen, außerhalb unserer Kontrolle liegen. Der neue GMAE-2 wird es den Benutzerinnen ermöglichen, (1) Untersuchungsformulare für die GMFM-88, GMFM-66, GMFM-66-IS (Item Sets) und GMFM-66-B&C (Basal & Ceiling) herunterzuladen; (2) Scores für die GMFM-88 und die GMFM-66, einschließlich verschiedener Formate wie GMFM-66-IS- und GMFM-66-B&C-Items einzugeben und zu berechnen; (3) Daten aus dem Original-GMAE-Programm zu importieren; und (4) GMFM-66-Untersuchungsergebnisse eines Kindes auf Perzentilkurven, entsprechend den GMFCS-E&R-Stufen darzustellen. Es ist wichtig, neben der Software auch das Handbuch zu haben, um sicherzustellen, dass die Benutzerinnen wissen, welche Version des GMFM sie verwenden und wie der Test durchgeführt, bewertet und interpretiert werden sollte. Die Entwicklung dieser zweiten Auflage hat viel Zeit in Anspruch genommen. Wir hoffen, dass sie für alle Leserinnen interessante Informationen bietet und eine nützliche Verbesserung für langjährige Anwenderinnen darstellt. Für Personen, die die GMFM zum ersten Mal anwenden, vertrauen wir darauf, dass die Ideen in diesem Buch zugänglich und auf ihre Arbeit anwendbar sind. Wie immer sind die Autoren an Rückmeldungen von Menschen mit Vorschlägen für uns, Fragen oder Bedenken interessiert.

Vorwort zur ersten Auflage

Nach intensiver Arbeit vieler Beteiligter wurde ein Paper über die Validierung der Gross Motor Function Measure (GMFM) im Juni des Jahres 1989 in *Developmental Medicine and Child Neurology* publiziert. Die erste Ausgabe des GMFM-Manuals wurde von den Autoren 1990 veröffentlicht und 1993 mit Richtlinien für die Anwendung und Bewertung überarbeitet, einschließlich aktualisierter Informationen über die GMFM-Forschung. Bei der zweiten Auflage des Manuals haben wir festgestellt, dass die zukünftige Arbeit auf der Anwendung einer relativ neuen Methodik zur Konstruktion von Messgrößen, der so genannten Rasch-Analyse, abzielen würde, um deren Nützlichkeit für den GMFM zu bestimmen. Die Rasch-Analyse versprach viele Vorteile, die Skalierung und Interpretation der GMFM verbessern würden, sofern die Annahmen des Rasch-Modells erfüllt wären.

Dieses neue Handbuch spiegelt die Arbeit zur Verbesserung der ursprünglichen 88-Items-GMFM wider, die wir der Klarheit halber in diesem Handbuch als GMFM-88 bezeichnen werden. Dies wurde erreicht durch (1) Reduzierung der Itemanzahl auf 66; (2) Umwandlung der Ordinalskala in eine Skala mit Intervalleigenschaften; (3) Bestimmung der hierarchischen Struktur der Items, wodurch eine Item Map erstellt werden konnte, die anzeigt, wie schwierig jedes Item für Kinder mit Cerebralparese im Vergleich zu den anderen Items ist; und (4) Entwicklung eines Computerprogramms zur Bewertung der GMFM-66.

Bei der Anwendung der Rasch-Methodik auf die GMFM mussten viele Entscheidungen getroffen werden. Manchmal gab es Kompromisse zwischen klinischer Machbarkeit und strenger Methodik. Da die GMFM in vielen Interventionsstudien als Ergebnismaß verwendet wird, war es uns wichtig, die GMFM zu einem möglichst strengen Instrument für Forschungszwecke zu machen. Dies führte dazu, dass wir uns gegen eine Bewertungstabelle im Handbuch entschieden und stattdessen ein präziseres Bewertungssystem mithilfe eines Computerprogramms anwendeten. Wir waren uns bewusst, dass dies die klinische Anwendbarkeit der GMFM-66 für manche Menschen einschränken, aber letztendlich genauere Informationen über Veränderungen der Körpermotorik bei Kindern mit Cerebralparese liefern würde. Angesichts dieser Entscheidungen haben wir versucht, den klinischen Nutzen so weit wie möglich zu bewahren oder zu steigern, haben aber die ursprüngliche 88-Items-Version für diejenigen beibehalten, die diese bevorzugen oder Schwierigkeiten beim Zugang zum Bewertungsprogramm haben.

Danksagungen zur dritten Auflage

Die Überarbeitungen wurden von Marilyn Wright, Dianne J. Russell und Peter L. Rosenbaum durchgeführt. Lisa M. Avery entwickelte den aktualisierten GMAE-3-Algorithmus mit dem Scoring-Programm.

Die GMFM App+ wurde von Justin Backwell, Peter Szhur, Robert Zeni und Mike Zheng vom mHealth and eHealth Development and Innovation Centre (MEDIC), Mohawk College, und Dayle McCauley, Nathan Nash, Sonya Strohm, Marilyn Wright und Dianne Russell, Mitglieder des *CanChild*-Teams, entwickelt. Finanzielle Unterstützung erhielt die Studie vom Cerebral Palsy Network (CP-NET), das vom Ontario Brain Institute finanziert wird.

Danksagungen zur zweiten Auflage

Für diese zweite Ausgabe des Handbuchs möchten wir Mary Lane, die die ursprünglichen Anwendungs- und Bewertungsrichtlinien für die vorherige Ausgabe verfasst hat, für ihre kontinuierliche Unterstützung und ihren weisen Rat danken. Justin Turco-Gwozdowski ist ein Software-Ingenieur, der als frischgebackener Hochschulabsolvent die Programmierung des neuen GMAE als ehrenamtliche Tätigkeit übernommen hat. Wir wissen seine Geduld bei der Bewältigung der einzelnen Programmierherausforderungen sehr zu schätzen! Besonderer Dank geht an Bob Palisano und Virginia Wright für ihre aufmerksamen Kommentare zu ▶ Kap. 8. Viele Therapeutinnen halfen Justin und den Autoren, indem sie die verschiedenen Versionen des GMAE-2 testeten und Feedback gaben, um ihn zu verbessern. Wir sind ihnen für ihr aufmerksames Feedback zu Dank verpflichtet. Schließlich haben unsere *CanChild*-Kollegen und unsere Familien die zeitliche Beanspruchung ertragen, die uns von anderen Arbeiten und Verantwortlichkeiten abgelenkt hat! Wir können ihnen nicht genug danken.

Danksagungen zur ersten Auflage

Das erste Handbuch zur Gross Motor Function Measure (GMFM) war die dritte (und hoffentlich stark verbesserte) Version einer Arbeit, die seit den späten 1980er Jahren lief. Das ursprüngliche Handbuch wurde 1990 erstellt und eine zweite Auflage dieses Handbuchs erschien 1993. In beiden Fassungen des Handbuchs haben wir Personen gewürdigt, die mit ihren Bemühungen der Arbeit beigetragen hatten. Zu diesen Personen gehörten natürlich die Autoren der ursprünglichen Veröffentlichung, die die GMFM beschreibt (Carolyn Gowland, Susan Hardy, Nancy Plews, Heather McGavin, David Cadman und Sheila Jarvis). Wir möchten Kate O'Connor Steel danken, die uns ihr Motor Control Assessment zur Verfügung gestellt hat, aus dem viele der Items für die GMFM stammen. Darüber hinaus danken wir klinischen Kollegen und einer Reihe von Studenten und Hilfskräften, die an der Erstellung der damals vorliegenden Arbeit beteiligt waren. Ihre Zahl ist zu groß, um sie einzeln zu nennen, aber wir sind sehr dankbar, dass sie unsere frühen Bemühungen für ein neues klinischen Untersuchungsinstrument unterstützt haben.

Eine Reihe von Fakultätskollegen der McMaster University leisteten einen wichtigen Beitrag zur frühen Konzeption der GMFM, entweder durch konzeptionelle oder technische Unterstützung. Dazu gehören Dr. Charlie Goldsmith, Gordon Guyatt, David Streiner und Christal Woodward, allesamt anerkannte Experten für klinische Epidemiologie und Testentwicklung. Jeder trug Zeit und Ideen bei, als die GMFM Mitte der 1980er Jahre Gestalt annahm. Die jüngste Rasch-Analyse wäre nicht möglich gewesen ohne das statistische und methodische Fachwissen von Dr. Stephen Walter und Parminder Raina, die in vielen Sitzungen über die Rasch-Ergebnisse nachgedacht und Fragen erörtert haben, während wir uns in diesen relativ neuen Messansatz eingearbeitet haben. Dr. Bob Palisano lieferte unschätzbare Ratschläge und Feedback zu vielen Aspekten dieser Arbeit, ebenso wie Dr. Steve Hanna.

Ein Projekt zur Erstellung und Validierung einer klinischen Testmethode erfordert den Einsatz buchstäblich Dutzender engagierter klinischer Kollegen, die sich in der Praxis abmühen, um die Rohdaten zu sammeln, die dann vom Forschungsteam ausgestaltet werden. Diese Menschen – vor allem klinische Physiotherapeutinnen in den Children's Treatment Centres, die in der Ontario Association of Children's Rehabilitation Services (OACRS) zusammengeschlossen sind – haben seit dem Jahr 1996 an der Ontario Motor Growth Curve-Studie teilgenommen. Zusammen haben sie mehr als 3.000 GMFMs durchgeführt, die die Grundlage für die hier berichtete Arbeit lieferten! Sie nahmen an dem GMFM-Schulungsprogramm teil und haben mit Geduld und Enthusiasmus wiederholte Reliabilitätsprüfungen ertragen. Wir stehen für immer in ihrer Schuld, denn diese Arbeit hätte ohne sie nicht durchgeführt werden können. Wir wissen auch, dass die klinische Forschung für viele OACRS-Zentren eine Zusatzarbeit ist, und danken den Geschäftsführern für ihre Partnerschaft bei Forschungsprojekten wie diesem.

Das *CanChild* Centre for Childhood Disability Research wird seit dem Jahr 1989 durch das Health System-Linked Research Units-Programm der Forschungsabteilung des Ministeriums für Gesundheit und Langzeitpflege der Provinz Ontario unterstützt. Eine Arbeit wie die hier beschriebene wäre ohne die kontinuierliche Unterstützung durch dieses Programm schwierig, wenn nicht gar unmöglich, wir sind sehr dankbar. Die Forschungsdatenerhebung der Therapeutinnen wurde ermöglicht durch die großzügige Unterstützung des Medical Research Council of Canada (Canadian Institutes of Health Research) und des National Center for Medical Rehabilitation Research des National Institute of Child Health and Human Development am NIH (Grant R01-HD-34947). Barbara Galuppi koordinierte alle Aspekte dieser 5-Jahres-Studie mit bewundernswertem Geschick und Effizienz und leistete damit einen enormen Beitrag zur gesamten Arbeit unserer Forschungsgruppe. Natürlich wäre ohne den Einsatz von Zeit und Mühe Hunderter von Kindern mit cerebraler Kinderlähmung (CP) und ihrer Familien, die Fragebögen ausfüllten und Videoaufzeichnungen ihrer Aktivitäten erlaubten, diese Arbeit unmöglich gewesen.

Kollegen aus aller Welt haben an GMFM-Schulungs-Workshops teilgenommen und halfen uns bei der Arbeit durch eine Kombination aus aufmerksamen Vorschlägen, aufschlussreichen Fragen, Anwendung der GMFM in ihrer klinischen Arbeit und Forschung und die großzügige Weitergabe ihrer Erfahrungen und oft auch ihrer Daten. Auch auf die Gefahr hin, einige Personen zu vergessen, möchten wir Kristie Bjornson vom Children's Hospital and Regional Medical Centre in Seattle und Marjolijn Ketelaar von der Universität Utrecht erwähnen. Dr. Suzann Campbell von der University of Illinois in Chicago und Dr. Steve Haley von der Boston University waren in der Anfangsphase unseres Projekts sehr hilfreich, indem sie uns ihre Erfahrungen mit der Rasch-Analyse mit dem Test of Infant Motor Performance (TIMP) sowie dem Pediatric Evaluation of Disability Inventory (PEDI) zur Verfügung gestellt haben. Die Arbeit, über die hier berichtet wird, hat also wirklich ein internationales Flair und wir sind dankbar für die Unterstützung durch diese Freunde. Nach der Entwicklung eines GMAE-Computerprogramms (Gross Motor Ability Estimator) zur Bewertung der GMFM-66, wollten wir wissen, ob das Programm von klinischen Therapeutinnen auch außerhalb einer Forschungsumgebung anwendbar ist. Wir sind den vielen Therapeuten in den OACRS-Programmen dankbar, die uns geholfen haben, die verschiedenen Versionen des Programms zu testen, während wir daran arbeiteten, es zugänglich zu machen. Dr. Doreen Bartlett, Lisa Rivard, Marilyn Wright und Virginia Wright waren besonders hilfreich, indem sie uns aufschlussreiches Feedback gaben, das wir zur Verbesserung des Programms genutzt haben.

Wir danken Eric Bosch und Graham Passmore für ihre Programmierkenntnisse bei der Umsetzung unserer GMFM-Schulungsvideos in das interaktive GMFM-CD-ROM-Lernprogramm, das nun zur Selbstschulung für die Anwendung der GMFM zur Verfügung steht. Schließlich möchten wir uns bedanken für die Ermutigung und Hilfe, die wir jeden Tag von unseren Kollegen bei *CanChild* erfahren haben, die unsere scheinbar endlosen Bemühungen um die Fertigstellung dieser Arbeit geduldet haben, vielleicht unter Vernachlässigung anderer Aufgaben! Ein besonderer Dank geht an Betsy Spencer, Pat Abernathy und Kamal Mangat, von denen wir als inoffizielle Mitglieder der Motor Measure Group mehr über ihre Arbeit im Hintergrund wissen als die meisten anderen. Schließlich aber am Ende des Tages, bei aller Hilfe durch genannte und ungenannte Personen, sind natürlich die Autoren verantwortlich für alle Unmzulänglichkeiten dieser Arbeit.

Haftungsausschluss

Die Gross Motor Function Measure (GMFM) ist ein klinisches Testinstrument, das entwickelt wurde, um bei Kindern und Jugendlichen mit Cerebralparese (CP) die motorische Funktion und deren Veränderung im Laufe der Zeit zu beurteilen. Alle Inhalte, Materialien und Auswertungsprogramme in diesem Buch [Gross Motor Function Measure (GMFM-66 und GMFM-88)-Benutzerhandbuch, 3. Auflage] werden ohne jegliche Gewährleistung bereitgestellt. Die McMaster University und der Verlag übernehmen weder eine ausdrückliche noch eine implizierte Gewährleistung dafür, dass die Inhalte oder Materialien dieses Buches fehlerfrei sind, einem bestimmten Standard der Marktgängigkeit entsprechen oder den Anforderungen für eine bestimmte Anwendung gerecht werden. Die Autoren und der Verlag lehnen jegliche Haftung für direkte, zufällige oder Folgeschäden ab, die sich aus der Nutzung dieses Buches ergeben.

Übersicht der Zusatzmaterialien zum Download

> **Zusatzmaterial**
>
> Die folgenden Zusatzmaterialien sind enthalten (Hinweise zum Download finden Sie im Anhang unter: ▶ Kap. Zusatzmaterial zum Download).

- GMFM-66-Item-Set-Bewertungsbogen
- GMFM-66-Basal & Ceiling-Bewertungsbogen
- GMFM-88- und GMFM-66-Bewertungsbogen

1 Überblick über die Gross Motor Function Measure (GMFM)

Was ist die GMFM?

- Die Gross Motor Function Measure (GMFM) ist ein klinischer Test, der entwickelt und validiert wurde, um bei Kindern mit Cerebralparese (CP) Veränderungen der Körpermotorik zu untersuchen.
- Es gibt zwei Versionen der GMFM: die ursprüngliche Version mit 88 Items (GMFM-88) und die Version mit 66 Items (GMFM-66). Die Items werden bei beiden auf dieselbe Weise geprüft – der Unterschied zwischen den beiden Versionen besteht lediglich darin, welche der Items (aus dem Gesamtpool der 88 möglichen Items) in der GMFM-66 enthalten sind.
- Es gibt drei Möglichkeiten, einen GMFM-66-Score zu erhalten. Für alle drei ist die Auswertungs-Software Gross Motor Ability Estimator (GMAE) erforderlich, um die Bewertung der Items in einen GMFM-66-Score umzuwandeln; die neue App-basierte GMAE-3 liefert dafür die genauesten Scores (▶ Anhang 3). Die Anwendungsmöglichkeiten umfassen nun die folgenden Optionen:
  1. GMFM-66: Alle 66 Items werden untersucht.
  2. GMFM-66-Item Sets (GMFM-66-IS): nutzt einen Bewertungsalgorithmus, um für die Untersuchung eine Untergruppe der Items zu bestimmen
  3. GMFM-66-Basal & Ceiling (GMFM-66-B&C): nutzt einen Basal & Ceiling-Ansatz zur Bestimmung der Item-Untergruppe

  Die Items der GMFM-88 umfassen Faktoren, die in der Internationalen WHO-Klassifikation von Funktionsfähigkeit, Behinderung und Gesundheit (ICF) als körpermotorische »Aktivität« bezeichnet werden und Aktivitäten wie Liegen und Drehen bis zum Gehen, Rennen und Springen einbeziehen. Die GMFM-66 besteht aus einer empirisch abgeleiteten Teilmenge der 88 Items, die sich als eindimensional erwiesen hat.

Welche Version der GMFM sollte ich verwenden?

- Welche GMFM-Version Sie verwenden sollten, hängt vom Zweck der Untersuchung und der Population ab. Die GMFM-88 kann verwendet werden, wenn

Sie eine detaillierte Beschreibung der aktuellen motorischen Fähigkeiten eines Kindes wünschen, für die Sie mehr Items benötigen. Diese Version ist möglicherweise die beste Wahl für Kinder mit CP, die sehr jung sind (hauptsächlich über Funktionen in Bauch- und Rückenlage verfügen) oder im Gross Motor Function Classification System (GMFCS) mit Level V beurteilt werden. Die GMFM-88 muss angewandt werden, wenn das Kind während der Testung Schuhe oder Orthesen trägt oder eine Gehhilfe verwendet. Die GMFM-88 ist die am besten geeignete Version (mit entsprechender Validierung) für Kinder, bei denen aufgrund anderer motorischer Beeinträchtigungen (z. B. Kinder mit Down-Syndrom und nach Schädel-Hirn-Trauma) motorische Schwierigkeiten auftreten können.

- Die GMFM-66 ermöglicht für Kinder mit CP die Bestimmung eines GMFM-Scores mit weniger Items. Da sie speziell und ausschließlich auf den Bewegungsmustern der motorischen Entwicklung basiert, die bei einer großen Population von Kindern mit CP beobachtet wurden, und da die Items nach Schwierigkeit gewichtet sind (durch die Intervalleigenschaften der GMFM-66) handelt es sich um ein aussagekräftigeres Maß zur Beurteilung von Veränderungen im Laufe der Zeit bei Kindern mit CP. Bei Kindern ohne CP wird sie nicht empfohlen, da die Itemgewichtung wahrscheinlich je nach Patientengruppe variiert.
- Sollte eine kürzere Version zur Ermittlung eines GMFM-66-Scores erforderlich sein, kann entweder die GMFM-66-IS- oder die GMFM-66-B&C-Version eingesetzt werden. Allerdings ist für Kinder mit unilateraler CP die GMFM-66-IS gegenüber der Version GMFM-66-B&C vorzuziehen, wenn es darum geht, Veränderungen zu beurteilen. Diese Kurzversionen werden in ▶ Kap. 5 ausführlich besprochen.
- Unabhängig davon, für welche Version man sich entscheidet, sollte immer dieselbe Version bei dem jeweiligen Kind angewendet werden. Es wird dringend empfohlen, für das einzelne Kind nicht zwischen den Versionen zu wechseln, da dies die Variabilität der Ergebnisse erhöhen und die Identifikation »echter« Veränderungen erschweren kann.

Wie wird die GMFM durchgeführt?

- Bei der GMFM muss das Kind verschiedene körpermotorische Fertigkeiten zeigen, wie sie in den GMFM-Durchführungs- und Bewertungsrichtlinien in ▶ Kap. 6 beschrieben sind.
- Vor der Durchführung der GMFM sollte geklärt werden, welche Version der GMFM verwendet wird, um sicherzustellen, dass die entsprechenden Bewertungsbögen sowie Durchführungs- und Bewertungsrichtlinien und Material verfügbar sind.

Für wen ist die GMFM geeignet?

- Obwohl der Test für Kinder mit CP entwickelt und validiert wurde, hat sich erwiesen, dass die GMFM-88-Version auch als Untersuchungsmethode für Kinder mit Down-Syndrom und Kinder mit akutem Schädel-Hirn-Trauma geeignet ist.
- Da in der GMFM motorische Fertigkeiten zusammengefasst sind, die normale Meilensteine der Entwicklung darstellen, ist damit auch die Beurteilung aktueller motorischer Aktivitäten bei Kindern möglich, für die sie ursprünglich nicht validiert wurde. Da die detaillierten Testeigenschaften der GMFM jedoch nicht für andere Populationen als Kinder mit CP, Down-Syndrom oder nach Schädel-Hirn-Trauma nachgewiesen wurden, sollten Reliabilität und Validität der GMFM-88 bestimmt werden, bevor sie bei anderen Gruppen von Kindern eingesetzt wird.
- Die ursprüngliche GMFM-Validierungsstichprobe umfasste Kinder im Alter von 5 Monaten bis 16 Jahren. Die GMFM wäre also auch für Kinder geeignet, deren motorische Fähigkeiten auf dem Niveau eines 5-Jährigen oder jüngeren Kindes ohne motorische Beeinträchtigung liegen.

Wie wird die GMFM bewertet?

- Für jedes Item der GMFM gibt es ein einfaches 4-Punkte-Bewertungssystem. Spezifische Beschreibungen für jedes Item finden sich in den Durchführungs- und Bewertungsrichtlinien für die GMFM-66 und die GMFM-88 (▶ Kap. 6). Die Bewertung der Items ist identisch bei der GMFM-88 und der GMFM-66. Veränderungen sollten nicht mit den einzelnen Item Scores angegeben werden, da diese nicht so zuverlässig sind wie der Gesamt-Score.
- Die GMFM-88-Item Scores können zur Berechnung von Roh- und Prozentwerten für jede der fünf GMFM-Dimensionen und einen GMFM-88-Gesamt-Score summiert werden. Die fünf Dimensionen sind: A (Liegen und Drehen), B (Sitzen), C (Krabbeln und Knien), D (Stehen) und E (Gehen, Rennen und Springen). Zielgesamtwerte wurden verwendet, um Zielbereiche festzulegen und können bei der Beurteilung von Kindern nützlich sein, bei denen die GMFM-66 ungeeignet ist (z. B. bei der Beurteilung von Kindern, die Hilfsmittel/Orthesen verwenden). Mit der Entwicklung der GMFM-66 ist die Angabe von Zielbereichen für Kinder mit CP, die ohne Schuhe getestet werden, jedoch nicht mehr notwendig. Die GMFM-66 erfordert ein Computerprogramm, den Gross Motor Ability Estimator [GMAE], für die Eingabe der einzelnen Item Scores und die Umrechnung in einen Gesamt-Score auf Intervallebene. Es gibt drei Versionen des GMAE. Das ursprüngliche GMAE-Programm wurde im Jahr 2013 mit dem GMAE-2 aktualisiert. Die Auswertungssoftware für den GMAE-2 kann von der CanChild-Web-

site heruntergeladen werden (https://canchild.ca/en/resources/191-gross-motor-ability-estimator-gmae-2-scoring-software-for-the-gmfm). Sie ist aber mit vielen neueren Betriebssystemen nicht kompatibel und wird von CanChild nicht unterstützt. Der GMAE-3 wurde mit einem aktualisierten Algorithmus erstellt, der eine etwas genauere Messung der motorischen Funktion ermöglicht. Das GMAE-3-Programm ist nur durch den Kauf der GMFM App+ erhältlich. Es ermöglicht die Berechnung der Scores für GMFM-88, GMFM-66, GMFM-66-IS und GMFM-66-B&C. Zusätzlich lassen sich die GMFM-66-Scores auf Perzentilkurven nach GMFCS-Level darstellen. Einzelheiten zu GMAE-3 und GMFM App+ finden sich in ▶ Anhang 3 und ▶ Anhang 14. Die GMFM App+ kann im CanChild Shop erworben werden (https://www.canchild.ca/en/shop/38-the-gross-motor-function-measure-app).

Wie lange dauert die Durchführung?

- Die Durchführungszeit der GMFM-88 beträgt für eine Person, die mit dem Verfahren vertraut ist, 45–60 Minuten und ist abhängig von Geschick der Untersucherin[1], dem motorischen Funktionslevel, der Kooperation und dem Verständnis des Kindes.
- Die Durchführung der GMFM-66 ist kürzer, da sie weniger Items enthält. Die Durchführung der GMFM-66-IS und der GMFM-66-B&C dauert durchschnittlich 20–30 Minuten.

Wo sollte der Test durchgeführt werden?

- Die GMFM sollte in einer Umgebung durchgeführt werden, die ausreichend Platz für das erforderliche Testmaterial bietet und in der sich das Kind wohlfühlt und frei bewegen kann (z. B. muss das Kind bei einem Item 4,5 Meter hin- und zurückrennen). Der Boden sollte eine glatte, feste Oberfläche haben.
- Da die GMFM entwickelt wurde, um Veränderungen über die Zeit zu messen, ist es wichtig, Umgebung und Testbedingungen bei jedem nachfolgenden Test mit demselben Kind so gleich wie möglich zu halten.

---

1 Die deutsche Übersetzung des Buches verwendet das generische Femininum, weil es im therapeutischen wie im ärztlichen Bereich in der Regel Kolleginnen sind, die die Versorgung dieser Kinder »tragen«.

Welches Testmaterial wird für die Durchführung der GMFM benötigt?

- Die erforderlichen Testmaterialien werden in ▶ Kap. 6 ausführlich beschrieben. Der Großteil gehört zur Standardausstattung einer Physiotherapieabteilung (z. B. Matte, Bank, Spielzeug). Zusätzlich ist eine Treppe (mit mindestens fünf Stufen) erforderlich.

Welche Qualifikationen sind zur Durchführung und Bewertung der GMFM erforderlich?

- Die GMFM wurde für pädiatrische Therapeutinnen entwickelt, die mit der Beurteilung der körpermotorischen Fähigkeiten von Kindern vertraut sind.
- Die Anwenderinnen sollten sich zuvor mit GMFM-Anweisungen und Bewertungsbogen vertraut machen. Es kann hilfreich sein, den Test an mehreren Kindern mit und ohne motorische Beeinträchtigung zu üben, bevor man ihn für klinische Untersuchungen einsetzt.
- Der GMFM-Kriterientest ist ein Online-Schulungsvideo, um die Kenntnisse und Fähigkeiten zur Bewertung der GMFM und zur Zertifizierung der Anwendung des Verfahrens zu überprüfen; er ist über den CanChild-Shop (https://www.canchild.ca/en/shop) erhältlich.

2   Konzeptueller Hintergrund

Cerebralparese

Die Cerebralparese (CP) wurde erstmals vor etwa 150 Jahren in der medizinischen Literatur beschrieben (Morris 2007). Im Jahr 2004 fand in Bethesda, USA, eine internationale Konsensus-Konferenz statt, bei der folgende aktualisierte Definition erarbeitet, in der Literatur diskutiert und schließlich 2007 veröffentlicht wurde:

> »Cerebralparese beschreibt eine Gruppe von dauerhaften Erkrankungen der Bewegungs- und Haltungsentwicklung, die zu Aktivitätseinschränkungen führen und auf eine nicht-progressive Beeinträchtigung des sich entwickelnden fetalen oder frühkindlichen Gehirns zurückzuführen sind. Die motorischen Symptome der CP gehen häufig mit Störungen der Empfindung, der Wahrnehmung, der Kognition, der Kommunikation und des Verhaltens, sowie mit Epilepsie und sekundären Problemen des Bewegungsapparats einher« (Rosenbaum et al. 2007a).

Wie aus der obigen Definition ersichtlich wird, kann die CP sehr unterschiedliche Auswirkungen auf die neurologische und funktionelle Entwicklung eines Kindes haben – auf die Schwere der Beeinträchtigung und die Aktivitätseinschränkung. Der ICF (International Classification of Functioning, Disability and Health/Internationale Klassifikation der Funktionsfähigkeit, Behinderung und Gesundheit) der Weltgesundheitsorganisation (WHO) beschreibt Aktivitäten als »die Art und das Ausmaß der Funktionsfähigkeit auf der Ebene der Person« (WHO 2001). Aktivitätseinschränkungen sind »Einschränkungen oder fehlende Fähigkeiten, eine Aktivität in einer Art und Weise oder innerhalb eines Bereichs auszuführen, die für dieses Alter und diesen Entwicklungsstand als normal angesehen wird« (World Health Organization 2001).

Definitionsgemäß betreffen die wichtigsten Aktivitätseinschränkungen im Zusammenhang mit der CP Probleme der Motorik; zusätzlich können funktionelle Schwierigkeiten im kognitiven, sozialen und kommunikativen Bereich auftreten (Kennes et al. 2002; Saigal et al. 2005; Rosenbaum et al. 2007b). Tests zur Beurteilung der körper- und feinmotorischen Funktionen ermöglichen eine Quantifizierung des Schweregrades der körperlichen Beeinträchtigung. Leser, die mehr Details über CP erfahren möchten, sind auf Baxter (2007) und Rosenbaum und Rosenbloom (2012) verwiesen.

Testung der körpermotorischen Funktion

Wie bei anderen kindlichen entwicklungsneurologischen Störungen ist die Testung der körpermotorischen Funktion bei Kindern mit CP ein komplexer Prozess. Obwohl ein Kind mit CP sich motorisch mehr oder weniger gut entwickeln kann, sind die motorische Entwicklung und der Erwerb motorischer Fähigkeiten fast immer verzögert oder atypisch. Die motorische Entwicklung kann sich über kurze oder lange Zeiträume stabilisieren, die Bewegungen können atypisch werden und manchmal kann es zu Rückschritten in der motorischen Funktion kommen (Hanna et al. 2009). Die typischen Meilensteine der körpermotorischen Entwicklung sind in der Literatur gut dokumentiert und bilden die Grundlage der Items der Gross Motor Function Measure (GMFM). Die Items erfassen Aktivitäten wie Liegen in Bauch- und Rückenlage, weiterhin Drehen, Sitzen, Knien, Krabbeln, Stehen und schließlich Gehen, Rennen und Springen. In jeder Dimension wurden Aktivitäten ausgewählt, welche besondere Herausforderungen für Kinder mit CP darstellen.

Es wurden zahlreiche Behandlungsansätze vorangetrieben, die an den motorischen Schwierigkeiten von Kindern mit CP ansetzen (Campbell et al. 2012; Mayston 2012a, 2012b). Allerdings müssen diese, bis auf wenige Ausnahmen, noch wissenschaftlich belegt werden. Eine der vielen Schwierigkeiten, die Wirksamkeit der Therapien messen zu können, ist das Fehlen validierter Tests, die wichtige Veränderungen der jeweiligen Funktionen abbilden. In einer Übersicht derjenigen Verfahren, die publiziert und in kontrollierten klinischen Studien zur physiotherapeutischen Behandlung von Kindern mit CP eingesetzt wurden, unterstreicht Rosenbaum et al. (1990) diesen Mangel an verfügbaren Tests und betont, dass die verwendeten Testinstrumente sich ausschließlich auf Normwerte und nicht auf Veränderungen der Funktionen bezögen. Seitdem wurden mehrere Testinstrumente zur Erfassung motorischer Funktionen entwickelt und für Säuglinge und Kleinkinder validiert. Dazu gehören der Test of Infant Motor Performance (TIMP) (Campbell et al. 1993), die Alberta Infant Motor Scale (AIMS) (Piper und Darrah 1994), der Harris Infant Neuromotor Test (HINT) (Harris und Daniels 2001), die überarbeiteten Bayley Scales of Infant Development (BSID-III) (Bayley 2005) und die Peabody Developmental Motor Scales (PDMS) (Folio und Fewell 2000). Tests, die speziell für Kinder mit Entwicklungsbeeinträchtigungen entwickelt wurden, sind beispielsweise das Pediatric Evaluation of Disability Inventory (PEDI) (Haley et al. 1992) und der PEDI-Computer-adaptive Test (Haley et al. 2006). Eine umfassendere Darstellung aller für Kinder mit Behinderungen relevanter Tests würde den Rahmen dieses Buches sprengen. Für Interessierte wird auf die umfassende Arbeit von Majnemer et al. verwiesen (Majnemer et al. 2012).

Allgemeines zum Thema Testungen

Die Entwicklung und Validierung eines Tests müssen sich an ihrem eigentlichen Zweck orientieren. Die methodische Genauigkeit des Tests ist unerlässlich, von der Konzeption bis zum Abschluss ihrer Entwicklung und folgenden Prüfung.

Zielsetzungen von Tests

Guyatt et al. (1992) haben einen methodischen Rahmen für die Bewertung von Gesundheitsmaßnahmen geschaffen. Sie weisen darauf hin, dass Tests für einen oder mehrere Zwecke verwendet werden können. Diskriminative Tests sind so konzipiert, dass sie zwischen Personen unterscheiden, die ein bestimmtes Merkmal haben, bzw. nicht haben. Der PDMS (Folio und Fewell 2000) wird beispielsweise verwendet, um Kinder nach Prozenträngen (Percentile Rank Scores), Standardwerten oder altersäquivalenten Scores zu klassifizieren. Tests, die der Vorhersage dienen, sollten eine Wahrscheinlichkeitsschätzung (Estimate of the Likelyhood of Prognosis) für die spätere Entwicklung beinhalten. Es hat sich gezeigt, dass das Gross Motor Function Classification System (GMFCS) (Palisano et al. 1997, 2008) die körpermotorische Funktion bei Kindern mit CP nach dem Alter von 2 Jahren vorhersagen kann (Rosenbaum et al. 2002). Um das Ausmaß der Funktionsveränderung im Verlauf oder nach einer Behandlung zu messen, wird ein Test benötigt, der in der Lage ist, die tatsächliche Veränderungen valide beurteilen zu können. Genau dazu wurde die GMFM (Russell et al. 1989) entwickelt und für die Validierung der folgenden Versionen berücksichtigt.

Tests werden im Allgemeinen dafür entwickelt und validiert, ganz spezifisch die oben beschriebenen Funktionen zu erfüllen. Ein Test sollte nicht automatisch für einen anderen Zweck oder bei einer anderen Population eingesetzt werden als für den, bzw. für die er entwickelt und validiert wurde. Blecks prädiktiver Test für die spätere körpermotorische Funktion bei Kindern mit CP (Bleck 1975) eignet sich beispielsweise nicht als diskriminatives Instrument. Blecks ausdrückliches Ziel war es, einen Test zur Vorhersage der späteren Gehfähigkeit auf Grundlage des Vorhanden- oder Nichtvorhandenseins von sieben Haltungs- und Reflex-Items im Säuglingsalter zu entwickeln, und sein Test verfügt über Eigenschaften, die diese Aufgabe ausgezeichnet erfüllen (Sensitivität = 0,98; Spezifität = 0,84). Sieben Items würden jedoch nicht ausreichen, eine Population von Kindern mit CP in mehr als nur sehr grobe Kategorien einzuteilen, denn das Ausmaß und die Feinheiten der Motorik in dieser Population erfordern eine genauere Beschreibung und Differenzierung als mit diesen wenigen Items im Bereich der motorischen Funktion erreicht werden kann. Ebenso wäre die Bleck-Skala als Instrument zur Beurteilung der motorischen Funktion von begrenztem Wert zur Erfassung einer Verbesserung motorischer Funktion; sowohl durch die Anzahl der Items, welche potenzielle Veränderungen der motorischen Funktion über Zeit und Behandlung messen könnten, sowie durch die begrenzten Antwortmöglichkeiten (vorhanden versus abwesend).

Merkmale eines evaluativen Tests

Um die Effektivität einer Therapie bei Kindern mit CP hinsichtlich ihrer motorischen Funktion zu erfassen, ist ein evaluativer Test mit den folgenden Eigenschaften erforderlich:

1. Die Items müssen sowohl im Hinblick auf ihre klinische Relevanz wie auch auf das mögliche Erfassen einer Änderung der motorischen Funktion ausgewählt werden. Beispiel: Eine Therapeutin mag nach intensiver Physiotherapie eine Änderung der Dauer der freien Stehfähigkeit eines 5-Jährigen erwarten, nicht aber eine Änderung des asymmetrischen tonischen Nackenreflexes (ATNR) des Kindes. Es wäre daher naheliegend, die Dauer des Stehens, nicht aber den ATNR in einen evaluativen Test aufzunehmen, obwohl beide von klinischer Bedeutung auf die allgemeine motorische Situation sind. Da nicht zu erwarten ist, dass sich der ATNR im Laufe einer Therapie verändert, ist eine Testung dieses Items nicht hilfreich, um eine Veränderung der motorischen Funktion festzustellen. Auch wenn es wichtig sein mag, das Vorhandensein des ATNR zu beschreiben, ist sein Vorhandensein in einem evaluativen Test zwecklos und könnte sogar die Messung verfälschen.

   a) Der Test muss durchführbar sein im Hinblick auf Komplexität, Zeitbedarf für Durchführung und Auswertung, Akzeptanz und Kosten für die Patienten. Es müssen klar beschriebene, standardisierte Anweisungen, sich gegenseitig ausschließende und klar beschriebene Antwortmöglichkeiten sowie eine eindeutige Skalierung vorhanden sein.

   b) Der Test muss reliabel sein, d. h. er muss die gleichen Antworten oder Scores liefern, wenn er von derselben Untersucherin wiederholt durchgeführt wird (Intrarater-Reliabilität), aber auch wenn verschiedene (geschulte) Beobachterinnen die Testung bei »stabilen« Kindern durchführen (Test-Retest-Reliabilität) sowie wenn mehr als eine Person gleichzeitig beobachten und bewerten (Interrater-Reliabilität).

   c) Der Test muss valide sein, d. h. er muss echte Funktionsveränderungen erfassen (entweder Gewinn oder Verlust) und bei fehlenden Veränderungen stabile Befunde zeigen. Die wesentliche Komponente bei der Validierung eines evaluativen Tests ist die Erfassung von Veränderungen.

Zusammenfassend lässt sich sagen, dass ein evaluativer Test relevante Items enthalten muss, die für die betreffende Population geeignet, einfach durchführbar, reliabel und valide sind. Ein wichtiger Aspekt der Validierung eines evaluativen Instruments ist der Nachweis, dass der Test in der Lage ist, klinisch wichtige Veränderungen über die Zeit abzubilden.

Normbezogene versus kriterienbezogene Tests

Klinische Tests sind in der Regel entweder normbezogen oder kriterienbezogen. Ein normbezogener Test wird anhand von Daten konstruiert, die aus Messungen an einer Stichprobe der Population stammen, für die das Instrument verwendet werden soll. Bei dieser Art von Messung wird von einer Normalverteilung ausgegangen und die gemessenen Merkmale von Personen (z. B. Größe oder Gewicht) werden mit der »Norm« für diese Population verglichen. Diese Vergleiche können als Perzentile, Quartile oder andere kategoriale Quantifizierungen ausgedrückt werden. Es ist möglich, normbezogene Tests für spezielle Populationen zu erstellen, wie

z. B. die Diagramme für die Darstellung der Wachstumsmuster von Kindern mit Down-Syndrom (Cronk et al. 1988) oder die »motorischen Wachstumskurven« für Kinder und Jugendliche mit CP (Rosenbaum et al. 2002), beide Kurven können diskriminieren und vorhersagen. Diskriminative Tests sind fast immer normbezogen. Beispiele für normbezogene pädiatrische motorische Tests sind der PDMS (Folio und Fewell 2000), der TIMP (Campbell et al. 1993), der AIMS (Piper und Darrah 1994) und der BSID-III (Bayley 2005).

Kriterienbezogene Tests werden entwickelt, indem für die entsprechende Domäne relevante Items ausgewählt werden und dann das Kriterium beschrieben wird, anhand dessen die Untersucherin beurteilen kann, ob das betreffende Merkmal oder die betreffende funktionale Eigenschaft vorhanden ist (oder in welchem Ausmaß es vorhanden ist, sofern Kriteriumstufen ausdrücklich beschrieben werden). Wichtig ist hier, dass der Bezugsrahmen das Vorhandensein oder Fehlen des entsprechenden Merkmals (oder der Fähigkeit) ist und nicht der Vergleich mit der Allgemeinbevölkerung. Beispiele für kriterienbezogene Tests, welche die motorische Funktion einschließen, sind der PEDI, der Bruininks-Oseretsky Test of Motor Proficiency (Bruininks und Bruininks 2005) und die Functional Mobility Scale (Harvey et al. 2007).

Niveau der Testskalen: Ordinal- oder Intervallskalen

Bei evaluativen Tests können die Bewertungen entweder auf Ordinal- oder Intervallskala erfolgen. Streiner und Norman (2008) erörtern die Unterschiede zwischen diesen beiden Arten von Scores und die jeweilig geeigneten deskriptiven Statistiken. Ein *ordinaler* Test bietet eine Reihe von Antwortmöglichkeiten, die das zu beurteilende Merkmal in Bezug auf ein bestimmtes Leistungsniveau »ordnen«. Wichtig ist, dass die relativen Abstände zwischen den benachbarten Kategorien auf einer solchen Skala nicht immer gleich groß sind. Das Gross Motor Function Classification System (GMFCS) (Palisano et al. 1997, 2008), das Manual Ability Classification System (MACS) (Eliasson et al. 2006) und das Communication Function Classification System (CFCS) (Hidecker et al. 2011) sind Beispiele für solche Skalierungsansätze. Zur Zusammenfassung ordinaler Daten werden nicht-parametrische Statistiken empfohlen.

Eine *Intervallskala* ist eine Skala, bei der im ganzen Test die Abstände zwischen benachbarten Kategorien gleich sind. Zum Beispiel wird die Größe eines Kindes mit einem Meterstab gemessen. Der Abstand von 1 cm ist über die gesamte Länge des Metermaßes konstant und wird von allen verstanden. Intervallskalen lassen sich mithilfe parametrischer Statistiken zusammenfassen.

Rasch-Analyse: Umwandlung von einer Ordinalskala in eine Intervallskala

Man kann Ordinaldaten in intervallbasierte Daten umwandeln. Die *Item-Response-Theorie* und insbesondere die *Rasch-Analyse*, ein Teilgebiet der Statistik, befasst sich mit dieser Aufgabe. Unter Verwendung empirischer Daten ordnet die Rasch-Analyse *Items* nach Schwierigkeit und *Personen* (Probanden) nach Fähigkeit, jeweils entlang eines Intervallkontinuums. Dieser Ansatz wurde bei der Umwandlung der ursprünglichen GMFM-88 (Ordinalskala) in die GMFM-66 (Intervallskala) verwendet (Russell et al. 2000; Avery et al. 2003). Die Einordnung der Items nach Schwierigkeitskontinuum hebt die hierarchische Struktur der Items hervor und ermöglicht somit der Untersucherin, eine Untergruppe der Items auszuwählen, die vermutlich im aktuellen Leistungsbereich des Kindes liegen. Dies wird in ▶ Kap. 4 ausführlicher beschrieben. Damit erhält man Informationen über die relative Schwierigkeit der Items und sogar über die relative Schwierigkeit der Antwortstufen (Antwortoptionen) eines jeden Items, was bei einer Ordinalskala nicht möglich ist.

Durch die Anordnung der Items entlang eines Intervallkontinuums ist es möglich, den Fortschritt eines Kindes besser zu verfolgen. Bei einer ordinalen Messung – wie der ursprünglichen GMFM-88 – bei der ein erreichter Prozentsatz als Punktzahl verwendet wird, ist eine Verbesserung der prozentualen Punktzahl von 10 % auf 20 % nicht unbedingt gleichbedeutend mit einer Veränderung von 20 % auf 30 %. Tatsächlich stellt eine Veränderung der Punktzahl von 20 % auf 30 % wahrscheinlich eine geringere Verbesserung dar als eine Veränderung der Punktzahl von 10 % auf 20 %. Dies liegt daran, dass die meisten Items sich in der Mitte des Tests sammeln und weniger Items das Verhalten an den Extremen der Skala messen (▶ Abb. 2.1).

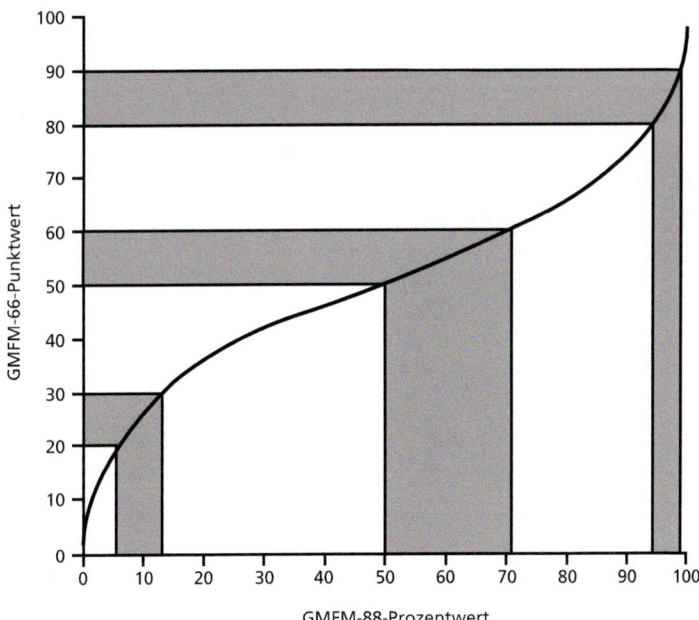

GMFM-88-Prozentwert

Abb. 2.1: Die Ogive-Kurve zeigt, wie eine Veränderung von 10 Punkten auf der Intervallskala der GMFM-66 zu unterschiedlichen Veränderungen auf der GMFM-88 führt, je nachdem, ob man Items in der Mitte der Skala oder an den Enden der Skala misst.

Validierung eines evaluativen Instruments

Zuerst wird ein kurzer Überblick über die drei Hauptarten der Validität gegeben; danach werden relevante Aspekte für die Validierung eines evaluativen Instruments besprochen.

Inhaltsvalidität

Die Inhaltsvalidität (Content Validity) gibt an, ob die Items eines Tests repräsentativ für die zu messende Domäne sind (Streiner und Norman 2008). Diese Testdomäne wird als das zugrunde liegende *Konstrukt* oder das *latente Merkmal* des Tests bezeichnet. Die Inhaltsvalidität ist in der Regel der erste Schritt bei der Entwicklung eines Instruments vor der weiteren Validierung. Die Festlegung der Inhaltsvalidität ist jedoch keine ausreichende Validierung für einen Test, wenn sie nicht auf empirischen Tests beruht.

Die klassische Testtheorie verwendet Expertenmeinungen, um zu entscheiden, ob der Test und die einzelnen Items tatsächlich das angenommene Konstrukt messen. Im Gegensatz dazu verwendet die Rasch-Analyse Anpassungsgüte-Statistiken (Goodness of Fit-Statistics), um zu ermitteln, wie gut die Items das latente Merkmal (oder das zu messende Merkmal) messen. Wenn die Mehrheit der Items eines Tests (mehr als 95 %) das latente Merkmal misst, gilt die Messung als *eindimensional* (d. h. alle Items messen denselben Funktionsaspekt). Die Eindimensionalität ist eine Voraussetzung für eine gültige Intervallmessung.

Kriteriumsvalidität

Kriteriumsvalidität kann nur bestimmt werden, wenn es bereits einen Test (das »Kriterium«) gibt, welcher das interessierende Phänomen genau misst und mit dem der neue Test verglichen werden kann. Leider gibt es für diskriminative oder evaluative Messwerte selten ein solches Kriterium (»Goldstandard«). Tatsächlich ist dies oft der Grund für die Entwicklung eines neuen Testinstruments! Abstrakte Variablen oder Konzepte haben in der Regel kein klares Kriterium und müssen daher über die Methode der Konstruktvalidierung operationalisiert und validiert werden.

Konstruktvalidität

Die Konstruktvalidität (Construct Validity) erfordert die Definition des abstrakten Konzepts oder der Theorie (im Fall der GMFM ist das Konzept die körpermotorische Funktion) und die Auswahl von Indikatoren (beobachtbare und messbare Merkmale), die dieses Konzept repräsentieren. Als Nächstes werden a priori Hypothesen entwickelt, inwieweit der Test tatsächlich das entsprechende Konstrukt misst. Jede Hypothese wird dann anhand von Daten getestet. Es muss betont werden, dass man nicht »beweist«, dass ein Test valide ist; vielmehr sammelt man Beweise, um zu zeigen, dass die gewählten Indikatoren das abstrakte Konzept tatsächlich messen. In dieser Hinsicht ist die Bestimmung der Validität ein fortlaufender Prozess. Je mehr Beweise man mit verschiedenen Methoden sammelt, desto zuversichtlicher kann man hinsichtlich der Testvalidität sein.

Responsivität

Der Nachweis der Responsivität (Empfindlichkeit) ist ein wichtiger (ja sogar wesentlicher) Bestandteil bei der Validierung eines Tests, dessen Zweck es ist, Veränderungen über die Zeit zu messen. Die Responsivität wurde als Schlüsseleigenschaft eines evaluativen Tests identifiziert, um festzustellen, ob er für die Messung klinisch wichtiger Veränderungen über die Zeit nützlich ist (Kirshner und Guyatt 1985). Die Responsivität eines Tests wird danach beurteilt, ob der Test die Fähigkeit oder Power hat, minimale klinisch bedeutsame Funktionsveränderung zu erkennen. (Natürlich ist es eine ganz andere Herausforderung, festzulegen, was man unter einer »minimalen, klinisch bedeutsamen Veränderung« versteht!).

Das Interesse an Techniken für die Messung funktioneller Veränderungen hatte mehrere Ansätze zur Bestimmung der Responsivität evaluativer klinischer Tests (Finch et al. 2002) zur Folge. Revicki et al. (2008) fassen die Aspekte bei der Beurteilung von Responsivität und minimal bedeutsamer Unterschiede (Minimal Important Differences = MID) bei von Patienten berichteten Ergebnissen zusammen und betonen, dass eine einzelne MID möglicherweise nicht geeignet ist, da sie je nach Population und Kontext variieren kann. Sie erörtern sowohl verteilungsbasierte als auch ankerbasierte Methoden zur Beurteilung der Responsivität und empfehlen, dass MIDs auf mehreren Ansätzen beruhen sollten, in erster Linie auf patientenbasierten und klinischen Ankern, gefolgt von Ergebnissen aus klinischen Studien, um so unser Verständnis von MIDs zu erweitern.

Reliabilität

Reliabilität oder Reproduzierbarkeit ist definiert als der Grad der Beständigkeit oder Zuverlässigkeit eines Tests (Streiner und Norman 2008) und wird durch Korrelation von mindestens zwei Gruppen von Ergebnissen bestimmt. Übliche Beispiele sind die Intra- und Interrater-Reliabilität, die Test-Retest-Reliabilität, die Split-Half-Reliabilität oder alternative Formen der Reliabilität.

Der Messfehler (sowohl der systematische als auch der zufällige) muss so weit wie möglich reduziert werden, um die beste Angabe auf den wahren Wert zu erhalten. Es gibt viele Quellen von Messfehlern, und sie variieren mit dem jeweiligen Studiendesign. Eine Möglichkeit, diese Schwierigkeit zu bewältigen, besteht darin, etwaige »Variationsquellen«, die zu Messfehlern führen können, zu identifizieren (z. B. ungeschulte Therapeutinnen, schwierig durchzuführende Tests oder Personen [wie kleine Kinder], die schwer zu testen sind). Nach der Identifikation potenzieller Fehlerquellen des Tests sollten diese systematisch beseitigt werden.

Ein Intra-Class-Korrelationskoeffizient (ICC), der auf der Varianzanalyse basiert, ist die statistische Methode der Wahl, um die Reliabilität unter Verwendung von

Intervalldaten (und manchmal Ordinaldaten) zu beurteilen, da er die verschiedenen Komponenten von Varianz erfasst. Ein ICC kann die Varianz anderer Ursachen als individuelle Unterschiede und Messfehler berücksichtigen (z. B. Untersuchungsanlass, Untersucherinnen, Kinder und die Wechselwirkungen zwischen diesen Faktoren [McGraw und Wong 1996]).

Wenn externe Messkriterien zur Validierung verwendet werden, stellt sich auch die Frage, ob die externen Messkriterien selbst valide sind. Wenn beispielsweise die Veränderung in einem neuen Test mit der von den Eltern beurteilten Veränderung verglichen wird, ist es wichtig festzustellen, ob die Eltern in ihren Bewertungen von einem Zeitpunkt zum nächsten übereinstimmen, wenn es keine »echte« Veränderung gegeben hat.

Zusammenfassung

Es gibt viele Möglichkeiten, Evidenz für die Reliabilität und Validität von Tests zu sammeln. Zusätzlich zu den traditionellen Methoden zur Bestimmung der Validität ist es auch wichtig, die Responsivität von Tests zu bestimmen, deren Hauptzweck die Evaluation ist. Tests mit Intervallskalierung ermöglichen eine präzisere Messung sowohl für deskriptive als auch für evaluative Zwecke als Ordinalskalen und erfüllen die Voraussetzungen für viele statistische Analysen auf höherer Ebene. Die Rasch-Analyse bietet die Möglichkeit, Details von relativ leichten oder relativ schwierigen Items im Vergleich zu untersuchen, wodurch die Interpretation von Veränderungswerten präziser wird, da die Items in der Reihenfolge ihrer relativen Schwierigkeit angeordnet sind und die Skalierung dann »intervallbasiert« und nicht einfach numerisch ist.

3   Entwicklung und Validierung der GMFM-88

mit Niina Kolehmainen

Die ursprüngliche Version der GMFM, die im Rahmen der Pilotstudie verwendet und von Russell et al. (1989) entwickelt wurde, bestand aus 85 Items. Im Anschluss an diese Studie wurde die GMFM geringfügig modifiziert, u. a. fügte man drei Items hinzu, um sicherzustellen, dass die Items, die eine unilaterale Körperfunktion abbilden, für jede Körperseite und nicht nur für eine Seite bewertet wurden. Die erste Version des GMFM-Handbuchs mit 88 Items wurde im Jahr 1990 im Selbstverlag veröffentlicht. Die zweite Auflage der GMFM mit 88 Items folgte im Jahr 1993, ebenfalls im Selbstverlag. Sie enthielt detailliertere Richtlinien für die Durchführung und Bewertung der GMFM. Hier hatte man Erfahrungen einfließen lassen, die bei einer Reihe von GMFM-Workshops in der ganzen Welt gewonnen wurden. Diese Version der GMFM ist nun als GMFM-88 bekannt, um sie von nachfolgenden Versionen zu unterscheiden. Der Verlag Mac Keith Press veröffentlichte die erste Ausgabe des aktuellen Buches, *The Gross Motor Function Measure (GMFM-66 & GMFM-88) User's Manual*, im Jahr 2002 (Russell et al. 2002).

Dieses Kapitel beschreibt die Entwicklung und Validierung der GMFM mit 85 und der GMFM mit 88 Items. Die ▶ Kap. 4 und ▶ Kap. 5 befassen sich dann mit den Folge-Versionen der GMFM (GMFM-66), der GMFM-66-Item Set (GMFM-66-IS) und der GMFM-66-Basal & Ceiling (GMFM-66-B&C).

Testaufbau

Auswahl der Items

Die Auswahl der Items für die erste Fassung der GMFM mit 85 Items erfolgte auf der Grundlage von Literaturrecherche und der klinischen Einschätzung der teilnehmenden Zentren (Spezifizierung der Zentren im Unterabschnitt Inhaltsvalidität). Mehrere Items stammten aus dem »Motor Control Assessment« (Steel und Spasoff 1986; Steel et al. 1991) sowie aus der Arbeit von Hoskins und Squires (1973). Die Items wurden in die GMFM aufgenommen, wenn sie als messbar und klinisch signifikant betrachtet wurden sowie das Potenzial hatten, Veränderungen der motorischen Funktion bei Kindern abzubilden.

Zur Erleichterung der Durchführung der GMFM wurden die Items auf dem Bewertungsbogen nach der Ausgangsposition angeordnet und – basierend auf klinischen Beobachtungen – hinsichtlich des zeitlichen Ablaufs der kindlichen Entwicklungsschritte angeordnet. Für die Bewertung wurden die Items in 5 Dimensionen der motorischen Funktion zusammengefasst. Die Items der Bauch- und Rückenlage waren in der Dimension »Liegen und Drehen« enthalten, die Items im Vierfüßlerstand und dem Knien waren in der Dimension »Krabbeln und Knien« abgebildet; die Items »Sitzen« und »Stehen« wurden getrennt betrachtet; und die Items »Gehen, Rennen und Treppensteigen« wurden in der Dimension »Gehen, Rennen und Springen« abgebildet.

Bewertung der Items

Obwohl es sich bei der GMFM um ein kriterienbezogenes Messinstrument handelt, erfolgt die Bewertung der einzelnen Items auf einer 4-Punkte-Ordinal-Skala. Den vier Kategorien werden Punktwerte von 0–3 zugewiesen.

- 0 = initiiert das getestete Item nicht
- 1 = initiiert das getestete Item, aber erfüllt weniger als 10 % des Items oder erfüllt das Item so, wie in den Bewertungsrichtlinien definiert
- 2 = erfüllt das Item teilweise (10 % bis < 100 %) oder erfüllt das Item so, wie in den Bewertungsrichtlinien definiert
- 3 = erfüllt das Item komplett so, wie in den Bewertungsrichtlinien definiert
- NT = nicht getestet[2]

Die Richtlinien für Anwendung und Bewertung enthalten eindeutige Definitionen (Kriterien) für das teilweise und vollständige Erfüllen der einzelnen Items und sind essenziell für eine korrekte Durchführung und Bewertung der GMFM. Zur Erfassung der Ergebnisse wird ein Bewertungsbogen verwendet, der unter https://canchild.ca/en/resources/191-gross-motor-ability-estimator-gmae-2-scoring-software-for-the-gmfm heruntergeladen werden kann.

---

2   Die Kategorie »nicht getestet (NT)« wurde in der GMFM-88 nicht verwendet, wurde aber später in die Bewertungsbögen aufgenommen, als die GMFM-66 entwickelt wurde. Dies geschah, um ein Item, das *nicht getestet* wurde, von dem Fall zu unterscheiden, bei dem ein Item zwar getestet wurde, aber das Kind das Item nicht initiieren konnte. Für die Bewertung der GMFM-88 erhält die Kategorie NT weiterhin den Score 0.

Validität der GMFM

Inhaltsvalidität

An der Pilotstudie der GMFM-85 waren Therapeutinnen des Children's Developmental Rehabilitation Programme (CDRP) am Chedoke-McMaster Hospital in Hamilton, Ontario (jetzt McMaster Children's Hospital) und des Hugh Macmillan Rehabilitation Centre (HMRC) in Toronto, Ontario (jetzt Holland Bloorview Kids' Rehabilitation Hospital) beteiligt. Therapeutinnen aus beiden Zentren nahmen an einer Reihe von Gruppensitzungen teil, um Feedback zu den einzelnen Items und dem Aufbau der GMFM zu geben. Ein Bewertungsbogen, ebenso ein Handbuch mit Richtlinien zur Durchführung der GMFM einschließlich genauer Definitionen der einzelnen Items mit Bewertungsschlüssel wurden erstellt. Eine Liste der benötigten Testmaterialien und eine Anleitung zur Durchführung der GMFM wurden ebenfalls beigefügt. Für diese originale Validierungsstudie wurde die GMFM-85 verwendet (Russell et al. 1989).

Vor-Testung der Therapeutinnen

Die Therapeutinnen wurden ermutigt, die Anwendung der GMFM an Kindern zu üben, die sie in ihrem klinischen Alltag behandelten. Es wurde ein Video zur Reliabilitätstestung für die Therapeutinnen entwickelt, welches die Therapeutinnen vor Teilnahme an der Studie absolvieren mussten. Das Video zeigte Ausschnitte der GMFM von drei Kindern mit unterschiedlichen motorischen Fähigkeiten, sodass verschiedene Funktionslevels dargestellt wurden. Die Therapeutinnen sollten die dargestellten Items bewerten und mussten dabei mindestens 70 % Übereinstimmung mit der zuvor festgelegten Bewertung erreichen, um an der Studie teilnehmen und Kinder in die Validierungsstudie einschließen zu dürfen. Partielle Übereinstimmung wurde nicht berücksichtigt und die Ergebnisse wurden nicht nach dem Zufallsprinzip korrigiert. Alle Therapeutinnen bekamen Rückmeldung über Unterschiede zwischen ihrer Bewertung und der im Kriterientest. 12 der 13 Therapeutinnen erreichen das Kriterium beim ersten Versuch.

Die Validierungsstudie

In einer Validierungsstudie wurde die Fähigkeit der GMFM untersucht, Veränderungen der körpermotorischen Funktion über einen bestimmten Zeitraum zu erfassen. Die Studie war nicht darauf ausgelegt eine bestimmte Therapie zu bewerten und die Kinder sollten ihre bereits begonnene Behandlung unverändert fortsetzen. Eine standardisierte GMFM wurde von derselben, vorab geschulten Therapeutin zweimal über einen Zeitraum von mehreren Monaten durchgeführt und korreliert mit den unabhängigen Veränderungsbeurteilungen durch die Eltern, Therapeutinnen, und »verblindeten« Video-Beobachterin.

Zusätzlich zu der Stichprobe von Kindern mit Cerebralparese (CP) haben wir zwei weitere Gruppen von Kindern in die Validierungsstudie einbezogen: zum einen sich normal entwickelnde Kinder unter 5 Jahren, zum anderen Kinder, die kürzlich ein Schädel-Hirn-Trauma erlitten hatten. Bei beiden Gruppen wurde angenommen, dass sich bei den meisten Kindern recht deutliche Veränderungen der motorischen Fähigkeiten über die 6 Monate der Studiendauer zeigen würden.

Bei einigen der Kinder mit Cerebralparese sollte im Studienzeitraum eine geplante Operation durchgeführt werden. Es bot sich die einmalige Gelegenheit, zu evaluieren, ob die GMFM auf Veränderungen in beide Richtungen – Zugewinn versus Verlust von motorischen Fähigkeiten – reagiert. So konnte beispielsweise ein Kind ein weiteres Mal untersucht werden, nämlich 2 Wochen postoperativ nach Abnahme des Gipses und in Erwartung einer verminderten motorischen Funktion. Ein Fallbeispiel hierzu ist in der Validierungsstudie (Russell et al. 1989) publiziert.

Validierungsstichprobe

Ein Zuweisungsformular mit Angaben zum Kind wurde von der behandelnden Therapeutin ausgefüllt. Zusätzlich zu Alter und Geschlecht wurden die Therapeutinnen gebeten, die Art und Lokalisation der Cerebralparese mit Schweregrad anzugeben (damals wurden die Begriffe »leicht«, »mittelschwer« und »schwer« verwendet) sowie eine Einschätzung der kognitiven Fähigkeiten des Kindes. Die Einteilung des Schweregrades fand noch vor der Entwicklung und Validierung des Gross Motor Classification System (GMFCS) (Palisano et al. 1997, 2008) statt. Sie basierte damals auf den klinischen Einschätzungen der Therapeutinnen, es wurde keine standardisierte Beschreibung des Schweregrades oder der funktionellen Fähigkeiten benutzt.

Erfragt wurden außerdem Dauer, Häufigkeit und Ziele der aktuellen Physiotherapie. Die Angaben der Eltern beinhalteten demografische Informationen sowie Informationen zur Familienstruktur.

Teilnehmerinnen-Stichprobe

Die gesamte Validierungsstichprobe umfasste Kinder mit Cerebralparese oder Schädel-Hirn-Trauma sowie Vorschulkinder mit unauffälliger Entwicklung und ohne bekannte körperliche Beeinträchtigungen. ▶ Tab. 3.1 zeigt die Merkmale der Stichprobe hinsichtlich Diagnose, Alter und Schweregrad.

1. *Cerebralparese (CP):* Insgesamt wurden 111 Kinder mit der Diagnose einer CP, durch Neuropädiater gestellt, in die Studie aufgenommen. Das Durchschnittsalter bei der ersten GMFM-Untersuchung lag bei 4 Jahren und 11 Monaten (5 Monate bis 15 Jahre, 5 Monate). Der Schweregrad der Cerebralparese (mild/moderat/schwer) wurde von der Therapeutin klinisch beurteilt und die dadurch entstehenden drei Gruppen waren ungefähr gleich stark vertreten. Jüngere Altersgruppen (Kinder <3 Jahre und 3–5 Jahre) wurden absichtlich überproportional berücksichtigt, um einen größeren Anteil von Kindern zu erfassen, bei denen

eine Veränderung der motorischen Funktion über einen bestimmten Zeitraum wahrscheinlicher ist.

2. *Erworbenes Schädel-Hirn-Trauma (SHT):* Insgesamt wurden 25 Kinder, die nach akutem Schädel-Hirn-Trauma hospitalisiert waren, in der Studie eingeschlossen (▶ Tab. 3.1) Das Durchschnittsalter beim ersten GMFM-Test lag bei 12 Jahren und 6 Monaten (2 Jahre, 10 Monate–22 Jahre, 10 Monate). Es wurde erwartet, dass sich in der Mehrzahl der Fälle die motorische Funktion über den Zeitraum der Studie erheblich verändern würde. Dadurch würde die Wahrscheinlichkeit erhöht, klinisch relevante Verbesserungen der motorischen Funktion beobachten und tatsächlich messen zu können.

3. *Normal entwickelte Kinder (Typically Developing [TD]):* 34 Kinder <5 Jahren ohne ersichtliche motorische Probleme wurden in die Studie aufgenommen. Das Durchschnittsalter der Kinder beim 1. GMFM-Test war 1 Jahr und 4 Monate (1 Monat bis 4 Jahre, 4 Monate). Es ist wichtig festzuhalten, dass es sich bei den GMFM-Scores dieser Kinder nicht um eine normative Stichprobe handelt. Diese Kinder wurden einbezogen, um die Validierungshypothesen zu unterstützen (▶ Tab. 3.1).

Tab. 3.1: Merkmale der Stichprobe bezogen auf Diagnose, Alter und Schweregrad der motorischen Beeinträchtigung

Diagnose		Alter (Jahr)				Total
		<3	3–<6	6–<9	≥9	
Cerebral-parese	Mild	8	13	6	2	29
	Mittelschwer	13	16	13	4	46
	Schwer	11	9	13	3	36
Gesamt		32	38	32	9	111
Schädel-Hirn-Trauma		1	2	5	17	25
Normal entwickelte Kinder		30	4	0	0	34

45 % der Kinder mit Cerebralparese hatten nach Einschätzung der Therapeutinnen eine normale Intelligenz, 30,6 % zeigten eine Lernschwäche, 16,2 % eine leichte Intelligenzminderung und 6,3 % eine mäßige bis schwere Intelligenzminderung. Bei 1,8 % fehlten diesbezüglich die klinischen Angaben. ▶ Tab. 3.2 zeigt die Klassifikation nach Art der Cerebralparese.

Therapeutinnen-Stichprobe

An der Validierungsstudie nahmen 13 Therapeutinnen teil, die den Kriterientest bestanden hatten. Sieben Therapeutinnen waren im HMRC angestellt, sechs im CDRP. Im Durchschnitt hatten die Therapeutinnen 7 Jahre und 11 Monate (1 Jahr–28 Jahre) im pädiatrischen Bereich gearbeitet.

Tab. 3.2: Klassifikation hinsichtlich der Art der Cerebralparese

Art (Type)		*n*	%
Spastische Cerebralparese (CP)		88	79,2
	Bilateral beinbetont	38	34,2
	Bilateral	33	29,7
	Unilateral	16	14,4
	Bilateral, arm- und beinbetont	1	0,9
Nicht spastische Cerebralparese		23	20,7
Athetose		14	12,6
	Mischform	6	5,4
	Hypotonie	2	1,8
	Ataxie	1	0,9

Augenscheinliche Validität (Face Validity)

Im Anschluss an die Validierungsstudie wurde an alle 13 Therapeutinnen ein Fragebogen geschickt. Die Ergebnisse zeigten, dass die Therapeutinnen sowohl mit dem Inhalt der GMFM als auch mit dem 4-Punkte-Bewertungsschlüssel zufrieden waren. Außerdem gaben die Therapeutinnen an, dass die GMFM eine gute Diskriminierungsfähigkeit aufwies und hilfreich in der Behandlungsplanung und der Elternschulung war.

Validierung der Responsivität

Da es keinen anerkannten und validen Beurteilungsstandard gab, der die Veränderung der motorischen Funktion der Zielpopulation misst, musste die Responsivität der GMFM mithilfe eines Analyseverfahrens zur Konstruktvalidität etabliert werden. Dies geschah mittels der Testung von »a priori«-Hypothesen, die zeigen sollten, wie die GMFM-Veränderungs-Scores mit den Scores anderer Tests zusammenhingen, von denen angenommen wurde, dass sie dasselbe untersuchten. Für diesen Vergleich wurden 3 Verfahren ausgewählt: (1) Bewertung der Veränderung der motorischen Funktion durch die Eltern, (2) Bewertung der motorischen Veränderung durch die behandelnden Physiotherapeutinnen und (3) Bewertung der motorischen Veränderung von unabhängigen Therapeutinnen anhand zufällig ausgewählter Videobänder im Hinblick auf den Vorher-Nachher-Status der Kinder. Die Beurteilung der Veränderung motorischer Funktion durch Eltern und Therapeutinnen wurde mit einem standardisierten Fragebogen erfasst. Um eine unabhängige Bewertung der Veränderung zu erhalten, wurden den Therapeutinnen (die mit der GMFM vertraut waren, die Kinder auf den Videos jedoch nicht kannten) 28 Videofilme mit Kindern gezeigt, die im Abstand von 6 Monaten zweimal mit der GMFM getestet wurden. Diese Therapeutinnen hatten keine Kenntnis davon, ob es sich um die frühere oder die spätere Beurteilung handelte.

Nach den Videosequenzen füllten die Therapeutinnen jeweils einen standardisierten Fragebogen aus, der dem ähnelte, der bei den Eltern und regulären Therapeutinnen zur Beurteilung der motorischen Veränderung verwendet worden war.

Die *erste Hypothese* besagte, dass die Korrelationen zwischen den GMFM-Veränderungs-Scores und den Veränderungsbeurteilungen der Videos durch die »verblindeten« Therapeutinnen > 0,45 und größer als die Korrelationen mit den Beurteilungen durch die behandelnden Therapeutinnen sein sollten. Die Korrelation mit der Eltern-Beurteilung sollte am geringsten sein und zwischen 0,30 und 0,45 liegen.

Die a priori-Annahme über die Größe der Korrelationen basierte auf vorab geführten Überlegungen mit Kolleginnen, die in der Methodenvalidierung arbeiteten. Die Video-Bewertung wurde als objektivste Bewertung beurteilt, weil sie sich nur auf die tatsächliche Leistung bezieht (»führt aus« versus »kann es ausführen«). Darüber hinaus wurden beide Videos innerhalb von 2 Stunden angeschaut, sodass die »verblindete« Therapeutin eine visuelle Erinnerung an die motorische Funktion hatte und sich nicht auf schriftliche Notizen stützen musste. Wir stellten die Hypothese auf, dass die behandelnden Physiotherapeutinnen in ihrer Beurteilung von Veränderung sowohl auf das achten, was das Kind ausführt, als auch auf das, was das Kind hinsichtlich seines Potenzials und bei guter Motivation ausführen könnte. Dieses unterschiedliche Wissen könnte die Beurteilung, im Vergleich zur Video-Beurteilung allein, verändern. Weiterhin nahmen wir an, dass die Beurteilung der Eltern sich auf das stützt, was das Kind im Alltag kann und durchführt. Dieses könnte sich von den motorischen Fähigkeiten, die in der Testsituation gezeigt werden, unterscheiden. Außerdem könnte die Aufmerksamkeit der Eltern möglicherweise nicht auf die Veränderungen ausgerichtet sein, die durch den neuen Test erkannt werden sollen. Die GMFM ist so konzipiert, dass lediglich der quantitative Aspekt der motorischen Funktion betrachtet wird, also »wieviel« das Kind ohne »Hands On«-Unterstützung« leistet. Es werden keine qualitativen Aspekte abgebildet. Es könnte daher für die Eltern schwerer sein, Quantität von Qualität und unterstützten motorischen Fähigkeiten zu unterscheiden.

Für diese Korrelationsanalyse wurden die Daten zunächst aufgetragen und die Residuen untersucht, um festzustellen, ob eine geradlinige Anpassung angemessen war. Da dies nicht der Fall war, wurden die Daten umgewandelt und ein Test für die Anpassungsgüte (Goodness of Fit Test) wurde durchgeführt, bevor mit der Korrelationsanalyse und der Überprüfung der statistischen Signifikanz begonnen wurde. Die statistische Analyse aller Daten erfolgte auf der VAX 8500 mit dem Analysepaket SPSSX (Norusis 1986).

Die Veränderungen der GMFM-Gesamt-Scores korrelieren mit den Veränderungs-beurteilungen in den videobasierten Auswertungen (r = 0,82), mit den Einschätzungen der Therapeutinnen (r = 0,65) und mit den Einschätzungen der Eltern (r = 0,54). Der Vergleich der drei Korrelationskoeffizienten ergab einen x^2-Wert von 8,35, was einen signifikanten Unterschied (p <0,05) in den Video- und den Eltern-bewertungen anzeigt. Die Gesamt-Ergebnisse sowie die Ergebnisse innerhalb der einzelnen Dimensionen sind in ▶ Tab. 3.3 dargestellt.

Die *zweite Hypothese* besagte, dass nach Kontrolle des Alters Kinder mit CP, die als »mild« betroffen klassifiziert wurden, eine größere Veränderung der GMFM-Scores im Verlauf aufweisen würden als die Gruppe der »schwer« Betroffenen, wobei die als »moderat« betroffen klassifizierten Kinder dazwischen liegen würden. Dies beruhte auf der Annahme, dass der Schweregrad der Beeinträchtigung der wichtigste limitierende Faktor für den motorischen Fortschritt bei Kindern mit CP ist. Diese Hypothese wurde mittels einer zweiseitigen Varianzanalyse (klinischer Schweregrad nach Alter) untersucht (▶ Tab. 3.4).

Die Ergebnisse zeigten, dass das Ausmaß der Veränderung in jeder Altersgruppe vom Schweregrad der funktionellen Beeinträchtigung des Kindes abhängig war (Alter × Schweregrad Interaktion [F {4.101} = 2,49, p <0,05]).

Tab. 3.3: Korrelationen zwischen den Veränderungs-Scores der GMFM-88 und der Beurteilung der Veränderung durch Eltern, Therapeutinnen und den »verblindeten« Video-Raterinnen

GMFM-Dimensionen	Externe Kriterien-Testung		
	Therapeutinnen[a] (*n* = 136)	Eltern (*n* = 170)	Video (*n* = 28)
Liegen und Drehen	0,43	0,18[b]	0,87
Sitzen	0,57	0,41	0,64
Krabbeln und Knien	0,64	0,20[b]	0,41
Stehen	0,61	0,45	0,73
Gehen, Rennen und Springen	0,74	0,68	0,52
Gesamt	0,65	0,54	0,82

[a] 34 Kinder ohne motorische Beeinträchtigung wurden nicht in die Untersuchung eingeschlossen, da sie keine Therapeutinnen hatten.
[b] Für die Eltern von Kindern, die eine relativ gute motorische Funktion vor allem in den Dimensionen Gehen und Stehen hatten, war es besonders schwierig Veränderungen in den Dimensionen Liegen und Drehen zu beurteilen. Betrachtet man nur die Eltern von Kindern, deren Funktion sich vor allem in den Dimensionen Liegen und Drehen zeigt, dann ist der Grad der Übereinstimmung mit der GMFM ähnlich dem der Therapeutinnen.

Tab. 3.4: Durchschnittliche GMFM-88-Veränderungs-Scores für Kinder mit Cerebralparese in Abhängigkeit vom Alter und vom Schweregrad

Schweregrad	Alter (Jahren)		
	<3	3–<6	≥6
Mild	11,5	3,0	−1,4
Mittelschwer	6,4	1,0	1,3
Schwer	5,0	0,3	2,0
	$F(2,29) = 2,9$ $P = 0,07$	$F(2,35) = 0,78$ $P = 0,46$	$F(2,38) = 2,2$ $P = 0,13$

Innerhalb der Altersgruppen gab es keinen signifikanten Unterschied in den mittleren Veränderungswerten zwischen den Gruppen der mild, mittelschwer und schwer betroffenen Kinder. Trotz eines offensichtlichen Trends zu einer größeren Veränderung der motorischen Funktion innerhalb der Gruppe jüngerer Kinder (<3 Jahre), wie von uns auch angenommen wurde, erreichte das Ergebnis der ANOVA Varianz-Analyse nicht das akzeptierte statistische Signifikanzniveau, möglicherweise aufgrund der kleinen Stichprobe im Rahmen dieser Untersuchung ($F[2,29] = 2,9$, $p = 0,07$).

Die *dritte Hypothese* besagte, dass unauffällig entwickelte Kinder unter 3 Jahren mehr Veränderungen der motorischen Funktion zeigen würden als Kinder mit 3 Jahren oder darüber. Dieses spiegelt zum einen den größeren Spielraum für Veränderungen bei jüngeren Vorschulkindern wider, zum anderen generell die Schnelligkeit von quantitativen motorischen Fortschritten bei jüngeren Kindern. Diese Hypothese wurde mit einem zweiseitigen Student's *t*-Test geprüft.

Die dritte Hypothese wurde unterstützt durch einen signifikanten Unterschied zwischen den Veränderungswerten der älteren und jüngeren Kindern ohne motorische Beeinträchtigungen ($t[29] = 4,5$, $p < 0,001$).

Die *vierte Hypothese* postulierte, dass bei den Kindern, die von Eltern und Therapeutinnen als »responsiv« eingeschätzt wurden, das Ausmaß der Veränderung in der GMFM bei Kindern nach einem akuten Schädel-Hirn-Trauma am größten sein würde. Bei unauffällig entwickelten Vorschulkindern würde diese Veränderung im mittleren Bereich liegen und bei Kindern mit Cerebralparese am geringsten sein. Dieses würde man erwarten, da Kinder mit akuter Schädel-Hirn-Verletzung, die initial zu einer schweren motorischen Beeinträchtigung geführt hat, oftmals dramatische Verbesserungen der motorischen Funktion zeigen. Die vierte Hypothese wurde anhand einer einseitigen ANOVA der Veränderungswerte in der responsiven Gruppe nach Diagnosekategorie (CP, SHT, TD) untersucht. Anschließend wurde ein Scheffé-Mehrfachvergleich durchgeführt, um die Unterschiede der drei Gruppen miteinander zu vergleichen.

Die vierte Hypothese wurde unterstützt durch einen signifikanten Unterschied der Veränderungs-Scores bei Kindern nach akutem SHT (15 %), unauffällig entwickelten Vorschulkindern (11,3 %) und Kindern mit CP (6,2 %) (▶ Tab. 3.5). Die Scheffé-Analyse ergab einen signifikanten Unterschied der Veränderungs-Scores zwischen der SHT und der CP-Gruppe ($p < 0,05$).

Zusätzliche Evidenz für die Responsivität

Als wir die Validierung planten, war die Beurteilung eines Tests hinsichtlich seiner Responsivität auf Veränderungen ein recht neues Konzept. Der von uns hierzu gewählte Ansatz basierte auf dem von Guyatt et al. (1987). Guyatt et al. postulierten, dass man zur Untersuchung der Responsivität in der Lage sein müsse, Variationen (Intra-Participant) unter stabilen Versuchsbedingungen darzustellen, ebenso wie ein klinisch bedeutsames Ausmaß der Veränderung motorischer Funktion.

Tab. 3.5: Durchschnittliche GMFM-88-Gesamt-Scores und durchschnittliche Veränderungs-Scores für stabile und responsive Gruppen über die Zeit (n = 127[a])

Gruppe	n	1. Untersuchung	2. Untersuchung	Veränderung der GMFM-Scores
Stabile Gruppe				
Gesamt	30	41,87	43,13	1,26
Cerebralparese	37	35,40	36,70	1,30
Responsive Gruppe				
Gesamt	97	56,54	66,19	9,64
Schädel-Hirn-Trauma	22	56,26	71,23	14,97
Normal entwickelte Kinder	28	58,41	61,80	11,28
Cerebralparese	47	55,60	61,806	6,20

[a] Ausgeschlossen von dieser Stichprobe waren die Kinder, deren Eltern und Therapeutinnen nicht in der Einschätzung übereinstimmten, ob sich eine Veränderung in einem bestimmten Zeitraum gezeigt hatte (n = 40) und die Kinder, deren Eltern und Therapeutinnen darin übereinstimmten, dass sich eine Verschlechterung gezeigt hatte (n = 3).

In dieser Studie wurde die Gruppe der Kinder als »stabil« bezeichnet, deren Eltern und Therapeutinnen auf den 5-Punkte-Skalen die motorische Funktion als »nicht verändert« oder als lediglich »ein kleines bisschen verändert, fast gleich« bezeichneten. Dementsprechend umfasste die »responsive« Gruppe die Kinder, bei denen die Eltern und Therapeutinnen sich einig waren, dass eine Veränderung der motorischen Funktion stattgefunden hatte. Es wurde angenommen, dass die Variabilität bezogen auf die Zeit in der »stabilen Gruppe« im Verhältnis zur Variabilität über die Zeit in der »responsiven Gruppe« gering wäre, wenn die GMFM auf Veränderungen reagiert und stabil ist, wenn keine Veränderung stattfindet.

Klinische Merkmale der stabilen und der responsiven Gruppe

30 Kinder (17,6 % der Gesamtstichprobe) wurden sowohl von den Eltern als auch von den Therapeutinnen als »stabil« eingestuft; 97 Kinder (57,1 %) wurden als »responsiv« beurteilt. Von den verbleibenden Kindern wurden 3 Kinder (1,8 %) übereinstimmend durch Eltern und Therapeutinnen als sich über die Zeit verschlechternd beurteilt, bei 40 Kindern (23,5 %) waren sich die Eltern und Therapeutinnen nicht einig, ob eine Veränderung tatsächlich eingetreten war. Die durchschnittlichen Werte der GMFM im Rahmen der ersten und zweiten Untersuchung sowie die durchschnittlichen Veränderungswerte für die stabile und die responsive Gruppe sind in ▶ Tab. 3.5 aufgeführt.

Die *stabile* Gruppe bestand aus zwei Kindern mit SHT, einem unauffällig entwickelten Kind und 27 Kindern mit CP mit einem durchschnittlichen Alter von 7 Jahren und 2 Monaten (SD 3 Jahre). 60 % davon waren männlich. In der stabilen Gruppe wurden 65,6 % als schwer betroffen klassifiziert, 13,8 % als mittelschwer und 20,7 % als mild. 37 % der Gruppe hatten eine athetoide Cerebralparese, 37 % eine bilaterale Cerebralparese, 11 % eine unilaterale Cerebralparese, 7 % eine bilateral beinbetonte, 4 % eine bilateral bein- und armbetonte Cerebralparese und 4 % wiesen eine CP-Mischform auf. Von den Kindern mit Cerebralparese hatten 33 % eine leichte oder mittelschwere Intelligenzminderung, 26 % hatten eine Lernbehinderung und 41 % wurden als durchschnittlich oder überdurchschnittlich intelligent eingestuft.

Die *responsive* Gruppe bestand aus 22 Kindern mit SHT, 28 gesunden Kindern und 47 Kindern mit CP. 60 % der Gruppe waren männlich. Das durchschnittliche Alter dieser Gruppe betrug 5 Jahre 7 Monate (SD 5 Jahre 6 Monate). Von den Kindern, bei denen eine CP diagnostiziert wurde, wurden 17 % als schwer beeinträchtigt, 53 % als mittelschwer und 28 % als leicht beeinträchtigt klassifiziert. 49 % hatten eine bilateral beinbetonte CP, 21 % eine bilaterale CP, 17 % eine unilaterale CP und 6 % wiesen eine gemischte Form der Cerebralparese auf; 4 % wurden als hypoton eingestuft, 2 % hatten eine Athetose.

Eine ANOVA-Analyse mit wiederholten Messungen für die ersten und zweiten Untersuchungsergebnisse wurde durchgeführt, um für die stabile und die responsive Gruppe die Variabilität über die Zeit zu berechnen. Die F-Statistiken aus diesen ANOVA-Tabellen wurden verwendet, um einen Intra-Class-Korrelationskoeffizienten (ICC) für jede Gruppe zu berechnen, benutzt wurde hierfür die Formel von Kraemer und Karner (1976). Anschließend konnten die beiden Korrelationskoeffizienten mithilfe der Fisher z-Transformation verglichen werden, um festzustellen, ob sie sich bei $\alpha = 0,05$ signifikant voneinander unterscheiden. Beim Vergleich der GMFM-Variabilität über die Zeit in der stabilen Gruppe mit der Variabilität in der responsiven Gruppe zeigte sich, dass es für die stabile Gruppe keinen Unterschied zwischen der ersten und der zweiten Messung gab, ICC = 0,41 (p = 0,14) mit einem Fisher z = 0,43. Für die responsive Gruppe zeigte sich jedoch ein signifikanter Unterschied ICC = 0,97 (p < 0,001), Fisher z = 2,09. Die Ergebnisse zeigten einen signifikanten Unterschied zwischen den beiden Fisher z-Korrelationskoeffizienten mit p < 0,01.

Bestimmung einer klinisch bedeutsamen Veränderung

Die Untersuchung der Daten zeigte, dass die Einschätzung der Eltern und Therapeutinnen hinsichtlich der Bedeutung der beobachteten motorischen Veränderung einen gewissen Zusammenhang mit der tatsächlichen, durch die GMFM ermittelten Veränderung aufwies, diese Korrelation war aber statistisch nicht signifikant. Diese Daten sind in den ▶ Tab. 3.6 und ▶ Tab. 3.7 zusammengefasst, dargestellt als durchschnittliche positive oder negative Veränderung in drei Kategorien (kleine, mittlere oder große Veränderung) im Verhältnis zu den durchschnittlichen Beurteilungen hinsichtlich der Bedeutung der motorischen Veränderung. Es sollte beachtet werden, dass die Beurteilungen hinsichtlich des Ausmaßes der Veränderungen initial auf einer 15-Punkte-Skala gemacht wurden, die von –7 (»sehr viel weniger«) bis +7 (»sehr viel mehr«) reichte. Anschließend wurden die Daten so zusammengefasst, dass man einen Gesamtbereich von 7 Kategorien erhielt. Die Bewertung hinsichtlich der Bedeutung der motorischen Veränderung erfolgte mithilfe einer separaten 7-Punkte-Skala, die von 0 (»überhaupt nicht bedeutsam«) bis 7 (»enorm bedeutsam«) reichte.

Tab. 3.6: Vergleich der Elternbeurteilung hinsichtlich des Ausmaßes und der Bedeutung der Veränderung[a] in der motorischen Funktion mit den gemessenen Veränderungen der GMFM-88-Scores für die Stichprobe der Kinder mit Cerebralparese (*n* = 108)

Beurteilung des Ausmaßes der Veränderung der motorischen Funktionen	Veränderung des durchschnittlichen GMFM-Scores in %	Beurteilung der klinischen Bedeutung der Veränderung der motorischen Funktion
Starke Verschlechterung	–9,9	4,0
Mäßige Verschlechterung	–3,7	6,0
Geringe Verschlechterung	–	–
Keine Veränderung	–1,7	–
Geringe Verbesserung	2,7	4,6
Mäßige Verbesserung	5,2	5,8
Starke Verbesserung	11,4	6,0

[a] Die Bedeutung der Veränderung der motorischen Situation wurde auf einer 7-Punkte-Skala beurteilt, die von 0 (überhaupt nicht bedeutsam) bis 7 (sehr bedeutsam) reichte.

Tab. 3.7: Vergleich der Therapeutinnen hinsichtlich Beurteilung des Ausmaßes und der Bedeutsamkeit[a] der Veränderung in der motorischen Funktion mit den gemessenen Veränderungen der GMFM-88-Scores für die Stichprobe der Kinder mit Cerebralparese (n = 108)

Beurteilung des Ausmaßes der Veränderung der motorischen Funktion	Veränderung des durchschnittlichen GMFM-Scores in %	Beurteilung der klinischen Bedeutsamkeit der Veränderung der motorischen Funktion
Starke Verschlechterung	–	–
Mäßige Verschlechterung	–7,9	4,6
Geringe Verschlechterung	–2,0	3,6
Keine Veränderung	1,3	–
Geringe Verbesserung	1,3	3,8
Mäßige Verbesserung	7,0	5,4
Starke Verbesserung	24,6	6,0

[a] Die Bedeutsamkeit der Veränderung der motorischen Situation wurde auf einer 7-Punkte-Skala beurteilt, die von 0 (überhaupt nicht bedeutsam) bis 7 (sehr bedeutsam) reichte.

Reliabilität

Die Reliabilität eines Tests kann durch unterschiedliche Quellen verringert werden. Dazu gehören Unterschiede durch Untersucherinnen, Teilnehmerinnen, das Umfeld und den Test selbst. Im Rahmen der Entwicklung der GMFM wurde einige Schritten unternommen, um eine möglichst zutreffende Aussage zu bekommen und die Variabilität innerhalb der Validierungsstudie zu minimieren.

1. Um die Interrater-Variabilität zu reduzieren, wurden alle Physiotherapeutinnen in der Anwendung der GMFM mithilfe eines Kriterientests geschult und getestet bevor sie Kinder in die Studie einschließen durften
2. Um die Interrater-Variabilität in der Validierungsstudie gering zu halten, hat dieselbe Physiotherapeutin die GMFM zu beiden Untersuchungszeitpunkten durchgeführt.
3. Um die Situation für das Kind so entspannt wie möglich zu gestalten, wurde der Test in der Regel von der behandelnden Therapeutin durchgeführt, in einem Raum, der dem Kind bekannt war. Die Therapeutinnen hielten die Testumgebung so konstant wie möglich, einschließlich des Raums und der Tageszeit, zu der der Folgetest erfolgte.
4. Da es sich bei der GMFM um ein Beobachtungsinstrument handelt, wurde versucht, Variabilität zu minimieren, in dem man lediglich das bewertete, was das

Kind auch tatsächlich zeigte (»Does Do«) und nicht das, was das Kind durchführen kann (»Can Do«). Die Durchführungsrichtlinien der GMFM untersagen jegliche »Hands-on-Hilfe«, dadurch erübrigt sich die Beurteilung von minimaler oder maximaler Unterstützung. Durch objektive Definitionen der einzelnen Items und Verwendung eines standardisierten Bewertungsschlüssels im Manual wird ebenfalls die Variabilität minimiert.

Intra- und Interrater-Reliabilität

Die Intra- und Interrater-Reliabilität wurden mittels Test-Retest-Bedingungen berechnet. Sechs Therapeutinnen (drei aus jedem der ursprünglichen Zentren) nahmen an den Studien zur Reliabilität teil. Sie hatten im Durchschnitt 6 Jahre und 5 Monate pädiatrische Erfahrung (2 Jahre und 6 Monate bis 18 Jahre). Zwölf Kinder, die von den Therapeutinnen so ausgewählt wurden, dass sie ein gewisses Spektrum hinsichtlich Alter und Schweregrad der Cerebralparese repräsentierten, wurden in die Studie aufgenommen. Elf dieser zwölf Kinder wurden in der Studie zur Interrater-Reliabilität eingeschlossen, zehn dieser zwölf Kinder für die Studie zur Intrarater-Reliabilität. Die Bestimmung der Interrater-Reliabilität erfolgte durch die Anwendung des ICC zwischen den Untersucherinnen, die jeweils bei demselben Kind innerhalb von zwei Wochen die GMFM zweimal anwendeten und auswerteten. Diese Methode untersucht die Reliablität der Untersucherinnen, wenn diese sowohl Testung und Auswertung, und nicht nur die Auswertung durchführen, so wie es wäre, wenn beide Untersucherinnen lediglich dieselbe Videoaufnahme eines Kindes ausgewertet hätten.

Die Intrarater-Methode erfasst die Variabilität innerhalb der Teilnehmerinnen. Obwohl der Zeitrahmen für die Durchführung des Folgetests auf unter 2 Wochen begrenzt war, sodass man keine wirkliche, große Veränderung der motorischen Funktion erwarten würde, wurde die Varianz allein durch tatsächliche Veränderung in der Leistung der Kinder erhöht.

Die Reliabilität wurde jeweils anhand von ICCs berechnet, die aus einem ANOVA-Modell abgeleitet wurden. Ein ICC größer oder gleich 0,75 wurde für alle Reliabilitätskoeffizienten als akzeptabel angesehen.

▶ Tab. 3.8 zeigt die Intra- und Interrater-Reliabilität für die wiederholte Durchführung der GMFM-88. Alle Dimensionen und der Gesamt-Score erreichten ein akzeptables Reliabilitätsniveau, was darauf hindeutet, dass die GMFM-88 sehr konsistent von einer Untersucherin über einen Zeitraum benutzt werden kann sowie auch von unterschiedlichen Therapeutinnen.

Tab. 3.8: Intrarater- und Interrater-Reliabilität der GMFM-88

GMFM-Dimension	Intrarater (*n* = 10)	Interrater (*n* = 11)
Liegen und Drehen	0,99	0,87
Stitzen	0,99	0,92
Krabbeln und Knien	0,99	0,98

Tab. 3.8: Intrarater- und Interrater-Reliabilität der GMFM-88 – Fortsetzung

GMFM-Dimension	Intrarater (n = 10)	Interrater (n = 11)
Stehen	0,92	0,99
Gehen, Rennen und Springen	0,99	0,99
Gesamt	0,99	0,99

Reliabilität der Veränderung

Die erste Hypothese zur Konstruktvalidität stützte sich auf die Beurteilung der Veränderung durch Eltern und Therapeutinnen. Daher war es wichtig, zu prüfen, wie zuverlässig diese Beobachterinnen bei wiederholter Befragung eine Veränderung einschätzen konnten. An einer Zufallsstichprobe ($n = 23$) wurde untersucht, wie zuverlässig die Veränderung der motorischen Funktion von einer Woche zur nächsten beurteilt werden konnte.

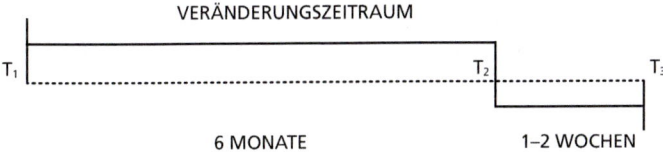

T_1 (Zeitpunkt 1) = initiale Information zur motorischen Funktion des Kindes, erfasst durch einen standardisierten Fragebogen.

T_2 (Zeitpunkt 2) = Beurteilung der Veränderung der motorischen Funktion zwischen T_1 und T_2, basierend auf einem Vergleich mit der Beurteilung zum Zeitpunkt 1.

T_3 (Zeitpunkt 3) = Beurteilung der Veränderung der motorischen Funktion zwischen T_1 und T_3. Zwischen T_2 und T_3 wurde keine wirkliche Veränderung der motorischen Funktion erwartet.

Tab. 3.9: Reliabilität der Veränderungsbeurteilung

GMFM-Dimension	Therapeutinnen n = 23	Eltern n = 23
Liegen und Drehen	0,98	0,83
Sitzen	0,92	0,70
Krabbeln und Knien	0,85	0,67
Stehen	0,95	0,91
Gehen, Rennen und Springen	0,95	0,92
Gesamt	0,96	0,92

Jedes Elternteil und jede Physiotherapeutin wurden zweimal im Abstand von 1–2 Wochen getrennt befragt. Dieser Abstand wurde bewusst gewählt, um die Wahrscheinlichkeit einer Veränderung zwischen den beiden Zeitpunkten möglichst gering zu halten und gleichzeitig aber einen genügend großen Abstand zu haben, sodass sich Eltern und Therapeutinnen nicht an ihre vorherigen Antworten erinnerten.

An jedem Befragungszeitpunkt sollten die Befragten eine Einschätzung abgeben, ob sich die aktuellen motorischen Funktionen des Kindes im Vergleich zur initialen Befragung verändert hätten. Dann wurden sie daran erinnert, was sie zum Zeitpunkt T1 über die motorischen Funktionen des Kindes gesagt hatten und auf der Grundlage dieser Information sollte dann beurteilt werden, ob eine Veränderung der motorischen Funktion eingetreten ist und wenn ja, welches Ausmaß die Veränderung der motorischen Funktion hat. Um die Veränderung zu quantifizieren, erfolgte eine Bewertung auf einer 15-stufigen Likert-Skala von -7 (»sehr viel weniger«) bis +7 (»sehr viel mehr«). Null bedeutete keine Veränderung.

Die Intrarater-Reliabilität der geschätzten Veränderungs-Scores wurde verglichen (T1 mit T2 und T1 mit T3). In die Reliabilitätsgleichung gehen drei Variabilitätsfaktoren ein: Teilnehmerinnen, Zeit und Irrtum. Mit einem ICC von mindestens 0,75 könnte man nachweisen, dass sich mindestens 75 % der Varianz auf Unterschiede zwischen den Teilnehmern zurückführen lassen, wobei die Variabilität zwischen den Beurteilungen zum Zeitpunkt T2 und T3 gering ist.

▶ Tab. 3.9 zeigt die Reliabilitätswerte für die wiederholten Veränderungsbeurteilungen der motorischen Funktion, die unabhängig voneinander von Therapeutinnen und Eltern vorgenommen wurden.

Alle Reliabilität der elterlichen Veränderungsbeurteilung erreichte akzeptable Werte – mit Ausnahme der Beurteilung der Veränderung in den Dimensionen Sitzen, Krabbeln und Knien.

Erweiterung der 85-Item-GMFM zur GMFM-88

Da, wie zu Beginn dieses Kapitels erwähnt, Reliabilitäts- und Validitätsstudien mit der 85-Item-GMFM und das Feedback der Therapeutinnen zeigten, dass es wichtig sei, drei der Items auch bilateral zu beurteilen, haben wir drei Items zur GMFM hinzugefügt. Dazu gehörten die folgenden:

- Das Erreichen des Vierfüßlerstandes aus dem Sitzen wurde in zwei Items aufgeteilt – Item 31 »Langsitz auf Matte: erreicht Vierfüßlerstand über die rechte Seite« und Item 32 »Langsitz auf Matte: erreicht Vierfüßlerstand über die linke Seite«.
- Das Erreichen des Stehens aus dem Kniestand wurde in zwei Items aufgeteilt – Item 60: »Kniestand: erreicht Stand über Einbeinkniestand auf dem rechten

Knie ohne Hilfe der Arme« und Item 61: »Kniestand: erreicht Stand über den Einbeinkniestand auf dem linken Knie ohne Hilfe der Arme«.
- Das seitliche Gehen mit 2 Händen an der hohen Bank (5 Schritte in jede Richtung) wurde in zwei Items aufgeteilt – Item 65: »Stand, 2 Hände an hoher Bank, geht 5 Schritte seitwärts nach rechts« und Item 66: »Stand 2 Hände an hoher Bank, geht 5 Schritte seitwärts nach links«.

Reliabilität der GMFM-88

Nachdem die o. g. drei Items hinzugefügt wurden, wurde die Reliabilität der GMFM-88 im Vergleich zur 85-Item-GMFM untersucht. Dies geschah unter Verwendung eines ausgewogenen, unvollständigen Blockforschungsdesigns mit einer Stichprobe von 16 Therapeuten, die insgesamt 64 Beurteilungen durchführten, wobei die eine Hälfte mit der 85-Item-Version und die andere Hälfte mit der 88-Item-Version arbeitete. Nach den Richtlinien für die GMFM-88 erreichten alle Reliabilitätswerte für die einzelnen Dimensionen und den Gesamt-Score akzeptable Werte basierend auf einen ICC > 0,75. Die Ergebnisse dieser Studie gaben uns die Gewissheit, dass die GMFM-88 mit der ursprünglich entwickelten Version der 85-Item-GMFM vergleichbar ist und an ihrer Stelle verwendet werden kann. Die GMFM-88 war ab dem Jahr 1990 für den klinischen Einsatz verfügbar.

Zusammenfassung

Die Erkenntnisse aus der ersten GMFM-Validierung (Russell et al. 1989) haben gezeigt, dass die 85-Item-GMFM reliabel und valide und responsiv für Veränderungen der motorischen Funktion bei Kindern mit Cerebralparese ist, und dass die GMFM-88 eine zuverlässige Alternative darstellt. In neueren Artikeln wurden Studien zusammengefasst, die die Reliabilität, die Validität und die Responsivität der GMFM-88 bei Kindern mit CP belegen (Harvey et al. 2008; Adair et al. 2012).

Obwohl die GMFM-88 ursprünglich nicht für Kinder mit anderen Diagnosen als CP validiert wurde, ist sie auch für Kinder mit anderen Beeinträchtigungen der motorischen Funktion eingesetzt worden. Die GMFM-88 konnte Reliabilität und Validität auch für die Anwendung bei Kindern mit Schädel-Hirn-Trauma belegen (Linder-Lucht et al. 2007) und ist ein empfohlenes Messverfahren zur Beurteilung der körperlichen Funktion bei Kindern mit Schädel-Hirn-Trauma (McCauley et al. 2012).

Die GMFM-88 hat sich auch bei Kindern mit spinaler Muskelatrophie (Iannaccone und Hynan 2003), Osteogenesis imperfecta (Ruck-Gibis et al. 2001) und akuter lymphoblastischer Leukämie (Wright und Fairfield 2007) als reliabel erwiesen.

In der Arbeit von Wright wurden die Dimensionen D (Stehen) und E (Gehen, Rennen und Springen) für Kindern unter Behandlung einer akuten lymphatischen

Leukämie angepasst. Die Intrarater- und Test-Retest-Reliabilität sowie die Konstruktvalidität wurden für die Kurzversionen nachgewiesen. Sieben Items aus der Dimension D und 13 aus der Dimension E wurden als responsiv für Veränderung eingestuft, erfreulicherweise sind sie relevant für Alltagsaktivitäten und spiegeln bei Kindern mit einer akuten lymphatischen Leukämie die neurologischen und muskulo-skelettalen Beeinträchtigungen unter Therapie wider.

Russell et al. (1998) validierten die GMFM-88 für die Anwendung bei Kindern mit Down-Syndrom; sie befürworten jedoch eine alternative Bewertungsmethode, die den Bericht der Eltern über Aktivitäten einbezieht, die das Kind ausführen kann, aber während der Untersuchung nicht zeigt. Weitere Informationen zur Durchführung und Bewertung der GMFM-88 für Kinder mit Down-Syndrom findet man in ▶ Kap. 6.

4 Entwicklung und Validierung der GMFM-66

mit Niina Kolehmainen

Begründung für die Anwendung der Rasch-Analyse auf die GMFM-88

Als eines der wenigen klinischen evaluativen Instrumente, das speziell für Kinder mit Cerebralparese (CP) entwickelt und validiert wurde, ist die GMFM-88 recht früh eingeführt und verwendet worden, um Veränderungen der motorischen Funktion bei Kindern mit CP – sowohl im klinischen als auch im wissenschaftlichen Kontext – zu evaluieren. Russell et al. (2000) und Sanders et al. (2012) heben die Vielzahl an Therapiestudien hervor, die mit der GMFM das Ergebnis verschiedener Interventionen getestet haben (z. B. zur Bewertung des Effektes von Physiotherapie, Botulinumtoxin, Gehen und körperlichem Fitnesstraining, Hippotherapie oder Reiten, therapeutischer elektrischer Stimulation, Orthesen, Krafttraining, Muskel-Sehnen-Operationen, selektiver dorsaler Rhizotomie oder intrathekalem Baclofen).

Bei der Verwendung der GMFM-88 für unterschiedliche Situationen und Zwecke wurden einige Limitationen des Tests deutlich, insbesondere in Bezug auf die Interpretation der GMFM-88-Scores. Zum einen war die Interpretation von Veränderungs-Scores durch die Angabe in Prozentwerten insofern eingeschränkt, als zwei Kinder mit denselben prozentualen GMFM-88-Werten sehr unterschiedliche Bewertungsprofile aufweisen konnten. Aufgrund des ordinalen Aufbaus der Skala und der größeren Anzahl von Aufgaben in der Mitte der Skala, reduzierte sich vermutlich die Responsivität für Kinder, die körperliche Funktionen an den jeweiligen Extremen der Skala zeigten (also die Kinder mit sehr niedrigen prozentualen GMFM-88-Gesamtwertungen oder die Kinder mit sehr hohen prozentualen GMFM-88-Gesamtwertungen).

Eine weitere Einschränkung des Tests war die große Anzahl der Items (88), die untersucht werden mussten, um einen prozentualen GMFM-Gesamtwert zu erhalten. Anstatt die komplette GMFM-88 durchzuführen, entschieden sich einige Anwenderinnen dafür, die Kinder nur in ausgewählten Dimensionen zu testen, die für das aktuelle motorische Funktionsniveau und die Therapieziele am bedeutsamsten waren. Obwohl dies natürlich bei der Anwendung und Bewertung Zeit sparte und möglicherweise auch die Responsivität des Messinstruments hinsichtlich der Erfassung von Veränderungen erhöhte, gab es gleichzeitig Evidenz dafür, dass die Reliabilität und die Validität der Dimensionen-Scores nicht so hoch waren, wie für den Gesamttest (Russell et al. 1989, siehe auch ▶ Kap.3, wo diese Daten detailliert dargestellt sind).

Ein weiterer problematischer Aspekt bei der Durchführung und Auswertung war die Anforderung, dass jedes Item beobachtet werden musste, um bewertet werden zu können. Das bedeutete: Wenn eine Untersucherin das Kind nicht dazu bringen konnte, dieses Item auszuführen (selbst wenn sie glaubte, dass das Kind es könnte oder es in seiner Entwicklung bereits über dieses Item hinausgewachsen war) oder die Untersucherin vergaß, ein Item zu testen, musste das Kind mit »0« bewertet werden. Dies führte dazu, dass die Gesamtpunktzahl eines Kindes künstlich verringert wurde.

Um Interpretationsfähigkeit und klinischen Nutzen der GMFM-88 zu verbessern, wurde die Rasch-Analyse auf die GMFM-88 angewendet (Avery et al. 2003). Dieses Kapitel gibt (1) einen kurzen Überblick über unsere Gründe für die Rasch-Analyse bei der GMFM-88; (2) erklärt es die Grundlagen der Rasch-Analyse; und (3) zeigt es die einzelnen Schritte, die im Rahmen dieser Analyse-Methode unternommen wurden, um die Original-GMFM-88 zu modifizieren und die GMFM-66 zu entwickeln.

Gründe für die Anwendung der Rasch-Analsyse auf die GMFM-88

Es gab vier Gründe, die Rasch-Analyse auf die GMFM anzuwenden:

1. Zur Bestimmung der hierarchischen Anordnung der GMFM-Aufgaben. Die Rasch-Analyse lässt uns verstehen, welche Aufgaben im Allgemeinen für Kinder mit CP schwieriger, welche leichter zu bewältigen sind, und wie viel schwerer eine Aufgabe im Vergleich zu einer anderen ist. Wir erhalten auch Informationen darüber, wie schwierig es ist, innerhalb einer Aufgabe von einem Wert von »0« zu einem Wert von »3« zu gelangen, da dies nicht unbedingt für jede Aufgabe innerhalb der GMFM gleich ist. Diese Informationen sind nützlich für das Verständnis der motorischen Entwicklung bei Kindern mit CP und liefern wichtige Informationen über die Erwartungen hinsichtlich des Zeitplans für die Entwicklung von Fähigkeiten. So wird beispielsweise deutlich, ob eine bestimmte motorische Fähigkeit relativ leicht zu erreichen ist oder ob es sich um einen Bereich der motorischen Entwicklung handelt, der je nach dem aktuellen Funktionsniveau des Kindes viel mehr Zeit in Anspruch nehmen kann.
2. Zur Verbesserung der Interpretierbarkeit der Gesamt-Scores und der Veränderungs-Scores durch eine Bewertung auf Intervallniveau. Die Messung auf Intervallniveau ermöglicht eine genauere Bewertung der Veränderungswerte als im Rahmen einer ordinalen Messung, sowohl hinsichtlich eines Kindes innerhalb eines bestimmten Zeitverlaufs als auch zwischen einzelnen Kindern. Bei der Intervall-Bewertung hat eine Veränderung von »X« GMFM-Einheiten die gleiche Bedeutung auf der gesamten Skala.

3. Zur Eliminierung von Items, die nicht in das eindimensionale Konstrukt für die motorische Funktion passten. Eine der notwendigen Annahmen für die Anwendung der Rasch-Analyse auf die Testdaten war, dass die Messung eindimensional sein muss (d. h. nur ein Konstrukt misst, in diesem Fall die grobmotorische Funktion). Items, die nicht zu dem eindimensionalen Konstrukt passen, können identifiziert und entfernt werden. Dieses hat den zusätzlichen Vorteil, dass der Test kürzer und damit schneller durchführbar wird. Um sicherzustellen, dass der Test die Fähigkeit als evaluatives Instrument nicht verliert, sollte noch einmal die Responsivität vor und nach der Entfernung des Items untersucht werden.

4. Zur Berechnung eines Gesamtwertes auch dann, wenn nicht alle Items untersucht wurden. Wir haben erkannt, dass es nicht immer möglich ist, alle GMFM-Items bei allen Kindern zu testen und dass es die Interpretierbarkeit des GMFM-Gesamtwertes einschränkt, wenn man die Items, die nicht durchgeführt oder verweigert wurden, mit Null bewertet. Durch die Entwicklung eines Computerprogramms zur Analyse der einzelnen Scores der GMFM wäre es möglich, eine genauere Schätzung des GMFM-Gesamt-Scores zu bekommen, auch wenn Daten fehlen.

Hintergründe zur Rasch-Analyse und Item-Response-Theorie

Rasch (1960) beschrieb die Theorie zur Anwendung log-linearer Analysen auf ordinale Testdaten, um Intervallwerte zu erhalten. Anschließend lieferten Wright und Masters (1982) eine detaillierte Beschreibung, wie mit der Rasch-Analyse eine Intervallskala konstruiert werden kann. Avery et al. (2003) haben sehr detailliert über die Anwendung der Rasch-Analyse auf die GMFM berichtet, ihr Ansatz wird hier im Folgenden kurz zusammengefasst.

Das Rasch-Modell ist eines der vielen Modelle aus dem Bereich der Messtheorie, der als Item-Response-Theorie (IRT) bezeichnet wird. Das Ziel der IRT ist es, das zu liefern, was als »objektive Messung« bezeichnet wird, indem Schätzungen der *Fähigkeit der Teilnehmerinnen* bestimmt werden, unabhängig von den verwendeten Items zu sein, und Schätzungen der *Item-Schwierigkeit*, die unabhängig von der Kalibrierungsstichprobe sind. Diese »objektive Messung« wird durch ein logarithmisch-lineares Modell und eine Schätzung der größten Plausibilität erreicht. Eine gute Einführung in die Rasch-Analyse kann man in Arbeiten von Wright und Masters (1982) und Tennant und Conaghan (2007) finden und eine ausgezeichnete Diskussion über die verschiedenen IRT-Modelle gibt es in Hays et al. (2000).

In den folgenden Abschnitten wird beschrieben, wie wir die oben dargestellten Ziele zur Verbesserung der Skalierung und der Bewertung der GMFM erreicht haben. Zusätzlich mussten wir sicherstellen, dass die Reihenfolge der Items in den verschiedenen Stichproben und im Zeitverlauf konsistent war. Wären die Items nicht konsistent gewesen, hätten wir die Rasch-Analyse nicht auf die GMFM anwenden können. Da eines der Hauptmerkmale der GMFM-88 die Responsivität auf Veränderungen war, mussten wir auch sicherstellen, dass die überarbeitete Version der GMFM mit weniger Items immer noch responsiv auf Veränderungen der motorischen Funktion über die Zeit war.

Bestimmung der Item-Schwierigkeit und der Fähigkeiten des Kindes

Die Rasch-Analyse verwendet die Item Scores aus einer Stichprobe, um die *Item-Schwierigkeiten* im Test und die mit dem Gesamt-Score verbundenen *Fähigkeiten des Kindes* abzuschätzen. Diese Fähigkeits- und Schwierigkeitsparameter werden auf einer Logit-Skala geschätzt, wobei ein Logit als die logarithmische Erfolgswahrscheinlichkeit definiert ist. Per definitionem reicht die Logit-Skala von negativ unendlich bis unendlich und hat ihre Mitte bei null. Positive Logit-Werte bedeuten, dass Erfolg wahrscheinlich ist, wobei ein höherer Wert auf eine größere Erfolgswahrscheinlichkeit hindeutet. ▶ Abb.4.1 illustriert die Beziehung zwischen Erfolgswahrscheinlichkeit und Logit-Wert.

▶ Abb.4.1 kann verwendet werden, um zu verstehen, was *Item Difficulty* oder *Child Ability* bedeuten, wenn sie in Logits ausgedrückt werden. Nehmen wir einmal an, dass die vertikale Achse den Unterschied zwischen der Fähigkeit des Kindes und der Schwierigkeit des Items darstellt. Positive Werte zeigen an, dass die Fähigkeit des Kindes größer ist als die Item-Schwierigkeit. Negative Werte zeigen das Gegenteil an – die Item-Schwierigkeit ist größer als die Fähigkeit des Kindes. Beim Nullwert entspricht die Fähigkeit des Kindes genau der Schwierigkeit des Items. Nehmen wir nun an, dass die horizontale Achse die Erfolgswahrscheinlichkeit des Kindes bei der Durchführung der Aufgabe darstellt. Wenn die Fähigkeit des Kindes der Item-Schwierigkeit entspricht, ist die Differenz zwischen beiden Werten gleich null und die Wahrscheinlichkeit, dass das Kind das Item ausführen kann, beträgt 50 %: das Kind hat die gleiche Wahrscheinlichkeit das Item zu bestehen, wie nicht zu bestehen. Je größer der Unterschied zwischen den Fähigkeiten des Kindes und dem Schwierigkeitsgrad des Items, desto einfacher ist es, den Erfolg des Kindes vorherzusagen. Wenn die Fähigkeit des Kindes sehr viel größer als die Item-Schwierigkeit ist, wird der Wert auf der vertikalen Achse hoch und *positiv* und das Kind hat eine gute Chance das Item zu *bestehen*. Wenn die Schwierigkeit des Items sehr viel größer als die Fähigkeit des Kindes ist, wird der Wert auf der vertikalen Achse hoch und *negativ* und das Kind hat eine sehr hohe Chance, das Item *nicht* zu *bestehen*.

Die Logit-Skala ist zwar aus messtechnischer Sicht sehr nützlich, aus klinischer Sicht aber aufgrund der unendlichen Grenzen und der negativen Werte schwer zu verstehen. Aus klinischer Sicht ist es wünschenswert, die Schwierigkeiten der Aufgaben sowie die Fähigkeiten des Kindes auf einer anschaulicheren Skala von 0–100 anzugeben. Obwohl die Logit-Skala Intervalleigenschaften hat, kann sie, strenggenommen, aufgrund ihrer unendlichen Grenzen nicht in ein metrisches Maß umgewandelt werden. In der Praxis ist jedoch eine lineare Umwandlung der Skala möglich, weil die Logit-Werte für die minimal und maximal möglichen Rohwerte geschätzt werden können (auch wenn die wahren Logit-Werte dieser Rohwerte von unendlich bis negativ unendlich reichen). Diese extremen Schätzwerte können als Grenzen für die lineare Transformation der Skala dienen. Im Allgemeinen werden die Skalen so umgewandelt, dass die untere Grenze Null ist und als obere Grenze ein Wert genommen wird, der die Scores auf der ganzzahligen Ebene angemessen verteilt. Für einen kleinen Test kann das eine Skala von 0–10 oder von 0–20 sein und für eine größere Skala 0–100, so wie es bei der GMFM-66 der Fall ist.

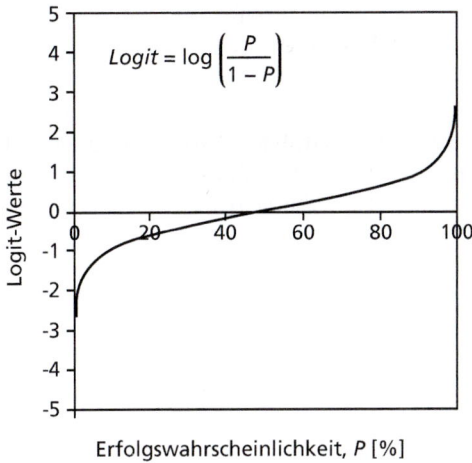

Abb. 4.1:   Beziehung zwischen den Logit-Werten und der Erfolgswahrscheinlichkeit

Anpassungsgüte (Goodness-of-Fit-Statistik)

Zusätzlich zu den Schwierigkeits- und Fähigkeitsschätzungen liefert die Rasch-Analyse »Goodness-of-Fit-Statistiken«. Die »Person-Fit«-Statistik identifiziert Kinder, deren beobachtete Antwort von der erwarteten Antwort, wie sie vom Modell vorhergesagt wurde, abweicht. In ähnlicher Weise identifiziert die »Item-Fit«-Statistik Items, die nicht mit dem Modell übereinstimmen. Die Item-Fit-Statistik beschreibt, wie gut die Items das dem Test zugrunde liegende Konstrukt (in diesem Fall die motorische Funktion) messen. Je besser ein Item Kinder mit unterschiedlichen Fähigkeiten reliabel unterscheiden kann, desto besser ist der »Item-Fit«. Zwei gängige Maße für die »Fits« in der Rasch-Analyse sind die *Infit-* und *Outfit-*Statistik. Die Infit-Statistik beschreibt, wie gut ein Item Personen erfasst, deren Fähigkeiten dem

Schwierigkeitsgrad des Items nahekommen. Die Outfit-Statistik beschreibt, wie gut das Item die Fähigkeiten von Personen erfasst, die entweder weit über oder weit unter dem Schwierigkeitsgrad des Items liegen. Zum Beispiel würde die Infit-Statistik eines Stand-Items beschreiben, wie gut das Item Kinder erfasst, die aktuell das Stehen lernen und die Outfit-Statistik würde beschreiben, wie gut die Aufgabe Kinder erfasst, die das Drehen (eine Fähigkeit, die viel leichter ist als der Schwierigkeitsgrad des Items) oder das Hüpfen lernen (eine Fähigkeit, die viel schwerer ist als der Schwierigkeitsgrad des Items).

In ▶ Abb. 4.2 werden Inputs und Outputs einer Rasch-Analyse dargestellt. Eine Stichprobe von Kindern wurde mittels einer Outcome-Messung mit »L-Items« untersucht. Jedes Item wird auf einer 4-Punkte-Rating-Skala, die von 0–3 reicht, bewertet. Der minimale Rohwert des Tests ist 0, der maximale Rohwert ist $3 \times L$ (ein perfekter Wert für jedes Item). Die Rasch-Analyse liefert eine Informationstabelle zu den Werten und eine zu den Items. Die Informationstabelle zu den Werten gibt Schwierigkeitsschätzungen zu den Fähigkeiten des Kindes und den Standardmessfehler für diese Fähigkeit (ausgedrückt in Logits) für jeden möglichen Rohwert.

Die Item-Informationstabelle enthält Schätzungen für die Schwierigkeit der einzelnen Items, zusammen mit dem Standardfehler der Schätzungen und Statistiken zur Anpassungsgüte (Goodness-of-Fit-Statistik). Es sei darauf hingewiesen, dass eine Rasch-Analyse noch viel mehr Informationen liefert, jedoch nur die unten aufgeführten Details für die folgende Diskussion relevant sind.

Testantworten für eine Stichprobe

Personen	\multicolumn{7}{c}{Items}
	1	2	3	4	5	...	L
Susie	3	3	2	1	2	...	0
Jonny	2	3	1	1	1	...	2
Natasha	3	3	3	2	3	...	3
Cuthbert	0	1	1	2	1	...	0
Eugenia	0	1	2	0	2	...	0
..	..	..	..	..	..	...	..
Mary	1	2	2	3	2	...	1

Rasch-Analyse

Ergebnis-Information

Gesamt-Score	Fertigkeit	Standardfehler
0	-8.54	1.04
1	-7.68	0.96
2	-7.21	0.91
3	-6.54	0.87
4	-5.98	0.84
..	..	..
3L	8.47	1.06

Item-Information

Item	Schwierigkeit	Standardfehler	Infit-Index	Outfit-Index
1	-6.32	0.20	1.2	1.9
2	0.32	0.78	0.2	0.2
3	-4.07	0.32	1.8	1.6
4	1.12	0.19	0.5	0.3
5	2.35	0.73	-0.3	-0.4
..	..	..	..	..
L	6.97	0.78	-2.4	-3.0

Abb. 4.2: Die hauptsächlichen Inputs und Outputs einer Rasch-Analyse für einen Test mit L-Items und Antwortmöglichkeiten, die von 0–3 reichen

61

Verfügbare Rasch-Modelle

Es gibt mehrere Rasch-Modelle, die sich in ihren Annahmen über die Art des Tests und die Art der Daten, für die sie eingesetzt werden, unterscheiden. Das einfachste Rasch-Modell ist das *dichotome Modell*. Dieses Modell ist nützlich, wenn die Antwortoption eine Dichotomie beschreiben, z. B. »ja« und »nein« oder »bestanden« und »nicht bestanden«. Für Tests mit polytomen Antwortoptionen (mehr als zwei) gibt es eine Reihe von Modellen, darunter zwei Rating-Skalen-Modelle und das Partial-Credit-Modell. Das beliebteste dieser Modelle ist das *Wright and Master Rating Scale*-Modell. Bei diesem Modell wird davon ausgegangen, dass die relativen Schwierigkeitsstufen innerhalb der Items für alle Items gleich sind. Bei einem Test mit Antwortmöglichkeiten von 0–3 ist beispielsweise die Schwierigkeit eines Schritts vom Score 1 zum Score 2 für alle Items gleich groß. Das *Andersen Rating Scale*-Modell ist ähnlich, anstatt aber von einer Konsistenz der Schwierigkeitsstufen *zwischen* den Items auszugehen, wird angenommen, dass die Schwierigkeitsstufen *innerhalb* der Items konstant sind. So wird in diesem Modell angenommen, dass für ein bestimmtes Item die Schwierigkeit, vom Score 1 zum Score 2 zu gelangen, ebenso schwierig ist wie die Schwierigkeit, bei diesem Item vom Score 2 zu Score 3 zu kommen. Das *Partial-Credit-Modell* schließlich ist das Modell, welches am wenigsten restriktiv ist und keine Annahmen über die relativen Schwierigkeiten der einzelnen Itemstufen macht.

Das dichotome Modell liefert Schätzungen der Item-Schwierigkeiten und gibt so die Erfolgschancen bei diesem Item an. Die polytomen Modelle liefern Schätzungen für jede der Antwortoptionen innerhalb eines Items sowie eine Schätzung der durchschnittlichen Item-Schwierigkeit.

Annahmen des Rasch-Modells

Eindimensionalität

Das Rasch-Modell basiert auf der Annahme, dass alle Items innerhalb eines Tests versuchen, dasselbe Attribut oder Merkmal zu quantifizieren. Für die GMFM gilt die Annahme, dass alle Items die körpermotorische Funktion messen. Diese Eigenschaft wird als *Eindimensionalität* bezeichnet. Um sicher zu stellen, dass der Test die Annahme der Eindimensionalität erfüllt, wird die Item-Fit-Statistik untersucht. Die Infit- und Outfit-Statistiken sind so standardisiert, dass sie ungefähr einer Normalverteilung entsprechen. Daher werden Items mit Fit-Werten von mehr als 2,0 im Allgemeinen als schlecht angepasst oder »verrauscht« angesehen (Whiteneck et al. 1992; Haley et al. 1994; Rosier et al. 1994). Die Arbeit von Smith et al. (1998) hingegen zeigt, dass die Nullverteilung dieser Statistik durch den Stichprobenumfang und die Testlänge beeinflusst wird. Daher kann die Verwendung eines kritischen Wertes größer oder kleiner 2,0 gerechtfertigt sein, wenn die Testlänge oder der Stichprobenumfang sehr groß bzw. sehr klein sind. »Verrauschte« Items können entfernt werden, um die Anpassung des Tests als Ganzes zu verbessern und die Anforderung der Eindimensionalität zu erfüllen.

Stichprobenfreie und testfreie Messungen

Wenn ein Test tatsächlich eindimensional ist, folgt daraus, dass sowohl stichprobenfreie als auch testfreie Messungen möglich sind. Stichprobenfreie Messung bedeutet, dass die Item-Schwierigkeiten an verschiedenen Stichproben reliabel geschätzt werden. Diese Eigenschaft ist vorteilhaft bei der Entwicklung eines Tests, denn, wenn er eindimensional ist, muss die zur Entwicklung und Validierung des Tests verwendete Stichprobe nicht repräsentativ für die Zielpopulation sein. Testfreies Messen bedeutet, dass die Fähigkeiten einer Person anhand verschiedener Items zuverlässig eingeschätzt werden können. Diese Eigenschaft ist für Testanwenderinnen nützlich, da so ein zuverlässiges und aussagekräftiges Ergebnis erzielt werden kann, ohne jedes einzelne Item zu testen.

Anwendung der Rasch-Analyse auf die GMFM

Studienstichprobe

Unter Verwendung des *Partial-Credit-Modells* wurde die Rasch-Analyse der GMFM-88 an Daten von 537 Kindern, die an einer Längsschnittstudie zur motorischen Funktion teilnahmen und die Diagnose einer CP hatten, durchgeführt (Palisano et al. 2000; Rosenbaum et al. 2002). In der Längsschnittstudie wurden die Kinder nach dem Zufallsprinzip aus Listen von Kindern mit CP, die in einem der 19 regionalen Behandlungszentren betreut wurden, ausgewählt und anhand des Klassifikationssystems für motorische Funktionen (GMFCS) (Palisano et al. 1997) nach Alter und Schweregrad stratifiziert. Die Studie schloss Kinder aus, die intrathekales Baclofen, Botulinumtoxin oder eine selektive dorsale Rhizotomie erhalten hatten. Die Merkmale der Stichprobe sind in den ▶ Tab. 4.1 und ▶ Tab. 4.2 aufgeführt.

Einhundertzehn Therapeutinnen, die in der Anwendung der GMFM geschult waren, führten die GMFM-Untersuchungen durch. Alle Therapeutinnen bestanden den Kriterientest (gewichtetes $k \geq 0{,}8$) an dem von den Expertinnen bewerteten Kriterium-Videoband, bevor sie die Untersuchungen für die Studie durchführten. Die Testtherapeutinnen hatten im Durchschnitt 11 Jahre und 2 Monate pädiatrische Erfahrung und 82 % hatten bereits Erfahrung in der Anwendung der GMFM.

Tab. 4.1: Anzahl der Kinder nach Alter und GMFCS-Level

GMFCS Level	Alter (Jahre)				Gesamt
	<2	2–<4	4–6	6+	
II	1	26	7	36	70
III	6	17	18	63	104
IV	4	16	29	56	105
V	3	21	19	60	103
Gesamt	23	103	113	298	537

Tab. 4.2: Anzahl der Kinder klassifiziert nach Typ der Cerebralparese

Art der Cerebralparese	n	%
Spastisch	411	76,5
Dyston/athetotisch	32	6,0
Ataktisch	14	2,6
Hypoton	27	5,0
Gemischt	53	9,9
Gesamt	537	100,0

Methode

Um festzustellen, welche der GMFM-88-Items ein eindimensionales Konstrukt der motorischen Funktion bilden, wurde die von der Rasch-Analyse gelieferte Infit-Statistik untersucht. Aufgrund des großen Stichprobenumfanges ($n = 537$) wurden Items mit Infit-Werten größer als 3,0 als »unpassend« (Missfitted) betrachtet. Nicht passende Items wurden aus der Analyse entfernt und die verbleibenden Daten wurden erneut analysiert bis weniger als 5 % der verbleibenden Items einen Infit-Wert von größer als 3,0 hatten (bei Missfit-Raten von <5 % wird üblicherweise darauf geschlossen, dass ein Test eindimensional ist) (Handlesman 1994; Magalhaes et al. 1996). Nach drei Analyserunden blieben 68 Items übrig. Zwei dieser Items wurden dann entfernt, weil sie (1) sich auf eine Körperseite bezogen, die Items für die kontralaterale Seite jedoch wegen hoher Infit-Werte bereits entfernt worden waren; (2) weil sie selbst hohe Infit-Werte aufwiesen aber dann beibehalten wurden, weil eine 5 % Misfit-Rate erlaubt war. Die Auswirkung der »Misfit-Personen« (definiert als Personen mit einen standardisierten Infit > 2,0) auf die Schätzung der Item-Schwierigkeit wurde sowohl mit als auch ohne »Misfit«-Kinder untersucht. Da dieser Effekt vernachlässigbar war, wurde beschlossen, alle Personen für die Analysen beizubehalten. Schließlich wurde eine Rasch-Analyse der verbleibenden 66 Items durchgeführt und die Ergebnisse dieser Analyse wurden zur Entwicklung der Bewertung für die GMFM-66 verwendet. Nachdem die Schwierigkeits-Schätzungen durch die Rasch-Analyse bestimmt worden waren, wurden diese Schätzungen dann »verankert« oder konstant gehalten. Die Schätzung der kindlichen Fähigkeiten basierte auf den »Antworten« der einzelnen Kinder zu jedem Item und der Schwierigkeit des Items selbst.

Die Rasch-Analyse der GMFM-66 ergab Rohwerte für die Schätzung der Fähigkeiten von –8,57 bis +8,42 Logits. Um eine Skala von 0–100 zu erhalten, wurden die GMFM-66-Werte von der Logit-Skala mithilfe der folgenden Transformation umgerechnet.

Score = ([Logit – Score + 8,57] / [8,57 + 8,42]) × 100

Die Transformation für die Fähigkeitsskala wurde auch für die Transformation der Skala der Item-Schwierigkeit verwendet. Die Schätzung der Item-Schwierigkeit kann auf verschiedene Weise dargestellt werden. Bevor wir über unsere Ergebnisse berichten, lohnt sich eine Diskussion über die verschiedenen Methoden zur Beschreibung der Item-Schwierigkeit. Für eine ausführlichere Diskussion der Schätzwerte hinsichtlich der Item-Schwierigkeit siehe auch ▶ Anhang 1.

Das Partial-Credit-Modell informiert nicht nur über die Item-Schwierigkeit, sondern auch darüber, wie schwierig es ist, jede der möglichen Scores innerhalb des Items zu erreichen (z. B. 0, 1, 2 oder 3 in jedem GMFM-Item). Jede dieser verfügbaren Antwortmöglichkeiten wird als Item-Stufe bezeichnet.

Die *Stufenmaße* stellen die Fähigkeit dar, bei der das Kind die gleiche Wahrscheinlichkeit hat, in der jeweiligen Stufe zu punkten, wie in der vorherigen.

Wenn zum Beispiel für ein bestimmtes Item das Stufenmaß für eine Antwort von »2« 1,25 Logits wäre, dann wäre es für eine Befragte mit einer Fähigkeit von 1,25 gleich wahrscheinlich bei dem Item eine »2« zu erreichen wie eine »1«. Die Stufenmaße sagen nichts darüber aus, wie wahrscheinlich ein Score ist oder wie wahrscheinlich ein Score in Bezug auf die nächsthöhere Stufe ist. Die Stufenmaße geben die Fähigkeit an, bei der ein Kind auf einer bestimmten Stufe mit größerer Wahrscheinlichkeit erfolgreich sein wird als auf der vorherigen.

Die *Thurstone-Schwellen* stellen die Fähigkeit dar, bei der es wahrscheinlich ist ($P \geq 50\,\%$), dass das Kind mindestens einen Punktwert in der jeweiligen Kategorie erhält. Wenn die Thurstone-Schwelle für eine Antwort von »2« 1,25 wäre, würde man erwarten, dass die Hälfte der Befragten mindestens eine »2« erzielen würde. Dies gibt uns etwas mehr Sicherheit bei der Vorhersage des Erfolgs des Kindes, ein Item zu erreichen, als die Stufenmessungen. Man weiß zwar nicht, *wie* wahrscheinlich es ist, dass ein Kind mit einer Fähigkeit von 1,25 Logits eine »2« erreicht, aber es *ist* bekannt, dass das Kind wahrscheinlich mindestens eine 2 erreicht.

In ▶ Tab. 4.3 haben wir die Thurstone-Schwellen für eine Antwort von »3« als Methode zur Angabe der Item-Schwierigkeit dargestellt. Zusätzlich zum traditionellen Wert der Wahrscheinlichkeit von 50 % oder mehr haben wir auch die Fähigkeiten dargestellt, bei denen die Wahrscheinlichkeit eine »3« zu erzielen bei 90 % liegt. Diese Abbildungen stellen die Fähigkeitswerte dar, bei denen es *wahrscheinlich* ($p \geq 0,5$) und *sehr wahrscheinlich* ($p \geq 0,9$) wird, dass das Kind in der Lage ist, die Items *zu bestehen*. Der Einfachheit halber sind die Items nach der Fähigkeit geordnet, bei der ein Kind *wahrscheinlich* das Item lösen kann ($p \geq 0,5$). Man sollte beachten, dass die Reihenfolge der Items hinsichtlich der Fähigkeit, bei der es für das Kind sehr wahrscheinlich ist ($p \geq 0{,}9$) das Item zu lösen, etwas unterschiedlich ist. Wenn man dieses Maß für die Item-Schwierigkeit benutzt, erfordert das Item, das innerhalb der GMFM am leichtesten durchzuführen ist, einen Fähigkeitswert von 15,8 und das Item, das am schwersten durchzuführen ist, einen Wert von 88,2. Eine grafische Darstellung der Thurstone-Schwellenwerte für 50 %- und 90 %-Wahrscheinlichkeiten findet sich in ▶ Anhang 2. Hierbei sollte beachtet werden, dass dieses nicht derselbe Wert ist, der auf der Item Map des GMAE-Programmes eingetragen ist. Die Item Map des Programms zeigt den »Expected« Score an.

Der *Expected Score* ist der Mittelwert in der Population der CP-Kinder, die an der Rasch-Analyse teilgenommen haben (n = 537). Weitere Erklärungen dazu – wie Expected Score, Thurstone-Schwellen und Item Step-Tests – findet man in Anhang, für weitere Informationen zur Interpretation der Item Map siehe ▶ Kap.7.

Bewertungsmethoden

Sobald die Rasch-Analyse für einen Test durchgeführt wurde, bestimmt die IRT, dass der Rohwert eine ausreichende Statistik für den Rasch-Score ist. Das bedeutet, dass man die Ergebnisse einer Rasch-Analyse verwenden kann, um eine Tabelle zu erstellen, welche die Rohwerte direkt mit den Rasch-Scores verknüpft. Der Vorteil einer Tabelle, die den Rohwert in den Rasch-Score umwandelt, ist, dass »intervallbasierte Scores« schnell ermittelt werden können. Ein Nachteil ist, dass alle Items für jedes Kind getestet werden müssen, um die Tabelle korrekt anwenden zu können. Ein weiterer Nachteil ist es, dass der Schwierigkeitsgrad der einzelnen Items nicht in die Bewertung einfließt. So kann ein Kind, das Noncompliant ist, aber insgesamt eine gute motorische Funktion hat, eine niedrige Punktzahl erreichen, weil es sich weigert, Aufgaben durchzuführen, die für das Kind zu leicht sind.

Alternativ kann der Rasch-Test als Computerprogramm eingesetzt werden. Dieses Programm kann zusammenfassende Ergebnisse liefern, die nicht nur berücksichtigen wie viele Aufgaben ein Kind erfolgreich durchgeführt hat, sondern auch wie schwierig diese Aufgaben waren. Außerdem erfordert das Computer-System für die Bewertung nicht, dass alle Aufgaben für jedes Kind getestet werden. Avery (2002) hat ein benutzerfreundliches Auswertungsprogramm entwickelt, um die GMFM-Item-Scores in einen Rasch-Score umzuwandeln. Dieses Programm war ursprünglich auf der CD-ROM im GMFM-Handbuch verfügbar (Russell et al. 2002). Im weiteren Verlauf wurde das Programm aktualisiert und kann nun unter https://canchild.ca/en/resources/191-gross-motor-ability-estimator-gmae-2-scoring-software-for-the-gmfm heruntergeladen werden. Die Anleitung für das Programm ist in ▶ Anhang 3 zu finden und ausführlicher in ▶ Kap.7 beschrieben, in dem auch die Interpretation der GMFM-66-Werte diskutiert wird.

Im Gegensatz zu anderen Tests im Gesundheitswesen, die mithilfe der IRT entwickelt oder modifiziert wurden (z. B. Pediatric Evaluation of Disability Inventory/PEDI), gibt es in der GMFM-66 keinen Person-Fit-Indikator. Dafür gibt es mehrere Gründe. Erstens bietet die Einbeziehung von Item Maps der Klinikerin einen visuellen Hinweis auf die Übereinstimmung des Kindes mit dem zugrunde liegenden Modell der Körpermotorik – die Übereinstimmung kann nicht quantitativ, aber sie *kann* qualitativ bewertet werden. Zweitens gibt es zwar eine Reihe statistischer Methoden zur Analyse der »Person Fit«, aber um die beste Methode wird immer noch viel diskutiert (Molenaar und Hoijtinik 1990; Smith 1996; Li und Olejnik 1997; Smith et al. 1998). Und schließlich, auch wenn einige Kinder in unerwarteter Art und Weise auf eine Reihe von Items reagieren, ist der GMFM-66-Score immer noch der beste Schätzwert ihrer Fähigkeiten. Im ▶ Anhang 4 findet sich eine Diskussion über 2 Kinder, bei denen das zugrunde liegende Modell als nicht passend festgestellt wurde.

Tab. 4.3: Hierarchische Anordnung der GMFM-66-Items (modifiziert nach Russell et al. 2000)

GMFM-66 Items	Schwierigkeit		Standardisierte Item Infit[c]
	p = 50 %[a]	p = 90 %[b]	
23: Sitz auf Matte, mit Abstützen der(des) Arme(s): hält Stellung 5 Sekunden	25,19	33,84	1,7
10: Bauchlage: hebt Kopf in die Vertikale	23,25	34,67	2,3
2: Rückenlage: bringt Hände zur Mittellinie, Finger der einen Hand berühren die andere	26,90	36–32	2,9
22: Sitz auf Matte, Thorax von Untersucherin unterstützt: hebt Kopf zur Mittellinie, hält Stellung 10 Sekunden	25,66	36,43	2,2
24: Sitz auf Matte: Arme frei, hält Stellung 3 Sekunden	32,14	39,79	1,8
7: Rückenlage: greift mit linkem Arm in Richtung Spielzeug, Hand kreuzt Mittellinie	29,78	41,08	3,0
18: Rückenlage: durch Untersucherin an Händen gehalten: zieht sich mit Kopfkontrolle in den Sitz	30,84	42,61	0,9
6: Rückenlage: greift mit rechtem Arm in Richtung Spielzeug, Hand kreuzt Mittellinie	31,49	43,20	0,5
27: Sitz auf Matte: berührt 45° links hinter dem Kind platziertes Spielzeug, kehrt zur Ausgangsstellung zurück	39,55	46,67	−1,1
44: Vierfüßlerstand: krabbelt oder hoppelt 1,80 m vorwärts	43,03	48,32	2,7
26: Sitz auf Matte: berührt 45° rechts hinter dem Kind platziertes Spielzeug, kehrt zur Ausgangsstellung zurück	40,33	48,50	−0,2

Tab. 4.3: Hierarchische Anordnung der GMFM-66-Items (modifiziert nach Russell et al. 2000) – Fortsetzung

GMFM-66 Items	Schwierigkeit		Standardi-sierte Item Infit[c]
	p = 50 %[a]	p = 90 %[b]	
41: Bauchlage: erreicht Vierfüßlerstand, Gewicht auf Händen und Knien	41,55	49,21	2,4
67: Stand, an 2 Händen gehalten: geht 10 Schritte vorwärts	43,32	49,38	2,0
39: Vierfüßlerstand: Gewicht auf Händen und Knien, hält Stellung 10 Sekunden	41,20	49,56	−0,2
34: Sitz auf Bank: Arme und Beine frei, hält Stellung 10 Sekunden	39,96	49,62	−2,5
25: Sitz auf Matte: kleines Spielzeug vor sich, lehnt sich nach vorne, berührt Spielzeug, kehrt zur Ausgangsstellung zurück	39,73	51,27	3,4
30: Sitz auf Matte: erreicht kontrolliert die Bauchlage	41,38	51,27	−3,6
52: Auf dem Boden: zieht sich an hoher Bank in den Stand	45,14	52,09	−2,6
31: Langsitz auf Matte: erreicht Vierfüßlerstand über die rechte Seite	45,73	52,68	−1,8
40: Vierfüßlerstand: erreicht freien Sitz	44,91	53,62	0,6
32: Langsitz auf Matte: erreicht Vierfüßlerstand über die linke Seite	46,73	54,03	1,3
45: Vierfüßlerstand: krabbelt reziprok 1,80 m vorwärts	48,09	54,74	1,7
46: Vierfüßlerstand: krabbelt auf Händen und Knien/Füßen 4 Stufen nach oben	48,38	54,80	2,8
66: Stand, 2 Hände an hoher Bank: geht 5 Schritte seitwärts nach links	47,68	55,56	−3,6
42: Vierfüßlerstand: streckt den rechten Arm nach vorne, Hand über Schulterhöhe	46,44	55,80	−0,3
65: Stand, 2 Hände an hoher Bank: geht 5 Schritte seitwärts nach rechts	47,73	55,86	−2,9
43: Vierfüßlerstand: streckt den linken Arm nach vorne, Hand über Schulterhöhe	46,91	56,15	−2,9
35: Stand: erreicht Sitz auf niedriger Bank	49,09	56,27	−0,5
36: Boden: erreicht Sitz auf niedriger Bank	48,44	57,33	−1,1
68: Stand, an einer Hand gehalten: geht 10 Schritte vorwärts	51,32	58,98	0,9
48: Sitz auf Matte: erreicht den Kniestand mithilfe der Arme, kann sich freihändig 10 Sekunden halten	49,79	60,57	−1,4
69: Stand: geht 10 Schritte vorwärts	55,92	61,15	0,6

Tab. 4.3: Hierarchische Anordnung der GMFM-66-Items (modifiziert nach Russell et al. 2000) – Fortsetzung

GMFM-66 Items	Schwierigkeit		Standardi-sierte Item Infit[c]
	p = 50 %[a]	p = 90 %[b]	
70: Stand: geht 10 Schritte vorwärts, stoppt, dreht 180°, kehrt zurück	57,74	62,74	0,0
72: Stand: geht 10 Schritte vorwärts, trägt großes Objekt mit beiden Händen	58,03	63,15	1,8
37: Boden: erreicht Sitz auf hoher Bank	52,85	63–86	1,7
78: Stand: kickt Ball mit dem rechten Fuß	60,04	65,10	–3,2
53: Stand: 3 Sekunden, freihändig	53,97	65,21	3,4
79: Stand: kickt Ball mit dem linken Fuß	60,62	66,10	–1,8
56: Stand: hält sich freihändig 20 Sekunden	57,21	66,16	–2,6
55: Stand: hält sich mit einer Hand an hoher Bank, linker Fuß 3 Sekunden abgehoben	55,74	66,63	–1,6
54: Stand: hält sich mit einer Hand an hoher Bank, rechter Fuß 3 Sekunden abgehoben	55,97	66,75	–0,8
51: Kniestand: geht auf Knien freihändig 10 Schritte vorwärts	56,80	66,98	–1,8
64: Stand: hebt, ohne sich abzustützen, Gegenstand vom Boden auf, kehrt in Ausgangstellungstellung zurück	57,68	67,57	–1,8
59: Sitz auf niedriger Bank: erreicht den Stand ohne Hilfe der Arme	57,56	67,63	–0,6
71: Stand: geht 10 Schritte rückwärts	62,51	69,69	–0,9
77: Stand: rennt 4,50 m, stoppt und kehrt zurück	67,22	74,34	–0,5
84: Stand, Halt an einem Geländer: geht 4 Stufen nach oben, hält sich an einem Geländer fest, Füße alternierend	65,98	74,57	0,3
88: Stand auf 15 cm hoher Stufe: springt auf dem Boden, beide Füße gleichzeitig abgehoben	70,81	76,52	–2,6
63: Stand: erreicht freihändig die Hocke	65,27	77,58	1,0
62: Stand: setzt sich freihändig kontrolliert auf den Boden	65,63	77,99	–1,2
76: Stand: steigt über Stock auf Kniehöhe, mit dem linken Fuß beginnend	69,81	78,99	0,6
75: Stand: steigt über Stock auf Kniehöhe, mit dem rechten Fuß beginnend	70,22	80,05	0,4
86: Stand: geht 4 Stufen nach oben, Füße alternierend	74,28	82,11	0,1

Tab. 4.3: Hierarchische Anordnung der GMFM-66-Items (modifiziert nach Russell et al. 2000) – Fortsetzung

GMFM-66 Items	Schwierigkeit		Standardi- sierte Item Infit[c]
	p = 50 %[a]	p = 90 %[b]	
85: Stand: Halt an einem Geländer: geht 4 Stufen nach unten, hält sich an einem Geländer, Füße alternierend	72,22	82,22	−2,5
60: Kniestand: erreicht den Stand über Einbeinkniestand auf dem rechten Knie ohne Hilfe der Arme	70,22	82,64	−3,3
73: Stand: geht ohne Unterbrechung 10 Schritte zwischen 2 parallelen Linien von 20 cm Abstand vorwärts	71,51	82,81	−2,0
81: Stand: springt mit beiden Füßen gleichzeitig 30 cm vorwärts	73,34	84,23	−0,5
61: Kniestand: erreicht den Stand über Einbeinkniestand auf dem linken Knie ohne Hilfe der Arme	71,98	84,52	−2,4
87: Stand: geht 4 Stufen nach unten, Füße alternierend	81,28	90,94	−1,6
74: Stand: geht ohne Unterbrechung auf einer geraden, 2 cm breiten Linie 10 Schritte vorwärts	80,22	91,70	−0,9
58: Stand: rechter Fuß abgehoben, hält Stellung freihändig 10 Sekunden	85,29	96,82	−3,9
83: Stand: hüpft auf dem linken Fuß 10-mal innerhalb eines Kreises von 60 cm Durchmesser	88,11	97,59	−2,0
82: Stand: hüpft auf dem rechten Fuß 10-mal innerhalb eines Kreises von 60 cm Durchmesser	88,58	97,88	−2,9
57: Stand: linker Fuß abgehoben, hält Stellung freihändig 10 Sekunden	86,29	98,12	0,7
80: Stand: springt mit beiden Füßen gleichzeitig 30 cm hoch	88,17	100,00[d]	2,0

Anmerkung: Es wurde eine leicht abweichende Methode zur Schätzung verwendet, die in einigen Fällen zu einer Differenz von 0,01 Logits (0,058 GMFM-66-Ability Units) zwischen den hier dargestellten Zahlen und den zuvor bei Russell et al. 2000 berichteten Zahlen führt.
[a] Die Schwierigkeit wird anhand der Thurstone-Schwelle bestimmt und entspricht dem GMFM-66 Wert, bei dem das Kind eine 50%ige Wahrscheinlichkeit für den Score 3 hat.
[b] Die Schwierigkeit wird anhand der Thurstone-Schwelle von 90 % bestimmt und entspricht dem GMFM-66-Wert, bei dem ein Kind eine 90%ige Wahrscheinlichkeit für den Score 3 hat.
[c] »Standardized Item Fit« ist ein Maß für die Anpassungsgüte (Goodness of Fit) für das Item.
[d] Angepasst auf 100.

Reliabilität der GMFM-66

Da die Durchführung der GMFM-Items sich für die GMFM-66 nicht geändert hat, hielten wir eine erneute Bestimmung der Test-Retest- und der Interrater-Reliabilität nicht für notwendig. Wir haben jedoch Daten aus einer früheren Reliabilitätsstudie der GMFM-88 verwendet, um Reliabilitätsschätzungen anhand der GMFM-88Gesamt-Scores und der GMFM-66-Scores mithilfe eines Software-Programms (Gross Motor Ability Estimater, GMAE) zu berechnen, das die intervallbasierte Skala der GMFM-66 analysiert. Die Ergebnisse der Test-Retest-Reliabilität zeigten, dass die GMFM-66 ein hohes Maß an Stabilität über die Zeit aufwies unter Verwendung eines Intra-Class-Korrelationskoeffizienten (ICC) (ICC = 0.9932) und damit dieselbe Reliabilität hat wie die GMFM-88 (ICC = 0,9944) (Russell et al. 2000).

Reliabilität der Item-Kalibrierungen und des Fähigkeits-Scores des Kindes bei der GMFM-66

Um sicherzustellen, dass die Schätzungen für die Item-Schwierigkeit sowie die Schätzungen der kindlichen Fähigkeiten konsistent waren, wurden Reliabilitäts-Analysen durchgeführt, die spezifischer auf die Rasch-Methode abgestimmt waren. Es wurden hierbei insbesondere drei Fragestellungen untersucht:

1. Reliabilität für die Item-Schwierigkeit, geschätzt mit unterschiedlichen Stichproben
2. Reliabilität für die Item-Schwierigkeit über die Zeit für eine einzige Stichprobe
3. Reliabilität der Score des Kindes bei Verwendung verschiedener Items

Reliabilität der Item-Schwierigkeiten, geschätzt mit verschiedenen Stichproben

Die Prüfung der Reliabilität der Item-Schwierigkeiten in unterschiedlichen Stichproben ist wichtig für die Generalisierbarkeit der Ergebnisse. Wenn die Reihenfolge der Items oder die relative Item-Schwierigkeit in verschiedenen Stichproben unterschiedlich ist, ist der Test in der jeweiligen Population nicht konsistent und daher nur von sehr begrenztem Nutzen. Es sei darauf hingewiesen, dass das Partial-Credit-Modell keine Annahmen über die relativen Schwierigkeiten der einzelnen Item-Stufen macht, und somit die strengere Bedingung erfüllt sein muss, dass die Schwierigkeitsstufen innerhalb der Items konsistent sein müssen, wenn das Partial-Credit-Modell benutzt wird.

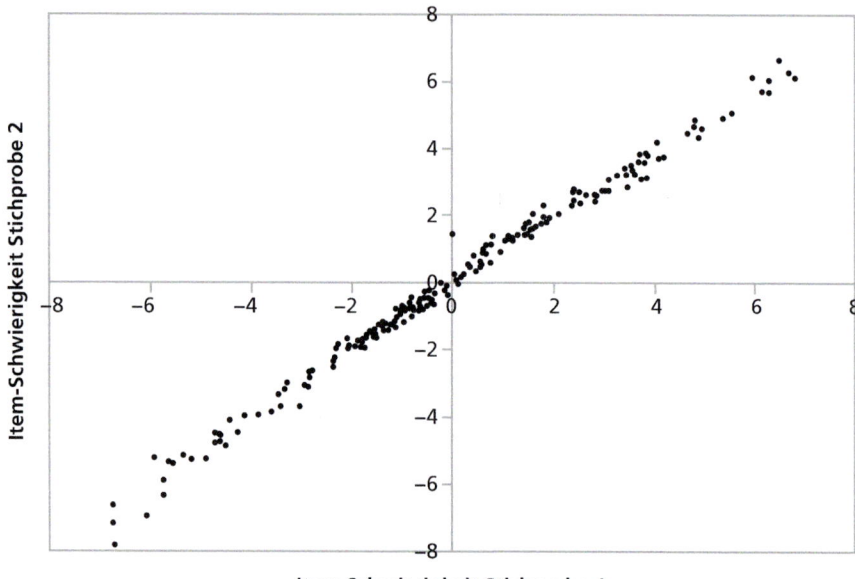

Item-Schwierigkeit Stichprobe 1

Abb. 4.3: Übereinstimmung zwischen der Schätzung der Item-Schwierigkeit, die an zwei unterschiedlichen Stichproben von Kindern erhoben wurden

Die Reliabilität der Item-Schwierigkeiten zwischen den Stichproben wurde durch eine Rasch-Analyse mit zwei getrennten Stichproben von Kindern mit CP durchgeführt und dann wurden die resultierenden Item-Schwierigkeitsstufen verglichen. Um zwei Stichproben zu erhalten, wurden die Kinder in der Studienstichprobe nach dem Zufallsprinzip in zwei Gruppen aufgeteilt (n = 268 pro Gruppe). Ein Kind wurde ausgeschlossen, um die gleiche Stichprobengrößen in den beiden Gruppen zu erhalten. Die Rasch-Analyse wurde dann auf die Ergebnisse jeder Gruppe angewandt, um Schwierigkeitsschätzungen für die Items und für die Schwierigkeitsstufen der GMFM-66-Items zu erhalten. ▶ Abb. 4.3 veranschaulicht die Übereinstimmung der Schwierigkeiten der Item-Stufen zwischen den beiden Stichproben. Die Untersuchung mit einem ICC zeigte eine hohe Übereinstimmung zwischen den Schätzungen (r = 0,976, p < 0,001) (Shrout und Fleiss 1979).

Reliabilität der Item-Schwierigkeiten über die Zeit

Um ein zuverlässiger Indikator für Veränderungen zu sein, muss ein Test im Zeitverlauf konsistent sein. Wenn sich die relative Schwierigkeit der Items im Laufe der Zeit ändern würde, während ein Kind an Fähigkeiten gewinnt oder verliert, wäre es unmöglich, die Fortschritte eines Kindes genau zu messen. Der Versuch, das Ausmaß der Veränderung anhand von Items zu bestimmen, deren Schwierigkeit sich geändert hat, wäre so, als würde man versuchen mit einem Metermaß, das von einer Untersuchung zur nächsten gedehnt werden kann, herauszufinden, wie viel ein Kind gewachsen ist.

Die Reliabilität der Schwierigkeitsgrade innerhalb der einzelnen Items wurde wiederum mithilfe eines ICC untersucht. Allerdings wurde für diese Analyse eine einzige Stichprobe von Kindern (n = 228) benutzt, die im Abstand von 12 Monaten untersucht wurden. Die Baseline-Untersuchungen bildeten eine Gruppe, an der die Rasch-Analyse durchgeführt wurde, die Untersuchungen derselben Kinder 12 Monate später bildeten die zweite Gruppe. ▶ Abb.4.4 zeigt die Übereinstimmung der Schwierigkeitsstufen im Zeitverlauf für eine einzelne Stichprobe. Auch hier zeigt der ICC zeigt wiederum eine hohe Übereinstimmung zwischen den Schwierigkeiten (ICC = 0,966, p <0,001).

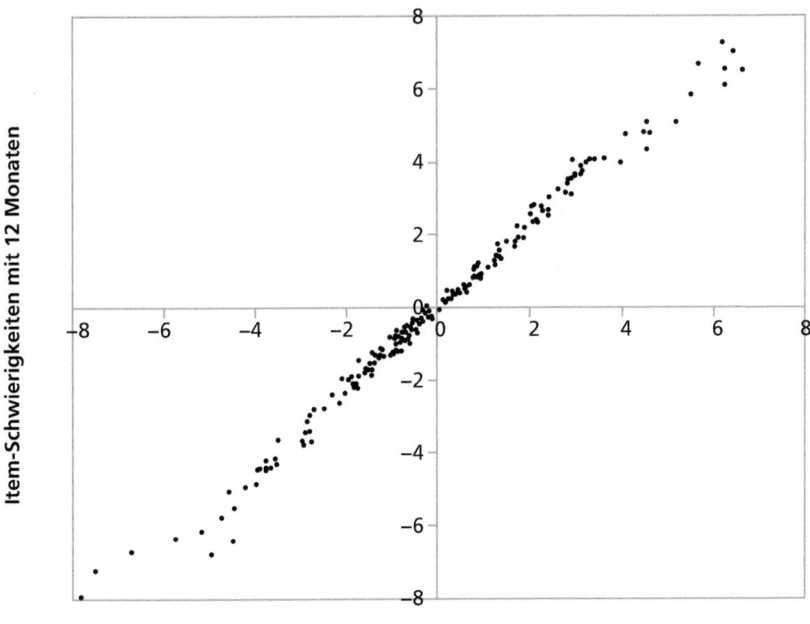

Abb.4.4: Übereinstimmung der Schwierigkeitsstufen innerhalb der Items über die Zeit für eine einzelne Stichprobe

Reliabiliät für die Fähigkeits-Scores des Kindes bei unterschiedlichen Items

Um die GMFM-66 zu bewerten, ist es nicht mehr notwendig, alle Items des Tests zu untersuchen. Diese neue Flexibilität wirft eine wichtige Frage auf: Ist es möglich, die Veränderung in den motorischen Fähigkeiten eines Kindes reliabel zu messen, wenn bei jeder Untersuchung unterschiedliche Items getestet werden? Um diese Frage zu beantworten, haben wir die testfreien Eigenschaften der GMFM-66 untersucht.

Um die Reliabilität des Tests über verschiedene Items hinweg zu messen, wurden die GMFM-66-Scores 2-mal für die Untersuchungsstichprobe geschätzt, wobei unterschiedliche Gruppen von Items verwendet wurden. Um die beiden »Item-Gruppen« zu erhalten, wurden diese nach Schwierigkeitsgrad geordnet und dann abwechselnd einer der zwei Gruppen zugeordnet (d. h. ungerade und gerade Items). Mit dieser Vorgehensweise sollte sichergestellt werden, dass in jeder Item-Gruppe ein breites Spektrum von motorischen Fähigkeiten abgedeckt wird. Auch hier wurde die Übereinstimmung mit dem ICC gemessen, mit dem Unterschied, dass hier GMFM-66-Scores und nicht die Schwierigkeit der Item-Stufen gemessen wurden (▶ Abb.4.5). Der ICC zeigte erneut eine signifikante Übereinstimmung (ICC = 0,975, p < 0,001).

Validität der GMFM-66

Russell et al. (2000) beschreiben detailliert die Evidenz für die Reliabilität, Validität und Responsivität der GMFM-66. Die Augenscheinvalidität (Face Validity) wurde durch Untersuchung der Item-Hierarchie und der GMFM-66-Werte für die verschiedenen Gruppen von Kindern mit unterschiedlichen Diagnosen und Schweregraden (unter Verwendung der GMFCS) etabliert, um festzustellen, ob die Ergebnisse – vor dem Hintergrund dessen, was wir über CP wissen – auch klinisch sinnvoll sind.

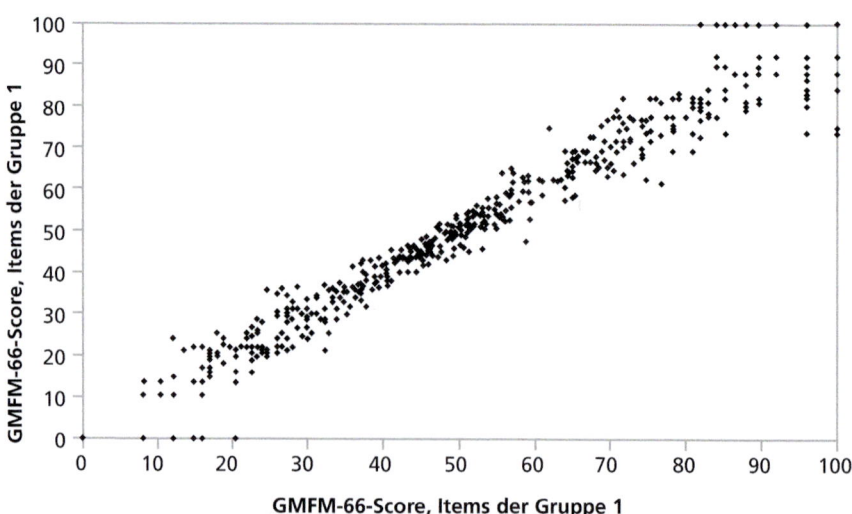

Abb.4.5: Übereinstimmung zwischen den Fähigkeits-Scores der Kinder bei Verwendung zweier unterschiedlicher Item-Gruppen

In ▶ Tab. 4.3 ist die Hierarchie der Items aufgeführt. Die Items reichten von dem einfachsten Item Nr. 21: »Sitz auf Matte, Thorax von Untersucherin unterstützt: hebt Kopf in die Vertikale, hält Stellung für 3 Sekunden«, bei dem ein Kind mit einem GMFM-66-Wert von 15,72 wahrscheinlich einen Wert von »3« bekäme, bis hin zum schwierigsten Item Nr. 82: Stand: »hüpft auf dem rechten Fuß 10-mal innerhalb eines Kreises von 60 cm Durchmesser«, wobei das Kind einen Score von 88,52 benötigt, um einen Score von »3« zu erzielen. Es ist klinisch sinnvoll, die Liste der GMFM-66 Items in der Reihenfolge ihrer Schwierigkeit anzuordnen.

Darüber hinaus kann man in ▶ Tab. 4.4 die Verteilung der GMFM-66-Scores nach GMFCS-Level und Diagnosetyp finden. Es zeigt sich ein Gradient bei den Scores von Kindern mit relativ geringen motorischen Beeinträchtigungen im GMFCS-Level I mit hohen GMFM-66-Scores (im Durchschnitt 78,06) hin zu Kindern vergleichbaren Alters mit GMFCS-Level V bei stärkeren motorischen Beeinträchtigungen und GMFM-66-Scores von durchschnittlich 20,63. Es gibt auch einen Gradienten der Scores in Bezug auf Diagnosetyp, wobei Kinder, die als unilaterale Cerebralparese klassifiziert wurden, die höchsten GMFM-Scores zeigten (mittlerer GMFM-66-Score = 76,83) und Kinder mit bilateraler Cerebralparese die niedrigsten Werte aufwiesen (durchschnittlicher GMFM-66-Wert 33,57).

Konstruktvalidität und Responsivität der GMFM-66

Die GMFM wurde in erster Linie als Test zur Erfassung von Veränderungen konzipiert. Daher war es wichtig, dass die GMFM-66 ebenso gut auf Veränderungen über die Zeit anspricht wie die GMFM-88. Um sicherzustellen, dass diese Responsivität erhalten blieb, wurden die Veränderungs-Scores einer Stichprobe von Kindern verglichen mit der a priori-Hypothese, dass sich jüngere Kinder mit »milder« CP über einen bestimmten Zeitraum stärker verändern als ältere Kinder mit »schwerer« CP.

Stichprobe der Studie zur Responsivität

Alle Kinder aus der ursprünglichen Stichprobe mit zwei Untersuchungen im Abstand von 12 (±1) Monaten wurden für die Analyse der Responsivität verwendet. Die Stichprobenmerkmale der 228 Kinder, die die Kriterien erfüllt haben, sind in den ▶ Tab. 4.4, ▶ Tab. 4.5, ▶ Tab. 4.6, ▶ Tab. 4.7 und ▶ Tab. 4.8 dargestellt.

Tab. 4.4: Charakteristik der Stichprobe hinsichtlich mittleren GMFM-66-Scores und Alters (*n* = 537) (Russell et al. 2000)

	Baseline GMFM-66 Score				Alter zum Zeitpunkt der Baseline				N
	Mittel-wert	SD	Min.	Max.	Mittel-wert	SD	Min.	Max.	
Art der CP									
Spastisch	53,93	23,46	0,00	100,00	6,48	2,79	0,95	12,71	411
Dyston/athe-tisch	37,35	14,96	17,01	67,75	5,11	2,15	1,67	9,23	32
Ataktisch	60,84	11,75	41,79	74,75	6,42	2,88	2,13	10,02	14
Hypoton	47,87	23,02	0,00	100,00	6,67	2,52	1,71	10,66	27
Gemischt	40,90	21,19	0,00	100,00	6,61	2,73	1,62	11,06	53
Verteilungsmuster									
Beinbetont	62,21	16,04	14,83	100,00	6,41	2,69	0,95	11,74	183
Drei-Extremi-täten-betont	47,80	14,67	22,66	89,70	6,63	2,45	1,81	11,06	53
Vier-Extremi-täten-betont	33,57	17,00	0,00	100,00	6,45	2,80	1,52	12,71	215
Rechtsseitige unilaterale CP	75,08	15,81	43,26	100,00	6,09	3,17	1,72	11,57	43
Linksseitige unilaterale CP	78,62	16,71	34,84	100,00	6,52	2,80	1,59	11,82	42
Keine Angaben	–	–	–	–	–	–	–	–	1
GMFCS-Level									
I	78,06	13,29	45,91	100,00	6,52	2,83	1,59	11,82	155
II	60,92	11,16	34,84	89,70	5,89	2,77	1,69	10,78	70
III	49,98	7,07	29,31	67,04	6,68	2,83	0,95	11,73	104
IV	37,94	7,77	19,72	52,85	6,38	2,63	1,62	11,74	105
V	20,63	8,66	0,00	46,67	6,45	2,68	1,68	12,71	103
Geschlecht									
Männlich	53,04	23,85	0,00	100,00	6,38	2,84	0,95	12,71	399
Weiblich	51,18	22,38	0,00	100,00	6,49	2,65	1,52	11,82	238

Tab. 4.5: Anzahl der Kinder im Hinblick auf das klinische Verteilungsmuster in der GMFM-66-Studie zur Responsivität

Verteilungsmuster	n	%
Beinbetont	74	32,5
Drei-Extremitäten-betont	30	13,2
Vier-Extremitäten-betont	79	24,6
Rechtseitige unilaterale CP	24	10,5
Linksseitige unilaterale CP	18	7,9
Bilaterale CP	3	1,3
Gesamt	228	100,00

Tab. 4.6: Verteilung der Kinder im Hinblick auf die Art der Cerebralparese in der GMFM-66-Studie zur Responsivität

Art der Cerebralparese	n	%
Spastisch	173	75,9
Dyston/athetotisch	17	7,5
Ataktisch	5	2,2
Hypoton	15	6,6
Gemischt	18	7,9
Gesamt	228	100,00

Tab. 4.7: Verteilung der Kinder im Hinblick auf den Schweregrad in der GMFM-66-Studie zur Responsivität

GMFCS-Level	n	%
I	61	26,8
II	35	25,3
II	49	21,5
IV	48	21,1
V	35	15,3
Gesamt	228	100,0

Tab. 4.8: GMFM-66-Veränderungs-Scores zwischen Baseline und nach 12 Monaten

GMFCS-Level	<5 Jahre			5 Jahre +		
	Mittel-wert	SD	n	Mittelwert	SD	N
I & II	7,00	4,54	39	-0,12	2,06	57
III	3,35	3,39	16	0,20	1,15	33
IV & V	3,19	4,76	24	0,31	1,60	59
Gesamt			79			149

Analyse der Responsivität

Eine dreifache Varianzanalyse (ANOVA) wurde für den GMFM-66-Score zu Beginn und nach 12 Monaten durchgeführt, wobei Schweregrad und Alter als Faktoren zwischen den Teilnehmenden und Zeit als Faktor innerhalb der Teilnehmenden verwendet wurden. ▶ Tab. 4.8 zeigt die Mittelwerte und Standardabweichungen der Veränderungswerte zwischen Baseline und 12 Monaten später für die sechs Kindergruppen. Die Ergebnisse der ANOVA zeigen eine signifikante ZEIT × ALTER × SCHWEREGRAD Interaktion ($F[2] = 12{,}6$, $p < 0{,}001$). Kinder unter 5 Jahren veränderten sich stärker als Kinder über 5 Jahren; die größte Veränderung wurde bei den jüngeren Kindern mit GMFCS-Level I oder II beobachtet. Unabhängig vom GMFCS-Level lag die mittlere Veränderung bei Kindern über 5 Jahren ungefähr bei null, obwohl einige der Kinder sowohl positive als auch negative Veränderungen der motorischen Fähigkeiten zeigten.

Aktuelle Perspektiven für die GMFM-66

Im Anschluss an die in diesem Kapitel vorgestellten und im Jahr 2000 von Russell und Kollegen veröffentlichten Arbeiten, haben Adair et al. (2012) einen Review verfasst, in dem Tests beurteilt wurden, die eingesetzt wurden, um funktionelle Fähigkeiten bei Kindern mit spastischer bilateraler Cerebralparese oder anderen neuropädiatrischen Erkrankungen zu quantifizieren. Die Autoren stellten fest, dass die GMFM (GMFM-88 und GMFM-66) mit insgesamt 21 Publikationen der am umfassendsten untersuchte Test war. Mit Genehmigung der Autoren sind ausgewählte Details ihrer Ergebnisse (die sich auf die GMFM-66 beziehen) in ▶ Tab. 4.9 dargestellt und werden hier kurz zusammengefasst.

Wang und Yang (2006) führten eine präzise Studie zum Vergleich der Responsivität der GMFM-66 zur GMFM-88 bei 65 Kindern mit CP (Alter 0,5 Monate–9 Jahre 5 Monate) durch. Sie untersuchten die Sensitivität und Responsivität auf

Veränderungen über einen Zeitraum von 3,5 Monaten und nutzten Therapeutin-nenurteile als Standard sowie Receiver Operating Curves (ROC), um die Fähigkeit der Tests zu vergleichen, Gruppen mit unterschiedlichen Veränderungsniveaus zu unterscheiden. Die Autoren wiesen nach, dass die GMFM-66 in Bezug auf die Ein-schätzung der Therapeutinnen hinsichtlich klinisch signifikanter Veränderungen empfindlicher war als die GMFM-88. Sowohl GMFM-88 als auch GMFM-66 waren sensitiv für Veränderungen über 3,5 Monate, aber die GMFM-66 hatte eine höhere Spezifität (d. h. sie identifizierte die Kinder besser, die sich nicht verbessert hatten). Sie stellten fest, dass in der GMFM-66 eine Veränderung von 1,58 Punkten einer Verbesserung, eine Veränderung von 3,71 Punkte einer großen Verbesserung ent-sprach. Bagley et al. (2007) zeigten die diskriminative Validität der GMFM-66 für Kinder mit CP mit GMFCS-Level I–III, und Oeffinger et al. (2008) berichteten über die Veränderungs-Scores, die erforderlich sind, um einen minimalen klinisch signi-fikanten Unterschied nachzuweisen, basierend auf Veränderungs-Scores einer nicht-chirurgischen Gruppe. Oeffinger präsentierte mittlere und große Effektstärken für Kinder mit GMFCS-Level I (mittel = 1,7; groß = 2,7), mit GMFCS-Level II (mittel = 1,0; groß 1,5) und mit GMFCS-Level III (mittel = 0,7; groß = 1,2).

Josenby et al. (2009) untersuchten longitudinal die Konstruktvalidität bzw. die Sensitivität für Veränderungen der GMFM-66 und der GMFM-88 mit einem Daten-satz aus ihrer 5-Jahres-Follow-Up-Studie zur selektiven dorsalen Rhizotomie (prä-operativ sowie 6, 12 und 18 Monate postoperativ). Sie fanden kleine Effektgrößen und standardisierte Mittelwertsdifferenzen (Standardized Response Means (SRM)) nach 6 Monaten sowohl für die GMFM-88 als auch für die GMFM-66. Nach 12 Monaten zeigten sich größere Effektstärken und SRMs für die GMFM-88 als für die GMFM-66, was darauf hinweist, dass die GMFM-88 möglicherweise für Verände-rungen empfindlicher ist als die GMFM-66. Diese Studie war nicht speziell darauf ausgerichtet, die Responsivität zu bewerten; daher wurden zwar Videobewertungen durchgeführt, um die Bewertung zu bestätigen, aber die Autoren verwendeten sie nicht als objektives Kriterium für Veränderungen. Damit wäre es ihnen möglich gewesen zu verstehen, welche GMFM-Veränderungswerte (GMFM-88 oder GMFM-66) stärker mit einer »echten Veränderung« korrelierten. Ihre Ergebnisse stimmen nicht überein mit der von Wang und Yang (2006) durchgeführten Studie zur Re-sponsivität. Möglicherweise überschätzt die GMFM-88 die Höhe der Veränderung (▶ Abb. 2.1 für einen visuellen Vergleich von GMFM-88 und GMFM-66-Scores und einer weiteren Diskussion dieses Themas).

Eine Studie zur Reliabilität und Validität der GMFM-66, die nicht in die Arbeit von Adair et al. (2012) miteinbezogen wurde, war die Studie von Shi et al. (2006). Diese Autoren untersuchten 171 Kinder mit CP unter 3 Jahren und verglichen die Reliabilität und Sensitivität der GMFM-66 mit einer 73 Items umfassenden GMFM, die sie anhand ihrer eigenen Rasch-Analyse entwickelt hatten. Der Grundgedanke für die Untersuchung einer 73-Item-Version war die Aufnahme von mehr Items der Dimension Liegen und Rollen, um so möglicherweise die Nützlichkeit des Tests für sehr junge Kinder oder Kinder mit geringeren motorischen Fähigkeiten zu er-höhen. Sie fanden eine hohe Test-Retest-Reliabilität (ICC = 0,9666) und Interrater-Reliabilität (ICC = 0,9782) der GMFM-66 für Kinder mit CP im Alter von weniger als 3 Jahren. Sie verglichen zwischen den beiden Tests auch die Sensitivität für Veränderungen und kamen zu dem Schluss, dass die 73-Item-GMFM für Kleinkinder nicht besser geeignet ist als die GMFM-66 und, dass eine neue GMFM-Version für Kinder <3 Jahre nicht erforderlich ist.

Eine weitere bemerkenswerte Studie ist die Arbeit von Linder-Lucht et al. (2007), die 73 Kinder und Jugendliche mit Schädel-Hirn-Trauma (SHT) untersuchten, um die GMFM-88 und die GMFM-66 für diese Patientengruppe zu validieren. Die Reliabilität und Validität der GMFM-88 wurde überzeugend nachgewiesen, die Validität des GMFM-66 war jedoch weniger überzeugend. Die Korrelation der Veränderung in der GMFM-66 mit der in den Videobewertungen erreichte nicht das von den Untersucherinnen a priori angenommene Kriterium von > 0,60. Man beachte, dass diese Autoren offenbar solide Methoden für diese Validierungsstudie bei jungen Menschen nach SHT verwendet haben, die Schlussfolgerungen, die sie aber über die GMFM-66 ziehen, basieren jedoch auf der Beurteilung der Schwierigkeit von Item-Reihenfolge und Item-Stufen, die aus Beobachtungen bei jungen Menschen mit CP abgeleitet wurden. Es ist fraglich, ob die relative Schwierigkeit der Items und die relative Schwierigkeit der einzelnen Stufen innerhalb der Items bei Kindern, die sich von einem Schädel-Hirn-Trauma erholen, gleich sind wie bei Kindern mit CP. In der Tat deuten die Autoren an, dass dieses eine Erklärung für ihre Ergebnisse sein könnte. Wir glauben, dass diese empirische Frage nur mit einer ausreichend großen Stichprobe von Kindern mit SHT beantwortet werden kann, sodass eine Rasch-Analyse durchgeführt werden könnte. Bis dahin sind wir zurückhaltend mit der Schlussfolgerung, dass die GMFM-66 auch für Kinder mit SHT valide ist.

Die Studien von Brunton und Bartlett (2011) und Russell et al. (2010) (▶ Kap. 5) verwenden beide die GMFM-66, um die Reliabilität und Validität weiterer Verfeinerungen zur Verringerung der Anzahl der Items in der GMFM-66 zu prüfen, aber keiner der beiden Ansätze liefert weitere Informationen zur Reliabilität oder Validität der GMFM-66.

Tab. 4.9: Studien zum GMFM-66 mit Angaben zu den psychometrischen Eigenschaften der Ergebnisse[a]

Studie	Verfahren	Stichprobengröße				Nachweis psychometrischer Daten
		Größe und Merkmale[b]	Alter: Mittelwert (Bereich)[c]	Rekrutierung	Stichprobenauswahl	
Bagley et al. (2007)	GMFM-88/66 FAQ	gesamte Stichprobe: n = 562 (CP). FAQ: n = 547, GMFM: n = 553	11J 1M (4–18), SD = 3J 7M	sieben OPC und GL	Zufallsstichprobe	**Konstruktvalidität** GMFM-66-Werte unterscheiden GMFCS-Level I–III und zwischen GMFCS-Level I–II und II–III
Brunton und Bartlett (2011)	GMFM-66	Validität: n = 26 (CP). Reliabilität: 10 Rater	4,1 (1,9–6,4), SD 1,2	angenommen von Prüfstellen	Zufallsstichprobe	**Test-Retest-Reliabilität** Item (2,1) = 0,99 für Item-Set (SEM = 1,91) und Basal & Ceiling-Ansatz (SEM = 1,31) **Kriteriumsvalidität** ICC (2,1) = 0,99 für Item-Set und Basal & Ceiling-Ansatz, verglichen mit GMFM-66
Josenby et al. (2009)	GMFM-88/66	n = 41 (CP)	4,4 (2,5–6,6), SD = 1,1 zum Operationszeitpunkt	nach SDR	Zufallsstichprobe	**Konstruktvalidität** Effektgröße und SRM durchgängig höher für GMFM-88 als für GMFM-66 über 5 Jahre nach SDR mit ähnlichen Veränderungsmustern, verglichen mit GMFCS[e]
Oeffinger et al. (2008)	GMFM-88/66	gesamte Stichprobe: n = 381(CP). MCID: n = 292, RTC: n = 377	11 (4J 3M–18J 4M), SD = 4J 3M[d]	sieben ortho OPC	Zufallsstichprobe	**Responsivität auf Veränderungen** Dimensionen D, E und GMFM-66 im Vergleich zu Veränderungen im GMFCS-Level. MCID für mittlere Effektstärke = 0,8–1,6; MCID für große Effektstärke = 1,3–2,6. Kinder, die sich verbesserten oder verschlechterten, hatten mittlere Veränderungswerte, welche die MCID-Werte für eine große Effektstärke übertrafen.

81

Tab. 4.9: Studien zum GMFM-66 mit Angaben zu den psychometrischen Eigenschaften der Ergebnisse[a] – Fortsetzung

Studie	Verfahren	Stichprobengröße			Nachweis psychometrischer Daten
		Größe und Merkmale[b]	Alter: Mittelwert (Bereich)[c]	Rekrutierung	Stichprobenauswahl	
Russell et al. (2000)	GMFM-66	gesamte Stichprobe: n = 537 (CP) Reliabilität: n = 19, Rater = ND. Inhaltsvalidität: n = gesamte Stichprobe RTC/ Konstruktvalidität: n = 228	ungefähr 6 (0,95–12,71) – Details nur für Untergruppen angegeben	andere Studie	ND	**Reliabilität** ICC (1,1) = 0,99 (GMFM-66 und GMFM-88) **Konstruktvalidität** zeigt Unterscheidungsfähigkeit zwischen Alter und GMFCS-Level **Responsivität auf Veränderungen** Veränderungen im GMFM-66 stratifiziert nach Alter und GMFCS über 12 Monate. Größere Veränderung bei jüngeren, weniger betroffenen Kindern
Russell et al. (2010)	GMFM-66	Validität: n = 227 (CP) RTC: n = 110 (CP)	7 J (1 J 4 M–13 J 8 M), SD = 4 J 6 M	andere Studie	ND	**Konstruktvalidität** ICC (A,1) = 0,99 zwischen Item Set und GMFM-66-Werten **Responsivität auf Veränderungen** ICC (A,1) = 0,92 zwischen der Veränderung des Item-Sets und GMFM-66-Werten über 12 Monate
Wang and Yang (2006)	GMFM-88/66	Reliabilität: n = 3 (CP), 17 Rater. RTC: n = 65 (CP)	3,7 (0,5–9,4), SD = 1,9	sieben Rehabilitationskliniken OPC	Zufallsstichproben	**Test-Retest-Reliabilität** ICC (2,1) = 0,81–0,90 (GMFM-88) ICC (3,1) = 0,88–0,99 (GMFM-88) **Responsivität auf Veränderungen** GMFM-66 sensitiver und konsistenter mit Therapeutinnenurteil von Veränderungen im Vergleich zu GMFM-88

Tab. 4.9: Studien zum GMFM-66 mit Angaben zu den psychometrischen Eigenschaften der Ergebnisse[a] – Fortsetzung

Studie	Verfahren	Stichprobengröße				Nachweis psychometrischer Daten
		Größe und Merk-male[b]	Alter: Mittel-wert (Bereich)[c]	Rekrutie-rung	Stichproben-auswahl	
Wright et al. (2005)	GMFM-88/66	n = 9 (CP) – rekru-tiert über 2 Jahre	1. Jahr: 6,5; SD = 2,8; 2. Jahr: 4,6; SD = 1,0	CE Pro-gramm	Zufallsstich-probe	**Responsivität auf Veränderungen** höhere Effektgröße über die Zeit für GMFM-66 (SRM = 1,00) im Vergleich zu GMFM-88 (SRM = 0,63)

[a] Diese Tabelle ist eine modifizierte Version von Tabelle II in Adair et al. 2012.
[b] Anzahl der Teilnehmer an der Studie. Wenn Teilstudien durchgeführt oder Untergruppen der Stichprobe getestet wurden, sind diese unter der »Gesamtstichprobe« aufgeführt.
[c] Alle Altersangaben angegeben in Jahren, außer anders vermerkt, wie in Jahren und Monaten, gelten für die Gesamtstichprobe.
[d] Einige Diskrepanzen zu den Altersangaben in den Artikeltabellen wurden festgestellt.
[e] Siehe Diskussion im Text. CE = Konduktive Erziehung; CP = Cerebralparese; FAQ = Gillette Functional Assessment Questionnaire; GL = Ganglabor; GMFCS = Gross Motor Function Classification System; GMFM = 88- oder 66-Item-Version der GMFM; ICC = Intra-Class-Korrelationskoeffizient; MCID = minimaler klinisch bedeutsamer Unterschied; ND = nicht angegeben; OPC = Outpatient Clinic (Ambulanz); Ortho = orthopädisch; RTC = Responivität auf Veränderungen; SDR = selektive dorsale Rhizotomie; SRM = standardisierte Mittelwertdifferenz.

Zusammenfassung

Die GMFM hat sich von ihrer ursprünglichen, leistungsfähigen 88-Item-Version mit adäquaten Messeigenschaften zu einer Version mit 66 Items entwickelt, die solide Intervalleigenschaften zeigt und eindrucksvolle Evidenz liefert hinsichtlich ihrer Fähigkeit, Veränderungen in der motorischen Funktion über das gesamte Alter und Funktionsspektrum von Kindern und Jugendlichen mit CP nachzuweisen. Die Rasch-Analyse der GMFM-88 ermöglichte es uns, 66 der ursprünglich 88 GMFM-Items zu identifizieren, welche die Annahmen für Eindimensionalität sowie test- und stichprobenfreie Messungen erfüllten. Die GMFM-66 hat gute Messeigenschaften in Bezug auf Reliabilität, Validität und Responsivität für Veränderungen, sowie eine hierarchische Struktur mit Intervallskala, wodurch sich Bewertung, Interpretation und allgemeiner klinischer Nutzen gegenüber der GMFM-88 verbessern sollten. In unserem ständigen Bemühen, diesen Test so nützlich und benutzerfreundlich wie möglich zu gestalten, haben unsere Kolleginnen und unsere eigene Test-Arbeitsgruppe die GMFM-66 weiter überarbeitet. Diese Überarbeitungen werden in ▶ Kap. 5 beschrieben.

5 GMFM-66: Anwendung der zwei Kurzversionen

Seit der Erstveröffentlichung der GMFM-88 im Jahr 1989 (Russell et al. 1989) hat es eine Reihe von interessanten Weiterentwicklungen gegeben. Es gibt jetzt zwei kürzere, validierte Alternativen zum Testen mit Ableitung des GMFM-66-Scores (Russell et al. 2010, Brunton und Bartlett 2011). Der »Item Set«-Ansatz (GMFM-66-IS) verwendet einen Bewertungsalgorithmus, der die Therapeutin entlang einer Reihe von Entscheidungs-Items zu einem vorher festgelegten Item Set führt, das für ein Kind auf diesem Funktionsniveau relevant ist, und mit diesem Item Set wird das Kind getestet. Der »Basal & Ceiling«-Ansatz (GMFM-66-B&C) wird in vielen anderen Testverfahren verwendet: Der »basale« Ausgangspunkt wird durch 3 erfolgreiche Versuche in Folge festgelegt und endet, wenn die »Obergrenze« erreicht ist, d. h. wenn 3 Items in Folge nicht bestanden werden, was durch dreimal Null angezeigt wird.

In diesem Kapitel werden die beiden Bewertungsmethoden, die Rationale dieser Bewertungsmethoden sowie deren Entwicklung und Validierung im Detail erläutert. Mit einem großen, bereits bestehenden Datensatz aus einer früheren Studie konnten wir untersuchen, wie die beiden Bewertungsmethoden sich zur vollständigen GMFM-66 und zueinander verhalten, worin sie sich unterscheiden, und wir konnten eine Anleitung zur Durchführung geben. Ein kürzerer Bericht zu dieser Arbeit wurde an anderer Stelle veröffentlicht (Avery et al. 2013)

Gründe für die Entwicklung alternativer Bewertungsmethoden

Während der Entwicklung der GMFM-66 wurde eine Computersimulation zur Untersuchung der Genauigkeit der Rasch-Methode durchgeführt. Diese zeigte, dass 13 Test-Items für eine valide Schätzung der körpermotorischen Funktion ausreichend sind (Avery et al. 2003). Aufgrund dieser Ergebnisse waren die Klinikerinnen bestrebt, mit weniger Items zu testen und somit den Testaufwand für ihre Patientinnen zu reduzieren. Es stellte sich die Frage: Welche der 13 Items würden die beste Schätzung des GMFM-66-Scores eines Kindes abgeben?

Ziel der alternativen Bewertungsmethoden war es, von der Item-Hierarchie, die durch die Rasch-Analyse der GMFM-66 vorgegeben war, zu profitieren und den Test zu verschlanken, indem nur solche Items ausgewählt werden, die dem motorischen Fähigkeitsniveau des Kindes entsprechen oder zumindest in dessen Nähe liegen. Beide Bewertungsmethoden zielten darauf ab, einen reproduzierbaren Rahmen für die Auswahl dieser relevanten Items zu schaffen. Die Festlegung eines Rahmens war wichtig, um die Reproduzierbarkeit der Ergebnisse zu gewährleisten und eine Methode zu haben, anhand derer die Kriteriumsvalidität dieser alternativen Methoden mit dem »Kriteriumstandard« GMFM-66 geprüft werden kann.

A: Item-Set-Ansatz (GMFM-66-IS)

Es wurden mehrere Methoden erwogen, um den Testaufwand für Kinder und Therapeutinnen zu verringern. Die Wahl fiel auf das Item-Set-Verfahren, weil damit die Anzahl der getesteten Items auf die Fähigkeiten des Kindes abgestimmt werden konnte. Die Verwendung von vordefinierten Item Sets ermöglichte auch die Durchführung in der ursprünglichen Dimensionsreihenfolge, bei der die Items nach der Ausgangsposition gruppiert werden.

Die Hauptziele bei der Entwicklung der Item Sets waren:

1. Verringerung des Testaufwands für Therapeutinnen und Kinder
2. Auswahl von Test-Items, nahe beim Fähigkeitsniveau des Kindes
3. Bereitstellung einer präzisen Methode zur Ermittlung eines GMFM-66-Scores unter Beibehaltung der Möglichkeit des Tests, Veränderungen zu bewerten.

In den nächsten Abschnitten wird beschrieben, wie die Item Sets entwickelt und validiert wurden.

Entwicklung der Item Sets

Die Rasch-Analyse der GMFM-66 ergab eine Item Map mit Items nach Schwierigkeit geordnet (▶ Anhang 2). Diese Item Map war der Ausgangspunkt für die Entwicklung des Item-Set-Ansatzes. Die Item-Hierarchie wurde in vier gleiche Intervalle unterteilt. Die Item Sets wurden so konzipiert, dass sie verschiedene Item-Schwierigkeitsstufen abbildeten, die in etwa den GMFM-66-Scores 20, 40, 60 und 80 entsprachen. Die als Item Sets bezeichneten Item-Gruppen wurden durch die Auswahl bestimmter Items innerhalb eines jeden Fähigkeitsbereichs ausgewählt. Dabei wurde sichergestellt, dass jedes Item Set aus mindestens 13 Items bestand und sich die Item Sets ausreichend überschnitten, um möglichst Kinder aller motorischen Fähigkeitsstufen zu testen. Anschließend wurden »Entscheidungs-Items« ausgewählt, die es den Therapeutinnen ermöglichten, dasjenige Item Set auszuwählen, das den Fähigkeiten des Kindes entsprach.

Für die Entwicklung und Validierung der Item Sets standen zwei Datensätze zur Verfügung. Ein Datensatz aus der Adolescent Study of Quality of Life, Movement and Exercise (Hanna et al. 2009). Diese Daten stammten von Kindern, die auch an der Ontario Motor Growth Study teilgenommen hatten, welche die Daten für die ursprüngliche Rasch-Analyse der Gross Motor Function Measure (GMFM) lieferte. Da man befürchtete, diese Daten könnten die Validität zwischen der vollständigen GMFM-66 und dem Item-Set-Ansatz überschätzen, wurde diese als die »Entwicklungsstichprobe« bestimmt. Durch die Verwendung dieser Stichprobe war es möglich, bei der Erstellung der Item Sets schrittweise vorzugehen. Entscheidungs-Items und Item Sets wurden auf ihre Fähigkeit untersucht, den GMFM-66-Gesamt-Score vorherzusagen und bei Bedarf modifiziert, um die Genauigkeit zu verbessern. Entwicklungsprozess und Stichprobe wurden an anderer Stelle ausführlich beschrieben, ebenso wie Reliabilität, Validität und Responsivität der GMFM-66-IS (Russell et al. 2010). Diese Ergebnisse werden ebenfalls weiter unten in diesem Kapitel diskutiert.

Durchführung der GMFM-66-IS

Bei der Durchführung der GMFM-66-IS beurteilen die Therapeutinnen die Kinder anhand vordefinierter Entscheidungs-Items.

Diese Entscheidungs-Items leiten die Therapeutinnen zu dem für das Kind geeigneten Item Set.

Eine Darstellung des endgültigen, validierten Item-Set-Ansatzes ist in ► Abb.5.1 dargestellt; die Item Sets werden in ► Anhang 6 detailliert beschrieben.

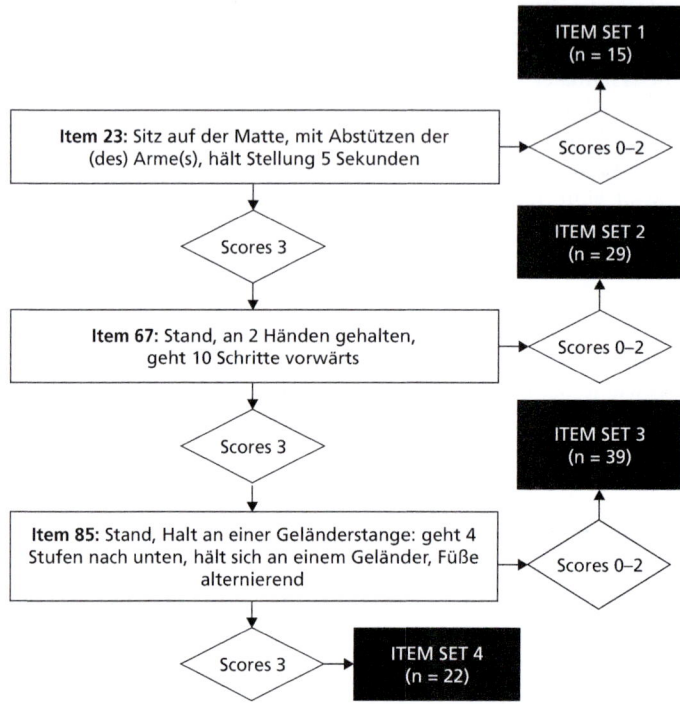

Abb. 5.1:   Das Item-Set-Verfahren zur Bewertung der GMFM-66

B: Basal & Ceiling-Ansatz (GMFM-66-B&C)

Vor der Fertigstellung der GMFM-66-IS war für die Move-and-PLAY-Studie eine kürzere Version der GMFM-66 erforderlich (Bartlett et al. 2010b). Deshalb wurde ein Basal & Ceiling-Ansatz zur Bewertung der GMFM-66 entwickelt (Brunton und Bartlett 2011).

Die resultierenden Scores werden als GMFM-66-B&C-Scores bezeichnet.

Der Basal & Ceiling-Ansatz für die Testbewertung ist ein Beispiel für eine adaptive Bewertungsmethode, bei der die Ergebnismessung den Bedürfnissen der Patientinnen angepasst wird. Andere Tests motorischer Funktionen, die den Basal & Ceiling-Ansatz verwenden, sind die Bayley Scales of Infant and Toddler Development (Bayley 2005) und die Peabody Developmental Motor Scales (Folio und Fewell 2000). Im Allgemeinen wird ein »Basalniveau« dadurch festgelegt, dass ein Kind drei aufeinanderfolgende richtige Ergebnisse erzielt und fortgeführt bis zur »Obergrenze/Ceiling«, wenn das Kind drei aufeinanderfolgende Items nicht besteht. Für diese Art von Test müssen die Items in der Reihenfolge ihrer Schwierigkeit getestet werden.

Durchführung der GMFM-66-B&C

Um die Durchführung des GMFM-66-B&C zu erleichtern, wurde ein modifizierter Bewertungsbogen entwickelt, in dem die Items nach Schwierigkeit geordnet und die Startpositionen nach Alter und GMFCS-Level des Kindes vorgegeben wurden. Diese Bewertungsbögen finden Sie in ▶ Anhang 6 und auf der CanChild-Website unter https://canchild.ca/en/resources/191-gross-motor-ability-estimator-gmae-2-scoring-software-for-the-gmfm. Die Testung beginnt, wenn dreimal aufeinanderfolgend Score »3« erzielt wurde, und endet, wenn dreimal hintereinander Score »0« erzielt wurde. Darüber hinaus müssen mindestens 15 Items getestet werden. Wenn die Obergrenze von dreimal »0« erreicht wird, bevor 15 Items getestet wurden, werden abwechselnd ein leichteres und ein schwierigeres Item bewertet, bis insgesamt 15 Items getestet wurden (Doreen Bartlett 2012, persönliche Mitteilung) (Bitte beachten Sie, dass zur Erreichung der empfohlenen 15 Items die Bewertung für Kinder mit GMFCS-Level I bei Item 79 beginnen sollte).

Validierung der Kurzversionen

Zwei Studien haben die Validität der Kurzversionen des GMFM-66-Tests untersucht. Russell et al. (2010) verwendeten einen vorhandenen Datensatz von 224 Kindern von drei niederländischen Studienkollektiven, um die Übereinstimmungsvalidität des Item-Set-Ansatzes bei einer Einzeluntersuchung wie auch bei wiederholten Untersuchungen zu evaluieren. Brunton und Bartlett (2011) bestimmten in einer prospektiven Studie mit 26 Kindern die Test-Retest-Reliabilität und Übereinstimmungsvalidität der GMFM-66-B&C und der GMFM-66-IS. Unter Verwendung der Daten und Methoden von Russell et al. (2010) wurde eine weitere Validierung für den Basal & Ceiling-Ansatz durchgeführt, um die Methoden an einer größeren Kohorte und für wiederholte Messungen zu vergleichen (Avery et al. 2013).

Beschreibung der Stichproben

Russell et al. (2010) präsentierten zwei Stichproben: eine Entwicklungsstichprobe, die bei der Identifizierung des Item-Set-Ansatzes verwendet wurde, und eine Validierungsstichprobe, die aus drei Studien in den Niederlanden stammt und anhand derer die aktuelle Reliabilität der Item Sets ermittelt wurde. Die hier vorgestellte Validierungsarbeit basiert auf dieser Validierungsstichprobe, die als die niederländische Stichprobe bezeichnet und unter ▶ Tab. 5.1 beschrieben wird. Die Scores für die Kurzversionen wurden für 224 Kinder berechnet, sowie für 109 dieser Kinder, die eine GMFM-88-Testung 1 Jahr später wiederholten. Alle Therapeutinnen waren in der Anwendung der GMFM geschult.

Berechnung der Scores für die Kurzversionen

Sowohl die Scores der GMFM-66-IS als auch der GMFM-66-B&C wurden aus den vollständigen GMFM-Daten der niederländischen Stichprobe berechnet. Keine der beiden Kurzversionen wurde an den Kindern tatsächlich durchgeführt. Dies ermöglichte zwar keine Berechnung der Durchführungszeit, hielt aber eine Reihe potenzieller Variationsquellen konstant – ein Vorteil für die spezielle Fragestellung, wie die drei Methoden zur Berechnung der GMFM-66-Scores zueinander in Beziehung stehen.

Durch die Berechnung aller Scores (GMFM-66, GMFM-66-IS und GMFM-66-B&C) in derselben Untersuchung sind alle Abweichungen in den Testbedingungen ausgeschlossen. Das gilt für Schwankungen bei den einzelnen Kindern (aufgrund von Müdigkeit, Tageszeit usw.), innerhalb und zwischen den Untersucherinnen sowie den Einfluss der Testumgebung. Dies ist wichtig, weil so Vergleiche zwischen den Tests möglich sind, die weder verzerrt noch durch unbekannte Faktoren verfälscht sind.

Dieser Ansatz ist nicht ohne Einschränkungen. Wie bereits erwähnt, konnte weder die Durchführungszeit der Kurzversionen gemessen, noch konnten inhärente Unterschiede bei der Durchführung der verschiedenen Formate bestimmt werden. Da dieser Ansatz Variationen bei der Testung beseitigt, wird er wahrscheinlich eine bessere Übereinstimmung zeigen als bei getrennten Untersuchungen jedes einzelnen Tests. Die hier vorgestellten Ergebnisse repräsentieren daher wahrscheinlich ein »bestes Szenario«, das mit den Kurzversionen erreicht werden kann; sie stellen die beste Übereinstimmung dar, die mit den Kurzversionen erzielt werden kann, da genau dieselben Item-Scores für jeden Test verwendet wurden.

Tab. 5.1: Beschreibung der niederländischen Studie

	Baseline *n* (%)	1 Jahr *n* (%)
Art der Cerebralparese		
Spastisch bilateral	110 (49,1)	54 (49,5)
Spastisch unilateral	94 (42,0)	54 (49,5)
Dyskinetisch	5 (2,2)	1 (0,9)
Ataktisch	4 (1,8)	0 (0,0)
Gemischt	11 (4,9)	0 (0,0)
GMFCS-Level		
I	71 (31,7)	17 (15,6)
II	24 (10,7)	8 (7,3)
III	27 (12,1)	15 (13,8)
IV	26 (11,6)	11 (10,1)
V	21 (9,4)	4 (3,7)
Level nicht angegeben	55 (24,6)	54 (49,5)

Tab. 5.1: Beschreibung der niederländischen Studie – Fortsetzung

	Baseline *n* (%)	1 Jahr *n* (%)
Geschlecht		
Männlich	132 (58,9)	62 (56,9)
Weiblich	91 (40,6)	47 (43,1)
Fehlend	1 (0,4)	
Gesamt	234 (100)	109 (100)
Durchschnittsalter	6 Jahre, 11 Monate (4 Jahre, 6 Monate)	

Berechnung des GMFM-66-IS-Scores

Die GMFM-66-IS-Scores wurden nach dem Entscheidungs-Algorithmus berechnet, unter Verwendung der Item-Scores der GMFM-88. Ein Item Set wurde ausgewählt und nur diese Scores aus dem Entscheidungs-Algorithmus und das ausgewählte Item Set wurden in das Programm Gross Motor Ability Estimator (GMAE) eingegeben, um den GMFM-66-Score zu berechnen. Alle anderen Items werden als »nicht getestet« bewertet.

Berechnung des GMFM-66-B&C-Scores

Zur Berechnung der GMFM-66-B&C-Scores für die niederländische Stichprobe wurde die GMFM-88-Untersuchung verwendet, wie auch bei der Berechnung der GMFM-66-IS-Scores. Im S-Plus Statistikpaket wurde ein Skript geschrieben, um den Berechnungsprozess zu automatisieren (Insightful Corporation S-Plus 8.0, 2007). Anhand des GMFCS-Levels und des Alters des Kindes wurde eine Startposition ausgewählt, die auf den Richtlinien des GMFM-66-B&C-Bewertungsbogens basierte. Das Basalniveau wurde ermittelt, indem nach drei aufeinander folgenden »3er«-Scores geschaut wurde. Wenn mit dem empfohlenen Start-Item das Basalniveau nicht gefunden werden konnte, dann wurden nacheinander leichtere Start-Items getestet bis entweder das Basalniveau ermittelt oder das leichteste Item erreicht wurde. Sobald das Basalniveau festgelegt war, wurden die Item-Scores bis zur Obergrenze/Ceiling dokumentiert – entweder durch drei aufeinanderfolgende Scores »0« oder durch das schwierigste GMFM-66-Item. War die Obergrenze mit dreimal Null erreicht, bevor 15 Items bewertet wurden, berechnete das Programm systematisch ein leichteres und ein schwierigeres Item bis Scores von 15 Items erreicht waren (Doreen Bartlett 2012, persönliche Mitteilung). Ein GMFM-66-B&C-Score wurde dann mit dem GMAE-Programm auf der Grundlage dieser aufgezeichneten Item-Scores berechnet, wobei die anderen Items wie »nicht getestet« behandelt wurden.

Test-Retest-Reliabilität

Die Test-Retest-Reliabilität der beiden Kurzversionen wurde von Brunton und Bartlett (2011) mit dem Intra-Class-Korrelationskoeffizienten (ICC) (2,1) nach den Methoden von McGraw und Wong (1996) angegeben. Die Test-Retest-Reliabilität wurde an 26 Kindern in einem 2-Wochen-Intervall evaluiert. Die Reliabilität der beiden Messungen war sehr gut. Für den Item-Set-Ansatz betrug der ICC 0,984 (95 % CI 0,965, 0,993) und für den Basal & Ceiling-Ansatz lag der ICC bei 0,994 (95 % CI 0,987, 0,997).

Übereinstimmungsvalidität: Einzeltestung

Die Übereinstimmungsvalidität beider Kurzversionen wurde von Brunton und Bartlett (2011) untersucht. Die Kriteriumsvalidität beider Kurzversionen gegenüber der GMFM-66 wurde dann separat mit der niederländischen Stichprobe untersucht (Avery et al. 2013). In der niederländischen Studie wurden zwei GMFM-Testungen im Abstand von einem Jahr durchgeführt. ▶ Tab. 5.1 enthält eine Beschreibung der Kinder in der niederländischen Stichprobe. Für diese Stichprobe wurde die Übereinstimmung zwischen dem GMFM-66-Gesamt-Score und den Scores der Kurzversionen untersucht, und zwar für die Baseline-Testung, die Ein-Jahres-Testung, sowie für die Veränderungs-Scores im Verlauf eines Jahres. Es wurde auch nach Ausreißern geschaut. Da es jedoch keine Überschneidung der Ausreißer mit dem GMFM-66-IS-Score und dem GMFM-66-B&C-Score gab, wurden alle Fälle beibehalten. ▶ Tab. 5.2 zeigt die Validität beider Datensätze für jeden Test. Für die niederländische Stichprobe wurden die Daten aller verfügbaren Fälle ausgewertet und dann getrennt analysiert: für diejenigen mit bilateraler spastischer Cerebralparese (CP) und diejenigen mit unilateraler spastischer CP.

Bei den Querschnittsdaten waren die Ergebnisse für beide Studien sehr ähnlich, und für jede Kurzversion wurde eine gute Übereinstimmung mit dem Kriterion GMFM-66 festgestellt. Wie erwartet, war die Übereinstimmung für beide Kurzversionen bei Kindern mit unilateraler CP nicht so gut. Dies liegt daran, dass Kinder mit unilateraler CP bei den »leichteren« Items auf der stärker betroffenen Seite schlechter abschneiden. Da diese einfachen Items in der GMFM-66 getestet werden, nicht aber in den Kurzversionen, gibt es eine Diskrepanz zwischen den Ergebnissen, die sich in den ICCs widerspiegelt. ▶ Tab. 5.3 zeigt die Übereinstimmung der Scores nach Art der CP, GMFCS-Level und Geschlecht für den Item-Set-Ansatz mit der GMFM-66: 82,1 % der Scores lagen innerhalb von zwei Punkten des vollständigen GMFM-66-Scores und 96 % lagen innerhalb von vier Punkten. Die gleichen Angaben sind in ▶ Tab. 5.4 dargestellt. Für den Basal & Ceiling-Ansatz mit der GMFM-66 lagen 68,8 % der Ergebnisse innerhalb von zwei Punkten und 88,8 % innerhalb von vier Punkten des vollen GMFM-66-Scores.

Tab. 5.2: Kriteriumsvalidität der GMFM-66-IS und der GMFM-B&C mit der GMFM-66

		GMFM-66-IS		GMFM-88-B&C	
	n	ICC	95 % CI	ICC	95 % IC
Brunton und Bartlett	26	0,994	0,987, 0,997	0,987	0,972, 0,994
Niederländ. Studie Alle Fälle					
Baseline	224	0,994	0,993, 0,996	0,991	0,988, 0,993
1 Jahr später	109	0,995	0,993, 0,997	0,982	0,973, 0,987
Veränderung über 1 Jahr	109	0,922	0,888, 0,946	0,734	0,634, 0,810
Spastisch, bilateral					
Baseline	110	0,998	0,9997, 0,998	0,997	0,995, 0,998
1 Jahr später	54	0,997	0,996, 0,999	0,997	0,995, 0,998
Veränderung über 1 Jahr	4	0,903	0,903, 0,966	0,925	0,874, 0,956
Spastisch, unilateral					
Baseline	94	0,987	0,980, 0,991	0,978	0,968, 0,986
1 Jahr später	54	0,988	0,979, 0,993	0,932	0,885, 0,960
Veränderung über 1 Jahr	54	0,889	0,816, 0,934	0,584	0,377, 0,735

Die Ergebnisse werden für die Daten von Brunton und Bartlett angegeben, gefolgt von der niederländischen Studie. Für die niederländische Studie werden alle verfügbaren Fälle dargestellt, gefolgt von den Kindern mit bilateraler Cerebralparese und denen mit unilateraler CP.
IS = Item Set, B&C = Basal & Ceiling, ICC = Intra-Class-Korrelationskoeffizient, CI = Konfidenzintervall.

Kriteriumsvalidität: Wiederholte Testungen

Seit ihrer Entwicklung wurde die GMFM-88 eingesetzt, um Veränderungen der körpermotorischen Funktionen bei Kindern mit CP zu untersuchen (Ketelaar et al. 2001; Voorman et al. 2007; Sanders et al. 2012). Bei der Entwicklung der GMFM-66 war es wichtig, dass sie motorische Veränderungen der Kinder über einen bestimmten Zeitraum erfasst, dies hat sich tatsächlich gezeigt (Wang und Yang 2006). Bei den Kurzversionen gab es die Befürchtung, dass ein Teil dieser Responsivität auf Veränderungen verloren gehen könnte. Um festzustellen, wie genau die Kurzversionen im Vergleich zur GMFM-66 Veränderungen über die Zeit erfassen, wurden ICCs berechnet, indem die Veränderung der Test-Scores über ein Jahresintervall verglichen wurden. Diese Ergebnisse sind in ▶ Tab. 5.2 aufgeführt.

Tab. 5.3: Übereinstimmung (n [%]) zwischen dem GMFM-66-Score und dem GMFM-66-IS-Score für die niederländische Studie

	n	Genau	±2 Pkte	±4 Pkte	±10 Pkte	>10 Pkte
			Art der CP			
Spastisch bi-lateral	110	19 (17,3)	92 (83,6)	106 (96,4)	110 (100,0)	0 (0,0)
Spastisch uni-lateral	94	31 (33,0)	74 (78,7)	90 (95,7)	92 (97,9)	2 (2,1)
Dyskinetisch	5	1 (20,0)	5 (100,0)	5 (100,0)	5 (100,0)	0 (0,0)
Ataktisch	4	2 (50,0)	3 (75,0)	4 (100,0)	4 (100,0)	0 (0,0)
Gemischt	11	2 (18,2)	10 (90,9)	10 (90,9)	11 (100,0)	0 (0,0)
			GMFCS-Level			
I	71	35 (49,3)	65 (92,5)	69 (97,2)	70 (98,6)	1 (1,4)
II	24	3 (12,5)	18 (75,0)	23 (95,8)	24 (100,0)	0 (0,0)
III	27	2 (7,4)	25 (92,6)	26 (96,3)	27 (100,0)	0 (0,0)
IV	26	4 (15,4)	24 (92,3)	25 (96,2)	26 (100,0)	0 (0,0)
V	21	5 (23,8)	18 (85,7)	21 (100,0)	21 (100,0)	0 (0,0)
Level nicht angegeben	55	6 (10,9)	34 (61,8)	51 (92,7)	54 (98,2)	1 (1,8)
			Geschlecht			
Männlich	132	33 (25,0)	107 (81,1)	127 (96,2)	131 (99,2)	1 (0,8)
Weiblich	91	22 (24,2)	76 (83,5)	87 (95,6)	90 (98,9)	1 (1,1)
Fehlend	1	0 (0,0)	1 (100,0)	1 (100,0)	1 (100,0)	0 (0,0)
Gesamt	224	55 (24,6)	184 (82,1)	215 (96,0)	222 (99,1)	2 (0,9)

IS = Item Set.

Der Basal & Ceiling-Ansatz zeigte bei beiden Untersuchungen (Baseline und 1 Jahr später) ausgezeichnete Ergebnisse. Im Vergleich der Veränderungs-Scores für den Basal & Ceiling Ansatz mit den Veränderungs-Scores der GMFM-66 war die Übereinstimmung jedoch mit einem ICC von 0,734 (95 % CI 0,634, 0,810) schwächer. Aufgrund dessen wurden die Daten getrennt nach bilateral und unilateral Betroffenen ausgewertet. Die Veränderungs-Scores mit dem GMFM-66-B&C liegen deutlich näher an der GMFM-66 über 1 Jahr für die bilaterale Gruppe als für die unilaterale Gruppe (ICC von 0,925 gegenüber 0,584). Eine Diskrepanz zwischen der bilateralen und der unilateralen Gruppe zeigte sich auch bei der GMFM-66-IS, jedoch war die Gesamtübereinstimmung bei den Veränderungs-Scores viel höher (ICC der bilateralen Gruppe = 0,942, der unilateralen Gruppe = 0,889).

Tab. 5.4: Übereinstimmung (*n* [%]) zwischen dem GMFM-66-Score und dem GMFM-B&C-Score für die niederländische Studie

	n	Genau	±2 Pkte	±4 Pkte	±10 Pkte	>10 Pkte
			Art der CP			
Spastisch bilateral	110	20 (18,2)	82 (74,5)	102 (92,7)	110 (100,0)	0 (0,0)
Spastisch unilateral	94	22 (23,4)	57 (60,6)	80 (85,1)	90 (95,7)	4 (4,3)
Dyskinetisch	5	2 (40,0)	5 (100,0)	5 (100,0)	5 (100,0)	0 (0,0)
Ataktisch	4	2 (50,0)	3 (75,0)	4 (100,0)	4 (100,0)	0 (0,0)
Gemischt	11	2 (18,2)	7 (63,6)	9 (81,8)	11 (100,0)	0 (0,0)
			GMFCS-Level			
I	71	25 (35,2)	46 (64,8)	63 (88,7)	70 (98,6)	1 (1,4)
II	24	2 (8,3)	14 (58,3)	22 (91,7)	24 (100,0)	0 (0,0)
III	27	5 (18,5)	21 (77,8)	25 (92,6)	27 (100,0)	0 (0,0)
IV	26	3 (11,5)	25 (96,2)	25 (96,2)	26 (100,0)	0 (0,0)
V	21	5 (23,8)	16 (76,2)	20 (95,2)	21 (100,0)	0 (0,0)
Level nicht angegeben	55	8 (14,5)	32 (58,2)	45 (81,8)	52 (94,5)	3 (5,5)
			Geschlecht			
Männlich	132	26 (19,7)	90 (68,2)	119 (90,2)	131 (99,2)	1 (0,8)
Weiblich	91	22 (24,2)	64 (70,3)	80 (87,9)	88 (96,7)	3 (3,3)
Fehlend	1	0 (0,0)	0 (0,0)	1 (100,0)	1 (100,0)	0 (0,0)
Gesamt	**224**	**48 (21,4)**	**154 (68,8)**	**199 (88,8)**	**219 (97,8)**	**4 (1,8)**

B&C = Basal & Ceiling.

Wie lässt sich die geringere Übereinstimmung zwischen dem GMFM-66-B&C-Veränderungs-Score und dem GMFM-66-Veränderungs-Score erklären, wo doch die Übereinstimmung, sowohl bei der Ausgangsmessung als auch bei der Untersuchung nach einem Jahr hervorragend war? Um diese Frage zu beantworten, wurden Streudiagramme für beide Zeitpunkte und für die Veränderungs-Scores erstellt. Die ▶ Abb. 5.2 und ▶ Abb. 5.3 zeigen die Ausgangs-Scores für den GMFM-66-Score gegenüber den Item Set- bzw. Basal & Ceiling Scores. Für beide Kurzversionen liegen die Vorhersagebereiche eng beieinander und die Linie der perfekten Anpassung ist praktisch nicht von der Regressionslinie zu unterscheiden. In den ▶ Abb. 5.4 und ▶ Abb. 5.5 werden die Diagramme für die Untersuchungen ein Jahr später wiedergegeben. Die verfügbare Stichprobe war kleiner, aber die Vorhersagebereiche sind immer noch ziemlich eng. In den ▶ Abb. 5.6 und ▶ Abb. 5.7 werden die Veränderungs-Scores über ein Jahr für die beiden Kurzversionen verglichen. ▶ Abb. 5.6 zeigt, dass die GMFM-66-IS das Ausmaß der Veränderung im Vergleich zur GMFM-66 leicht überschätzt. Obwohl die Vorhersagebereiche um die

Veränderungs-Scores nicht so eng sind wie bei den Einzelbewertungen, sind sie mit einer Breite von 9,49 Punkten bei einem Veränderungs-Score von Null immer noch recht schmal. Dies steht im Gegensatz zu dem viel breiteren Vorhersagebereich um den GMFM-66-Score als in der GMFM-66-B&C für die Veränderung vorhergesagt wurde (▶ Abb. 5.7). Das Vorhersageband in diesem Diagramm hat eine Breite von 17,14 Punkten bei einem GMFM-66-B&C-Änderungs-Score von Null. Die GMFM-66-B&C schätzt im Durchschnitt eine größere Veränderung als die GMFM-66 (die Regressionslinie ist flacher als die Linie der perfekten Übereinstimmung). Wie aus dem Diagramm hervorgeht, gibt es jedoch auch einige Kinder, deren Werte oberhalb dieser Linie der vollkommenen Übereinstimmung liegen. Für diese Kinder schätzt der GMFM-66-Score eine größere Veränderung als der GMFM-66-B&C-Score. Diese Diagramme zeigen, dass der GMFM-66-B&C-Score den GMFM-66-Score zwar gut vorhersagen kann, aber zu einem Zeitpunkt die Veränderung bei Kindern mit unilateraler CP nicht genau misst.

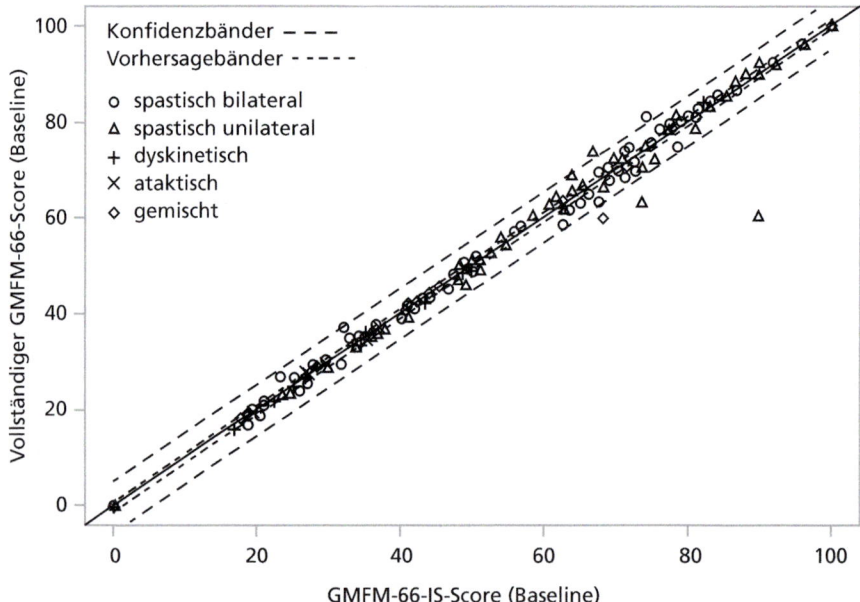

Abb. 5.2: Streudiagramm des GMFM-66-Gesamt-Scores und des GMFM-66 Item Set Scores (IS) nach dem Item-Set-Ansatz. Die Daten stammen aus der kombinierten niederländischen Validierungsstudie.
$n = 224$, Intra-Class-Korrelationkoeffizient (ICC) = 0,994 (95 % Konfidenzintervall [CI] 0,993; 0,996)

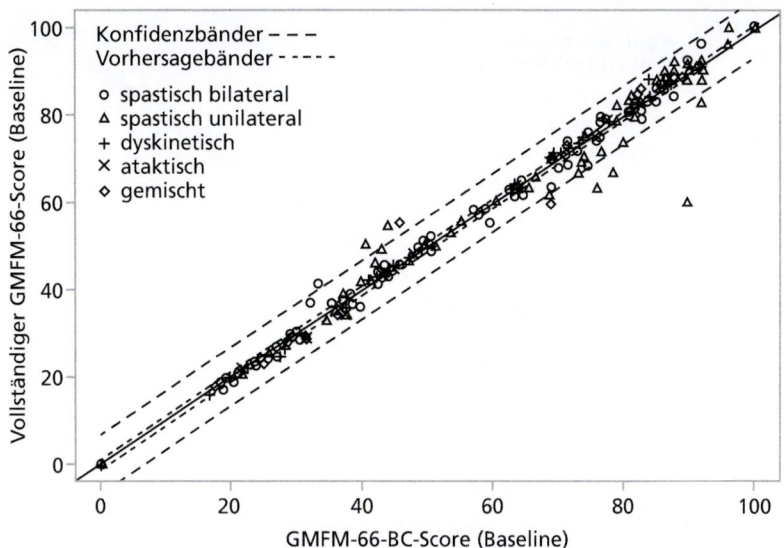

Streudiagramm des GMFM-66-Scores und des GMFM-66-Basal & Ceiling (B&C)-Scores, aus dem Basal & Ceiling-Ansatz. Die Daten stammen aus der kombinierten niederländischen Validierungsstudie.
n = 224, Intra-Class-Korrelationskoeffizient (ICC) = 0,991 (95 % Konfidenzintervall [CI] 0,988; 0,993).

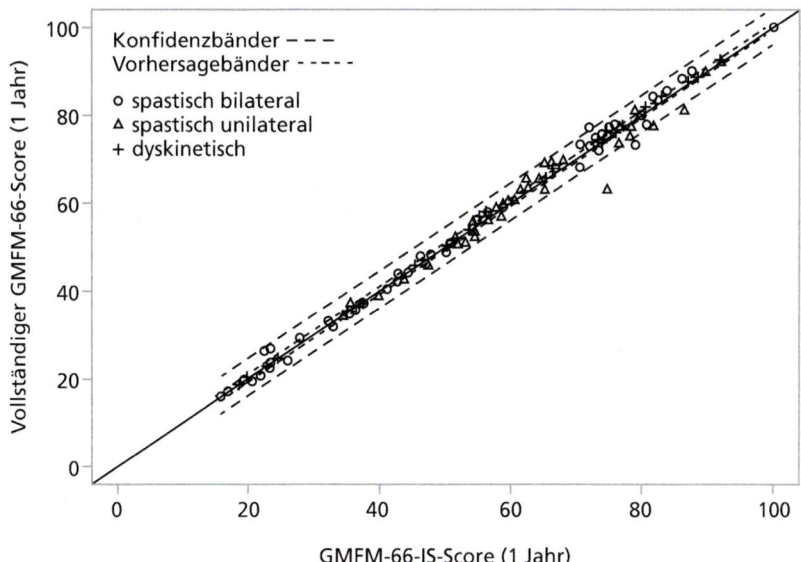

Streudiagramm des GMFM-66-Scores und des GMFM-66-Item Set (IS)-Scores aus dem Item-Set-Ansatz. Die Daten stammen aus der 1-Jahres-Bewertung der kombinierten niederländischen Validierungsstudie.
n = 109, Intra-Class-Korrelationskoeffizient (ICC) = 0,995 (95 % Konfidenzintervall [CI] 0,993; 0,997).

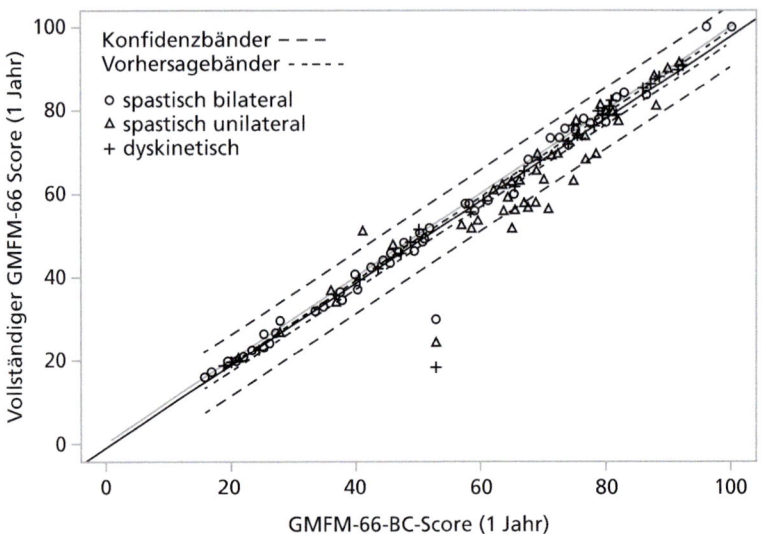

Abb. 5.5: Streudiagramm des GMFM-66-Scores und des GMFM-66-Basal & Ceiling (B&C)-Scores aus dem Basal & Ceiling-Ansatz. Die Daten stammen aus der 1-Jahres-Untersuchung der kombinierten niederländischen Validierungsstudie. *n* = 109, Intra-Class-Korrelationskoeffizient (ICC) = 0,982 (95 % Konfidenzintervall [CI] 0,973; 0,987).

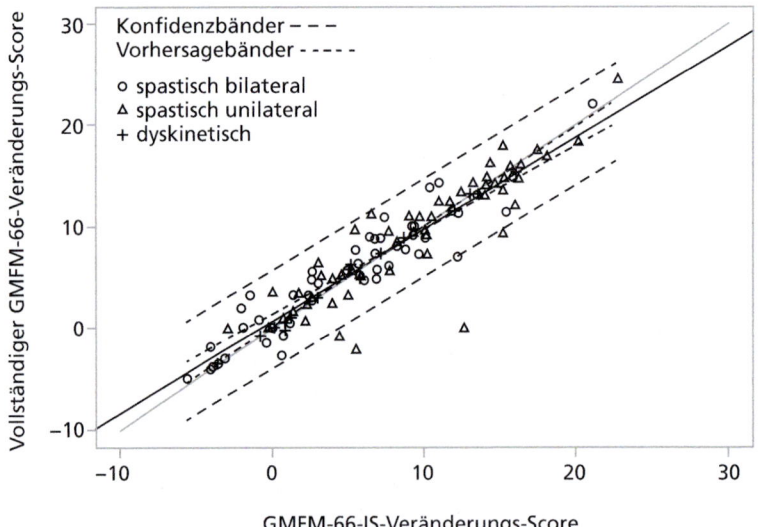

Abb. 5.6: Streudiagramm des vollständigen GMFM-66-Veränderungs-Scores und des GMFM-66-Item-Set-Veränderungs-Scores (IS) aus dem Item-Set-Ansatz (Avery et al. 2013) *n* = 109, Intra-Class-Korrelationskoeffizient (ICC) = 0,922 (95 % Konfidenzintervall [CI] 0,888; 0,946). Die graue Linie zeigt an, was eine perfekte Übereinstimmung zwischen den Scores wäre.

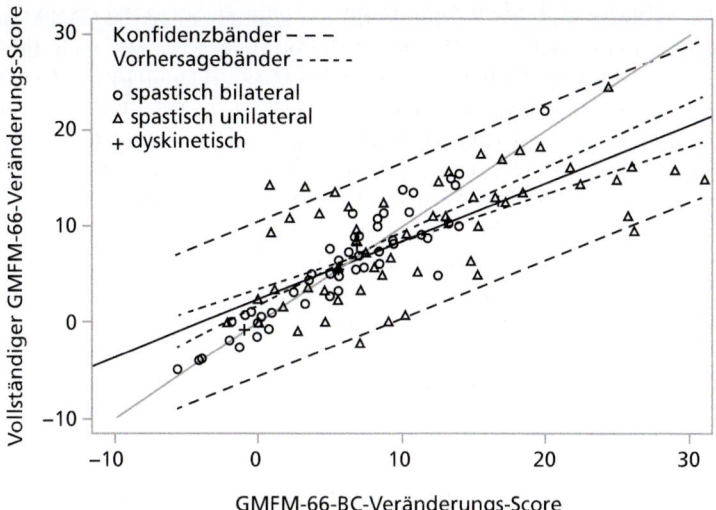

Abb. 5.7: Streudiagramm des GMFM-66-Veränderungs-Scores und des GMFM-66-Basal & Ceiling (B&C)-Veränderungs-Scores aus dem Basal & Ceiling-Ansatz (Avery et al. 2013).
$n = 110$, Intra-Class-Korrelationskoeffizient (ICC) = 0,734 (95 % Konfidenzintervall [CI] 0,634; 0,810). Die graue Linie zeigt an, was eine perfekte Übereinstimmung zwischen den Scores wäre.

Die Diskrepanz bei der Bewertung der Veränderungen zwischen der GMFM-66 und der GMFM-66-B&C hat drei mögliche Ursachen:

1. Die Kurzversionen bestrafen Kinder nicht, wenn sie Items, die weit unterhalb ihres Fähigkeitsniveaus liegen, nicht durchführen, sodass diese Kinder in den Kurzversionen höhere Scores aufweisen. Insbesondere erhalten Kinder mit unilateraler CP höhere Scores in den Kurzversionen, da sie bei Items weiterkommen, die auf ihrer dominanten Seite leicht, aber auf der betroffenen Seite schwierig oder unmöglich sind. Dies gilt gleichermaßen für die GMFM-66-B&C und die GMFM-66-IS.
2. Es gibt Kinder, die mit Items jenseits ihrer GMFM-66-B&C-»Obergrenze« beginnen können und daher höhere Scores in der Vollversion aufweisen, dafür aber in der Kurzversion keine Punkte erhalten.
3. Kinder mit unilateraler CP zeigen Verbesserungen auf der betroffenen Seite, die nicht durch die GMFM-66-B&C erfasst werden. Da die Kurzversion auf Items abzielt, die nahe an den Fähigkeiten des Kindes liegen, kann die Messung von Verbesserungen bei Items verpasst werden, die zwar für die nicht betroffene Seite leicht sind, sich aber auf der betroffenen Seite noch entwickeln.

Diese Faktoren tragen auch zu Diskrepanzen bei einzelnen Testungen bei. Da diese Faktoren dasselbe Kind zu unterschiedlichen Testzeitpunkten beeinflussen können und zu einem höheren Score zu einem bestimmten Zeitpunkt und einem niedrigeren Score zu einem anderen Zeitpunkt führen können, misst die GMFM-66-B&C Veränderung anders als die GMFM-66. Während diese Faktoren auch die Diskrepanz zwischen der GMFM-66-IS und der GMFM-66 erklären, ist der Item-Set-Ansatz darauf ausgerichtet, Kinder mit mehr Items, die ihren Fähigkeiten entsprechen, zu testen und neigt nicht dazu, den GMFM-66-Score in demselben Ausmaß zu unterschätzen.

Vergleich der Kurzversionen

Einfache Durchführung

▶ Tab. 5.5 zeigt die durchschnittliche Anzahl der zu testenden Items für die GMFM-66-IS wie für die GMFM-66-B&C. Für diese Stichprobe benötigte die GMFM-66-B&C im Durchschnitt 21,6 Items, 8,2 Items weniger als mit der GMFM-66-IS, die im Durchschnitt 29,8 Items benötigte (gepaarter t-Test = 14,1, p < 0,001). Ein weiterer Unterschied zwischen den beiden Kurzversionen besteht in der Reihenfolge der Darbietung der Items. Die GMFM-66-B&C folgt der Reihenfolge der Item-Schwierigkeits-Map (Item Difficulty Map), während die GMFM-66-IS dem konventionellen, dimensionsbasierten Ansatz folgt. Welche Durchführung einfacher ist, kann eine persönliche Entscheidung sein. In der Studie von Brunton und Bartlett (2011) wurden den Therapeutinnen qualitative Fragen zu den beiden Kurzversionen gestellt. Folgende Ergebnisse wurden berichtet:

1. Item 67: »Stand, an 2 Händen gehalten: geht 10 Schritte vorwärts« war ein problematisches Entscheidungs-Item im GMFM-66-IS. Aufgrund der Tendenz der Therapeutinnen, hinter dem Kind zu stehen (und nicht, wie in den Anweisungen vorgesehen, vor dem Kind), erleichterten die Therapeutinnen das Gehen, sodass ein Kind eine »3« erreichen konnte. Dies führte dazu, dass einige Kinder, die mit Item Set 2 hätten beurteilt werden sollen, tatsächlich mit dem zu schwierigen Item Set 3 untersucht wurden. Die Lösung dieses Problems besteht darin, sicherzustellen, dass die Therapeutinnen entsprechend geschult sind und sich an die Regeln für die Durchführung halten.
2. Im Allgemeinen zogen die Therapeutinnen die GMFM-66-B&C vor, weil sie der Meinung waren, dass damit Items getestet wurden, die für das Kind klinisch relevanter waren. Da die GMFM-66-IS häufig Meilensteine enthielt, die das Kind bereits erreicht hatte, war es manchmal schwierig, das Kind zu motivieren sich anzustrengen.
3. Mit der GMFM-66-B&C werden weniger Items getestet, sodass sie die kürzeste der drei Tests ist. Die Durchführungszeit der beiden Testversionen war jedoch in dieser kleinen Stichprobe nicht signifikant unterschiedlich.

Tab. 5.5: Mittlere (SD) Anzahl der Items, die zum Zeitpunkt 1 mit der GMFM-66-IS und der GMFM-66-B&C getestet wurden

	GMFM-66-IS	GMFM-66-B&C
Art der Cerebralparese		
Spastisch bilateral	29,5 (9,3)	21,1 (8,4)
Spastisch unilateral	31,6 (8,1)	22,5 (11,6)
Dyskinetisch	20,8 (6,9)	18,0 (6,7)
Ataktisch	25,0 (0,0)	18,0 (3,6)
Gemischt	23,0 (8,3)	21,1 (8,2)
GMFCS-Level		
I	28,2 (6,0)	20,1 (10,7)
II	28,7 (6,9)	22,1 (5,0)
III	33,9 (7,9)	22,7 (9,1)
IV	24,7 (7,6)	21,7 (9,9)
V	18,1 (5,4)	15,8 (3,3)
Level nicht angegeben	37,2 (7,8)	24,9 (10,8)
Geschlecht		
Männlich	29,4 (8,8)	20,8 (9,5)
Weiblich	30,3 (9,1)	22,9 (10,1)
Fehlend	31 (na)	16 (na)
Gesamt	**29,8 (8,9)**	**21,6 (9,8)**

IS = Item Set; B&C = Basal & Ceiling

Reliabilität und Validität

Beide Tests zeigten im Vergleich zur GMFM-66 eine ausgezeichnete Test-Retest-Reliabilität und Kriteriumsvalidität für die Einzelmessung. Die GMFM-66-IS zeigte bei der Messung von Veränderungen in wiederholten Testungen eine stärkere Korrelation mit der GMFM-66 als die GMFM-66-B&C, insbesondere bei Kindern mit unilateraler CP.

Empfehlungen für die Anwendung

Beide Kurzversionen der GMFM-66 sind reliable und valide Methoden zur Bestimmung des GMFM-66-Scores. Wenn das primäre Ziel der Untersuchung jedoch darin besteht, Veränderung der motorischen Fähigkeiten über die Zeit zu messen, sollte die vollständige GMFM-66 weiterhin als Kriteriumsstandard angesehen werden.

Wenn man die Durchführungszeit verkürzen möchte, sollte die GMFM-66-IS bei Kindern mit unilateraler CP angewendet werden. Bei Kindern mit bilateraler spastischer CP werden mit beiden Kurzversionen Veränderungen gut erfasst.

Aufgrund der Unterschiede zwischen den Tests, Veränderungen über die Zeit gut zu erfassen, ist eine einheitliche Durchführung wichtig. Vor allem in der Forschung sollten die Kurzversionen nicht untereinander oder mit der GMFM-66 ausgetauscht werden.

Wie Brunton und Bartlett (2011) in ihrem Paper im Hinblick auf Item 67 angegeben haben, ist für valide Messungen eine gute Schulung in Anwendung und Auswertung der GMFM entscheidend. Therapeutinnen sollten vor dem Einsatz der GMFM in der Durchführung geschult werden.

Einschränkungen der Vergleichsstudie

Für diese Vergleichsstudie wurden Informationen aus einem bestehenden Datensatz genutzt und keine der beiden Kurzversionen der GMFM-66 wurde tatsächlich angewandt. Daher wurden die Bewertungsempfehlungen sowohl für die Item Sets als auch für den Basal-Ceiling-Ansatz exakt befolgt. Wäre die Studie prospektiv durchgeführt worden, hätten die Therapeutinnen vielleicht mehr Spielraum gehabt, ein geeigneteres Item Set oder eine geeignetere Startposition für den Test zu wählen.

Die Stichprobe zur Validierung und zum Vergleich der Tests umfasste hauptsächlich Kinder mit spastischer CP. Da die allermeisten Kinder mit CP diese Art von motorischer Beeinträchtigung aufweisen, sollten diese Ergebnisse weitgehend auf die Population der Kinder mit CP übertragbar sein.

Weitere Arbeiten

Responsivität

Es hat sich gezeigt, dass die GMFM-66 motorische Veränderungen über die Zeit erfasst, d. h. responsiv ist (▶ Kap. 4). Die Responsivität der Kurzversionen wurde jedoch nicht prospektiv gemessen. Während die Übereinstimmung der Veränderungs-Scores als Indikator für die Responsivität der Vollversion angesehen werden kann, wäre es besser, die Responsivität der Kurzversionen in einer prospektiven Studie zu untersuchen, die neben der vollständigen GMFM-66 einen weiteren externen Test auf Veränderungen einschließt. Obwohl die GMFM-66 der augenblickliche Standard für die Einschätzung körpermotorischer Funktion ist, kann es sein, dass entweder eine oder beide Kurzversionen überlegen sind. Dies muss jedoch noch prospektiv getestet werden.

Ökonomische Durchführung

Brunton und Bartlett (2011) fanden heraus, dass die GMFM-66-B&C im Vergleich zur GMFM-66-IS mit einer geringeren Anzahl von Items getestet werden kann, hinsichtlich der Durchführungszeit wurde aber zwischen den Tests kein signifikanter Unterschied gefunden. Es müsste weiter untersucht werden, ob dies an einer geringen Studien-Power oder an der unterschiedlichen Reihenfolge, in der die Items getestet wurden, liegt.

6 Durchführung und Bewertungsrichtlinien

6.1 Durchführung und Bewertungsrichtlinien für die GMFM-88 und GMFM-66

Einführung

Das vorliegende Kapitel befasst sich mit den sogenannten »technischen« Aspekten der Gross Motor Function Measure (GMFM). Dabei geht es um die Einzelheiten des Tests, z. B. welches Material zu verwenden, wie die Testumgebung vorzubereiten, wie mit den Kindern bei der Durchführung des Tests umzugehen ist und um einige Fragen bei der Interpretation bestimmter Aspekte bei der Durchführung der GMFM eines Kindes. Das Kapitel beinhaltet spezielle Informationen zur Untersuchung von Kindern mit Cerebralparese (CP), die Orthesen und/oder Schuhe tragen oder eine Mobilitätshilfe benutzen. Richtlinien für die Untersuchung von Kindern mit Down-Syndrom sind ebenfalls enthalten. Leserinnen, die mit der GMFM vertraut sind und sie bereits in der Vergangenheit verwendet haben, werden diese Anleitungen als bekannt empfinden und sie vielleicht schnell überfliegen wollen, da sich an der Durchführung und Bewertung der einzelnen Items seit der ersten Entwicklung des Tests nur wenig geändert hat.

Für mögliche Anwenderinnen, die die GMFM noch nicht kennen, ist dieses Kapitel jedoch von unschätzbarem Wert. Im Gegensatz zu den anderen, eher akademisch ausgerichteten Kapiteln, handelt es sich hier um einen Leitfaden zur GMFM und die Leserinnen sollten sich Zeit nehmen, sich mit den hier vorgestellten Informationen und Richtlinien vertraut zu machen. Die hier dargelegten Ideen basieren nicht nur auf den Erfahrungen der ursprünglichen Entwicklerinnen des Tests, sondern spiegeln auch die gesammelten Erfahrungen und Rückmeldungen zahlloser Kolleginnen wider; jener, die den Test angewendet, Ratschläge erteilt und Fragen gestellt haben. So wurden die Entwicklerinnen zum Nachdenken und zu Vorschlägen angeregt, von denen wir hoffen, dass ein größeres Maß an Klarheit über das Wer/Was/Wie/Wo entstanden ist sowie, warum die GMFM richtig und konsistent durchgeführt werden muss.

Übersicht

Die GMFM wurde als standardisiertes Beobachtungsinstrument entwickelt, um im zeitlichen Verlauf Veränderungen der körpermotorischen Funktion bei Kindern mit Cerebralparese (CP) zu messen. Die GMFM kann sowohl im klinischen Alltag als auch für Forschungszwecke eingesetzt werden. Die in diesem Kapitel beschriebenen Anleitungen und ein GMFM-Bewertungsbogen sind für die Durchführung des Tests erforderlich. Der erste Teil des Kapitels befasst sich mit der Durchführung und Bewertung bei Kindern mit CP, einschließlich eines Abschnitts über die Anwendung der GMFM-88 zur Beurteilung der körpermotorischen Funktion bei Kindern, die Hilfsmittel und Orthesen benutzen. Bewertungsrichtlinien für einzelne Items und die Erklärung von Begriffen finden sich am Ende des Kapitels. Auswertungsbögen sind unter https://canchild.ca/en/resources/191-gross-motor-ability-estimator-gmae-2-scoring-software-for-the-gmfm verfügbar.

Die Validierung der GMFM-88 für die Anwendung bei Kindern mit Down-Syndrom ist inzwischen abgeschlossen. Obwohl die Durchführung und Auswertung der GMFM-88 für Kinder mit Down-Syndrom weitgehend identisch ist, gibt es Unterschiede, die in diesem Kapitel hervorgehoben werden.

Mit der GMFM wird beurteilt »wieviel« ein Kind von einem bestimmten Item durchführen kann, weniger »wie gut« es das jeweilige Item ausführt. Die ursprüngliche GMFM besteht aus 88 Items, die 5 verschiedenen Dimensionen (A–E) der motorischen Funktion zugeordnet sind:

- A: Liegen und Drehen
- B: Sitzen
- C: Krabbeln und Knien
- D: Stehen
- E: Gehen, Rennen und Springen

Es wird davon ausgegangen, dass ein 5-jähriges, gesundes Kind mit altersentsprechenden motorischen Fähigkeiten alle 88 Items ausführen kann (d. h. bei allen 88 Items den Score 3 erreichen kann).

Seit der Entwicklung der ursprünglichen GMFM wurden umfangreiche weitere Arbeiten durchgeführt, um die GMFM-66 zu validieren, eine Testversion, bei der mithilfe der Rasch-Analyse eine Intervallskala erstellt wurde (▶ Kap. 4). Die GMFM-66 ist nur für Kinder mit CP zu verwenden. Wie in ▶ Kap. 5 beschrieben, wurden auch zwei Kurzversionen der GMFM-66 entwickelt. Die GMFM-66-IS verwendet einen Algorithmus, um eine von vier zu testenden Item-Sets zu identifizieren. Die GMFM-66-B&C verwendet einen Basal & Ceiling-Ansatz. Die Durchführung sämtlicher GMFM-Items ist für alle Testversionen gleich. Allerdings gibt es Unterschiede in der Anzahl und der Auswahl der zu testenden Items, sowie in der Bewertung der Items, die verweigert oder nicht getestet worden sind und in der anschließenden Datenanalyse.

Qualifikation der Anwenderin

Die GMFM wurde für pädiatrische Therapeutinnen entwickelt, die vertraut sind im Umgang mit Kindern mit CP. Es wurde nicht festgelegt, wie viel professionelle Schulung in der Anwendung des Tests notwendig ist, um ausreichende Kompetenz in der Testdurchführung sicherzustellen. Die Ergebnisse von Schulungen haben jedoch gezeigt, dass die Übereinstimmung in der Beurteilung von Testvideos bei den Teilnehmerinnen nach einer Schulung signifikant verbessert werden konnte (Russel et al. 1994).

Die Anwenderinnen sollten sich, um Genauigkeit und Übereinstimmung bei der Bewertung der Test-Items zu gewährleisten, vor der Testdurchführung mit den Richtlinien und dem Bewertungsbogen vertraut machen. Bevor die GMFM im klinischen Alltag oder für wissenschaftliche Studien eingesetzt wird, sollten mindestens zwei Kinder zur Übung getestet werden und idealerweise sollten die Anwenderinnen ihre Reliabilität mit einigen Kolleginnen oder mit dem GMFM-Kriterienvideo überprüfen.

Zeitaufwand

Die vollständige Durchführung der GMFM-88 dauert etwa 45 bis 60 Minuten. Für manche Kinder kann der gesamte Test zu anstrengend sein oder sie arbeiten aus unterschiedlichen Gründen nicht mehr gut mit. Für diese Kinder ist es eventuell erforderlich den Test an mehr als einem Termin anzubieten oder die GMFM-66 anzuwenden. Allerdings sollten die Items, die beim ersten Termin durchgeführt wurden, nicht beim nächsten Mal erneut getestet werden. Die GMFM-88 sollte innerhalb einer Woche abgeschlossen werden, um Veränderungen in der Bewertung zu vermeiden, die auf eine Änderung der funktionellen Fähigkeiten des Kindes innerhalb des Testzeitraumes zurückgeführt werden könnten. Bei der Durchführung der GMFM-66 sind 22 Items weniger zu testen und das Bewertungsprogramm der GMFM-66 erlaubt auch einige fehlende Daten (Items, die nicht getestet wurden), dadurch wird weniger Zeit für die Untersuchung benötigt. Der Zeitaufwand für die Durchführung der Kurzversionen variiert je nach Anzahl der getesteten Items. Die durchschnittliche Durchführungszeit für die GMFM-66-IS und die GMFM-66-B&C beträgt ca. 28 (bzw. 24) Minuten (Brunton und Bartlett 2011).

Allgemeine Durchführungsrichtlinien

Testmaterial

Alle für den Test erforderlichen Materialien sollten vor Beginn der Testdurchführung bereitgelegt und in ihrer Höhe angepasst werden. Alle Items im Liegen und Drehen, Sitzen sowie Krabbeln und Knien werden auf einer Matte untersucht, mit Ausnahme der Items 46 und 47, die auf einer Treppe durchgeführt werden. Alle Items im Stehen und Gehen, Rennen und Springen werden auf dem Boden durchgeführt, mit Ausnahme der Items 52, 60, 61 und 62, die ebenfalls auf der Matte getestet werden dürfen und der Items 84, 85, 86 und 87, die auf einer Treppe durchgeführt werden. Zu den Testmaterialien gehören:

- Boden mit glatter, fester Oberfläche

- Zwei deutlich gekennzeichnete (mit Klebeband oder Farbe) gerade, parallele Linien im Abstand von 20 cm und von 6 m Länge, wobei eine der Linien 2 cm breit ist
- Auf dem Boden markierter Kreis von 60 cm Durchmesser
- Große feste Matte (mindestens 1,2 × 2,4 m), maximal 2,5 cm dick
- Niedrige Bank, nicht länger als 1 m (beim Sitzen müssen die Füße des Kindes auf dem Boden sein)
- Hohe Bank (oder Tisch), angepasst an die Höhe zum Sitzen mit baumelnden Füßen und für die Stand- und Seitschritt-Items. Ein Geländer oder ein Barren können ebenfalls für die Stand- und Seitschritt-Items verwendet werden
- Stoppuhr oder Uhr mit Sekundenzeiger
- Stab für Item 75 und 76, etwa 30–60 cm lang
- Fußballgroßer Ball zum Kicken
- Fünfstufige Treppe mit Stufen in Standardhöhe (15–18 cm) und Geländer
- Ein oder mehrere kleine interessante Spielzeuge < 10 cm groß, die mit einer oder mit beiden Händen berührt werden können
- Ein größerer Gegenstand oder ein größeres Spielzeug, das mit beiden Händen getragen werden muss (z. B. Fußball) für Item 72
- Zusätzliche Spielzeuge können zur Motivationssteigerung des Kindes während des gesamten Tests verwendet werden
- Ein Hocker auf Rollen oder ein Wagen zum Schieben kann im Item 51 notwendig werden, wenn das Kind nur mit Festhalten vorwärts gehen kann.

Wenn eines der Materialien nicht zur Verfügung steht, wählen Sie ein geeignetes anderes, das der obigen Beschreibung so nahe wie möglich kommt. Notieren Sie jede Abweichung von den Testmaterialien vorne auf dem Bewertungsbogen unter »Testbedingungen« oder in den Bewertungsnotizen in der GMFM App+. Bei Wiederholungstests sollten stets die gleichen Materialien verwendet werden.

Umgebung

Die Umgebung sollte angenehm sein, um das Kind zu ermutigen, die bestmögliche Leistung für jedes Item zu erbringen. Der Raum sollte groß genug sein, um für die erforderlichen Aktivitäten, die Testmaterialien, das Kind und die Untersucherin genügend Platz zu bieten und er sollte warm genug sein. Der Boden sollte glatt und fest sein. Das Kind sollte sich während der Testsituation wohlfühlen und gegebenenfalls von einem Elternteil oder einer Bezugsperson begleitet werden. Diese darf dem Kind jedoch bei der Durchführung der Items nicht helfen, es sei denn, es handelt sich um Items mit »Hands On«, z. B. bei Item 67. Die Untersucherin sollte sicherstellen, dass die Testbedingungen so gleichbleibend wie möglich sind, um Änderungen in der Beurteilung, welche durch Veränderungen in der Umgebung bedingt sind, zu minimieren. Jede spezifische Veränderung in der Umgebung sollte auf der Vorderseite des Bewertungsbogens oder in den Bewertungsnotizen der GMFM App+ vermerkt werden, um sicherzugehen, dass diese bei nachfolgenden Tests wiederholt werden.

Kleidung

Das Kind sollte sich wohl fühlen, aber es sollte so wenig Kleidung wie möglich tragen, damit es von der Untersucherin möglichst gut beobachtet werden kann. Kurze Hosen und ein T-Shirt sind ideal. Das Kind soll ohne Schuhe getestet werden.

Testung

Bevor Sie mit dem Test beginnen, sollten Sie die speziellen Richtlinien für die Item-Bewertung, die Begriffsdefinitionen und den Bewertungsbogen bereitlegen. Vor Testbeginn sollte die Vorderseite des Bewertungsbogens oder das GMFM App+ Profil ausgefüllt sein.

Der Schweregrad der motorischen Beeinträchtigung wird anhand des Gross Motor Classification System, Expanded and Revised (GMFCS-E&R) für Kinder mit Cerebralparese (Palisano et al. 1997, 2008 [▶ Anhang 8]) bestimmt. Dies erleichtert die Kommunikation mit der Familie und den Kolleginnen und kann verwendet werden, um Veränderungen auf der entsprechenden Referenzkurve für die körpermotorische Funktion darzustellen.

Die Testbedingungen sollten Hinweise auf alle spezifischen Faktoren in der Umgebung enthalten, die die Fähigkeit des Kindes zur Durchführung des Tests beeinflussen oder die standardisierten Testbedingungen stören könnten. Diese Aspekte der Umgebung, sowie spezifische Faktoren wie Wohlbefinden, Motivation oder Verhalten des Kindes sollten auf dem Bewertungsbogen oder in den GMFM App+ Bewertungsnotizen vermerkt werden.

Jedes Item, das für das Kind durchführbar ist, sollte getestet werden. Es ist wichtig, bei der Bewertung der Items, die das Kind zum Zeitpunkt der Beurteilung nicht durchführen kann (Bewertung »0«) und der Items, die aus welchen Gründen auch immer nicht getestet wurden (»NT«), genau zu sein, um das tatsächliche Funktionsniveau des Kindes so exakt wie möglich wiederzugeben. Mit der GMFM-66 werden Items, die ein Kind verweigert oder die als nicht durchführbar erachtet werden, als »Nicht getestet [NT]« markiert und die GMAE-Computerauswertungsprogramme behandeln sie als fehlend (»Missing«). Bei der Berechnung der Dimensions- oder Gesamt-Scores der GMFM-88 wird jedoch ein Item als »0« gewertet, wenn ein Kind in diesem Item nicht getestet wird oder es sich weigert, das Item durchzuführen.

Obwohl die Items in jeder Dimension ungefähr in einer Entwicklungsreihenfolge angeordnet sind, wissen wir aus der Rasch-Analyse, dass die Items auf dem Bewertungsbogen nicht in der Reihenfolge nach Schwierigkeit angeordnet sind. Es kann daher nicht davon ausgegangen werden, dass irgendeine Anzahl von Items auf Grundlage der bei den vorangegangenen Items erzielten Scores bewertet werden können. Sowohl die Dimensionen als auch die Items innerhalb der Dimensionen sind in einer Entwicklungsreihenfolge angeordnet, und die Items am Ende einer Dimension können schwieriger sein als die Items am Anfang der nächsten. Es wird daher für die GMFM-88 vorgeschlagen, dass diese Items möglichst am Anfang jeder Dimension getestet werden.

Es kann der Untersucherin helfen, die Items in der vorgegebenen Reihenfolge zu testen, damit sie nicht versehentlich Items auslässt; es ist jedoch zulässig, die Items in beliebiger Reihenfolge zu testen. Wenn zum Beispiel die Mitarbeit ein Problem ist, kann es ratsam sein, mit den Items zu beginnen, die für das Kind am leichtesten zu akzeptieren sind oder Items zu testen, die das Kind bereits kann.

Das Kind hat höchstens drei Versuche für jedes Item. Es ist erlaubt das spontane Ausführen bei jedem Item zu bewerten. Wenn das Kind die Aufgabe beim ersten Versuch korrekt durchführt, ist keine weitere Testung des Items notwendig. Verbale Ermutigung oder Demonstration ist bei jedem Item erlaubt. Dem Kind kann auch während eines »Vorversuches« geholfen werden, um sicher zu gehen, dass es das Item verstanden hat. Der Score basiert auf der *besten* Leistung von maximal drei Versuchen. Die Bewertung sollte konservativ erfolgen. Wenn Sie unsicher sind, welchen Score Sie vergeben sollen, wählen Sie die *niedrigere* der beiden möglichen Scores. Auf diese Weise kann das Kind beim nächsten Test Punkte erhalten, wenn sich seine Leistung verbessert hat.

Das Kind kann, wenn es erforderlich ist, in die Ausgangsposition gebracht werden. Da es sich um ein Beobachtungsinstrument handelt, ist keine zusätzliche Unterstützung oder Hilfestellung erlaubt, es sei denn, es wird ausdrücklich darauf hingewiesen. Wenn das Kind die Ausgangsposition nicht beibehalten kann, erhält es für dieses Item einen Score von 0.

Faktoren, welche die Validität der Bewertung beeinflussen können

Das Kind sollte ermutigt werden, so viele Items wie möglich zu versuchen, um das bestmögliche Ergebnis zu erzielen. Untersuchungen haben gezeigt, dass ein GMFM-66-Score mit nur 13 Items bestimmt werden kann. Obwohl es verlockend ist, nur die Mindestanzahl von Items zu testen, nimmt die Übereinstimmung zwischen dem tatsächlichen und dem geschätzten Ergebnis mit der Anzahl der getesteten Items zu. Die Kinder sollten ermutigt werden, so viele Items wie möglich zu versuchen, um einen möglichst genauen Wert zu erhalten. Wenn eine Auswahl von Items getestet wird, ist es wichtig, dass Items in der Nähe des aktuellen Fähigkeitsniveaus des Kindes getestet werden, bei denen es Schwankungen in den Scores 0, 1, 2 und 3 gibt. Wenn ein Kind zum Beispiel nur »0« oder nur »3« bei den getesteten Items erzielt, gibt es nicht genügend Informationen für eine gute Einschätzung der Fähigkeiten und Einschränkungen des Kindes. Die Item-Sets- und die Basal & Ceiling-Versionen können die Auswahl der besten Test-Items erleichtern.

Einige Kinder werden manchmal »unkooperativ«, sobald sie spüren, dass sie getestet werden. Für diese Kinder ist es empfehlenswert, die Bewertung aufgrund der spontanen Ausführung des Items in der Testumgebung durchzuführen. Jede Strategie, die sich mit den definierten Richtlinien vereinbaren lässt, kann eingesetzt werden (z. B. imitieren lassen, Rollenspiele usw.). Andere Spielsachen und Gegenstände können als Anreiz eingesetzt werden. Oft weigern sich Kinder, die z. B. im Vierfüßlerstand krabbeln können, das Item 38 (»Bauchlage: robbt 1,80 m vorwärts«) durchzuführen, obwohl sie robben können. Eine gute Möglichkeit, dieses Item dennoch zu testen, ist es, die Kinder durch einen Tunnel robben zu lassen, insbesondere wenn sie jemandem hinterher robben können.

Wer glaubt, ein Kind sei in der Lage ein Item auszuführen, das es im Moment verweigert, kehrt am Schluss des Tests zu diesem Item zurück. Wenn die Untersucherin die Durchführung des Items nicht aus dem Kind herauslocken kann oder die Ausführung des Items nicht den tatsächlichen funktionellen Fähigkeiten des Kindes entsprechen, sollte dieses Item als »nicht getestet« (NT) im Bewertungsbogen bewertet werden.

Besondere Durchführungsrichtlinien für die Bewertung von Kindern mit CP

Bewertung der einzelnen Items

Die Bewertung erfolgt für jedes Item auf einer 4-Punkte-Skala unter Verwendung von Item-spezifischen Beschreibungen, die auf dem folgenden allgemeinen Bewertungsschlüssel basieren:

- 0 = Initiiert nicht
- 1 = Initiiert
- 2 = Vollendet teilweise
- 3 = Vollendet
- NT = Nicht getestet

Die GMFM ist ein Kriterien-bezogener Test und alle vier Aktivitätsebenen sind für jedes Item detailliert beschrieben. Der Bewertungsschlüssel wird als generelle Richtlinie eingesetzt.

»Initiiert nicht« (0) beschreibt ein Kind, das aufgefordert wird, ein Item zu versuchen, es aber nicht in der Lage ist, irgendeinen Teil der Aktivität zu beginnen. »Initiiert« (1) bezieht sich auf ein Kind, das mit der Durchführung des Items beginnt, aber weniger als 10 % der beschriebenen Aktivität ausführt. »Vollendet teilweise« (2) bezieht sich auf ein Kind, das über 10 %, aber unter 100 % des Items durchführen kann. »Vollendet« (3) bedeutet, dass ein Kind das Item zu 100 % – genau so, wie beschrieben – durchführen kann. »NT« bedeutet, dass ein Item nicht getestet wurde oder ein Kind sich weigert, ein Item zu versuchen, während die Untersucherin Grund zu der Annahme hat, dass das Kind das Item zumindest teilweise ausführen könnte. Es könnte beispielsweise schwierig sein, ein Item zu testen, wenn das Kind in seiner motorischen Entwicklung schon weiter ist.

Beschreibungen für jeden Score (0, 1, 2, 3) eines jeden Items sind in den Richtlinien unter den Anleitungen aufgeführt. Für die Bewertung jedes Items ist es unerlässlich, dass die Richtlinien herangezogen werden.

Die Ausgangsstellung für jedes Item ist vor dem Doppelpunkt angegeben (z. B. Item 8: »Rückenlage: dreht sich in Bauchlage über die rechte Seite.« Die Ausgangsstellung in diesem Beispiel ist die Rückenlage, der Rest der Beschreibung gibt das höchste Funktionsniveau an, das bei diesem Item erlangt werden kann (für eine Bewertung von 3).

Unabhängig von dem erreichten Score ist die Ausgangsstellung für jedes Item gleich, mit Ausnahme der Items 48, 49 und 50. Bei diesen 3 Items wird die Therapeutin angewiesen, das Kind in die geforderten Ausgangsstellungen zu bringen (für einen Score von 1), wenn das Kind nicht allein in diese Position gelangen kann.

Es gibt zwei Arten von Items: dynamische und statische. Dynamische Items erfordern Bewegung. Dies kann einen Bewegungsübergang von einer Position zu einer anderen beinhalten (z. B. Item 14 »Bauchlage: dreht sich über die rechte Seite in die Rückenlage«). Auch kann eine Bewegung durchgeführt werden, während eine Position gehalten werden muss (z. B. Item 78 »Stand: kickt Ball mit dem rechten Fuß«). Damit das Kind einen Score über Null erreicht, muss eine Bewegung in die beabsichtigte Richtung beobachtet werden können. Statische Items erfordern keine Bewegung. Vielmehr muss die Ausgangsstellung für einen bestimmten Zeitraum gehalten werden (z. B. Item 39 »Vierfüßlerstand: Gewicht auf Händen und Knien, hält Stellung 10 Sekunden«). Ist eine Bewertung von 1 definiert als »hält die Stellung weniger als 3 Sekunden« (z. B. Item 39), sollen auch Kinder den Score von 1 erhalten, welche die Stellung kurzzeitig für einen Moment halten können. Es muss jedoch deutlich erkennbar sein, dass das Kind versucht, die Position zu halten.

Einige Items sind eine *Kombination* aus dynamischen und statischen Items (z. B. Item 48 »Sitz auf Matte: erreicht den Kniestand mithilfe der Arme, kann sich freihändig 10 Sekunden halten«). Diese Items erfordern sowohl das Einnehmen einer Position als auch das Halten dieser Position für eine bestimmte Zeit.

> Die Richtlinien für die Bewertung der einzelnen Items und das Glossar finden Sie am Ende dieses Kapitels. Die Bewertung von Fallbeispielen findet sich in ▶ Kap. 7. Die Bewertungsbögen können kostenlos heruntergeladen werden von https://canchild.ca/en/resources/191-gross-motor-ability-estimator-gmae-2-scoring-software-for-the-gmfm oder über die GMFM App+.

Vor dem Ausfüllen eines Gesamt-Scores

Füllen Sie nach Abschluss des Tests das »Ja/Nein«-Feld nach der Dimension E auf dem Bewertungsbogen oder in den Bewertungsnotizen in der App aus. Bei der Beantwortung der Frage, ob es sich um die »normale« Leistung des Kindes handelt, berücksichtigen Sie Aspekte wie Gesundheit, Ermüdungsgrad, Grad der Compliance usw. Geben Sie im Abschnitt Kommentare/Bewertungsnotizen Informationen an, die die Bewertung der Items relativieren können (z. B. schlechte Befolgung der Items in Bauchlage, kürzliche Operation oder Krankheit usw.). In diesem Abschnitt können auch spezifische Bereiche beschrieben werden, die die Funktion zu beeinträchtigen scheinen (z. B. mangelnde Rumpfbeweglichkeit) oder spezifische Bereiche, auf die sich die Behandlung konzentrieren könnte.

Bestimmung eines Gesamt-Scores für die GMFM-88

Um einen Gesamt-Score für die GMFM-88 zu ermitteln, addieren Sie die Item Scores innerhalb jeder Dimension und übertragen Sie dies in die dritte Spalte des Abschnitts »Zusammenfassung der Bewertung« auf dem Bewertungsbogen. Alle Items, die als »nicht getestet« (NT) gekennzeichnet sind, müssen mit »0« bewertet werden. Anschließend wird für jede der fünf Dimensionen ein Prozentwert berechnet ([Score des Kindes/maximaler Score für diese Dimension] × 100). Der prozentuale Gesamt-Score für jede Dimension wird gemittelt, um den Gesamt-Score zu erhalten. Die GMFM App+ berechnet den Gesamt-Score.

Bestimmung eines Gesamt-Scores im Zielbereich bei der GMFM-88

Für den klinischen Einsatz hilft es zur Identifikation der Zielbereiche die gesamte GMFM-88 durchzuführen. Ebenso wie den aktuellen Funktionsstatus des Kindes (d. h. Informationen aus der GMFM-Bewertung), gibt es eine Reihe weiterer Faktoren, die bei der Bestimmung der Zielbereiche zu berücksichtigen sind. Dazu gehört das Alter des Kindes, die aktuellen Ziele des Kindes und der Familie (z. B. gehen mit einer Gehhilfe) und die im häuslichen und schulischen Umfeld des Kindes erforderlichen Fähigkeiten. Anschließend würde man nur die Dimensionen in den Zielbereichen bewerten, um die Veränderung zu messen.

Diese Vorgehensweise spart zwar Zeit, kann jedoch dazu führen, dass Bereiche der motorischen Funktion nicht berücksichtigt, und daher bei der Folgeuntersuchung nicht bewertet werden. Zum Beispiel kann eine Veränderung im Gleichgewicht beim Stehen und Gehen mit einer verbesserten Sitzfähigkeit verbunden sein, diese Veränderungen würden jedoch übersehen werden, wenn die Items im Sitzen nicht bewertet würden. Aus Testperspektive kann die Verwendung der Dimensionen in Zielbereichen die Responsivität des Tests erhöhen, um in diesen spezifischen Bereichen wichtige Veränderungen über die Zeit zu erkennen. Es gibt jedoch einige Bedenken, nur einen Teil der Dimensionen für die Berechnung eines Scores im Zielbereich zu verwenden. Bei der Betrachtung der ursprünglichen GMFM-88-Validierungsdaten (▶ Tab. 3.3) zeigte sich, dass der GMFM-Gesamt-Score höher als angenommen mit den externen Testkriterien korreliert (Therapeutinnen [r = 0,65], Eltern [r = 0,54] und verblindete Videobewertungen [r = 0,82]). Die Korrelationen für die einzelnen Dimensionen sind viel variabler, was die Frage aufwirft, ob die einzelnen Dimensionen ein ebenso valider Indikator für Veränderungen sind wie der Gesamt-Score.

Bestimmung eines Gesamt-Scores für die GMFM-66 für Kinder mit CP ohne Schuhe oder Orthesen

Für die GMFM-66 erfolgt die Durchführung und Bewertung der einzelnen Items auf die gleiche Weise wie für die GMFM-88, es müssen jedoch weniger Items durchgeführt werden. Die 66 Items, die die eindimensionale Skala der GMFM-66 bilden, sind auf dem Bewertungsbogen durch Schattierung und ein Sternchen (▶ Anhang 5) gekennzeichnet oder werden bei Verwendung der GMFM App+ auf dem Bildschirm angezeigt.

Die Berechnung eines GMFM-66-Scores und des Standardmessfehlers um den Score erfordert die Verwendung des GMAE-2. Der GMAE-2 kann jetzt von http://motorgrowth.canchild.ca/en/GMFM/gmae.asp heruntergeladen werden, ist aber nicht mit neueren Computer-Betriebssystemen kompatibel. Der GMAE-3 ist über die GMFM App+ erhältlich. Das GMAE-Programm kann zwar die körpermotorischen Fähigkeiten eines Kindes auch bei fehlenden Daten genau einschätzen, aber je mehr Items bewertet wurden, desto genauer wird die Bewertung. Es ist nicht möglich, den Test mit der GMFM-66 ohne das Computerprogramm auszuwerten.

Bestimmung der Gesamt-Scores beim Testen mit Hilfsmitteln/Orthesen

Die GMFM-88 und nicht die GMFM-66 (oder eine der verkürzten Versionen) ist der Test für Kinder, um die Auswirkungen von Hilfsmittel wie Gehhilfen, Unterarmstützen oder Stöcken und/oder Orthesen oder Schuhe zu erfassen (in der GMFM werden Schuhe als Orthesen betrachtet). Für Forschungszwecke schlagen die Entwicklerinnen vor, dieselben Hilfsmittel/Orthesen für dieselben Dimensionen bei der Folgetestung zu verwenden. Dies stellt sicher, dass jegliche Befundänderungen auf Funktionsänderungen zurückzuführen und nicht durch die Tatsache bedingt sind, dass das Hilfsmittel bei anderen Items eingesetzt wurde.

Die Bestimmung des Gesamt-Scores oder des Gesamt-Scores im Zielbereich mit Hilfsmitteln oder Orthesen wird entsprechend der Bewertung ohne Einsatz der Hilfsmittel durchgeführt. Die Scores ohne Hilfsmittel werden für die Dimensionen verwendet, die vor dem Einsatz mit dem Hilfsmittel/der Orthese zum ersten Mal untersucht wurden und die Scores mit Hilfsmitteln werden danach verwendet. (Zunächst werden die Ergebnisse ohne Hilfsmittel, anschließend die Ergebnisse mit Hilfsmittel notiert). Weitere Einzelheiten zur Bewertung mit Hilfsmitteln und Orthesen finden Sie in den nachfolgenden Richtlinien.

Richtlinien zum Testen mit Hilfsmitteln/Orthesen

Zur Beurteilung der Wirkung von Hilfsmitteln/Orthesen auf die Bewertung des Kindes sollte die Untersucherin das Kind zunächst ohne Hilfsmittel/Orthesen testen und dann mit dem entsprechenden Hilfsmittel/Orthese *erneut testen*.

Auf dem Bewertungsbogen wird angegeben, welche Hilfsmittel/Orthesen verwendet und in welcher Dimension sie angewendet werden. In der GMFM App+ können diese Informationen in die Bewertungsnotizen eingetragen werden. Achten Sie darauf, alle Hilfsmittel/Orthesen anzugeben, die während der Untersuchung verwendet werden, und beschreiben Sie diese so genau wie möglich, da diese Angaben bei nachfolgenden Tests noch benötigt werden.

Wenn ein Kind mit Hilfsmitteln/Orthesen getestet werden soll, gelten dieselben Richtlinien, wobei die folgenden Punkte zu beachten sind.

Bevor mit Hilfsmitteln/Orthesen getestet wird, sollte die Untersucherin sich genau überlegen, was sie über die Körpermotorik des Kindes wissen möchte. Soll zum

Beispiel die funktionelle Auswirkung neuer Orthesen oder eines neuen Rollators oder eine Kombination von beidem untersucht werden?

Wenn man dies berücksichtigt, können bis zu 4 Untersuchungen erforderlich sein, je nachdem welche Informationen benötigt werden.

Zum Beispiel:

1. Testen ohne Hilfsmittel oder Orthesen
2. Testen mit Orthesen
3. Testen mit Hilfsmitteln
4. Testen mit Hilfsmitteln und Orthesen

Testen mit Hilfsmitteln

Es ist nicht notwendig, die gesamte GMFM mit Hilfsmitteln/Orthesen zu wiederholen. Es wird davon ausgegangen, dass die zu bewertenden Hilfsmittel zur Unterstützung beim Stehen und/oder Gehen verwendet werden sollen. Daher ist es nur dort angebracht mit Hilfsmitteln zu testen, wo das Stehen in dem Item enthalten oder Teil des Übergangs zwischen zwei Positionen ist (z. B. Item 37 »Boden: erreicht Sitz auf einer hohen Bank«).

Dies gilt für alle Items, in denen »freihändiges« Stehen angegeben oder impliziert ist, sowie für die Items, die das Stehen »mit Festhalten« oder »mithilfe der Arme« einschließen.

Wie bei den Orthesen werden die meisten Untersucherinnen anfänglich das Testen mit Hilfsmitteln erwägen, um deren positiven Einfluss auf Steh- und Gehaktivitäten zu bestimmen. Es ist jedoch auch wichtig den negativen Einfluss, den diese Hilfsmittel haben können, zu bedenken. Ein negativer Einfluss ist am wahrscheinlichsten bei Hilfsmitteln, die Bewegungsübergänge in den Stand oder aus dem Stand beeinträchtigen. Obwohl sie einen positiven Einfluss auf die Bewertung haben können, wenn das Kind während des gesamten Items steht, können sie sich bei Items, die den Übergang in oder aus dem Stand erfordern, negativ auf die Bewertung auswirken. So würde zum Beispiel bei Item 52 (»Auf dem Boden: zieht sich an hoher Bank in den Stand«), ein Kind, das initiiert, sich zum Stand ohne Hilfe hochzuziehen, davon abgehalten werden, wenn es ein Hilfsmittel wie eine Gehhilfe (Walker) benutzt, bei der das Kind in der stehenden Position sicher ist. In diesem Beispiel wäre die Bewertung ohne Hilfe 1 und die Bewertung mit Hilfe wäre 0.

Wenn mit Hilfsmitteln getestet wird, kommen lediglich die folgenden Items in Betracht.

Liegen und Drehen:	keine Hilfsmittel
Sitzen:	Items 35–37 Wenn die Items 35–37 »mit Hilfsmittel« getestet werden, beziehen Sie das Sitzen in die zu testenden Dimensionen mit ein, auch wenn diese 3 Items in die Erst- und Wiederholungstests aufgenommen werden. Wenn eine dieser 3 Items durchgeführt werden soll, müssen alle 3 aufgenommen werden.
Krabbeln und Knien:	keine Hilfsmittel
Stehen:	Alle Items, vorausgesetzt, dass die Kriterien für jeden Score (mit Ausnahme von »freihändig«) weiterhin erfüllt werden können. So kann zum Beispiel in Item 59 (»Sitz auf niedriger Bank: erreicht den Stand ohne Hilfe der Arme«) das Hilfsmittel als Stütze beim Stehen verwendet werden, jedoch müssen die Kriterien für jeden Score weiterhin erfüllt sein. Das heißt, für den Score von 1 kann das Kind den Stand unter Verwendung des Hilfsmittels initiieren. Für den Score von 2 kann das Kind mithilfe des Hilfsmittels und mithilfe der Arme auf der Bank den Stand erreichen. Für den Score von 3 kann das Kind unter Verwendung des Hilfsmittels den Stand erreichen. Bei den Items 52, 54 und 55 kann das Hilfsmittel anstelle der hohen Bank verwendet werden (vorausgesetzt, sie erfüllt das Höhenkriterium) für die Bewertung »ohne Hilfsmittel/Orthesen« oder ein Hilfsmittel kann zusätzlich zur hohen Bank verwendet werden und in die Bewertung »mit Hilfsmittel/ Orthesen« aufgenommen werden.
Gehen, Rennen und Springen:	Alle Items, vorausgesetzt dass die Kriterien für jeden Score (mit Ausnahme von »freihändig«) weiterhin erfüllt werden können. So kann zum Beispiel in Item 69 (»Stand: geht 10 Schritte vorwärts«) das Hilfsmittel zur Unterstützung des Stehens und des Vorwärtsgehens verwendet werden, die anderen Kriterien für jeden Score müssen jedoch weiterhin erfüllt sein. Das heißt, für den Score von 1 kann das Kind das Hilfsmittel benutzen, um weniger als 3 Schritte vorwärtszugehen. Für den Score von 2 kann das Kind das Hilfsmittel benutzen, um drei bis neun Schritte vorwärtszulaufen und für den Score von 3 kann das Kind mit dem Hilfsmittel 10 Schritte vorwärtslaufen. In den Items 84–88 muss das Hilfsmittel (z. B. Unterarmgehstütze oder Gehstock) für diese Aktivitäten sicher sein. Wenn es nicht für sicher oder adäquat gehalten wird – zum Beispiel im Fall eines Walkers – muss der Score von 0 beim Testen mit Hilfsmitteln gegeben werden.

Wenn Items im Stehen oder Gehen, Rennen und Springen getestet werden sollen, *muss das Hilfsmittel zu Beginn der Dimension, die die gewünschten Items enthält, eingesetzt werden*. Dies gilt sowohl für die Erst- als auch für die nachfolgenden Tests.

Testen mit Orthesen

Orthesen können in jeder Dimension verwendet werden, obwohl die meisten Untersucherinnen sich wahrscheinlich dazu entschließen, ihre Wirkung auf die Motorik im Stehen und Gehen, Rennen und Springen zu bestimmen. Bei einigen

Kindern kann es jedoch auch wichtig sein, in einigen der unteren Dimensionen zu testen, da Orthesen hier sowohl einen negativen als auch einen positiven Einfluss auf die Körpermotorik haben können. Dies hängt ebenso in hohem Maße vom derzeitigen Entwicklungsstand der kindlichen Motorik ab.

Wenn mit Orthesen getestet wird, müssen diese zu Beginn einer Dimension, die die gewünschten Items enthält, angelegt werden. Genauso muss auch im Wiederholungstest verfahren werden, wenn ein valider Vergleich zustande kommen soll.

Bewertung mit Hilfsmitteln/Orthesen

Es ist zu erwarten, dass Hilfsmittel dort die größte Auswirkung auf den Score haben, wo angegeben oder impliziert ist, dass das Stehen oder Gehen »freihändig« erfolgen soll (d. h. die Items 53, 56–64 und 69–83).

Ein Kind, das beispielsweise nicht in der Lage ist, freihändig stehenzubleiben oder einige Schritte zu gehen, ohne sich mit beiden Händen festzuhalten, kann die folgenden Scores erreichen, wenn es sich mit beiden Händen an einem Rollator festhält.

Item	Ohne Hilfsmittel	Mit Hilfsmittel
53	1	3
56	0	1–3
69	0	1–3

Wenn sich die Motorik des Kindes durch die Hilfsmittel/Orthesen verändert, tragen Sie ein »A« in das entsprechende Kästchen für diesen Score ein. Wenn ein Kind zum Beispiel in Item 57 (»Stand: linker Fuß abgehoben, hält Stellung freihändig 10 Sekunden«) beim Test ohne Hilfsmittel den Score 2 erreicht und dann mit Hilfsmitteln/Orthesen den Score 3, stellt sich die Bewertung folgendermaßen dar:

57.	Stand:	0	1	2	✓ 3	A	57.

(Wobei sich ✓ auf »getestet« unter den üblichen Bedingungen bezieht und »A« die funktionelle Leistung mit dem Hilfsmittel bedeutet). Wenn sich die Motorik des Kindes durch die Hilfsmittel/Orthesen nicht verändert, wird auch die Bewertung nicht verändert. Wenn Sie die GMFM App+ verwenden, wird ein separates Punkte-Set benötigt, um die Versuche mit Orthesen und/oder Hilfsmitteln einzutragen.

Bestimmung des Gesamt-Scores und des Gesamt-Scores im Zielbereich mit Hilfsmittel/Orthesen

Für die Berechnung zur Ermittlung des Gesamt-Scores und des Gesamt-Scores im Zielbereich bei Verwendung von Hilfsmitteln/Orthesen werden die gleichen Berechnungsverfahren verwendet wie für die Bewertungen »ohne Hilfsmittel«.

Der Gesamt-Score mit Hilfsmittel/Orthesen wird berechnet, indem die Scores für alle Items in jeder der mit Hilfsmittel/Orthesen getesteten Dimensionen addiert werden. Wo die Bewertung der Items verändert wurde, addieren Sie die mit »A« gekennzeichneten Scores. Wo die Bewertung der Items nicht verändert wurde, addieren Sie die mit »✓« gekennzeichneten Scores. Die Gesamt-Scores im Zielbereich mit Hilfsmittel/Orthesen erhält man mithilfe der als Zielbereiche bestimmten Dimensionen.

52.	Auf dem Boden:	0		1		2		3	✓	52.
53.	Stand:	0		1	✓	2		3	A	53.
54.	Stand:	0		1	✓	2		3		54.
55.	Stand:	0		1	✓	2		3		55.
56.	Stand:	0	✓	1		2	A	3		56.
57.	Stand:	0	✓	1	A	2		3		57.
58.	Stand:	0	✓	1	A	2		3		58.
59.	Sitz auf niedriger Bank:	0		1	✓	2		3	A	59.
60.	Kniestand:	0	✓	1	A	2		3	A	60.
61.	Kniestand:	0	✓	1	A	2		3	A	61.
62.	Stand:	0	✓	1	A	2		3	A	62.
63.	Stand:	0	✓	1	A	2		3	A	63.
64.	Stand:	0	✓	1	A	2		3	A	64.

Dimension D insgesamt
Der Gesamt-Score für Dimension D (ohne Hilfsmittel) beträgt 7.
Der Gesamt-Score für Dimension D (mit Hilfsmittel/Orthesen) beträgt 20.

Durchführung und Bewertung der GMFM-88 bei Kindern mit Down-Syndrom

Die GMFM-88 wurde validiert, um bei Kindern mit Down-Syndrom Veränderungen der körpermotorischen Funktionen über die Zeit zu messen (Russell et al. 1998). Die GMFM-66 ist für Kinder mit Down-Syndrom kein passender Test, da der Schwierigkeitsgrad der Items der GMFM-66 speziell anhand einer großen Studie von Kindern mit CP ermittelt wurde und diese Gewichtung der Items könnte bei Kindern mit Down-Syndrom völlig unterschiedlich sein. Die GMFM-88 kann zur

Beurteilung von Kindern mit Down-Syndrom verwendet werden. Die Autorinnen konnten zeigen, dass die »Reported Scores« eine bessere Reliabilität, Validität und Responsivität für Veränderungen haben als die Standardbewertung. Dieser Ansatz wurde bei Kindern mit CP noch nicht untersucht. Richtlinien zum Gebrauch von »Reported Scores« werden später in diesem Kapitel behandelt.

Die Untersuchung und Behandlung von Kindern mit Down-Syndrom erfordert häufig andere Strategien als bei Kindern mit CP. Gemus et al. (2001) berichteten über ihre klinischen Erfahrungen im Gebrauch der GMFM-88 zur Evaluation der motorischen Funktionen bei Kindern mit Down-Syndrom. Sie stellten hilfreiche Strategien vor, um die Compliance des Kindes bei einem standardisierten Test zu steigern. Diese Strategien sind in die folgenden Richtlinien aufgenommen.

Qualifikationen der Untersucherinnen für die Durchführung bei Kindern mit Down-Syndrom

Kinder mit Down-Syndrom sind meist mobiler als gleichaltrige Kinder mit CP. Gewöhnlich haben sie nicht in dem gleichen Maße Physiotherapie erhalten und fühlen sich deshalb möglicherweise bei einer körperlichen Untersuchung nicht so wohl. Die Therapeutinnen sollten sich bei der Planung der Untersuchung und der Informationsweitergabe dieser Aspekte bewusst sein. Die Untersucherinnen sollten in der Lage sein, die Umgebung und auch ihre eigenen Strategien so anzupassen, dass eine möglichst vollständige Untersuchung durchgeführt werden kann.

Ein Vorteil ist die genaue Kenntnis der einzelnen Items, sodass sie, wenn nötig, schnell und gezielt zwischen den Items und Dimensionen wechseln können.

Durchführungszeit

Die Durchführungszeit sollte die gleiche sein, wie bei Kindern mit CP. Es könnte mehr Zeit für kurze Pausen oder die Aufteilung in mehr als eine Untersuchung nötig werden; dann gelten die gleichen Bedingungen, wie sie bei Kindern mit CP beschrieben sind.

Allgemeine Richtlinien zur Durchführung des Tests

Testmaterialien

Die Testmaterialien sind die gleichen, wie bei Kindern mit CP. Bei Kindern, die nicht an Therapieeinrichtungen gewöhnt sind, sollten Testmaterialien verwendet werden, die dem Kind bekannt sind (d. h. so wenig institutionell wie möglich). Es könnte sich auch als günstig erweisen, wenn Eltern kleine Gegenstände mitbringen, die dem Kind vertraut sind, beruhigend wirken und die während des Tests eingesetzt werden können.

Umgebung

Die Umgebung sollte die gleiche sein wie bei Kindern mit CP. Es sollte darauf geachtet werden, dass der Raum gut zu beaufsichtigen und möglichst frei von Ab-
lenkungen ist. Für Kinder mit selbständiger Fortbewegung sollte die Tür im Raum
nicht zu öffnen sein und Gegenstände, die für die Untersuchung nicht benötigt
werden, sollten entfernt werden. Insgesamt muss der Raum nicht größer sein, als
für die Durchführung der einzelnen Items notwendig ist. Die Items im Gehen und
Rennen benötigen den meisten Platz und könnten in einem größeren Raum, separat von den anderen Items, durchgeführt werden.

Die An- bzw. Abwesenheit einer Bezugsperson sollte besonders berücksichtigt
werden. Wenn »Reported Scores« vorkommen, muss eine Bezugsperson bei der
Untersuchung anwesend sein, die am besten über die motorischen Fähigkeiten des
Kindes Auskunft geben kann.

Viele Kinder mit Down-Syndrom sprechen besser auf visuelle als auf akustische
Instruktionen an. Ein Elternteil oder andere vertraute Personen (Geschwister) können helfen, wenn es darum geht, bei vielen der GMFM-Items ein »Vorbild« für die
Imitation zu sein. Natürlich sollte dies vor der Untersuchung besprochen werden,
damit die entsprechenden Personen auch bei der Untersuchung anwesend sind.

Kleidung

Auch für die Kleidung gelten die gleichen Bedingungen wie bei der Untersuchung
von Kindern mit CP. Das Kind sollte so wenig wie möglich bekleidet sein, um die
Beobachtung durch den Untersucher nicht zu beeinträchtigen. Das Kind soll *ohne*
Schuhe getestet werden.

Durchführung

Die Untersuchungsrichtlinien für die GMFM-88 bei Kindern mit CP haben auch
Gültigkeit für Kinder mit Down-Syndrom. Jedoch bedarf es vor dem Test mehr
Überlegungen bezüglich der Personen, die anwesend sein sollten und wie die Un-
tersuchung strukturiert werden sollte, um das bestmögliche Ergebnis zu erhalten.

Für Kinder mit Down-Syndrom kann nicht das Gross Motor Function Classification System (GMFCS) zur Bestimmung des Schweregrads der motorischen Beeinträchtigung herangezogen werden. ▶ Tab. 6.1 zeigt die Gross Motor Impairment
Rating Scale (Palisano et al. 2001), die für die Validierungsstudie der GMFM-88 bei
Kindern mit Down-Syndrom entwickelt und benutzt wurde. Es ist jedoch wichtig
darauf hinzuweisen, dass eine weitere Validierung dieses Klassifikationssystems benötigt wird.

Obgleich es für die Untersucherin leichter ist, die Items der Reihenfolge nach
zu testen, ist dies in der Regel nicht das, was das Kind möchte. Wenn es sinnvoll erscheint, sollte dem Kind und der Bezugsperson eine kurze Beschreibung über den
Ablauf der Untersuchung gegeben werden. Meist ist es am besten, wenn man mit
den Dimensionen beginnt, in denen sich das Kind wohlfühlt oder die es geschickt

bewältigen kann. Bei älteren Kindern hat es sich bewährt, das Kind selbst auswählen zu lassen, in welcher Dimension oder mit welchen Items es beginnen möchte. Verfangen Sie sich dabei aber nicht bei Fragen, die mit »Ja« und »Nein« beantwortet werden, sodass dem Kind die Möglichkeit gegeben wird, Aktivitäten zu verweigern, die ein Teil der Untersuchung sind. Treffen Sie stattdessen eine Entscheidung darüber, was zu tun ist, und lassen Sie dem Kind die Wahl, wie es das tun soll.

Häufig zeigen die Kinder viele Items spontan, vor allem wenn der Raum vorher mit den Testmaterialien und Spielzeug zur Motivation gut gestaltet wurde. Es ist nicht ungewöhnlich, wenn man die Hälfte der Untersuchung abschließt, ohne dass man das Kind anfassen oder sonst irgendwie eingreifen musste. Dafür muss die Untersucherin allerdings mit dem Test so gut vertraut sein, dass sie die einzelnen Items kennt und sie gleich bewerten kann, wenn sie in der spontanen Aktivität auftreten. Die Kombination von spontaner Durchführung für so viele Items wie möglich und spezieller Instruktion für die noch fehlenden Items ist gut für die Untersucherin und die Kinder. Die Durchführung durch Imitation mit nur minimaler verbaler Instruktion scheint am erfolgreichsten zu sein. Diese beiden Arten der Durchführung sind am wenigsten bedrohlich, wenn ein Elternteil oder andere Bezugspersonen miteinbezogen werden können. Dieses Verfahren gibt der Untersucherin Zeit zur Bewertung und zur Vorbereitung auf das nächste Item und dem Kind das Gefühl von Kontrolle und Freude.

Tab. 6.1: Bewertungsskala für motorische Beeinträchtigungen (Motor Impairment Rating Scale) für Kinder mit Down-Syndrom (modifiziert nach Palisano et al. 2001)

Mild:	Beobachtung von Bewegungsmustern auf ähnlicher motorischer Entwicklungsstufe wie bei Kindern ohne Down-Syndrom. Das Kind zeigt einen ausreichenden Muskeltonus, Kraft und willkürliche Kontrolle zur Initiierung, Adaption und dem Aufrechterhalten von Bewegungen während des Spiels.
Mittelschwer:	Das Kind ist fähig, während des Spiels Bewegungen zu initiieren, sie durchzuhalten und sich an Bewegungen anzupassen; die Bewegungsmuster sind jedoch weniger effizient als bei Kindern ohne Down-Syndrom. Die Bewegungen sind charakterisiert von Hypermobilität in einigen gewichtstragenden Gelenken, einer breiten Unterstützungsfläche, reduziertem Gleichgewicht und kompensatorischen Bewegungen, wenn Muskeltonus und Kraft nicht adäquat an die Anforderungen der gestellten Items angepasst sind.
Schwer:	Das Kind hat während des Spiels Schwierigkeiten, Bewegungen zu initiieren, sich an Bewegungen anzupassen und sie durchzuhalten. Die Häufigkeit der Bewegungen und die physische Ausdauer können eingeschränkt sein. Bewegungsmuster sind ineffizient und kompensatorisch, bedingt durch den geringen Muskelton, die reduzierte Kraft und die Einschränkungen der willkürlichen Kontrolle der Bewegungen.

Spezielle Bewertungsrichtlinien für Kinder mit Down-Syndrom

Bewertung einzelner Items

Die Richtlinien für die Bewertung der GMFM-88 von Kindern mit CP sind auch für Kinder mit Down-Syndrom valide. Wie bereits erwähnt, ist die GMFM-66 für Kinder mit Down-Syndrom nicht geeignet, da sich die Hierarchie und damit der Schwierigkeitsgrad der einzelnen GMFM-66-Items auf Kinder mit CP bezieht, die schwerpunktmäßig andere motorische Probleme aufweisen.

Automatische Bewertung der Items

Bei Kindern mit Down-Syndrom gibt es bestimmte Situationen, in denen die folgenden Items automatisch bewertet werden können. Dies ist nicht auf Kinder mit CP übertragbar.

Sitzen: Items 21, 22, 23 und 24

Wenn das Kind spontan beim Halten des freihändigen Sitzes für mehr als 5 Sekunden beobachtet wird, kann man für die Items 23 und 24 auch den Score 3 vergeben. Außerdem können auch die Items 21 und 22, vorausgesetzt die Kriterien für »in die Vertikale« und/oder »in der Mittellinie« sind erfüllt, mit 3 Punkten bewertet werden. Wenn jedoch das Kind die Kriterien für »Kopf zur Mittellinie« und/oder »in die Vertikale« während des spontanen Sitzens nicht erreicht, kann der Score von 3 nicht vergeben werden. Dann müssen diese Items wie im Handbuch beschrieben durchgeführt und bewertet werden.

Krabbeln und Knien: Items 44 und 45

Wenn beobachtet wird, dass das Kind reziprok 1,80 m vorwärtskrabbelt, können beide Items mit 3 Punkten bewertet werden. Benutzt das Kind eine Mischung von reziprokem Krabbeln und einer Art von »Vorwärtshoppeln« über 1,80 m, können 3 Punkte für Item 44 vergeben werden, Item 45 kann nur für die Distanz, die das Kind reziprok gekrabbelt ist, bewertet werden.

Wenn das Kind 1,80 m vorwärts krabbelt, kann Item 38 nicht beurteilt werden.

Stehen: Items 53 und 56 sowie 54, 55 und 57, 58

Wird beobachtet, dass das Kind spontan freihändig mindestens 3 Sekunden stehenbleibt, können automatisch 3 Punkte für Item 53 und 2 Punkte für Item 56 vergeben werden. Dann kann man die Testung für Item 56 weiterführen, um zu sehen, ob das Kind die Kriterien für einen Score von 3 erreicht (d. h. 20 Sekunden).

Erreicht das Kind für die Items 57 und/oder 58 einen Score von 2, können automatisch die Items 54 und/oder 55 mit 3 Punkten bewertet werden. Beachten Sie, dass die Items 54 und 58 und die Items 55 und 57 hierbei jeweils zusammengehören.

Gehen, Rennen und Springen: Items 67, 68, 69 und 70/84, 85 und 86, 87

Wird beobachtet, dass das Kind spontan 10 Schritte vorwärtsgeht, können für die Items 67, 68 und 69 jeweils 3 Punkte vergeben werden. Hält das Kind nach den 10 Schritten an, ohne zu fallen, kann auch das Item 70 gleich mit einem Punkt bewertet werden, bevor eine weitere Testung auf einen höheren Score erfolgt.

Wurde für Item 86 beobachtet, dass das Kind 3 Punkte erhält, kann auch Item 84 mit 3 Punkten bewertet werden. Erhält das Kind für Item 86 weniger als 3 Punkte, sollten keine Rückschlüsse auf Item 84 gezogen werden, sondern das Item wie im Handbuch beschrieben getestet werden.

Das gleiche gilt für Item 87: wurde für Item 87 beobachtet, dass das Kind 3 Punkte erhält, kann auch Item 85 mit 3 Punkten bewertet werden. Erhält das Kind für Item 87 weniger als 3 Punkte, sollten keine Rückschlüsse auf Item 85 gezogen werden, sondern das Item wie im Handbuch beschrieben, getestet werden.

Reported Scores

Die »Reported Scores« sollten idealerweise direkt während der Untersuchung von der Bezugsperson erfragt werden, die über die körpermotorischen Funktionen des Kindes am besten informiert ist. Sie können theoretisch auch nach dem Test (innerhalb einer Woche) erfragt werden, dies ist allerdings schwieriger und wahrscheinlich weniger effektiv.

Es kann sein, dass das Kind während der Untersuchung einige Items nicht durchführt oder nicht auf dem Niveau, welches zu erwarten war. Dieses können Items sein, die von der Untersucherin oder von der Bezugsperson schon vor dem Test beobachtet wurden oder von denen die Untersucherin annimmt, dass sie dem Kind möglich sein müssten. Für diese Items muss ein »Reported Score« (zwischen 0 und 2), basierend auf der Mühe der Untersucherin, das Kind zur Durchführung des Items zu animieren, angekreuzt werden. Dann kann die Untersucherin die Bezugsperson befragen, ob dies die übliche motorische Fähigkeit für dieses Item außerhalb der Untersuchungssituation wiedergibt. Verneint die Bezugsperson dies, kann die Untersucherin die Bezugsperson über die üblichen Fähigkeiten befragen und nach sorgfältiger Befragung einen angemessenen »Reported Score« festlegen. Dieser wird auf dem Bewertungsbogen mit »R« vermerkt.

Beispiel (Item 38): Das Kind kann in die Bauchlage gelockt werden, robbt aber, trotz der Bemühungen aller Beteiligten, das Kind 1,80 m vorwärtszulocken, nicht mehr als 30 cm vorwärts. Auf die Frage nach den üblichen Fähigkeiten des Kindes berichtet die Bezugsperson, dass sie zuhause beobachtet hat, wie das Kind in einer Spielsituation mindestens 1,80 m vorwärtsgerobbt ist. Die »beobachtete« Bewertung wäre demnach für dieses Item eine 1 und die Bewertung mit dem »Reported Score« wäre eine 3.

38.	Bauchlage:	0		1	✓	2		3	R	38.

Bestimmung des Gesamt-Score und des Gesamt-Score im Zielbereich

Die GMFM-88-Richtlinien für Kinder mit CP sind hierbei auch für die Kinder mit Down-Syndrom gültig.

Bestimmung des Gesamt-Scores für »Reported Scores«

Die Berechnung des Gesamt-Scores der »Reported Scores« entspricht der Berechnung für die »beobachteten« Scores. Für die Items, bei denen es einen »Reported Score« gibt, schließen Sie diese Scores (mit »R« markiert), anstatt der »beobachteten« Scores (mit »« markiert) in die Berechnung des Gesamt-Scores ein. Wenn es in der Item-Bewertung keine »Reported Scores« gibt, werden die »beobachteten« Scores in die Berechnung eingeschlossen. Bei Verwendung der GMFM App+ muss ein separates Bewertungs-Set für Versuche mit »Reported Scores« eingegeben werden.

Zum Beispiel kann ein Kind die folgenden Scores für das Krabbeln und Knien erreichen:

38.	Bauchlage:	0		1	✓	2		3	R	38.
39.	Vierfüßlerstand:	0		1	✓	2		3	R	39.
40.	Vierfüßlerstand:	0		1		2		3	✓	40.
41.	Bauchlage:	0		1		2		3	✓	41.
42.	Vierfüßlerstand:	0		1		2	✓	3		42.
43.	Vierfüßlerstand:	0		1		2		3	✓	43.
44.	Vierfüßlerstand:	0		1		2		3	✓	44.
45.	Vierfüßlerstand:	0		1		2		3	✓	45.
46.	Vierfüßlerstand:	0		1		2		3	✓	46.
47.	Vierfüßlerstand:	0	✓	1	R	2		3		47.
48.	Sitz auf Matte:	0	✓	1		2	R	3		48.
49.	Kniestand:	0	✓	1		2		3		49.
50.	Kniestand:	0	✓	1		2		3		50.
51.	Kniestand:	0	✓	1		2		3		51.

Gesamt-Score für Dimension C
Der Gesamt-Score für Dimension C (»beobachtet«) beträgt 22.
Der Gesamt-Score für Dimension C (»Reported«) beträgt 29.

Bestimmung eines Gesamt-Scores für die GMFM-66 für Kinder mit CP, die ohne Schuhe oder Orthesen getestet wurden

Für die GMFM-66 erfolgt die Durchführung und Auswertung der einzelnen Items auf die gleiche Weise wie für die GMFM-88, es müssen jedoch weniger Items durchgeführt werden. Die 66 Items, die die eindimensionale Skala der GMFM-66 bilden, sind auf dem Bewertungsbogen durch Schattierung und ein Sternchen gekennzeichnet (▶ Anhang 5). Die Berechnung eines GMFM-66-Scores und des Standardmessfehlers um den Score herum erfordert die Verwendung eines GMAE-Computerprogramms. Die neueste und genaueste Version des Bewertungsprogramms, GMAE-3, ist als Teil der GMFM App+ erhältlich. Das GMAE-2-Programm kann immer noch heruntergeladen werden (https://www.canchild.ca/en/resources/191-gross-motor-ability-estimator-gmae-2-scoring-software-for-the-gmfm), ist aber nicht kompatibel mit neueren Computer-Betriebssystemen. Der GMAE kann zwar die körpermotorischen Fähigkeiten eines Kindes auch bei fehlenden Daten genau einschätzen, je mehr Items jedoch getestet werden, desto genauer wird die Einschätzung sein.

6.2 Spezielle Richtlinien zur Bewertung der einzelnen Test-Items: GMFM-88 und GMFM-66

mit Mary Lane

Die Items für die GMFM-88 und die GMFM-66 werden in diesem Abschnitt ausführlich beschrieben. Die GMFM-66 verwendet eine Auswahl der ursprünglichen 88 Items, die im Folgenden und auf dem Bewertungsbogen mit einem Sternchen (*) gekennzeichnet sind. Beachten Sie, dass die »Dimensionen« der ursprünglichen GMFM-88 die Untergruppen von Items sind, die nach Position geordnet sind. Diese Untergruppen oder »Dimensions-Scores« sind in der GMFM-66 nicht enthalten.

Eine Erklärung der kursiv gedruckten Begriffe finden Sie am Ende dieses Kapitels.

Liegen und Drehen

Diese Dimension enthält 17 Items in *Bauch- und Rückenlage*.
Diese schließen die kindlichen Fähigkeiten ein:

- sich aus der Bauch- oder Rückenlage zu drehen sowie
- spezifische Items unter Beibehaltung der Rückenlage oder aus verschiedenen Formen der Bauchlage auszuführen

Die folgenden Begriffe dieser Dimension sind im Abschnitt »Glossar« (am Ende dieses Kapitels) und/oder bei den jeweiligen Item-Beschreibungen definiert. Sie sind hier in der Reihenfolge, in der sie im Text erscheinen, aufgelistet.

- Rückenlage
- Asymmetrisch
- Finger beider Hände berühren sich
- Bringt die Hände vor den Körper
- Initiiert die Halsflexion
- Vollständige Hüft- und Knieflexion
- Bauchlage
- Hebt den Kopf in die Vertikale
- Vollständige Streckung des kontralateralen Armes nach vorne
- Kontralateraler Arm kommt frei
- Pivoting (Kreiskriechen) in Bauchlage

1.   Rückenlage, Kopf in Mittellinie: dreht Kopf bei symmetrisch gehaltenen Extremitäten

0. Hält den Kopf nicht in der Mittellinie
1. Hält den Kopf 1–3 Sekunden in der Mittellinie
2. Hält den Kopf in der Mittellinie, dreht den Kopf bei asymmetrisch gehaltenen Extremitäten
3. Dreht den Kopf bei symmetrisch gehaltenen Extremitäten

Ausgangsstellung
Positionieren Sie das Kind mit dem Kopf in der Mittellinie und die Arme möglichst in Ruhestellung und symmetrisch (aber nicht unbedingt an der Seite.) Dies erleichtert die genaue Bewertung.

Anleitung
Fordern Sie das Kind auf, den Kopf von einer Seite zur anderen zu drehen oder mit den Augen einem Gegenstand zu folgen.

Das Kind kann aufgefordert werden, die Arme stillzuhalten. Beobachten Sie – im Falle eines jüngeren Kindes, das nach dem Gegenstand zu greifen versucht –, ob die Bewegungen der oberen Extremitäten symmetrisch oder asymmetrisch sind. Dies könnte schwer zu beurteilen sein, besonders anhand eines Videobandes. Wenn Sie zum Beispiel eine auffällige Asymmetrie der oberen Extremität beobachten und keine Veränderung der unteren Extremität, während das Kind ein Spielzeug von einer Seite zur anderen verfolgt, also fast genau so, als würde das Kind nach dem Spielzeug greifen, würde dieses Kind den Score von 3 erhalten.

Für den Score 2 (Extremitäten asymmetrisch) muss eine *sehr auffällige Asymmetrie vorliegen, die offensichtlich von der Kopfrotation gesteuert wird.*

125

*2.   Rückenlage: bringt Hände zur Mittellinie, Finger der einen Hand berühren die andere

0. Initiiert beide Hände in die Mitte zu bringen nicht
1. Initiiert die Bewegung der Hände zur Mitte
2. Bringt die Hände vor den Körper, die Finger der einen Hand berühren die andere nicht
3. Bringt die Hände zur Mittellinie, die Finger der einen Hand berühren die andere

Ausgangsstellung
Positionieren Sie das Kind in Rückenlage, vorzugsweise mit dem Kopf in der Mittellinie und den Armen in Ruhestellung.

Anleitung
Fordern Sie das Kind auf, die Hände zusammenzubringen oder das demonstrierte Item nachzuahmen. Jüngere Kinder werden häufig die Hände spontan zusammenbringen, vor allem, wenn ihnen ein Spielzeug vorgehalten wird.

»Finger der einen Hand berühren die andere« bedeutet, dass die Kinder beide Hände genügend lange zusammenhalten, damit deutlich der Kontakt der Finger einer Hand mit der anderen sichtbar wird (dies mag nur ein Finger sein, der die andere Hand berührt, es darf aber kein momentanes Berühren von gefausteten Händen sein). Die Hände dürfen den Körper berühren oder frei im Raum sein.

»Bringt die Hände vor den Körper« bedeutet, dass das Kind beide Hände in den Bereich vor dem Körper bringt (d. h. zwischen die Schultern). Die Hände dürfen den Körper berühren oder frei im Raum sein.

3.   Rückenlage: hebt den Kopf um 45°

0. Initiiert die HWS-Flexion nicht
1. Initiiert die HWS-Flexion, hebt den Kopf aber nicht an
2. Hebt den Kopf um weniger als 45°
3. Hebt den Kopf um 45°

Ausgangsstellung
Positionieren Sie das Kind in Rückenlage, vorzugsweise mit dem Kopf in der Mittellinie.

Anleitung
Ein leichtes Item, wenn das Kind in der Lage ist, sie zu verstehen und kooperativ ist.

Mit jüngeren Kindern mag dieses Item schwieriger sein. Versuchen Sie, das Interesse des Kindes an einem Spielzeug zu wecken. Während die Aufmerksamkeit des Kindes weiterhin auf das Spielzeug gerichtet ist, bewegen Sie das Spielzeug langsam fußwärts und außerhalb des Blickfeldes. Mit etwas Glück versucht das Kind, dem Spielzeug mit den Augen zu folgen und den Kopf anzuheben.

Eine andere Möglichkeit wäre, so zu tun, als ob man das Kind aufnehmen würde. In dieser Erwartung würde es den Kopf anheben. Oft wird das Item spontan ausgeführt.

Für den Score 1 (»initiiert die HWS-Flexion, hebt den Kopf aber nicht an«) muss eine HWS-Flexion sichtbar sein (d. h. Anheben oder Einnicken des Kinns). Dies ist ein Beispiel für ein dynamisches Item, daher muss eine Bewegung in die gewünschte Richtung beobachtet werden, um überhaupt einen Score über 0 erhalten zu können.

4. Rückenlage: beugt rechte Hüfte und Knie vollständig

0. Initiiert rechte Hüft- und Knieflexion nicht
1. Initiiert rechte Hüft- und Knieflexion
2. Beugt rechte Hüfte und Knie unvollständig
3. Beugt rechte Hüfte und Knie vollständig

Ausgangsstellung
Positionieren Sie das Kind in Rückenlage, vorzugsweise mit dem Kopf in der Mittellinie und den Beinen in bequemer Streckung.

Anleitung
Ältere Kinder werden aufgefordert, das (die) Knie zur Brust zu führen. Jüngere Kinder werden dieses Item spontan im Spiel demonstrieren (Knie oder Füße zu Hand oder Mund) oder aber, wenn sie sich wehren (strampeln). Sie können ein Kind auch dazu bewegen, das (die) Knie und die Hüfte(n) zu beugen, indem Sie ein Spielzeug an einen oder beide Füße halten.

Dieses Item wird nach dem allgemeinen Bewertungsschlüssel bewertet (d. h. 1 entspricht < 10 % etc.).

Für »vollständige Hüft- und Knieflexion« sollte das (die) Knie die Brust berühren (oder zumindest fast berühren, je nach Ausmaß des kindlichen Oberschenkels und Bauches) und die Wade sollte die Oberschenkelrückseite berühren.

5. Rückenlage: beugt linke Hüfte und Knie vollständig

0. Initiiert linke Hüft- und Knieflexion nicht
1. Initiiert linke Hüft- und Knieflexion
2. Beugt linke Hüfte und Knie unvollständig
3. Beugt linke Hüfte und Knie vollständig

Ausgangsstellung
Positionieren Sie das Kind in Rückenlage, vorzugsweise mit dem Kopf in der Mittellinie und den Beinen in bequemer Streckung.

Anleitung
Ältere Kinder werden aufgefordert, das (die) Knie zur Brust zu führen. Jüngere Kinder werden dieses Item spontan im Spiel demonstrieren (Knie oder Füße zu Hand

oder Mund) oder aber, wenn sie sich wehren (strampeln). Sie können ein Kind auch dazu bewegen, Knie und Hüfte(n) zu beugen, indem Sie ein Spielzeug an einen oder beide Füße halten.

Dieses Item wird nach dem allgemeinen Bewertungsschlüssel bewertet (d. h. 1 entspricht < 10 % etc.).

Für »vollständige Hüft- und Knieflexion« sollte das (die) Knie die Brust berühren (oder zumindest fast berühren, je nach Ausmaß des kindlichen Oberschenkels und Bauches) und die Wade sollte die Oberschenkelrückseite berühren.

*6.   Rückenlage: greift mit dem rechten Arm in Richtung Spielzeug, Hand kreuzt Mittellinie

0. Initiiert die Bewegung zur Mittellinie hin nicht
1. Initiiert die Bewegung des rechten Armes in Richtung Mittellinie
2. Greift mit dem rechten Arm, die Hand kreuzt die Mittellinie nicht
3. Greift mit dem rechten Arm, die Hand kreuzt die Mittellinie Richtung Spielzeug

Ausgangsstellung
Positionieren Sie das Kind in Rückenlage, vorzugsweise mit dem Kopf in der Mittellinie und den Armen in Ruhestellung (jede Position ist akzeptabel, solange sie nicht auf oder über der Mittellinie liegen). Halten Sie das Spielzeug auf Brusthöhe in einfacher Reichweite des Kindes, aber weit genug von der Brust entfernt, dass die Hand in den Raum greifen muss.

Anleitung
Die meisten Kinder folgen der Aufforderung, nach einem kleinen Spielzeug zu greifen, das an der Mittellinie gehalten wird. Dann wird das Spielzeug langsam nach links bewegt, um sicher zu gehen, dass die rechte Hand die Mittellinie kreuzt. Die Position des Spielzeuges kann den Fähigkeiten des Kindes entsprechend variiert werden.

Viele Therapeuten lassen sich dazu verleiten, den anderen Arm nach unten zu halten, was jedoch nicht erlaubt ist.

Benutzen Sie ein größeres Spielzeug bei Kindern, die immer mit beiden Händen bzw. der jeweils näheren greifen. Führen Sie das Spielzeug von rechts nach links und binden Sie beide Arme in die Bewegung ein (die Hände dürfen sich nicht berühren). Das Ziel des Items bleibt das Überkreuzen der Mittellinie durch die rechte Hand.

*7.   Rückenlage: greift mit dem linken Arm in Richtung Spielzeug, Hand kreuzt Mittellinie

0. Initiiert die Bewegung zur Mittellinie hin nicht
1. Initiiert die Bewegung des linken Armes in Richtung Mittellinie
2. Greift mit dem linken Arm, die Hand kreuzt die Mittellinie nicht

3. Greift mit dem linken Arm in Richtung Spielzeug, die Hand kreuzt die Mittellinie

Ausgangsstellung

Positionieren Sie das Kind in Rückenlage, vorzugsweise mit dem Kopf in der Mittellinie und den Armen in Ruhestellung (jede Position ist akzeptabel, solange sie nicht auf oder über der Mittellinie liegen). Halten Sie das Spielzeug auf Brusthöhe in einfacher Reichweite des Kindes, aber weit genug von der Brust entfernt, dass die Hand in den Raum reichen muss.

Anleitung

Die meisten Kinder folgen der Aufforderung, nach einem kleinen Spielzeug zu greifen, das an der Mittellinie gehalten wird. Dann wird das Spielzeug langsam nach rechts bewegt, um sicher zu gehen, dass die linke Hand die Mittellinie kreuzt. Die Position des Spielzeuges kann den Fähigkeiten des Kindes entsprechend variiert werden.

Viele Therapeuten lassen sich dazu verleiten, den anderen Arm nach unten zu halten, was jedoch nicht erlaubt ist.

Benutzen Sie ein größeres Spielzeug bei Kindern, die immer mit beiden Händen bzw. der jeweils näheren greifen. Führen Sie das Spielzeug von links nach rechts und binden Sie beide Arme in die Bewegung ein (die Hände dürfen sich nicht berühren). Das Ziel des Items bleibt das Überkreuzen der Mittellinie durch die linke Hand.

8.　　　Rückenlage: dreht sich über die rechte Seite in die Bauchlage

0. Initiiert das Drehen nicht
1. Initiiert das Drehen
2. Dreht sich teilweise in die Bauchlage
3. Vollständiges Drehen über die rechte Seite in die Bauchlage

Ausgangsstellung

Positionieren Sie das Kind in Rückenlage, vorzugsweise mit dem Kopf in der Mittellinie und Arme und Beine liegen bequem in der Ruhestellung.

Anleitung

Ältere Kinder werden aufgefordert, sich auf den Bauch zu drehen. Jüngere Kinder drehen sich gewöhnlich auf ein Spielzeug zu.

Dieses Item wird nach dem allgemeinen Bewertungsschlüssel bewertet (d. h. 1 entspricht < 10 % etc.). Bewerten Sie jeden Versuch, der eine Drehbewegung über die rechte Seite einleitet.

Wenn das Kind sich vollständig in die Bauchlage dreht, aber der rechte Arm noch unter dem Körper bleibt, wird der Score 3 vergeben.

9. Rückenlage: dreht sich über die linke Seite in die Bauchlage

0. Initiiert das Drehen nicht
1. Initiiert das Drehen
2. Dreht sich teilweise in die Bauchlage
3. Vollständige Drehen über die linke Seite in die Bauchlage

Ausgangsstellung
Positionieren Sie das Kind in Rückenlage, vorzugsweise mit dem Kopf in der Mittellinie und Arme und Beine liegen bequem in der Ruhestellung.

Anleitung
Ältere Kinder werden aufgefordert, sich auf den Bauch zu drehen. Jüngere Kinder drehen sich gewöhnlich auf ein Spielzeug zu.

Dieses Item wird nach dem allgemeinen Bewertungsschlüssel bewertet (d. h. 1 entspricht < 10 % etc.). Bewerten Sie jeden Versuch, welcher eine Drehbewegung über die linke Seite einleitet.

Wenn sich das Kind vollständig in die Bauchlage dreht, aber der linke Arm noch unter dem Körper bleibt, wird der Score 3 vergeben.

*10. Bauchlage: hebt Kopf in die Vertikale

0. Initiiert das Anheben des Kopfes nicht
1. Initiiert die Kopfanhebung, das Kinn wird jedoch nicht von der Matte abgehoben
2. Hebt den Kopf, erreicht die Vertikale jedoch nicht, Kinn wird von der Matte abgehoben
3. Hebt den Kopf in die Vertikale

Ausgangsstellung
Positionieren Sie das Kind in Bauchlage mit dem Kopf auf der Matte und positionieren Sie Arme und Beine bequem (Bauch und Becken müssen mit der Matte in Kontakt sein). Der Kopf kann mit dem Gesicht nach unten oder zur Seite gedreht sein.

Dieses Item soll auch die mehr beeinträchtigten (oder unreifen) Kinder einbeziehen, die versuchen werden, ihren Kopf in Bauchlage anzuheben.

Dadurch, dass die Arme in jeder beliebigen Position sein können, wird ein breites Spektrum von Kindern einbezogen (einschließlich derjenigen, die schon kompetenter sind und ihren Kopf mit Gewicht auf den Unterarmen automatisch aufrichten).

Anleitung
Ältere Kinder werden aufgefordert, den Kopf anzuheben und nach vorne zu blicken. Jüngere Kinder werden getestet, indem jemand von vorne mit einem Spielzeug oder durch Ansprechen die Aufmerksamkeit auf sich lenkt.

»Hebt den Kopf in die Vertikale« bedeutet, dass der Kopf die Nullstellung in der Sagittalebene erreicht hat (d. h. die Augen müssen nach vorne sehen, aber nicht unbedingt in der Horizontale sein).

Kinder, welche den Kopf anheben (oder anzuheben versuchen), während er noch zur Seite gedreht ist, erfüllen die Kriterien für 1 oder 2 Punkte (je nachdem, ob das Kinn abgehoben wird).

Kinder, welche den Kopf geringfügig zu einer Seite neigen oder wenden, aber die Kriterien für »vertikal« erfüllen, sollten mit 3 bewertet werden.

11. Bauchlage, Unterarmstütz: hebt Kopf vertikal, Ellenbogen gestreckt, Brust vom Boden abgehoben

0. Initiiert das Anheben des Kopfes nicht
1. Initiiert die Kopfhebung, das Kinn wird nicht von der Matte abgehoben
2. Unterarmstütz, hebt den Kopf, jedoch nicht in die Vertikale
3. Hebt den Kopf vertikal, Ellenbogen gestreckt, Brust abgehoben

Ausgangsstellung
Positionieren Sie das Kind in Bauchlage, wobei die Arme so positioniert sind, dass sie im Unterarmstütz belastet werden können, und die Beine bequem gestreckt sind. Der Kopf sollte auf der Matte liegen, wenn Sie Schwierigkeiten beim Heben des Kopfes erwarten. Ansonsten darf er angehoben werden.

Anleitung
Das Kind wird aufgefordert, den Kopf in die Vertikale zu heben und die Arme zu strecken. Ältere Kinder werden einer verbalen Aufforderung oder einer Demonstration folgen. Jüngere Kinder reagieren eher auf ein Spielzeug, das vorgehalten und langsam angehoben wird.

Obwohl ein Score von 2 von Kindern erreicht werden kann, die ihren Kopf im Unterarmstütz nicht in die Vertikale bringen, sollte 2 auch bei Kindern vergeben werden, die zwar die Vertikale (oder eine Position darüber hinaus) erreichen, aber *das Gewicht immer noch auf den Unterarmen* haben.

Für den Score 3 muss der Kopf vertikal gehalten werden, die Ellenbogen müssen im Handstütz über der Matte gestreckt sein und die Brust muss von der Matte abgehoben sein.

Kinder, die das Becken von der Matte abheben (v. a. bei der Armstreckung), werden nur bis zu dem Moment bewertet, bevor das Becken abgehoben wird.

12. Bauchlage, Unterarmstütz: auf dem rechten Unterarm, vollständige Streckung des linken Armes nach vorne

0. Initiiert die Gewichtsübernahme auf den rechten Unterarm nicht
1. Gewichtsübernahme auf den rechten Unterarm, linker Arm wird frei, jedoch nicht nach vorne gestreckt

2. Gewichtsübernahme auf den rechten Unterarm, teilweise Streckung des linken Armes nach vorne
3. Gewicht auf dem rechten Unterarm, vollständige Streckung des linken Armes nach vorne

Ausgangsstellung

Positionieren Sie das Kind in Bauchlage, wobei die Arme so positioniert werden, dass sie im Unterarmstütz sind, und die Beine bequem gestreckt sind. Der Kopf kann in jeder Position sein.

Anleitung

Halten Sie ein Spielzeug in Armlänge vor das Kind (ungefähr in Augenhöhe) und ermuntern Sie es, mit dem linken Arm nach vorne und von der Matte abgehoben nach dem Spielzeug zu greifen.

»Vollständige Streckung des Armes nach vorne« bedeutet, dass das Kind bei vollständig gestrecktem Ellenbogen nach vorne greift und die Schulter flektiert ist. Kinder, die den Arm nur teilweise nach vorne strecken können, erhalten lediglich den Score 2 (einschließlich der Kinder mit Kontrakturen).

Für den Score 1 wird gefordert, dass das Gewicht auf den rechten Arm mit der Intention, den linken Arm anzuheben und nach vorne zu strecken, übernommen wird. Der linke Arm muss *nicht* zwangsweise von der Matte abgehoben werden.

Für den Score 2 (»Teilweise Streckung des Armes nach vorne«) muss der Arm ebenfalls nicht die Matte verlassen.

Für den Score 3 (»Vollständige Streckung des Armes nach vorne«) muss der Arm von der Matte abgehoben werden.

Die Stellung des gewichtübernehmenden Armes ist nicht wesentlich, solange dieser in Kontakt mit der Matte ist und sichtbar das Gewicht übernimmt (häufig kommt er quer unter dem Thorax zu liegen).

13. Bauchlage, Unterarmstütz: Gewicht auf dem linken Unterarm, vollständige Streckung des rechten Armes nach vorne

0. Initiiert die Gewichtsübernahme auf den linken Unterarm nicht
1. Gewichtsübernahme auf den linken Unterarm, rechter Arm wird frei, jedoch nicht nach vorne gestreckt
2. Gewichtsübernahme auf den linken Unterarm, teilweise Streckung des rechten Armes nach vorne
3. Gewicht auf dem linken Unterarm, vollständige Streckung des rechten Armes nach vorne

Ausgangsstellung

Positionieren Sie das Kind in Bauchlage, wobei die Arme so positioniert werden, dass sie im Unterarmstütz sind, und die Beine bequem gestreckt sind. Der Kopf kann in jeder Position sein.

Anleitung

Halten Sie ein Spielzeug in Armlänge vor das Kind (ungefähr in Augenhöhe) und ermuntern Sie es, mit dem rechten Arm nach vorne und von der Matte abgehoben nach dem Spielzeug zu greifen.

»Vollständige Streckung des Armes nach vorne« bedeutet, dass das Kind bei vollständig gestreckten Ellenbogen nach vorne greift und die Schulter flektiert ist. Kinder, die den Arm nur teilweise nach vorne strecken können, erhalten lediglich den Score 2 (einschließlich der Kinder mit Kontrakturen).

Für den Score 1 wird gefordert, dass das Gewicht auf den linken Arm übernommen wird, mit der Intention, den rechten Arm anzuheben und nach vorne zu strecken. Der rechte Arm muss *nicht* zwangsweise von der Matte abgehoben werden.

Für den Score 2 (»Teilweise Streckung des Armes nach vorne«) muss der Arm ebenfalls nicht die Matte verlassen.

Für den Score 3 (»Vollständige Streckung des Armes nach vorne«) muss der Arm von der Matte abgehoben werden.

Die Stellung des gewichtübernehmenden Armes ist nicht wesentlich, solange dieser in Kontakt mit der Matte ist und sichtbar das Gewicht übernimmt (häufig kommt er quer unter dem Thorax zu liegen).

14.   Bauchlage: dreht sich über die rechte Seite in die Rückenlage

0. Initiiert das Drehen nicht
1. Initiiert das Drehen
2. Dreht sich teilweise in die Rückenlage
3. Vollständiges Drehen über die rechte Seite in die Rückenlage

Ausgangsstellung

Positionieren Sie das Kind in Bauchlage mit bequem positionierten Armen und Beinen und vorzugsweise mit abgelegtem Kopf.

Anleitung

Fordern Sie das Kind auf, sich über die rechte Seite in die Rückenlage zu drehen oder eine entsprechende Demonstration nachzuahmen. Jüngere Kinder werden sich zu einem Spielzeug oder einer Bezugsperson drehen.

Es ist *nicht* erlaubt, die Arme so zu platzieren, dass das Kind in die Rückenlage »fällt«, ohne den Kopf anheben zu müssen (z. B. den rechten Arm unter den Kopf zu platzieren).

Dieses Item wird nach dem allgemeinen Bewertungsschlüssel bewertet (d. h. 1 entspricht < 10 % etc.). Bewerten Sie jeden Versuch, der Bewegungen einschließt, die für die Drehung nach rechts erforderlich sind.

Wenn das Kind die Drehung nach rechts vollständig durchführt, die Beine aber noch gekreuzt sind, sollte der Score 3 vergeben werden.

15. Bauchlage: dreht sich über die linke Seite in die Rückenlage

0. Initiiert das Drehen nicht
1. Initiiert das Drehen
2. Dreht sich teilweise in die Rückenlage
3. Vollständiges Drehen über die linke Seite in die Rückenlage

Ausgangsstellung
Positionieren Sie das Kind in Bauchlage mit bequem positionierten Armen und Beinen und vorzugsweise mit abgelegtem Kopf.

Anleitung
Fordern Sie das Kind auf, sich über die linke Seite in die Rückenlage zu drehen oder eine entsprechende Demonstration nachzuahmen. Jüngere Kinder werden sich zu einem Spielzeug oder einer Bezugsperson drehen.

Es ist *nicht* erlaubt, die Arme so zu platzieren, dass das Kind in die Rückenlage »fällt«, ohne den Kopf anheben zu müssen (z. B. den linken Arm gebeugt unter dem Kopf zu platzieren).

Dieses Item wird nach dem allgemeinen Bewertungsschlüssel bewertet (d. h. 1 entspricht < 10 % etc.). Bewerten Sie jeden Versuch, der Bewegungen einschließt, die für die Drehung nach links erforderlich sind.

Wenn das Kind die Drehung nach links vollständig durchführt, die Beine aber noch gekreuzt sind, sollte der Score 3 vergeben werden.

16. Bauchlage: Pivoting (Kreiskriechen) um 90° nach rechts mit Einsatz der Extremitäten

0. Initiiert das Pivoting nicht
1. Initiiert das Pivoting nach rechts mit Einsatz der Extremitäten
2. Pivoting nach rechts < als 90° mit Einsatz der Extremitäten
3. Pivoting nach rechts ≥ 90° mit Einsatz der Extremitäten

Ausgangsstellung
Positionieren Sie das Kind bequem in Bauchlage, vorzugsweise mit abgelegtem Kopf.

Anleitung
Legen Sie ein Spielzeug rechts vom Kind ab und ermuntern Sie es, sich nach rechts zu bewegen. Wenn Sie erwarten, dass es das Pivoting um 90° ausführen wird, platzieren Sie das Spielzeug *jenseits* der 90°.

Wenn Sie das Spielzeug genau bei 90° platzieren, neigen einige Kinder dazu, nach anfänglichem Pivoting mit der rechten Hand nach dem Spielzeug zu greifen in dem Glauben, das Item erfüllt zu haben!

Der Einsatz der Extremitäten ist in jeder Form akzeptabel, solange die Bauchlage beibehalten wird.

Viele Kinder werden eher versuchen sich zu drehen oder zu *krabbeln*, als das Pivoting durchzuführen. In diesem Fall ist es ratsam, das Spielzeug direkt neben dem Kind zu platzieren und es anschließend sukzessiv weiter weg zu legen, während sich das Kind bewegt.

17.   Bauchlage: Pivoting (Kreiskriechen) um 90° nach links mit Einsatz der Extremitäten

0. Initiiert das Pivoting nicht
1. Initiiert das Pivoting nach links mit Einsatz der Extremitäten
2. Pivoting nach links < als 90° mit Einsatz der Extremitäten
3. Pivoting nach links ≥ 90° mit Einsatz der Extremitäten

Ausgangsstellung
Positionieren Sie das Kind bequem in Bauchlage, vorzugsweise mit abgelegtem Kopf.

Anleitung
Legen Sie ein Spielzeug links vom Kind ab und ermuntern Sie es, sich nach links zu bewegen. Wenn Sie erwarten, dass es das Pivoting um 90° ausführen wird, platzieren Sie das Spielzeug *jenseits* der 90°.

Wenn Sie das Spielzeug genau bei 90° platzieren, neigen einige Kinder dazu, nach anfänglichem Pivoting mit der linken Hand nach dem Spielzeug zu greifen, in dem Glauben, das Item erfüllt zu haben!

Der Einsatz der Extremitäten ist in jeder Form akzeptabel, solange die Bauchlage beibehalten wird.

Viele Kinder werden eher versuchen, sich zu drehen oder zu *krabbeln*, als das Pivoting durchzuführen. In diesem Fall ist es ratsam, das Spielzeug direkt neben dem Kind zu platzieren und es anschließend sukzessiv weiter wegzulegen, während sich das Kind bewegt.

Sitzen

Diese Dimension enthält 20 Items, die verschiedene Aspekte des Sitzens überprüfen. Diese schließen die kindlichen Fähigkeiten ein:

- verschiedene Sitzpositionen beizubehalten,
- aus diversen Ausgangsstellungen oder in verschiedenen Situationen die Sitzposition einzunehmen,
- sich aus dem Sitz in verschiedene Positionen zu bewegen sowie
- unter Beibehaltung der Sitzposition verschiedene Items auszuführen.

»Sitzen« schließt jede Sitzposition ein (einschließlich des *Zwischenfersensitzes*), es sei denn, es wird ausdrücklich anders beschrieben (z. B. Item 31: »im Langsitz«).

Einige Therapeutinnen haben grundsätzliche Bedenken geäußert, weil der Zwischenfersensitz in verschiedenen Items erlaubt ist. Sie meinen, es sei schwierig, eine Entwicklung festzustellen, wenn das Kind im Test einmal den Zwischenfersensitz, später im Wiederholungstest den Langsitz verwende. Dennoch gibt es viele Argumente, den Zwischenfersensitz zuzulassen, da es sich um eine sehr funktionelle Position für Kinder mit einer Cerebralparese handelt.

Wenn das Kind eine spezielle Vorliebe für bestimmte Sitzpositionen (inklusive Zwischenfersensitz) zeigt, notieren Sie diese als Kommentar am Ende des Bewertungsbogens. Wenn Sie den Eindruck haben, dass die Sitzposition Einfluss auf die Bewertung (positiv oder negativ) hat, kann dieselbe Position in späteren Tests erneut eingenommen werden.

Die folgenden Begriffe dieser Dimension sind in der Begriffsbeschreibung (am Ende dieses Kapitels) und/oder bei den jeweiligen Item-Beschreibungen definiert. Sie sind hier in der Reihenfolge, in der sie im Text erscheinen, aufgelistet.

- Sitzen
- Kopfkontrolle
- Zwischenfersensitz
- Hebt den Kopf in die Vertikale
- Hebt den Kopf zur Mittellinie
- Abstützen mit den Armen
- Freihändig
- Seitsitz
- Kontrolliert
- Unkontrolliertes »Zusammenbrechen«
- Vierfüßlerstand
- Pivoting (Kreisrutschen) im Sitz
- Mit Unterstützung der Arme
- Sitzen – mit Fußunterstützung
- Sitzen – ohne Fußunterstützung
- Auf dem Boden

*18.   Rückenlage, durch Untersucherin an den Händen gehalten: zieht sich mit Kopfkontrolle in den Sitz

0. Initiiert die Kopfkontrolle nicht, wenn es in den Sitz gezogen wird
1. Initiiert die Kopfkontrolle, wenn es in den Sitz gezogen wird
2. Hilft mit beim Hochziehen, hat zumindest kurzzeitige Kopfkontrolle
3. Zieht sich mit Kopfkontrolle in den Sitz

Ausgangsstellung
Positionieren Sie das Kind in Rückenlage, der Kopf befindet sich möglichst in der Mittellinie und Arme und Beine sind bequem gestreckt.

Anleitung

Der Untersucherin sollte genügend Platz zur Aufrichtung lassen, aber nah genug sein, um die Kinderhände sicher greifen zu können. Bei kleinen Kindern kann die Untersucherin seitlich sein, bei größeren Kindern ist es gewöhnlich erforderlich, zwischen den abduzierten kindlichen Beinen zu knien (achten Sie darauf, die Beine des Kindes *nicht* zu stabilisieren).

Beugen Sie sich vornüber und greifen Sie die Kinderhände sicher. Die kindlichen Ellenbogen sollten so weit wie möglich gestreckt sein, dass sich die Kinder durch Ellenbogenbeugung selbst hochziehen können, wenn sich die Untersucherin leicht nach hinten neigt. Die Kinder sollten aufgefordert werden, sich selbst in den Sitz hochzuziehen. Beobachten Sie die Kopfkontrolle und die Beteiligung der Kinder beim Hochziehen. »Kopfkontrolle« ist die Fähigkeit, den Kopf in Verlängerung der Wirbelsäule oder etwas nach vorne zu halten. (Siehe auch »Sitz« in der Begriffsbeschreibung)

Um den Score 3 zu erhalten, muss das Kind den größten Anteil des Hochziehens selbst ausführen (es wird nicht immer möglich sein, bei vollständiger Ellenbogenstreckung zu beginnen; die Ellenbogen müssen von relativer Extension in Flexion geführt werden). Der Kopf muss ständig in Verlängerung der HWS oder in leichter HWS-Flexion sein.

Für den Score 1 müssen die Kinder den Versuch einer Kopfkontrolle erkennen lassen, während sie in den Sitz gezogen werden.

Für den Score 2 müssen die Kinder beim Hochziehen mithelfen und zumindest kurzzeitige Kopfkontrolle demonstrieren. Dies schließt viele Kinder ein, die mit flektierten Ellenbogen »hängen«, während die Untersucherin sie in den Sitz zieht und/oder Kinder mit verzögerter Kopfkontrolle, insbesondere zu Beginn des Items.

19. Rückenlage: dreht sich auf die rechte Seite, kommt in den Sitz

0. Initiiert die Einnahme der Sitzposition aus der Rechtsseitenlage nicht
1. Dreht sich auf die rechte Seite, initiiert die Einnahme der Sitzposition
2. Dreht sich auf die rechte Seite, kommt teilweise zum Sitzen
3. Dreht sich auf die rechte Seite, kommt in den Sitz

Ausgangsstellung

Positionieren Sie das Kind in Rückenlage, der Kopf befindet sich möglichst in der Mittellinie und Arme und Beine sind bequem gestreckt.

Anleitung

Fordern Sie das Kind auf, in den Sitz zu kommen, indem es sich zunächst auf die rechte Seite dreht. Für Kinder, die dieses Bewegungsmuster bereits benutzen, ist das Item leicht verständlich. Bei Kindern, die diese Strategie nicht benutzen, sind weitere Erklärungen notwendig. Viele Kinder drehen sich zunächst in die Bauchlage und kommen dann zum Sitzen. Diese Methode erfüllt nicht die Bewertungskriterien dieses Items, sodass in diesem Falle der Score 0 vergeben werden muss. Sobald sich das Kind zur rechten Seite gedreht hat, wird dieses Item nach dem allgemeinen Bewertungsschüssel bewertet (d. h. 1 entspricht < 10 % etc.).

20.   Rückenlage: dreht sich auf die linke Seite, kommt in den Sitz

0. Initiiert die Einnahme der Sitzposition aus der Linksseitenlage nicht
1. Dreht sich auf die linke Seite, initiiert die Einnahme der Sitzposition
2. Dreht sich auf die linke Seite, kommt teilweise zum Sitzen
3. Dreht sich auf die linke Seite, kommt in den Sitz

Ausgangsstellung
Positionieren Sie das Kind in Rückenlage, der Kopf befindet sich möglichst in der Mittellinie und Arme und Beine sind bequem gestreckt.

Anleitung
Fordern Sie das Kind auf, in den Sitz zu kommen, indem es sich zunächst auf die linke Seite dreht. Für Kinder, die dieses Bewegungsmuster bereits benutzen, ist das Item leicht verständlich. Bei Kindern, die diese Strategie jedoch nicht benutzen, werden weitere Erklärungen erforderlich sein. Viele Kinder drehen sich zunächst in die Bauchlage und kommen dann zum Sitzen. Diese Methode erfüllt nicht die Bewertungskriterien dieses Items, so dass in diesem Falle der Score 0 vergeben werden muss. Sobald sich das Kind zur linken Seite gedreht hat, wird dieses Item nach dem allgemeinen Bewertungsschlüssel bewertet (d. h. 1 entspricht < 10 % etc.).

*21.   Sitz auf Matte oder Bank, Thorax von Untersucherin unterstützt: hebt Kopf in die Vertikale, hält Stellung 3 Sekunden

0. Initiiert das Anheben des Kopfes nicht
1. Initiiert das Anheben des Kopfes
2. Hebt den Kopf, erreicht die Vertikale nicht, hält die Stellung 3 Sekunden
3. Hebt den Kopf in die Vertikale, hält die Stellung 3 Sekunden

Ausgangsstellung
Positionieren Sie das Kind in einer bequemen Sitzposition, wobei der Kopf nach vorne gebeugt ist. »Sitzen« ist die Fähigkeit, den Körper mit dem Gewicht auf dem Gesäß »mehr oder weniger aufrecht« zu halten. Wenn sich das Kind so weit in eine Richtung lehnt, dass es sich mit den Armen abstützt, muss der Ellenbogen nicht auf der gewichtstragenden Unterlage (z. B. Bank, Matte oder Boden) aufliegen. Andernfalls wäre das Kind nicht aufrecht genug, um als »sitzend« zu gelten. Auch das Zurücklehnen um mehr als 45°aus der aufrechten Position in irgendeine Richtung würde nicht als »Sitzen« gelten.

Anleitung
Die Untersucherin ist hinter dem Kind, beide Hände unterstützen den Thorax. Es wird dringend empfohlen, dass eine zweite Person vor dem Kind ein Spielzeug in dessen Augenhöhe hält. Ist dies nicht möglich, ist beispielsweise ein Wandspiegel hilfreich, die Aufmerksamkeit des Kindes zu halten.

Fordern Sie das Kind auf, den Kopf anzuheben und nach vorne zu dem Spielzeug zu blicken. Das Kind soll den Kopf in die Vertikale anheben, womit ausschließlich die Sagittalebene zu verstehen ist (d. h. die Augen nach vorne gerichtet, aber nicht unbedingt horizontal).

*22. Sitz auf Matte oder Bank, Thorax von Untersucherin unterstützt: hebt Kopf zur Mittellinie, hält Stellung 10 Sekunden

0. Initiiert das Anheben des Kopfes nicht
1. Initiiert das Anheben des Kopfes, erreicht die Mittellinie nicht
2. Hebt den Kopf in die Mittellinie, hält die Stellung weniger als 10 Sekunden
3. Hebt den Kopf in die Mittellinie, hält die Stellung 10 Sekunden

Ausgangsstellung
Positionieren Sie das Kind in einer beliebigen bequemen Sitzposition. Der Kopf sollte nach vorne gebeugt sein.

Anleitung
Die Untersucherin ist hinter dem Kind, beide Hände unterstützen den Thorax. Es wird dringend empfohlen, dass eine zweite Person vor dem Kind ein Spielzeug in dessen Augenhöhe hält. Ist dies nicht möglich, ist beispielsweise ein Wandspiegel hilfreich, die Aufmerksamkeit des Kindes zu halten.

Fordern Sie das Kind auf, den Kopf anzuheben und nach vorne zu dem Spielzeug zu blicken. Das Kind soll den Kopf in die »Mittellinie« anheben. »Mittellinie« bedeutet in diesem Fall, dass der Kopf »in der Mitte« ist, sowohl in sagittaler wie in frontaler Ebene (d. h. die Augen sind horizontal und nach vorne gerichtet).

*23. Sitz auf Matte, mit Abstützen der (des) Arme(s): hält Stellung 5 Sekunden

0. Kann die Stellung mit Abstützen der Arme nicht halten
1. Hält sich < 1 Sekunde
2. Hält sich zwischen 1 und 4 Sekunden
3. Hält sich 5 Sekunden

Ausgangsstellung
Positionieren Sie das Kind in einer beliebigen bequemen Sitzposition auf der Matte. Die Arme können so positioniert werden, dass sich das Kind leicht abstützen kann. Dies kann nach vorne, zur Seite oder an einer beliebigen Stelle des Körpers sein, z. B. an den Oberschenkeln. Kinder können sich auch mit einem Arm abstützen oder einen Arm auf den anderen legen (z. B. Kinder mit unilateraler CP). Da es sich um ein reines Beobachtungsinstrument handelt, ist jeder Kontakt des Arms/ der Arme mit dem Körper oder der Matte zum Zweck der aufrechten Haltung als »Abstützen« zu betrachten.

Anleitung

Die Untersucherin kann sich beliebig positionieren, mit dem Ziel, den Kindern das Item zu erleichtern. Bei jüngeren oder schwerer beeinträchtigten Kindern sollte sich die Untersucherin hinter dem Kind befinden, eine zweite Person kann das Kind von vorne motivieren. Sieht sich das Kind in einem Spiegel, kann dies ebenfalls hilfreich sein. Ältere Kinder benötigen lediglich die Aufforderung, die erforderliche Zeit in der Sitzposition zu verbleiben.

*24. Sitz auf Matte: Arme frei, hält Stellung 3 Sekunden

0. Hält die Sitzposition nicht, ohne sich mit beiden Armen abzustützen
1. Hält sich mit einem Arm abgestützt
2. Hält sich freihändig weniger als 3 Sekunden
3. Hält die Position freihändig 3 Sekunden

Ausgangsstellung

Positionieren Sie das Kind in einer beliebigen bequemen Sitzposition auf der Matte. Die Arme können in einer beliebigen Position sein.

Anleitung

Die Untersucherin befindet sich entweder vor oder hinter dem Kind. Viele Kinder werden sich zunächst mit den »Armen abstützen« und heben dann eine Hand oder beide Hände nach Aufforderung oder Demonstration. Jüngere Kinder dürfen sich ebenfalls zunächst abstützen und werden dann durch ein vor sie gehaltenes Spielzeug oder ein Spiel, welches beide Hände miteinbezieht (z. B. klatschen) dazu angeregt, einen oder beide Arme anzuheben. »Freihändig« bedeutet, dass die Arme zur Erreichung bzw. unter Beibehaltung der Sitzposition kein Gewicht übernehmen (Händeklatschen oder -verschränken ist erlaubt).

*25. Sitz auf Matte oder Bank, kleines Spielzeug vor sich: lehnt sich nach vorne, berührt Spielzeug, richtet sich ohne Armstütz wieder auf

0. Initiiert das Nach-vorne-Beugen nicht
1. Beugt sich nach vorne, richtet sich nicht wieder auf
2. Beugt sich nach vorne, berührt das Spielzeug, richtet sich nur mit Abstützen der Arme wieder auf
3. Beugt sich nach vorne, berührt das Spielzeug, richtet sich ohne Abstützen der Arme wieder auf

Ausgangsstellung

Positionieren Sie das Kind in einer beliebigen bequemen Sitzposition auf der Matte. Die Position der Arme hängt von den Fähigkeiten des Kindes ab (z. B. müssen beide Arme frei sein, um den Score 3 zu erhalten), aber das Kind muss für dieses Item einigermaßen stabil sitzen,

Anleitung
Legen Sie ein Spielzeug weit genug entfernt vor das Kind, sodass es sich nach vorne beugen muss, um dieses zu berühren. Dies ist abhängig von einer Reihe von Faktoren (z. B. initiale Sitzhaltung, Bewegungsfreiheit des greifenden Armes etc.). Erlauben Sie zumindest einen Versuch, um herauszufinden, ob sich das Spielzeug innerhalb der Reichweite des Kindes befindet und in welchem Ausmaß eine Vorbeugung notwendig sein wird. Für die meisten Kinder wird dies im Langsitz ungefähr bis zu den Sprunggelenken sein. Ältere Kinder bitten Sie einfach, das Spielzeug zu berühren und sich anschließend wieder in den Sitz aufzurichten, ohne sich auf den gegenseitigen Arm zu stützen. Jüngere Kinder sind schwieriger zu testen. Es lohnt den Versuch, ein größeres Spielzeug zu verwenden, welches beide kindliche Hände einbezieht.

*26. Sitz auf Matte: berührt ein um 45° rechts hinter dem Kind platziertes Spielzeug, kehrt zur Ausgangsstellung zurück

0. Initiiert das Berühren des Spielzeuges nicht
1. Initiiert das Greifen, greift nicht nach hinten
2. Greift nach hinten, berührt das Spielzeug nicht oder kehrt nicht in die Ausgangsstellung zurück
3. Berührt das um 45° rechts hinter das Kind gelegte Spielzeug, kehrt zur Ausgangsstellung zurück

Ausgangsstellung
Positionieren Sie das Kind in einer beliebigen bequemen Sitzposition auf der Matte (dies kann den Zwischenfersensitz einschließen). Die Armposition kann variieren, aber das Kind muss einigermaßen stabil sitzen können, um das Item zu versuchen.

Anleitung
Legen Sie ein Spielzeug um 45° rechts hinter das Kind, im Abstand von etwa einer Handlänge des *Kindes,* neben das Gesäß (es darf etwas weiter weg sein, wenn dies hilft, das Kind zu motivieren, darf aber nicht näher liegen). Erwartet wird eine Rotation nach rechts und der Versuch, das Spielzeug zu berühren. Obwohl viele Kinder nur wenig oder keine Rumpfrotation zeigen, schaffen sie es dennoch, das Spielzeug zu erreichen. Dies ist bei diesem Item in jedem Fall akzeptabel, solange sie es *mit der rechten Hand* berühren. Ältere Kinder werden gebeten, sich zu drehen und mit der rechten Hand das Spielzeug zu berühren. Üblicherweise ist dies mit jüngeren Kindern problematischer. Die Untersucherin darf das Spielzeug auf der rechten Seite des Kindes entlang bewegen, um die Aufmerksamkeit zu gewinnen und um dann an der entsprechenden Stelle zu stoppen, mit dem Ziel, dass das Kind nach dem Spielzeug greift. Es ist wichtig, die Aufmerksamkeit auf das Spielzeug zu lenken. Für den Score 2 »greift nach hinten« muss die Hand hinter den Trochanter major reichen.

*27. Sitz auf Matte: berührt ein um 45° links hinter dem Kind platziertes Spielzeug, kehrt zur Ausgangsstellung zurück

0. Initiiert das Berühren des Spielzeuges nicht
1. Initiiert das Greifen, greift nicht nach hinten
2. Greift nach hinten, berührt das Spielzeug nicht oder kehrt nicht in die Ausgangsstellung zurück
3. Berührt das um 45° links hinter das Kind gelegte Spielzeug, kehrt zur Ausgangsstellung zurück

Ausgangsstellung

Positionieren Sie das Kind in einer beliebigen bequemen Sitzposition auf der Matte (dies kann den Zwischenfersensitz einschließen). Die Armposition kann variieren, aber das Kind muss einigermaßen stabil sitzen können, um das Item zu versuchen.

Anleitung

Legen Sie ein Spielzeug um 45° links hinter das Kind, im Abstand von etwa einer Handlänge des *Kindes* neben das Gesäß (es darf etwas weiter weg sein, wenn dies hilft, das Kind zu motivieren, darf aber nicht näher liegen). Erwartet wird eine Rotation nach links und der Versuch, das Spielzeug zu berühren. Obwohl viele Kinder nur wenig oder keine Rumpfrotation zeigen, schaffen sie es dennoch, das Spielzeug zu erreichen. Dies ist bei diesem Item in jedem Fall akzeptabel, solange sie es *mit der linken Hand* berühren. Ältere Kinder werden gebeten, sich zu drehen und mit der linken Hand das Spielzeug zu berühren. Üblicherweise ist dies mit jüngeren Kindern problematischer. Die Untersucherin darf das Spielzeug auf der linken Seite des Kindes entlang bewegen, um die Aufmerksamkeit zu gewinnen und um dann an der entsprechenden Stelle zu stoppen, mit dem Ziel, dass das Kind nach dem Spielzeug greift. Es ist wichtig, die Aufmerksamkeit auf das Spielzeug zu lenken. Für den Score 2 »greift nach hinten« muss die Hand hinter den Trochanter major reichen.

28. Seitsitz rechts: Arme frei, hält Stellung 5 Sekunden

0. Kann den Seitsitz rechts nicht halten
1. Hält die Stellung 5 Sekunden, stützt sich mit beiden Armen ab
2. Hält die Stellung 5 Sekunden, stützt sich mit dem rechten Arm ab
3. Hält den Seitsitz freihändig 5 Sekunden

Ausgangsstellung

Positionieren Sie das Kind auf der Matte im rechten Seitsitz (d. h. das Gewicht liegt gut über dem rechten Os ischium, beide Beine sind nach links flektiert und beide Füße neben – oder in einer Linie mit – der linken Hüfte). Die Kinder dürfen sich zunächst mit beiden Armen aufstützen und dann versuchen, sich auf den rechten Arm abzustützen oder freihändig zu sitzen. Denken Sie daran, dass die Arme am Körper oder auf der Matte abgestützt werden dürfen. Wenn bei diesem Item aber abgestützt wird, dürfen die *Ellenbogen nicht auf der Matte aufliegen*, da es sonst eher der Seitlage als dem Seitsitz entspricht.

Anleitung

Fordern Sie das Kind auf, den linken Arm oder beide Arme anzuheben. Sobald feststeht, welche der 3 angebotenen Positionen versucht werden, zählen Sie 5 Sekunden. Schafft es das Kind nicht, die Position 5 Sekunden zu halten, wählen Sie einen Schwierigkeitsgrad niedriger und zählen erneut 5 Sekunden.

Die Untersucherin sollte alles Notwendige tun, die Ausgangsstellung des Kindes zu stabilisieren, aber es darf keine Hilfe mehr gegeben werden, sobald zu zählen begonnen wird. Viele Kinder werden das vorgeführte Item nachahmen oder sich in Spiele mit den Händen einbeziehen lassen, um die Arme freizubekommen (»freihändig«).

29.   Seitsitz links: Arme frei, hält Stellung 5 Sekunden

0. Kann den Seitsitz links nicht halten
1. Hält die Stellung 5 Sekunden, stützt sich mit beiden Armen ab
2. Hält die Stellung 5 Sekunden, stützt sich mit dem linken Arm ab
3. Hält den Seitsitz freihändig 5 Sekunden

Ausgangsstellung

Positionieren Sie das Kind auf der Matte im linken Seitsitz (d. h. das Gewicht liegt gut über dem linken Os ischium, beide Beine sind nach rechts flektiert und beide Füße neben – oder in einer Linie mit – der rechten Hüfte). Die Kinder dürfen sich zunächst mit beiden Armen aufstützen und dann versuchen, sich auf den linken Arm abzustützen oder freihändig zu sitzen. Denken Sie daran, dass die Arme am Körper oder auf der Matte abgestützt werden dürfen. Wenn bei diesem Item aber abgestützt wird, dürfen die *Ellenbogen nicht auf der Matte aufliegen*, da es sonst eher der Seitlage als dem Seitsitz entspricht.

Anleitung

Fordern Sie das Kind auf, den rechten Arm oder beide Arme anzuheben. Sobald feststeht, welche der 3 angebotenen Positionen versucht werden, zählen Sie 5 Sekunden. Schafft es das Kind nicht, die Position 5 Sekunden zu halten, wählen Sie einen Schwierigkeitsgrad niedriger und zählen erneut bis 5 Sekunden.

Die Untersucherin sollte alles Notwendige tun, die Ausgangsstellung des Kindes zu stabilisieren, aber darf keine Hilfe mehr geben, sobald zu zählen begonnen wird. Viele Kinder werden das vorgeführte Item nachahmen oder sich in Spiele mit den Händen einbeziehen lassen, um die Arme freizubekommen (»freihändig«).

*30.   Sitz auf Matte: erreicht kontrolliert die Bauchlage

0. Initiiert den Übergang in die Bauchlage nicht
1. Initiiert den Übergang in die Bauchlage

2. Übergang in die Bauchlage, aber unkontrolliertes »Zusammenbrechen«
3. Erreicht kontrolliert die Bauchlage

Ausgangsstellung

Positionieren Sie das Kind in einer beliebigen bequemen Sitzposition auf der Matte. Wie bei einigen der vorangegangenen Items kann die Position der Arme variieren, und das Kind muss einigermaßen stabil sitzen, um dieses Item durchzuführen.

Anleitung

Es ist vorgesehen, dass die Kinder ihre Arme für den Übergang in die Bauchlage kontrolliert benutzen. »Kontrolliert« bedeutet die Durchführung einer zielgerichteten oder kontrollierten Bewegung. Ältere Kinder werden lediglich gebeten, sich auf den Bauch zu legen. Die Kinder, die auf dem Weg in die Bauchlage immer wieder »zusammenbrechen«, werden aufgefordert, sich langsam und vorsichtig hinzulegen. Einigen Kindern muss dies vorgemacht werden.

»Zusammenbrechen« ist definiert als Fallen oder Kollabieren im Sinne einer nicht kontrollierten Bewegung. Hierzu gehören *nicht* die Kinder, die *versehentlich* umfallen und sich dann auf den Bauch rollen. Jüngere Kinder werden mit einem Spielzeug oder einem Buch in die Bauchlage gelockt. Oftmals ist es recht schwierig, die Kinder in die Bauchlage zu bekommen, da sie meist Variationen des Vierfüßlerstandes bevorzugen.

*31.   Langsitz auf Matte: erreicht Vierfüßlerstand über die rechte Seite

0. Initiiert den Vierfüßlerstand über die rechte Seite nicht
1. Initiiert den Vierfüßlerstand über die rechte Seite
2. Teilweise Einnahme des Vierfüßlerstandes über die rechte Seite
3. Nimmt den Vierfüßlerstand über die rechte Seite ein

Ausgangsstellung

Positionieren Sie das Kind auf der Matte in einer Sitzposition, wobei sich die Beine bequem vor dem Kind befinden. Beachten Sie, dass dies von Item 30 abweicht (d. h. hier ist der »Zwischenfersensitz« für dieses Item *nicht* akzeptabel).

Anleitung

Es ist vorgesehen, dass die Kinder sich über den Seitsitz rechts oder nach vorne über ihr rechtes Bein bewegen. Es wird ebenso erwartet, dass dies über Gewichtsübernahme auf die Arme erreicht wird. Es ist unwesentlich, ob das Gewicht zunächst auf einen oder beide Unterarme übernommen wird und erst anschließend die Ellenbogen gestreckt werden, oder ob sofort das Gewicht auf die Hände übernommen wird. *Nicht gestattet ist es jedoch, zuerst die Bauchlage einzunehmen* und dann erst in den Vierfüßlerstand zu kommen (Erreichen des Vierfüßlerstandes aus der Bauchlage wird in Item 41 überprüft).

Ältere Kinder werden den verbalen Anweisungen folgen, dennoch werden viele andere Kinder Erklärungen benötigen. Eine Demonstration oder ein »Schritt für Schritt«-Durchgehen des Items kann erforderlich sein.

Jüngere Kinder werden erneut mit einem strategisch geschickt platzierten Spielzeug gewonnen. Meist gelingt dies relativ leicht, wenn die Kinder bereits im Vierfüßlerstand krabbeln können.

Dieses Item wird nach dem allgemeinen Bewertungsschlüssel bewertet (d. h. 1 entspricht < 10 % etc.).

*32.   Langsitz auf Matte: erreicht Vierfüßlerstand über die linke Seite

0. Initiiert den Vierfüßlerstand über die linke Seite nicht
1. Initiiert den Vierfüßlerstand über die linke Seite
2. Teilweise Einnahme des Vierfüßlerstandes über die linke Seite
3. Nimmt den Vierfüßlerstand über die linke Seite ein

Ausgangsstellung
Positionieren Sie das Kind auf der Matte in einer Sitzposition, wobei sich die Beine bequem vor dem Kind befinden. Beachten Sie, dass dies von Item 30 abweicht (d. h. hier ist der »Zwischenfersensitz« für dieses Item *nicht* akzeptabel).

Anleitung
Es ist vorgesehen, dass die Kinder sich über den Seitsitz links oder nach vorne über ihr linkes Bein bewegen. Es wird ebenso erwartet, dass dies über Gewichtsübernahme auf die Arme erreicht wird. Es ist unwesentlich, ob das Gewicht zunächst auf einen oder beide Unterarme übernommen wird und erst anschließend die Ellenbogen gestreckt werden, oder ob sofort das Gewicht auf die Hände übernommen wird. *Nicht gestattet ist es jedoch, zuerst die Bauchlage einzunehmen* und dann erst in den Vierfüßlerstand zu kommen (Erreichen des Vierfüßlerstands aus der Bauchlage wird in Item 41 überprüft).

Ältere Kinder werden den verbalen Anweisungen folgen, dennoch werden einige andere Kinder weitere Erklärungen benötigen. Eine Demonstration oder ein »Schritt für Schritt«-Durchgehen des Items kann erforderlich sein.

Jüngere Kinder werden erneut mit einem strategisch geschickt platzierten Spielzeug gewonnen. Meist gelingt dies relativ leicht, wenn die Kinder bereits im Vierfüßlerstand krabbeln können.

Dieses Item wird nach dem allgemeinen Bewertungsschlüssel bewertet (d. h. 1 entspricht < 10 % etc.).

33.   Sitz auf Matte: Pivoting (Kreisrutschen) um 90°, ohne Hilfe der Arme

0. Initiiert das Pivoting im Sitzen nicht
1. Initiiert das Pivoting im Sitzen

2. Pivoting im Sitz um 90° mithilfe der Arme
3. Pivoting im Sitz um 90° ohne Hilfe der Arme

Ausgangsstellung

Das Kind kann in jeder beliebigen Sitzposition auf der Matte beginnen. Die Position der Arme variiert, je nachdem, ob die Arme zum Pivoting benötigt werden oder nicht. Außerdem muss das Kind eine einigermaßen stabile Sitzposition einnehmen, um dieses Item ausführen zu können.

Anleitung

Fordern Sie das Kind auf, sich nach rechts oder links im Kreis zu bewegen, sodass sich die Beine nach rechts oder links im Kreis bewegen (jede Seite ist akzeptabel). Für viele Kinder ist ein Vormachen hilfreich. Jüngere Kinder werden sich zu einem Spielzeug hinbewegen. Wie bei dem Pivoting in Bauchlage ist es auch hier ratsam, das Spielzeug jenseits der 90° hinzulegen, aber noch innerhalb des Blickfeldes. Leider werden viele Kleinkinder den Vierfüßlerstand gegenüber dem Pivoting bevorzugen.

Der Score von 2 (»mithilfe der Arme«) bedeutet die Zuhilfenahme der Arme in jeder Art und Weise (z. B. dürfen die Hände ähnlich wie die Beine am Boden mitgehen oder sie stützen sich auf den Beinen ab – entweder zur Balance oder um die Bewegung der Beine zu unterstützen).

Für den Score 3 (»ohne Zuhilfenahme der Arme«) dürfen die Arme in keiner Weise assistieren. Sie dürfen irgendwie am Körper anliegen oder im Raum gehalten werden (oder verschränkt sein).

*34.   Sitz auf Bank: Arme und Füße frei, hält Stellung 10 Sekunden

0. Kann nicht auf der Bank sitzen bleiben
1. Hält die Sitzposition 10 Sekunden mit Arm- und Fußunterstützung
2. Hält die Sitzposition 10 Sekunden, Arme frei und Füße unterstützt
3. Arme und Füße frei, hält die Sitzposition 10 Sekunden

Ausgangsstellung

Positionieren Sie das Kind auf der Bank mit den Knien an der Bankkante und den Füßen baumeln herunter. Die Armposition und die Unterstützung für die Füße hängen von den Fähigkeiten des Kindes ab.

Um den Score von 3 zu erreichen, muss das Kind auf einer hohen Bank sitzen und die Füße baumeln herab, ohne sich abzustützen (Beschreibung der hohen Bank, Liege oder Tisch siehe »Testmaterial« in ▶ Kap. 6, Teil 1). Um auf den Score von 1 oder 2 zu testen, kann das Kind auf der hohen Bank sitzen bleiben und eine niedrige Bank wird zur Unterstützung unter die Füße gestellt oder das Kind kann auf einer niedrigen Bank mit den Füßen auf dem Boden sitzen (Beschreibung der niedrigen Bank siehe Testmaterial).

Anleitung

Setzen Sie das Kind auf eine hohe Bank, wenn Sie den Score 3 testen wollen (die Beine baumeln ohne Unterstützung herab). Sobald ein stabiler Sitz erreicht ist, bitten Sie das Kind, die Arme anzuheben (»freihändig«). Die Untersucherin kann das Kind vor oder nach dem Anheben der Arme loslassen. Das Kind soll 10 Sekunden in dieser Position verweilen.

Wenn das Kind die erforderliche Position nicht 10 Sekunden halten kann, geben Sie ihm Fußunterstützung und dann – wenn erforderlich – gestatten Sie dem Kind, sich mit den Händen abzustützen.

Sobald Sie herausgefunden haben, welche der drei oben genannten Schwierigkeitsgrade Sie testen werden, geben Sie bis zu 3 Versuche pro überprüften Schwierigkeitsgrad. Die Vorversuche, mit denen festgestellt werden soll, welchen Schwierigkeitsgrad das Kind erreichen wird, brauchen dabei nicht mitgezählt zu werden. Denken Sie daran, dass das Kind die eingenommene Position in jedem Fall *10 Sekunden* halten muss, um die dem jeweiligen Schwierigkeitsgrad entsprechenden Scores zu erhalten.

Beachten Sie bitte, dass jedes Kind, welches mit Armunterstützung sitzt (egal, ob mit oder ohne Fußunterstützung) keine Bewertung über den Score von 1 erreicht.

*35.   Stand: erreicht Sitz auf eine niedrige Bank

0. Initiiert nicht, sich auf eine niedrige Bank zu setzen
1. Initiiert, sich auf eine niedrige Bank zu setzen
2. Setzt sich teilweise auf eine niedrige Bank
3. Erreicht Sitz auf eine niedrige Bank

Ausgangsstellung

Positionieren Sie das Kind vor einer niedrigen Bank (siehe »Testmaterial« in ▶ Kap. 6, Teil 1, für die Beschreibung der niedrigen Bank). Es ist zulässig, mit dem Gesicht zur Bank, mit dem Rücken oder parallel zu ihr zu stehen. Das Kind kann mit dem Stehen ohne Unterstützung beginnen (freistehend) oder sich mit einer oder beiden Händen an der Bank *festhalten*, aber es darf sich nicht mit irgendeinem Teil des Rumpfes an die Bank anlehnen.

Anleitung

Dieses Item soll zeigen, ob das Kind in der Lage ist, sich aus dem Stand in die Sitzposition auf einer Bank *herabzulassen*. Die Art und Weise, wie die Kinder sich hinsetzen, ist nicht wesentlich. Sie dürfen also sowohl auf die Bank krabbeln und sich in den Sitz drehen oder sich einfach hinsetzen.

Fordern Sie ältere Kinder auf, sich auf die Bank zu setzen. Jüngeren Kindern kann man das Item vormachen oder sie mit einem Spielzeug ermutigen. Die Bewertung folgt dem allgemeinen Bewertungsschlüssel (d. h. 1 entspricht < 10 % etc.). Bei Kindern mit dem Score 1 muss zumindest der Versuch erkennbar sein, sich auf die Bank zu setzen.

*36. Boden: erreicht Sitz auf eine niedrige Bank

0. Initiiert den Sitz auf eine niedrige Bank nicht
1. Initiiert den Sitz auf eine niedrige Bank
2. Erreicht teilweise den Sitz auf eine niedrige Bank
3. Erreicht den Sitz auf eine niedrige Bank

Ausgangsstellung
Positionieren Sie das Kind vor der Bank auf dem Boden. Mit »auf dem Boden« ist jede andere Position außer das Stehen gemeint. Dies kann jede liegende oder sitzende Position sowie Variationen des Vierfüßlerstands oder des Kniens umfassen.

Das Kind kann sich mit dem Gesicht, mit dem Rücken oder parallel zur Bank befinden.

Anleitung
Im Gegensatz zu Item 35 überprüft dieses Item die Fähigkeit des Kindes, vom Boden aus zum Sitzen auf einer niedrigen Bank *hochzukommen*. Wie in Item 35 ist die Art und Weise, wie die Kinder die Sitzposition einnehmen, nicht wesentlich. Viele Kinder werden zunächst in den Stand kommen, andere werden sich auf die Bank ziehen, ohne im Bewegungsablauf zunächst zum Stehen zu kommen.

Fordern Sie ältere Kinder auf, sich auf die Bank zu setzen. Bieten Sie – wenn notwendig – eine Demonstration an. Viele Kinder müssen besonders ermuntert werden, insbesondere wenn dieses Item für sie körperlich recht anstrengend ist. Die strategisch geschickte Platzierung eines Spielzeuges mag hilfreich sein. Die Bewertung folgt dem allgemeinen Bewertungsschlüssel (d. h. 1 entspricht < 10 % etc.). Wie in Item 35 sollte jedes Kind, das den Versuch zeigt, auf die Bank zu kommen, den Score 1 erhalten. Dies schließt auch die Kinder ein, die sich von ihrer Ausgangsstellung aus anheben und in Richtung Bank bewegen. Den Score 2 (10 % bis < 100 %) sollten all die Kinder bekommen, die in der Lage sind, an der Bank in den Stand hochzukommen (oder beinahe in den Stand zu kommen, indem sie die Bank als Unterstützung benutzen).

Einige Untersucherinnen äußerten Bedenken gegen diese Bewertung. Wenn man jedoch die Ausgangsstellung berücksichtigt und das, was gefordert wird, um den Score 3 zu erhalten, sollte die Bewertung nach Prozent möglich sein.

*37. Boden: erreicht Sitz auf einer hohen Bank

0. Initiiert den Sitz auf einer hohen Bank nicht
1. Initiiert den Sitz auf einer hohen Bank
2. Erreicht teilweise den Sitz auf einer hohen Bank
3. Erreicht den Sitz auf einer hohen Bank

Ausgangsstellung

Positionieren Sie das Kind vor der Bank auf dem Boden. Mit »auf dem Boden« ist jede andere Position als das Stehen gemeint. Dies kann Liegen, Sitzen, Variationen des Vierfüßlerstands oder Knien beinhalten.

Beachten Sie die Beschreibung der hohen Bank in der Liste der Testmaterialien.

Anleitung

Dieses Item soll zeigen, ob das Kind in der Lage ist, sich vom Boden in den Sitz auf eine hohe Bank zu erheben. Wie in den Items 35 und 36 können die Kinder die Methode selbst wählen.

Fordern Sie ältere Kinder auf, auf die Bank zu klettern und irgendeine Sitzposition einzunehmen. Demonstrationen geeigneter Bewegungsabläufe können erforderlich sein. Mitunter muss das Kind besonders ermuntert werden, dieses Item zu lösen. Jüngere Kinder klettern gerne auf höhere Möbelstücke, benötigen aber weitere Demonstrationen und Ermunterungen, um anschließend in den Sitz zu kommen.

Auch dieses Item wird nach dem allgemeinen Bewertungsschlüssel bewertet (d. h. 1 entspricht < 10 % etc.). Wie in den Items 35 und 36 sollte jedes Kind, das den Versuch zeigt, auf die Bank zu kommen, mit 1 bewertet werden. Dies sollte all diejenigen einschließen, die versuchen, sich aus ihrer Ausgangsstellung zu erheben und sich auf die Bank zu bewegen. Den Score 2 (10 % bis < 100 %) sollten all die Kinder erhalten, die in der Lage sind, an der Bank in den Stand hochzukommen (oder beinahe in den Stand zu kommen, indem sie die Bank als Unterstützung benutzen).

Krabbeln und Knien

Diese Dimension enthält 14 Items, die verschiedene Aspekte des Vierfüßlerstandes und des Kniestandes überprüft. Diese schließen die kindlichen Fähigkeiten ein:

- verschiedene Positionen im Vierfüßlerstand und im Kniestand einzunehmen und/oder beizubehalten,
- sich in der Bauchlage, im Vierfüßlerstand und im *Kniestand* vorwärtszubewegen sowie
- verschiedene Items im Vierfüßlerstand auszuführen.

Die folgenden Begriffe dieser Dimension sind in der Begriffsbeschreibung (am Ende dieses Kapitels) und/oder bei den jeweiligen Item-Beschreibungen definiert. Sie sind hier in der Reihenfolge aufgelistet, in der sie im Text erscheinen:

- Robben
- Vierfüßlerstand
- Krabbeln
- Hoppeln
- Reziprokes Krabbeln
- Kniestand

- Festhalten
- Mithilfe der Arme
- Freihändig
- Einbeinkniestand
- Kniegang

38.　Bauchlage: robbt 1,80 m vorwärts

0. Initiiert das Robben nicht
1. Robbt <60 cm vorwärts
2. Robbt zwischen 60 cm und ≤ 1,80 m vorwärts
3. Robbt 1,80 m vorwärts

Ausgangsstellung
Positionieren Sie das Kind bequem in Bauchlage an einem Ende einer 2,50 m langen Matte.

Anleitung
Fordern Sie das Kind auf, auf dem Bauch mithilfe aller vier Extremitäten vorwärtszurobben.

»Robben« ist definiert als Fortbewegung in Bauchlage unter Zuhilfenahme aller Extremitäten, der Bauch trägt das Gewicht. Dies schließt auch jede Variation des »militärischen Robbens« ein.

Legen Sie ein Spielzeug auf die Matte, um dem Kind ein Ziel zu geben, zu dem es vorwärts robben kann. Dieses Spielzeug sollte mehr als 1,80 m entfernt gelegt werden, um zu verhindern, dass das Kind weniger als 1,80 m weit robbt und dann nach dem Spielzeug greift. Als Marker für die zurückgelegte Distanz nehmen Sie irgendein Körperteil des Kindes, nur nicht die Hand. Jüngere Kinder, die normalerweise im Vierfüßlerstand krabbeln, werden trotz Demonstration dieses Item nicht verstehen. Hier ist es hilfreich, das Kind durch einen flachen Tunnel robben zu lassen, der den Vierfüßlerstand nicht zulässt.

Eine andere hilfreiche Strategie für die Altersgruppe der 4- bis 8-Jährigen kann ein »Schlangen-Rennen« mit gleichzeitigem Zischen sein.

*39.　Vierfüßlerstand: Gewicht auf Händen und Knien, hält Stellung 10 Sekunden

0. Hält das Gewicht auf Knien und Händen nicht
1. Hält das Gewicht auf Händen und Knien <3 Sekunden
2. Hält das Gewicht auf Händen und Knien für 3 bis 9 Sekunden
3. Hält das Gewicht auf Händen und Knien für 10 Sekunden

Ausgangsstellung
Positionieren Sie das Kind bequem auf der Matte im Vierfüßlerstand. Dieser ist definiert als Gewichtsübernahme auf Händen und Knien. Der Kopf, der Rumpf

und das Becken dürfen die Matte und/oder die Unterschenkel nicht berühren. Die Haltung, insbesondere der Arme und Beine, kann innerhalb der oben genannten Grenzen variieren.

Anleitung
Sobald ein bequemer Vierfüßlerstand erreicht ist, fordern Sie das Kind auf, die Stellung über die geforderte Zeit zu halten. Den Blick des Kindes auf etwas Spezielles (Spielzeug) richten zu lassen, mag helfen, dieses Item zu erfüllen. Die Untersucherin muss die Hände vom Kind nehmen, bevor die Zeit gemessen wird. Jeder sichtbare Versuch, die Stellung ohne fremde Unterstützung zu halten (auch wenn es sich nur um einen Moment handelt), sollte mit 1 bewertet werden.

*40.   Vierfüßlerstand: erreicht freien Sitz

0. Initiiert die Einnahme der Sitzposition nicht
1. nitiiert die Einnahme der Sitzposition
2. Erreicht die Sitzposition mit Abstützen der Arme/des Armes
3. Erreicht den freien Sitz

Ausgangsstellung
Positionieren Sie das Kind bequem im Vierfüßlerstand auf der Matte (das Kind muss für dieses Item in der Lage sein, den Vierfüßlerstand zu halten).

Anleitung
Fordern Sie das Kind auf, sich hinzusetzen. Jüngere Kinder benötigen eine Demonstration oder direkte Hilfe bei diesem Übergang, bevor sie es selbst versuchen. Der geforderte freihändige Sitz kann die Einbeziehung des Kindes in Spiele mit den Händen erforderlich machen. Für einen Score von 2 darf sich das Kind mit einer Hand oder beiden Händen abstützen.

*41.   Bauchlage: erreicht Vierfüßlerstand, Gewicht auf Händen und Knien

0. Initiiert den Übergang in den Vierfüßlerstand nicht
1. Initiiert den Übergang in den Vierfüßlerstand
2. Erreicht den Vierfüßlerstand teilweise
3. Erreicht den Vierfüßlerstand, Gewicht auf Händen und Knien

Ausgangsstellung
Positionieren Sie das Kind bequem in Bauchlage auf der Matte.

Anleitung
Fordern Sie das Kind auf, in den Vierfüßlerstand zu kommen. Beachten Sie, dass die Ausrichtung im Vierfüßlerstand variieren kann, solange das Gewicht auf Händen

und Knien bleibt und Kopf, Rumpf und Becken sowohl von der Matte als auch von den Unterschenkeln abgehoben sind.

Jüngere Kinder werden üblicherweise spontan in den Vierfüßlerstand kommen, andere müssen verbal oder durch ein strategisch geschickt platziertes Spielzeug gelockt werden.

Dieses Item wird nach dem allgemeinen Bewertungsschüssel (d. h. 1 entspricht <10 % etc.) bewertet, um die verschiedenen Varianten der Einleitung des Vierfüßlerstandes einzubeziehen.

*42. Vierfüßlerstand: streckt den rechten Arm nach vorne, Hand über Schulterhöhe

0. Initiiert das Vorstrecken des rechten Armes nicht
1. Initiiert das Vorstrecken des rechten Armes
2. Streckt den rechten Arm teilweise nach vorne
3. Streckt den rechten Arm nach vorne, Hand über Schulterhöhe

Ausgangsstellung
Positionieren Sie das Kind bequem im Vierfüßlerstand auf der Matte. Das Kind muss in der Lage sein, den Vierfüßlerstand zu halten, um dieses Item zu versuchen.

Anleitung
Ältere Kinder können gebeten werden, den rechten Arm nach vorne über die Schulterebene auszustrecken. Viele Kinder müssen ermutigt werden, den Arm nach einem Spielzeug oder nach der Hand der Untersucherin auszustrecken.

Das Platzieren des Spielzeugs ist wesentlich, da sich die Armstreckung und das Greifen oberhalb der Schulterebene danach richten.

Die Haltung der unteren Extremitäten und des linken Armes ist nicht wesentlich, solange die Kriterien des Vierfüßlerstandes erfüllt sind.

Dieses Item wird nach dem allgemeinen Bewertungsschüssel (d. h. 1 entspricht <10 % etc.) bewertet.

Das Kind, das zwar die rechte Hand nach vorne und oberhalb des Schulterlevels strecken kann, aber die volle Ellenbogenstreckung nicht erreicht (obwohl die Hand oberhalb der Schulterebene ist), sollte dennoch den Score 3 erhalten (Die Hand nach vorne und oberhalb der Schulterebene zu halten ist bedeutender als die volle Ellenbogenstreckung). Dennoch muss das Kind genügend weit nach vorne greifen, damit die rechte Hand vor dem Kopf ist.

*43. Vierfüßlerstand: streckt den linken Arm nach vorne, Hand über Schulterhöhe

0. Initiiert das Vorstrecken des linken Armes nicht
1. Initiiert das Vorstrecken des linken Armes
2. Streckt den linken Arm teilweise nach vorne
3. Streckt den linken Arm nach vorne, Hand oberhalb der Schulterebene

Ausgangsstellung
Positionieren Sie das Kind bequem im Vierfüßlerstand auf der Matte. Das Kind muss in der Lage sein, den Vierfüßlerstand zu halten, um dieses Item zu versuchen.

Anleitung
Ältere Kinder können gebeten werden, den linken Arm nach vorne über die Schulterebene auszustrecken. Viele Kinder müssen ermutigt werden, den Arm nach einem Spielzeug oder nach der Hand der Untersucherin auszustrecken.

Das Platzieren des Spielzeugs ist wesentlich, da sich die Armstreckung und das Greifen oberhalb der Schulterebene danach richten.

Die Haltung der unteren Extremitäten und des rechten Armes ist nicht wesentlich, solange die Kriterien des Vierfüßlerstandes erfüllt sind.

Dieses Item wird nach dem allgemeinen Bewertungsschüssel (d. h. 1 entspricht < 10 % etc.) bewertet.

Das Kind, das zwar die linke Hand nach vorne und oberhalb des Schulterlevels strecken kann, aber die volle Ellenbogenstreckung nicht erreicht (obwohl die Hand oberhalb der Schulterebene ist), sollte dennoch den Score 3 erhalten (Die Hand nach vorne und oberhalb der Schulterebene zu strecken ist bedeutender als die volle Ellenbogenstreckung). Dennoch muss das Kind weit genug nach vorne greifen, damit die linke Hand vor dem Kopf ist.

*44. Vierfüßlerstand: krabbelt oder hoppelt 1,80 m vorwärts

0. Initiiert das Krabbeln oder Hoppeln nicht
1. Krabbelt oder hoppelt vorwärts < 60 cm
2. Krabbelt oder hoppelt vorwärts zwischen 60 cm und ≤ 1,80 m
3. Krabbelt oder hoppelt vorwärts 1,80 m

Ausgangsstellung
Positionieren Sie das Kind bequem im Vierfüßlerstand an einem Ende einer 2,5 m langen Matte. Das Kind muss in der Lage sein, den Vierfüßlerstand zumindest kurzzeitig zu halten, um dieses Item zu versuchen.

Anleitung
Fordern Sie das Kind auf, auf Händen und Knien vorwärts bis an das Ende der Matte zu krabbeln oder zu hoppeln.

»Krabbeln« ist definiert als die Fortbewegung auf Händen und Knien. Arme und Beine müssen nicht unbedingt reziprok bewegt werden.

»Hoppeln« ist definiert als ruckartige Fortbewegung. Dies kann als »Häschen-Hüpfen« demonstriert werden oder als »Po-Rutschen«, wenn sich das Kind mithilfe der Arme und/oder der Beine vorwärtsbewegt und in verschiedenen Sitzhaltungen verbleibt.

Beachten Sie, dass der Vierfüßlerstand die Ausgangsposition ist, auch wenn sich das Kind auf dem Gesäß »rutschend« fortbewegen wird.

Ein Spielzeug auf der Matte kann ein geeignetes Ziel für das Kind sein, zu dem es krabbeln oder hoppeln kann. Das Spielzeug sollte jenseits der 1,80 m platziert sein, um zu verhindern, dass das Kind weniger als 1,80 m krabbelt und dann nach dem Spielzeug greift. Die Untersucherin kann das Spielzeug zunächst auch näher an das Kind legen und es anschließend langsam wegziehen, um das Kind über die Matte vorwärtszulocken.

Verwenden Sie einen Teil des Körpers des Kindes (und nicht die Hand), um die zurückgelegte Strecke zu beurteilen.

*45.   Vierfüßlerstand: krabbelt reziprok 1,80 m vorwärts

0. Initiiert das reziproke Vorwärtskrabbeln nicht
1. Krabbelt reziprok < 60 cm vorwärts
2. Krabbelt reziprok zwischen 60 cm und ≤ 1,80 m vorwärts
3. Krabbelt reziprok 1,80 m vorwärts

Ausgangsstellung
Positionieren Sie das Kind bequem im Vierfüßlerstand an einem Ende einer 2,5 m langen Matte. Das Kind muss in der Lage sein, den Vierfüßlerstand zu halten, um dieses Item zu versuchen.

Anleitung
Fordern Sie das Kind auf, reziprok bis an das Ende der Matte zu krabbeln.

»Reziprokes Krabbeln« ist definiert als die Fortbewegung auf Händen und Knien mit alternierender Bewegung beider Arme und Beine. Diese alternierende Bewegung muss nicht unbedingt koordiniert sein. »Häschen-Hüpfen« und »Po-Rutschen« sind nicht erlaubt.

Viele Kinder müssen daran erinnert werden, reziprok zu krabbeln (und nicht »wie ein Häschen zu hüpfen«). Ein Spielzeug auf der Matte kann ein geeignetes Ziel für das Kind sein, zu dem es krabbeln kann. Das Spielzeug sollte jenseits der 1,80 m platziert sein, um zu verhindern, dass das Kind weniger als 1,80 m krabbelt und dann nach dem Spielzeug greift. Die Untersucherin kann das Spielzeug auch zunächst näher an das Kind legen und es anschießend langsam wegziehen, um das Kind vorwärtszulocken.

Verwenden Sie einen Teil des Körpers des Kindes (außer die Hand), um die zurückgelegte Strecke zu beurteilen.

*46.   Vierfüßlerstand: krabbelt auf Händen und Knien/Füßen 4 Stufen nach oben

0. Initiiert das Hinaufkrabbeln der Stufen nicht
1. Krabbelt auf Händen und Knien/Füßen 1 Stufe hinauf
2. Krabbelt auf Händen und Knien/Füßen 2–3 Stufen hinauf
3. Krabbelt auf Händen und Knien/Füßen 4 Stufen hinauf

Ausgangsstellung
Positionieren Sie das Kind bequem im Vierfüßlerstand auf dem Boden vor einer Treppe mit mindestens 4 bis 6 Stufen, die eine Standardgröße haben (15–18 cm hoch). Wenn Kinder es bevorzugen, können sie im Stand beginnen.

Anleitung
Fordern Sie das Kind auf, die Stufen hinaufzukrabbeln. Ein jüngeres Kind wird eine Demonstration oder weitere Anregung mit einem Spielzeug benötigen.

Die Untersucherin sollte hinter dem Kind stehen, um die Verletzungsgefahr beim Fallen zu minimieren.

Jede Art des Robbens oder Krabbelns ist erlaubt, solange das Kind sich vorwärts Stufe für Stufe nach oben bewegt (d. h. die Rückwärtsbewegung treppauf im Sitzen ist nicht gestattet).

Sowohl Arme als auch Beine müssen für den Score 3 die vierte Stufe erreichen. Einige Kinder werden dieses Item abbrechen, sobald die Hände die vierte Stufe erreicht haben. Ein sechsstufiger Treppenabsatz kann sicherstellen, dass sowohl Arme als auch Beine die erforderliche Distanz bewältigen.

47. Vierfüßlerstand: krabbelt auf Händen und Knien/Füßen 4 Stufen rückwärts nach unten

0. Initiiert das Rückwärtskrabbeln treppab nicht
1. Krabbelt auf Händen und Knien/Füßen 1 Stufe rückwärts nach unten
2. Krabbelt auf Händen und Knien/Füßen 2–3 Stufen rückwärts nach unten
3. Krabbelt auf Händen und Knien/Füßen 4 Stufen rückwärts nach unten

Ausgangsstellung
Positionieren Sie das Kind bequem im Vierfüßlerstand am oberen Absatz einer Treppe von mindestens 4–6 Stufen, die eine Standardgröße haben (15–18 cm hoch).

Anleitung
Fordern Sie das Kind auf, Stufe für Stufe hinabzukrabbeln. Ein jüngeres Kind wird eine Demonstration oder weitere Anregung mit einem Spielzeug benötigen.

Die Untersucherin sollte hinter dem Kind stehen, um die Verletzungsgefahr beim Fallen zu minimieren. Viele Kinder sind bei diesem Item ängstlich und nervös, sie benötigen viel Ermunterung und Aufmerksamkeit. Achten Sie jedoch darauf, das Kind bei diesem Item nicht zu berühren.

Jede Art des Robbens oder Krabbelns ist erlaubt, solange das Kind sich rückwärts mit den Füßen voran Stufe für Stufe nach unten arbeitet (d. h. die Vorwärtsbewegung im Sitzen oder das »Hinabgleiten« in Bauchlage ist nicht gestattet).

Sowohl Arme als auch Beine müssen für den Score 3 die vierte Stufe erreichen. Viele Kinder werden dieses Item abbrechen, sobald die Füße den Boden erreicht haben. Ein sechsstufiger Treppenabsatz kann sicherstellen, dass sowohl Arme als auch Beine die erforderliche Distanz bewältigen.

*48.   Sitz auf Matte: erreicht den Kniestand mithilfe der Arme, kann sich freihändig 10 Sekunden halten

0. Kann nach Platzierung den Kniestand trotz Festhaltens nicht halten
1. Kann sich nach Platzierung 10 Sekunden im Kniestand festhalten
2. Erreicht selbst mit Festhalten den Kniestand, kann sich in diesem 10 Sekunden halten
3. Erreicht den Kniestand mithilfe der Arme, kann sich freihändig 10 Sekunden halten

Ausgangsstellung
Dies ist eines der wenigen Items, bei denen die Ausgangsstellung variiert.

Um einen Score von 3 zu erhalten, positionieren Sie das Kind in beliebiger Sitzposition auf der Matte.

Um einen Score von 2 zu erhalten, positionieren Sie das Kind ebenfalls in beliebiger Sitzposition auf der Matte, aber vor einer Bank.

Um einen Score von 1 zu erhalten, positionieren Sie das Kind im Kniestand, es darf sich an einer Bank festhalten.

Anleitung
Dieses Item kann mehrere »Vorversuche« erfordern, um festzustellen, ob das Kind voraussichtlich den Kniestand vom Sitzen aus erreichen wird und ob die Bank hierzu benutzt wird oder nicht. Die eigentlichen 3 Versuche für die Punktewertung können anschließend beginnen. Die genaue Form des Kniestandes ist nicht wesentlich, solange das Gesäß weder die Unterschenkel noch die Matte berührt.

Für den Score 3 fordern Sie das Kind auf, mithilfe der Arme den Kniestand einzunehmen. »Mithilfe der Arme« bedeutet, dass eine oder beide Hände auf der Matte oder am Körper abgestützt werden können, um in den Kniestand zu gelangen. Auf die Hilfe der Arme zu verzichten, ist ebenfalls erlaubt. Sobald der Kniestand erreicht ist, fordern Sie das Kind auf, die Position freihändig 10 Sekunden zu halten (s. a. »freihändig« in der Begriffsbeschreibung).

Für den Score 2 fordern Sie das Kind auf, sich mittels einer oder beider Hände – zum Abstützen oder Balancieren –an der Bank festzuhalten und den Kniestand einzunehmen. »Mit Festhalten« kann mit einer oder beiden Händen sein, aber nur an einem aufgelisteten Testgegenstand oder einem entsprechendem Ersatzmaterial. Das Festhalten an Personen ist nicht gestattet. Sobald der Kniestand erreicht ist, fordern Sie das Kind auf, die Position 10 Sekunden zu halten. Das Kind darf sich weiterhin während der 10 Sekunden an der Bank festhalten oder aber auch mit einer oder beiden Händen loslassen. Jede Art des Gebrauchs der Bank, den Kniestand zu erreichen oder zu halten, beschränkt die Bewertung auf den Score 2.

Für den Score 1 fordern Sie das Kind auf, den Kniestand 10 Sekunden zu halten, während es sich mit einer oder beiden Händen festhält.

In jedem Falle ist das Halten des Kniestandes für 10 Sekunden erforderlich, um Punkte zu erhalten. Denn viele Kinder nutzen den Kniestand nur als Übergang zum Stand. Der Gebrauch eines Spielzeuges zur Ablenkung auf der Bank kann hilfreich sein, die geforderte Zeit einzuhalten.

49. **Kniestand: erreicht Einbeinkniestand auf dem rechten Knie mithilfe der Arme, hält Stellung freihändig 10 Sekunden**

0. Kann nach Platzierung die Position trotz Festhaltens nicht halten
1. Kann nach Platzierung die Position mit Festhalten 10 Sekunden halten
2. Erreicht selbst den Einbeinkniestand, kann mit Festhalten die Position 10 Sekunden halten
3. Erreicht mithilfe der Arme den Einbeinkniestand, kann diesen freihändig 10 Sekunden halten

Ausgangsstellung

Auch bei diesem Item variiert die Ausgangsstellung.

Um den Score von 3 zu erreichen, positionieren Sie das Kind auf der Matte im Kniestand.

Um den Score von 2 zu erreichen, positionieren Sie das Kind auf einer Matte im Kniestand, aber vor der Bank.

Um den Score von 1 zu erreichen, positionieren Sie das Kind auf der Matte im Einbeinkniestand auf dem rechten Knie und es hält sich an der Bank fest. Ein Kind, das sich auch an der Bank nicht im Kniestand halten kann, kann nicht getestet werden und erhält den Score 0.

Anleitung

Dieses Item kann mehrere »Vorversuche« erfordern, um festzustellen, ob das Kind voraussichtlich vom Kniestand den Einbeinkniestand mit dem Gewicht auf dem rechten Knie erreichen wird und ob die Bank erforderlich ist oder nicht. Die eigentlichen 3 Versuche können anschließend beginnen (s. a. »Kniestand« in der Begriffsbeschreibung).

Einbeinkniestand bedeutet, dass das Gewicht auf einem Knie und auf dem gegenseitigen Fuß liegt. Die genaue Form des Einbeinkniestandes ist nicht wesentlich, solange das Gesäß weder die Unterschenkel noch die Matte berührt.

Für den Score 3 fordern Sie das Kind auf, in den Einbeinkniestand mit Gewicht auf dem rechten Knie mithilfe der Arme zu gelangen (s. a. »mithilfe der Arme« in der Begriffsbeschreibung). Ohne Hilfe der Arme in den Einbeinkniestand zu gelangen, ist ebenso akzeptabel. Sobald der Einbeinkniestand erreicht ist, bitten Sie das Kind, die Stellung freihändig für 10 Sekunden zu halten (s. a. »freihändig« in der Begriffsbeschreibung).

Für den Score 2 fordern Sie das Kind auf, den Einbeinkniestand mit Gewicht auf dem rechten Knie einzunehmen und sich mit einer Hand oder beiden Händen an der Bank festzuhalten oder auszubalancieren (s. a. »mit Festhalten« in der Begriffsbeschreibung). Sobald der Einbeinkniestand erreicht ist, bitten Sie das Kind, die Stellung 10 Sekunden zu halten. Während der 10 Sekunden darf sich das Kind weiter festhalten oder mit einer Hand oder beiden Händen loslassen. Der Gebrauch der Bank, entweder zum Erreichen oder aber zum Halten des Einbeinkniestandes, muss mit den Score 2 oder weniger bewertet werden.

Für den Score 1 platzieren Sie das Kind in den Einbeinkniestand und fordern Sie es auf, die vorgegebene Stellung mit Gewicht auf dem rechten Knie zu halten, während es sich an der Bank mit einer oder beiden Händen festhält.

Für jeden dieser Scores sind 10 Sekunden Haltezeit erforderlich, um Punkte zu erhalten. Viele Kinder benutzen den Einbeinkniestand nur für den Übergang zum Stand (wenn sie ihn überhaupt benutzen). Der Gebrauch eines Spielzeuges zur Ablenkung auf der Bank kann hilfreich sein, die geforderte Zeit einzuhalten.

50. Kniestand: erreicht Einbeinkniestand auf dem linken Knie mithilfe der Arme, hält Stellung freihändig 10 Sekunden

0. Kann nach Platzierung die Position trotz Festhaltens nicht halten
1. Kann nach Platzierung die Position mit Festhalten 10 Sekunden halten
2. Erreicht den Einbeinkniestand, kann die Position mit Festhalten 10 Sekunden halten
3. Erreicht mithilfe der Arme den Einbeinkniestand, kann diesen freihändig 10 Sekunden halten

Ausgangsstellung
Auch bei diesem Item variiert die Ausgangsstellung.

Um den Score von 3 zu erreichen, positionieren Sie das Kind auf der Matte im Kniestand.

Um den Score von 2 zu erreichen, positionieren Sie das Kind auf einer Matte im Kniestand, aber vor der Bank.

Um den Score von 1 zu erreichen, positionieren Sie das Kind auf der Matte im Einbeinkniestand auf dem linken Knie und es hält sich an der Bank fest. Ein Kind, das sich auch an der Bank nicht im Kniestand halten kann, kann nicht getestet werden und erhält den Score 0.

Anleitung
Dieses Item kann mehrere »Vorversuche« erfordern, um festzustellen, ob das Kind voraussichtlich vom Kniestand aus den Einbeinkniestand mit dem Gewicht auf dem linken Knie erreichen wird und ob hierzu die Bank erforderlich ist oder nicht. Die eigentlichen 3 Versuche können anschließend beginnen (s. a. »Kniestand« in der Begriffsbeschreibung).

Einbeinkniestand bedeutet, dass das Gewicht auf einem Knie und auf dem gegenseitigen Fuß liegt. Die genaue Form des Einbeinkniestandes ist nicht wesentlich, solange das Gesäß weder die Unterschenkel noch die Matte berührt.

Für den Score 3 fordern Sie das Kind auf, in den Einbeinkniestand mit Gewicht auf dem linken Knie mithilfe der Arme zu gelangen (s. a. »mithilfe der Arme« in der Begriffsbeschreibung). Ohne Hilfe in den Einbeinkniestand zu gelangen, ist ebenso akzeptabel. Sobald der Einbeinkniestand erreicht ist, bitten Sie das Kind, die Stellung freihändig für 10 Sekunden zu halten (s. a. »freihändig« in der Begriffsbeschreibung).

Für den Score 2 fordern Sie das Kind auf, den Einbeinkniestand mit Gewicht auf dem linken Knie einzunehmen, sich mit einer Hand oder beiden Händen an der Bank festzuhalten oder auszubalancieren (s. a. »mit Festhalten« in der Begriffsbeschreibung). Sobald der Einbeinkniestand erreicht ist, bitten Sie das Kind, die Stellung 10 Sekunden zu halten. Während der 10 Sekunden darf sich das Kind weiter festhalten oder mit einer oder beiden Händen loslassen. Der Gebrauch der Bank, entweder zum Erreichen oder aber zum Halten des Einbeinkniestandes, muss mit dem Score 2 oder weniger bewertet werden. Für den Score 1 platzieren Sie das Kind in den Einbeinkniestand und fordern Sie es auf, die vorgegebene Stellung im Einbeinkniestand mit Gewicht auf dem linken Knie zu halten, während es sich an der Bank mit einer oder beiden Händen festhält. Für jede dieser Kategorien sind 10 Sekunden Haltezeit erforderlich, um Punkte zu erhalten. Viele Kinder benutzen den Einbeinkniestand nur für den Übergang zum Stand (wenn sie ihn überhaupt benutzen). Der Gebrauch eines Spielzeugs zur Ablenkung auf der Bank kann hilfreich dafür sein, die geforderte Zeit einzuhalten.

*51.   Kniestand: geht auf Knien freihändig 10 Schritte vorwärts

0. Initiiert das Vorwärtsgehen auf den Knien nicht
1. Geht auf Knien 10 Schritte vorwärts, hält sich mit beiden Händen fest
2. Geht auf Knien 10 Schritte vorwärts, hält sich mit einer Hand fest
3. Geht auf Knien freihändig 10 Schritte vorwärts

Ausgangsstellung
Positionieren Sie das Kind im Kniestand auf der Matte.
Für den Score von 1 darf sich das Kind mit beiden Händen an einem der aufgelisteten Testgegenstände (z. B. niedrige Bank, Barren) oder einem entsprechenden Gegenstand festhalten. Für den Score von 2 darf sich das Kind mit einer Hand festhalten. Dazu gehört nicht das Festhalten an einer Person. Wenn ein bestimmter Testgegenstand verwendet wird, ist es ratsam, dies im Abschnitt »Kommentar« am Ende des Bewertungsbogens zu vermerken und diesen bei späteren Tests wieder zu verwenden. Für den Score von 3 muss das Kind freihändig im Kniestand sein. (s. a. »freihändig« in der Beschreibung.)
Das Kind muss in der Lage sein, den Kniestand zu halten, indem es sich mit beiden Händen festhält, um zu versuchen, dieses Item durchzuführen.

Anleitung
Fordern Sie das Kind auf, auf den Knien mindestens 10 Schritte vorwärtszugehen. Ein Schritt vorwärts umfasst die Bewegung eines Beines vom Abstoßen bis zum Bodenkontakt.
Denken Sie daran, dass für jede Bewertung 10 Schritte erforderlich sind.
Mehrere »Vorversuche« können erforderlich sein, um herauszufinden, ob das Kind Testgegenstände zum Festhalten benötigt, ob es sich mit einer Hand oder mit beiden Händen festhalten wird und wenn erforderlich, welcher Gegenstand sich für das Kind am besten eignet. Darüber hinaus ist es möglicherweise erforderlich,

die Bodenoberfläche zu testen und ob der Gegenstand leicht auf diesem zu bewegen ist.

Stehen

Diese Dimension enthält 13 Items, die verschiedene Aspekte des Stehens überprüft. Diese schließen die kindlichen Fähigkeiten ein:

- verschiedene Standpositionen zu halten,
- den Stand aus verschiedenen Positionen heraus einzunehmen sowie
- verschiedene Items aus der Standposition heraus auszuführen.

Denken Sie daran, dass alle Items – einschließlich dieser Items – ohne Schuhe durchgeführt werden.

Die folgenden Begriffe dieser Dimension sind in der Begriffsbeschreibung (am Ende dieses Kapitels) und/oder bei den jeweiligen Item-Beschreibungen definiert. Sie sind hier in der Reihenfolge aufgelistet, in der sie im Text erscheinen.

- Auf dem Boden
- Stand
- Festhalten
- Freihändig
- Kniestand
- Einbeinkniestand
- »Zusammenbrechen«
- Mithilfe der Arme
- Kontrolliert
- Hocken

*52.   Auf dem Boden: zieht sich an hoher Bank in den Stand

0. Initiiert nicht, sich in den Stand zu ziehen
1. Initiiert, sich in den Stand zu ziehen
2. Zieht sich teilweise in den Stand
3. Zieht sich an einer hohen Bank in den Stand

Ausgangsstellung
Positionieren Sie das Kind auf dem Boden vor der Bank. Mit »auf dem Boden« ist jede andere Position außer Stehen gemeint. Dies kann sowohl jede Form des Liegens oder Sitzens sein, als auch jede Variante des Vierfüßlerstands oder des Kniens umfassen. Das Kind kann sich in beliebiger Richtung zur Bank befinden.

Der Start auf der Matte (im Gegensatz zum Boden) ist ebenfalls zulässig.

S. a. »hohe Bank« im Abschnitt »Testmaterial« in ▶ Kap. 6, Teil 1.

Anleitung

Fordern Sie das Kind auf, sich an der Bank in den Stand zu ziehen.

Jüngere Kinder benötigen gelegentlich eine Demonstration oder müssen verbal oder durch den geschickten Einsatz eines Spielzeugs ermuntert werden. Das Ziel dieses Items ist es, dass sich das Kind in den Stand hochziehen kann und nicht, welche Qualität das Stehens besitzt.

Dieses Item wird nach dem allgemeinen Bewertungsschlüssel bewertet (d. h. 1 entspricht < 10 % etc.), um verschiedene Variationen der Ausgangsstellung und des Hochziehens zuzulassen.

Für den Score 3 müssen die Kinder aufrecht auf den Füßen stehen, dürfen sich aber sowohl mit dem Körper als auch mit den Armen an die hohe Bank anlehnen.

*53. Stand: 3 Sekunden, freihändig

0. Hält sich fest, kann nicht stehen bleiben
1. Hält sich mit beiden Händen fest, bleibt 3 Sekunden stehen
2. Hält sich mit einer Hand fest, bleibt 3 Sekunden stehen
3. Bleibt 3 Sekunden freihändig stehen

Ausgangsstellung

Positionieren Sie das Kind bequem im Stand, vorzugsweise auf dem Boden (nicht auf der Matte).

»Stand« ist definiert als aufrechte Position auf den Füßen. Die Haltung, insbesondere des Rumpfes und der unteren Extremitäten, kann variieren. Die Standposition kann ebenso variieren, je nachdem, ob sich das Kind mit einer oder zwei Händen festhält oder nicht. (s. a. »Festhalten« in der Begriffsbeschreibung.)

Um den Score von 3 zu erreichen, kann das Kind mit oder ohne Unterstützung auf dem Boden im Stand positioniert werden, um vorzubereiten, dass das Kind loslässt und freihändig steht. (s. a. »freihändig« in der Begriffsbeschreibung.) Um den Score von 2 oder 1 zu erhalten, muss das Kind so positioniert werden, dass es sich mit einer oder beiden Händen an einem der aufgelisteten Testgegenstände, aber nicht an einer Person festhält.

Anleitung

Dieses Item kann mehrere »Vorversuche« erfordern, um festzustellen, ob das Kind sich festhalten wird und wenn, ob mit einer Hand oder mit beiden Händen. Danach folgen die drei Versuche für die Bewertung.

Für den Score 3 fordern Sie das Kind auf, jede Unterstützung loszulassen und freihändig 3 Sekunden zu stehen.

Für den Score 2 fordern Sie das Kind auf, 3 Sekunden stehen zu bleiben und sich dabei mit einer Hand an einem Testgegenstand festzuhalten. Sich gegen den Testgegenstand mit irgendeinem anderen Körperteil als mit der einen Hand zu lehnen, ist nicht erlaubt.

Für den Score 1 fordern Sie das Kind auf, sich im Stand mit beiden Händen 3 Sekunden festzuhalten. Sich auf die Unterarme zu stützen oder den Testgegenstand mit einem anderen Körperteil zu berühren, ist zu akzeptieren, solange das Körpergewicht auf Armen und Beinen (und nicht auf dem Rumpf) lastet.

*54. Stand: hält sich mit einer Hand an hoher Bank, rechter Fuß 3 Sekunden abgehoben

0. Initiiert das Anheben des rechten Fußes nicht
1. Hält sich an der hohen Bank mit 2 Händen, hebt rechten Fuß <3 Sekunden
2. Hält sich an der hohen Bank mit 2 Händen, hebt rechten Fuß 3 Sekunden
3. Hält sich an der hohen Bank mit 1 Hand, hebt rechten Fuß 3 Sekunden

Ausgangsstellung
Positionieren Sie das Kind bequem im Stand, vorzugsweise auf dem Boden (anstatt auf der Matte) und es hält sich an der hohen Bank fest. Vorzugsweise sollte das Kind mit dem Gesicht zur Bank stehen, obwohl auch die seitliche Ausrichtung sinnvoll sein kann, insbesondere bei einem Score von 3.

Um den Score von 3 zu erreichen, beginnt das Kind, indem es sich mit *einer* Hand an der Bank festhält.

Um den Score von 1 oder 2 zu erreichen, beginnt das Kind, indem es sich mit zwei Händen an der Bank festhält.

Das Kind darf sich nicht mit dem Rumpf an die Bank lehnen, aber das Abstützen mit einer oder zwei Händen ist gestattet, je nachdem, ob der Score 3 (mit einer Hand) oder eine 1 oder 2 (mit zwei Händen) erreichen werden will.

Anleitung
Dieses Item kann mehrere »Vorversuche« erfordern, um festzustellen, ob das Kind sich mit einer Hand oder beiden Händen festhalten wird. Der angehobene Fuß darf den Boden nicht mehr berühren.

Für den Score 3 fordern Sie das Kind auf, das rechte Bein 3 Sekunden anzuheben und sich nur mit einer Hand festzuhalten. Es ist *nicht* erlaubt, das rechte Bein anzuheben, während es sich noch mit beiden Händen festhält und dann die eine Hand loslässt.

Für den Score 1 oder 2 fordern Sie das Kind auf, das rechte Bein anzuheben, während es sich mit beiden Händen festhält. Beginnen Sie anschließend, die 3 Sekunden zu zählen.

Jüngere Kinder können dazu gebracht werden, ihr Bein anzuheben, indem sie so tun, als ob sie auf ein Spielzeug treten oder sich die Hose anziehen wollten.

*55. Stand: hält sich mit einer Hand an hoher Bank, linker Fuß 3 Sekunden abgehoben

0. Initiiert das Anheben des linken Fußes nicht
1. Hält sich an der hohen Bank mit 2 Händen, hebt linken Fuß <3 Sekunden
2. Hält sich an der hohen Bank mit 2 Händen, hebt linken Fuß 3 Sekunden
3. Hält sich an der hohen Bank mit 1 Hand, hebt linken Fuß 3 Sekunden

Ausgangsstellung

Positionieren Sie das Kind bequem im Stand, vorzugsweise auf dem Boden (anstatt auf der Matte) und es hält sich an der hohen Bank fest. Vorzugsweise sollte das Kind mit dem Gesicht zur Bank stehen, obwohl auch die seitliche Ausrichtung sinnvoll sein kann, insbesondere bei einem Score von 3.

Um den Score von 3 zu erreichen, beginnt das Kind, indem es sich mit *einer* Hand an der Bank festhält.

Um den Score von 1 oder 2 zu erreichen, beginnt das Kind, indem es sich mit zwei Händen an der Bank festhält.

Das Kind darf sich nicht mit dem Rumpf an die Bank lehnen, aber das Abstützen mit einer oder zwei Händen ist gestattet, je nachdem, ob der Score 3 (mit einer Hand) oder 1 oder 2 (mit zwei Händen) erreicht werden will.

Anleitung

Dieses Item kann mehrere »Vorversuche« erfordern, um festzustellen, ob das Kind sich mit einer Hand oder beiden Händen festhalten wird. Der abgehobene Fuß darf den Boden nicht mehr berühren.

Für den Score 3 fordern Sie das Kind auf, das linke Bein 3 Sekunden anzuheben, und sich nur mit einer Hand festzuhalten. Es ist *nicht* erlaubt, das linke Bein abzuheben, während es sich noch mit beiden Händen festhält und dann die eine Hand loslässt.

Für den Score 1 oder 2 fordern Sie das Kind auf, das linke Bein anzuheben, während es sich mit beiden Händen festhält. Beginnen Sie anschließend, die 3 Sekunden zu zählen.

Jüngere Kinder können dazu gebracht werden ihr Bein vorbereitend anzuheben, um auf ein Spielzeug zu stellen oder indem so getan wird, als wolle man ihm die Hosen anziehen.

*56. Stand: hält sich freihändig 20 Sekunden

0. Kann nicht freihändig stehen bleiben
1. Bleibt freihändig <3 Sekunden stehen
2. Bleibt freihändig 3–19 Sekunden stehen
3. Bleibt freihändig 20 Sekunden stehen

Ausgangsstellung

Positionieren Sie das Kind bequem im Stand, vorzugsweise auf dem Boden (nicht auf der Matte). Das Kind kann mit oder ohne Unterstützung beginnen, um sich darauf vorzubereiten, loszulassen, damit es anschließend freihändig steht. (s. a. »Stand« und »freihändig« in der Begriffsbeschreibung).

Anleitung

Dieses Item unterscheidet sich von Item 53 dadurch, dass hier vor allem der Faktor »Zeit« bewertet wird, weniger der Faktor »Unterstützung«.

Die Kinder dürfen sich ausbalancieren, aber sie dürfen keinen Schritt in irgendeine Richtung machen. Ältere Kinder können motiviert werden, indem sie die Sekunden mitzählen. Jüngere Kinder können mit Handspielen beschäftigt werden, um sie zu ermuntern stehenzubleiben, anstatt umherzugehen.

*57. Stand: linker Fuß abgehoben, hält Stellung freihändig 10 Sekunden

0. Kann linken Fuß nicht freihändig abheben
1. Hebt linken Fuß ab, steht freihändig <3 Sekunden
2. Hebt linken Fuß ab, steht freihändig 3–9 Sekunden
3. Hebt linken Fuß ab, steht freihändig 10 Sekunden

Ausgangsstellung
Positionieren Sie das Kind bequem im Stand, freihändig. Das Kind sollte auf dem Boden stehen. Die Matte kann verwendet werden, um die Verletzungsgefahr durch Stürze zu verringern, auch wenn die Matte dieses Item schwieriger machen kann. (s. a. »Stand« und »freihändig« in der Begriffsbeschreibung).

Anleitung
Fordern Sie das Kind auf, das linke Bein anzuheben, sodass der Fuß den Boden nicht mehr berührt, und bis zu 10 Sekunden lang auf dem rechten Bein zu stehen.
Ältere Kinder können motiviert werden, die Position so lange wie möglich zu halten, indem ihnen die Sekunden laut vorgezählt werden. Jüngere Kinder werden eine Demonstration benötigen (entweder vorzeigen oder führen) um sicherzugehen, dass sie das Item verstehen. Anschließend kann weitere Ermunterung erforderlich werden, damit sie die Position so lange wie möglich halten.

*58. Stand: rechter Fuß abgehoben, hält Stellung freihändig 10 Sekunden

0. Kann rechten Fuß nicht freihändig abheben
1. Hebt rechten Fuß ab, steht freihändig <3 Sekunden
2. Hebt rechten Fuß ab, steht freihändig 3–9 Sekunden
3. Hebt rechten Fuß ab, steht freihändig 10 Sekunden

Ausgangsstellung
Positionieren Sie das Kind bequem im Stand, freihändig. Das Kind sollte auf dem Boden stehen. Die Matte kann verwendet werden, um die Verletzungsgefahr durch Stürze zu verringern, auch wenn die Matte dieses Item schwieriger machen kann. (s. a. »Stand« und »freihändig« in der Begriffsbeschreibung).

Anleitung
Fordern Sie das Kind auf, das rechte Bein anzuheben, sodass der Fuß den Boden nicht mehr berührt, und bis zu 10 Sekunden lang auf dem linken Bein zu stehen.

Ältere Kinder können motiviert werden, die Stellung so lange wie möglich zu halten, indem ihnen die Sekunden laut vorgezählt werden. Jüngere Kinder werden eine Demonstration benötigen (entweder vorzeigen oder führen) um sicherzugehen, dass sie das Item verstehen. Anschließend kann weitere Ermunterung erforderlich werden, damit sie die Stellung so lange wie möglich halten.

*59. Sitz auf niedriger Bank: erreicht den Stand, ohne Hilfe der Arme

0. Initiiert das Aufstehen nicht
1. Initiiert das Aufstehen
2. Kommt mithilfe der Arme in den Stand
3. Kommt ohne Zuhilfenahme der Arme in den Stand

Ausgangsstellung
Positionieren Sie das Kind auf der niedrigen Bank. Wenn die niedrige Bank die richtige Höhe hat, sitzt das Kind mit den Füßen flach auf dem Boden und die Knie sind um 90° flektiert.

Anleitung
Fordern Sie das Kind auf, aufzustehen. Jüngere Kinder benötigen einen Anreiz wie ein Spielzeug vor ihnen auf einem Tisch oder in der Hand des Untersuchers, um es zu ermuntern, aufzustehen, anstatt sich auf den Boden niederzulassen.

Für den Score 3 muss das Kind freihändig zum Stehen kommen, ohne sich beim Übergang mit den Armen/Händen an der Bank abzustützen.

Für den Score 2 müssen die Kinder ebenfalls zum freihändigen Stehen kommen, sie dürfen sich beim Aufstehen aber mit den Armen/Händen an der Bank abstützen.

Für den Score 1 müssen die Kinder zumindest den Versuch erkennen lassen, aufzustehen.

*60. Kniestand: erreicht Stand über Einbeinkniestand auf dem rechten Knie, ohne Hilfe der Arme

0. Initiiert das Aufstehen nicht
1. Initiiert das Aufstehen
2. Kommt mithilfe der (des) Arme(s) in den Stand
3. Kommt über den Einbeinkniestand auf dem rechten Knie in den Stand, ohne Hilfe der Arme

Ausgangsstellung
Positionieren Sie das Kind freihändig bequem auf der Matte im Kniestand. (s. a. »Kniestand« und »freihändig« in der Begriffsbeschreibung).

Anleitung

Fordern Sie das Kind auf, aus dem Kniestand in den Stand zu kommen, ohne sich beispielsweise an einem Testgegenstand oder auf dem Boden abzustützen. Eine Demonstration kann erforderlich sein. Dieses Item kann mehrere »Vorversuche« erfordern, um festzustellen, ob sich das Kind mit einer Hand oder beiden Händen abstützen wird und ob das Kind über den Einbeinkniestand in den Stand kommen wird.

Für den Score 3 muss der Stand aus dem Kniestand ohne Unterstützung der Arme auf der Matte oder am Körper erreicht werden. Der Einbeinkniestand auf dem rechten Knie muss im Übergang zum Stand eingenommen werden (s. a. »Einbeinkniestand« in der Begriffsbeschreibung).

Für den Score 2 muss der Stand aus dem Kniestand erreicht werden. Hier ist das Abstützen mit den Armen entweder auf der Matte oder am Körper gestattet. Obwohl es auch gestattet ist, den Einbeinkniestand im Übergang einzunehmen, ist dies hier nicht unbedingt erforderlich. Andere Übergänge wie das Hocken auf Händen und Füßen sind ebenso erlaubt.

Für den Score 1 muss das Kind den Versuch erkennen lassen, den Stand aus dem hohen Kniestand einnehmen zu wollen.

*61. Kniestand: erreicht Stand über Einbeinkniestand auf dem linken Knie, ohne Hilfe der Arme

0. Initiiert das Aufstehen nicht
1. Initiiert das Aufstehen
2. Kommt mithilfe der (des) Arme(s) in den Stand
3. Kommt über den Einbeinkniestand auf dem linken Knie in den Stand, ohne Hilfe der Arme

Ausgangsstellung

Positionieren Sie das Kind freihändig bequem auf der Matte im Kniestand. (s. a. »Kniestand« und »freihändig« in der Begriffsbeschreibung).

Anleitung

Fordern Sie das Kind auf, aus dem Kniestand in den Stand zu kommen, ohne sich beispielsweise an einem Testgegenstand oder auf dem Boden abzustützen. Eine Demonstration kann erforderlich sein.

Dieses Item kann mehrere »Vorversuche« erfordern, um festzustellen, ob sich das Kind mit einer Hand oder beiden Händen abstützen wird und ob das Kind über den Einbeinkniestand in den Stand kommen wird.

Für den Score 3 muss der Stand aus dem Kniestand ohne Unterstützung der Arme auf der Matte oder am Körper erreicht werden. Der Einbeinkniestand auf dem linken Knie muss im Übergang zum Stand eingenommen werden (s. a. »Einbeinkniestand« in der Begriffsbeschreibung).

Für den Score 2 muss der Stand aus dem Kniestand erreicht werden. Hier ist das Abstützen mit den Armen entweder auf der Matte oder am Körper gestattet. Obwohl es auch hier gestattet ist, den Einbeinkniestand im Übergang einzunehmen, ist dies hier nicht unbedingt erforderlich. Andere Übergänge wie das Hocken auf Händen und Füßen sind ebenso erlaubt.

Für den Score 1 muss das Kind den Versuch erkennen lassen, den Stand aus dem hohen Kniestand einnehmen zu wollen.

*62. Stand: setzt sich freihändig kontrolliert auf den Boden

0. Setzt sich nicht auf den Boden
1. Setzt sich auf den Boden, »bricht« aber »zusammen«
2. Setzt sich kontrolliert auf den Boden, mithilfe der Arme oder hält sich mit den Händen fest
3. Setzt sich kontrolliert auf den Boden, freihändig

Ausgangsstellung
Positionieren Sie das Kind bequem im Stand auf dem Boden oder einer Matte. Das Kind muss in der Lage sein, freihändig zu stehen, um dieses Item zu bewältigen. Um einen Score von 1 oder 2 zu erreichen, ist es jedoch gestattet, sich an einem Testgegenstand festzuhalten, sobald das Hinsetzen initiiert wird.

Anleitung
Fordern Sie das Kind auf, sich auf den Boden zu setzen. Dies kann jede Sitzposition beinhalten. Dieses Item kann mehrere »Vorversuche« erfordern, um festzustellen, ob das Kind sich mit den Armen abstützen wird und ob ein Testgegenstand zum Festhalten erforderlich wird. Der eigentliche Test kann dann beginnen.

Für den Score 3 muss sich das Kind kontrolliert auf den Boden setzen können, ohne sich mit den Armen auf dem Boden oder am Körper abzustützen. »Kontrolliert« impliziert eine zielgerichtete und koordinierte Bewegung.

Für den Score 2 muss sich das Kind kontrolliert auf den Boden setzen, wobei es die Arme zur Balance oder Unterstützung auf dem Boden oder am Körper abstützen darf. Das Kind darf sich an einem der aufgelisteten oder einem entsprechenden Testgegenstand festhalten.

Für den Score 1 muss sich das Kind hinsetzen, diese Bewegung muss aber nicht kontrolliert sein (d. h. »zusammenbrechen«). »Zusammenbruch« ist definiert als »Fallen oder Kollabieren«. Es muss der Versuch des Kindes ersichtlich sein, das Item erfüllen zu wollen (im Gegensatz zum zufälligen Sturz).

*63. Stand: erreicht freihändig die Hocke

0. Initiiert die Einnahme der Hocke nicht
1. Initiiert die Einnahme der Hocke
2. Erreicht mithilfe der Arme die Hocke oder hält sich mit Arm(en) fest
3. Erreicht freihändig die Hocke

Ausgangsstellung
Positionieren Sie das Kind bequem im Stand auf dem Boden oder einer Matte. Das Kind muss in der Lage sein, freihändig zu stehen, um dieses Item zu bewältigen. Um einen Score von 1 oder 2 zu erreichen, ist es jedoch erlaubt, sich an irgendeinem Testgegenstand festzuhalten, sobald die Hocke eingeleitet wurde.

Anleitung
Fordern Sie das Kind auf, sich in die Hocke zu begeben.
»Hocke« ist definiert als »nah am Boden kauern« oder »sitzend auf den Fersen bei gebeugten Knien«. Für dieses Item müssen Hüften und Knie über 90° gebeugt sein.
Dieses Item kann mehrere »Vorversuche« erfordern, um festzustellen, ob das Kind sich mit den Händen abstützen wird und ob ein Testgegenstand zum Festhalten erforderlich ist. Der eigentliche Test kann dann beginnen.
Für den Score 3 muss sich das Kind freihändig hinhocken (s. a. »freihändig« in der Begriffsbeschreibung).
Für den Score 2 muss sich das Kind ebenfalls hinhocken, wobei es die Arme zur Balance oder Unterstützung auf dem Boden oder am Körper einsetzen darf. Das Kind darf sich an einem der aufgelisteten oder einem entsprechenden Testgegenstand abstützen.
Für den Score 1 muss das Kind die Einnahme der Hocke einleiten, indem es eine der oben beschriebenen Strategien einsetzt.

*64. Stand: hebt Gegenstand vom Boden auf, ohne sich abzustützen, kehrt in Ausgangsstellung zurück

0. Initiiert nicht, einen Gegenstand vom Boden aufzuheben
1. Initiiert, einen Gegenstand vom Boden aufzuheben
2. Hebt Gegenstand vom Boden auf, mithilfe der (des) Arme(s) oder hält sich fest
3. Hebt, ohne sich abzustützen, Gegenstand vom Boden auf, stellt sich wieder hin

Ausgangsstellung
Positionieren Sie das Kind bequem im Stand auf dem Boden oder einer Matte. Die Kinder müssen in der Lage sein, freihändig zu stehen, um dieses Item zu bewältigen, obwohl sie sich für einen Score von 1 oder 2 an einem beliebigen Testgegenstand festhalten können, sobald das Aufheben des Gegenstandes eingeleitet wird.
Legen Sie ein kleines Spielzeug vor dem Kind auf den Boden.

Anleitung
Fordern Sie das Kind auf, das Spielzeug aufzuheben und sich anschließend wieder hinzustellen.
Dieses Item kann mehrere »Vorversuche« erfordern, um festzustellen, ob das Kind sich mit dem (den) Arm(en) abstützen wird und ob ein Testgegenstand zum Festhalten erforderlich ist. Der eigentliche Test kann dann beginnen.

168

Für den Score 3 muss das Kind den Gegenstand aufheben und sich anschließend wieder hinstellen, ohne Hilfe der (des) Arme(s) zur Unterstützung oder zum Ausbalancieren auf dem Boden, den Körper oder an irgendeinem Testgegenstand.

Für den Score 2 muss das Kind ebenso das Spielzeug vom Boden aufheben und sich dann wieder hinstellen, wobei hier jedoch die Arme zur Unterstützung oder zum Ausbalancieren an einem der aufgelisteten oder einem entsprechenden Testgegenstand bzw. auf dem Boden oder am Körper benutzt werden dürfen.

Für den Score 1 muss das Kind die Aufnahme des Spielzeuges vom Boden initiieren, indem es eine der oben beschriebenen Strategien einsetzt.

Gehen, Rennen und Springen

Diese Dimension enthält 24 Items, die verschiedene Aktivitäten aus dem Stand heraus überprüft. Diese schließen die folgenden kindlichen Fähigkeiten ein:

- Führt verschiedenen Formen zu Gehen vor
- Führt spezifische Aufgaben aus wie Treppauf-, Treppabgehen oder Kicken eines Balles
- Zeigt verschiedene Formen des Springens

Denken Sie daran, dass alle Items – einschließlich dieser Items – ohne Schuhe durchgeführt werden.

Dort, wo die *Ausgangsstellung* einfach als »Stand« ohne weitere Differenzierung beschrieben ist, bedeutet dies, dass das Kind im freien Stand beginnt. Dies bedeutet, dass sich das Kind nicht mit den Händen festhalten und sich nirgendwo anlehnen darf (auch wenn es dann »freihändig« wäre). Dies betrifft die Items 69 bis 83 und 86 bis 88.

Wo die *Aktivität* einfach als »*Gehen*«, »*Springen*« etc. und die Ausgangsstellung als »Stand« beschrieben ist, bedeutet dies ebenfalls »freihändig« (d. h. ohne irgendwelche Unterstützung mit den Armen oder durch Anlehnen). Dies betrifft ebenso die Items 69 bis 83 und 86 bis 88.

Die folgenden Begriffe dieser Dimension sind in der Begriffsbeschreibung (am Ende dieses Kapitels) und/oder bei den jeweiligen Item-Beschreibungen definiert. Sie sind hier in der Reihenfolge aufgelistet, in der sie im Text erscheinen.

- Stand
- Einen Schritt seitwärts gehen
- Einen Schritt vorwärts gehen
- Einen Schritt rückwärts gehen
- Freihändig
- Kurz aufeinanderfolgende Schritte
- Rennen
- Schnelles Gehen
- Kicken
- Springen

- Mit beiden Füßen gleichzeitig
- Einbeinstand
- Einbeinhüpfen
- Eine Stufe treppauf/treppab gehen

*65. Stand, 2 Hände an hoher Bank: geht 5 Schritte seitwärts nach rechts

0. Initiiert den Seitschritt nach rechts nicht
1. Geht <1 Schritt seitwärts nach rechts
2. Geht 1–4 Schritte seitwärts nach rechts
3. Geht 5 Schritte seitwärts nach rechts

Ausgangsstellung
Positionieren Sie das Kind im Stand mit dem Gesicht zu einer hohen Bank, es hält sich mit beiden Händen fest (s. a. »hohe Bank« im Abschnitt »Testmaterialien« in ▶ Kap. 6, Teil 1). Das Lehnen auf den Unterarmen oder das Berühren des Testgegenstands mit anderen Körperteilen ist akzeptabel, solange das Gewicht von den Arme und Beinen (und nicht durch den Rumpf) übernommen wird. Das Kind sollte sich an einem Ende der Bank befinden und die Bank sollte lang genug sein, um fünf Seitschritte nach rechts zu ermöglichen (stattdessen kann auch ein Barren verwendet werden).

Anleitung
Fordern Sie das Kind auf, im Seitschritt 5 Schritte nach rechts zu gehen. Eine Demonstration (einschließlich des Führens) kann hilfreich sein, damit das Kind das Item versteht. Auf die Bank kann als Anreiz z. B. das Lieblingsspielzeug rechts vom Kind platziert werden, um die gewünschte Bewegungsantwort zu erlangen. Die Seitbewegung beider Beine nacheinander entspricht einem Seitschritt.

Das Kind darf sich für die Bewegung leicht drehen, muss dabei aber immer noch seitwärts gehen (und nicht vorwärts).

*66. Stand, 2 Hände an hoher Bank: geht 5 Schritte seitwärts nach links

0. Initiiert den Seitschritt nach links nicht
1. Geht <1 Schritt seitwärts nach links
2. Geht 1–4 Schritte seitwärts nach links
3. Geht 5 Schritte seitwärts nach links

Ausgangsstellung
Positionieren Sie das Kind im Stand mit dem Gesicht zu einer hohen Bank, es hält sich mit beiden Händen fest (s. a. »hohe Bank« im Abschnitt »Testmaterialien« in ▶ Kap. 6, Teil 1). Das Lehnen auf den Unterarmen oder das Berühren des Testgegenstands mit anderen Körperteilen ist akzeptabel, solange das Gewicht von den Arme

und Beinen (und nicht durch den Rumpf) übernommen wird. Das Kind sollte sich an einem Ende der Bank befinden und die Bank sollte lang genug sein, um fünf Seitschritte nach links zu ermöglichen (stattdessen kann auch ein Barren verwendet werden).

Anleitung

Fordern Sie das Kind auf, im Seitschritt 5 Schritte nach links zu gehen. Eine Demonstration (einschließlich des Führens) kann hilfreich sein, damit das Kind das Item versteht. Auf die Bank kann als Anreiz z. B. das Lieblingsspielzeug links vom Kind platziert werden, um die geforderte Antwort zu erlangen. Die Seitbewegung beider Beine nacheinander entspricht einem Seitschritt.

Das Kind darf sich für die Bewegung leicht drehen, muss aber seitwärts gehen (und nicht vorwärts).

*67.   Stand, an 2 Händen gehalten: geht 10 Schritte vorwärts

0. Initiiert das Vorwärtsgehen nicht
1. Geht <3 Schritte vorwärts
2. Geht 3–9 Schritte vorwärts
3. Geht 10 Schritte vorwärts

Ausgangsstellung

Positionieren Sie das Kind im Stand, wobei die Untersucherin beide Hände festhält (siehe »Stand« in der Begriffsbeschreibung). Die Untersucherin befindet sich vor dem Kind, um die Vornüberbeugung zu verringern und das Gehen zu erleichtern. Indem das Kind an den Händen gehalten wird, können Balance und Unterstützung angeboten werden, aber das Kind muss den Großteil des eigenen Gewichts durch die Beine tragen, um aufrecht zu bleiben.

Anleitung

Fordern Sie das Kind auf, sich an Ihren Händen festzuhalten und so weit wie möglich – bis zu 10 Schritte – vorwärtszugehen. Ein Schritt vorwärts umfasst die Vorwärtsbewegung eines Beines vom Abstoßen bis zum Bodenkontakt bzw. dem Aufsetzen der Ferse. Die Schritte müssen kurz aufeinanderfolgend vollzogen werden; eine kurze Pause von 1 oder 2 Sekunden ist gestattet, längere Pausen gelten jedoch als Ende des Versuchs. Zuspruch oder visuelle Anreize, auf die das Kind zugehen kann, können zusätzliche Motivation geben.

*68.   Stand, an einer Hand gehalten: geht 10 Schritte vorwärts

0. Initiiert das Vorwärtsgehen nicht
1. Geht <3 Schritte vorwärts
2. Geht 3–9 Schritte vorwärts
3. Geht 10 Schritte vorwärts

Ausgangsstellung
Positionieren Sie das Kind im Stand, wobei die Untersucherin eine Hand (beliebige Hand) hält. (s. a. »Stand« in der Begriffsbeschreibung.) Die Untersucherin kann vor oder neben dem Kind stehen, sollte aber, wie in Item 67, Balance und Unterstützung anbieten. Dennoch muss das Kind den Großteil des eigenen Gewichts auf den Beine tragen.

Anleitung
Fordern Sie das Kind auf, so weit wie möglich – bis zu 10 Schritte – vorwärtszugehen, während sie es an einer Hand festhalten. Ein Schritt vorwärts umfasst die Bewegung eines Beines vom Abstoßen bis zum Bodenkontakt bzw. dem Aufsetzen der Ferse. Verbale Aufforderung oder eine Bezugsperson, auf die das Kind zugehen kann, können zusätzliche Motivation geben, weiterzugehen. Wie in Item 67 ist eine kurze Pause von 1 oder 2 Sekunden gestattet, sodass immer noch eine kontinuierliche Folge von Schritten erkennbar ist, längere Pausen gelten allerdings als das Ende des Versuches.

*69. Stand: geht 10 Schritte vorwärts

0. Initiiert das Vorwärtsgehen nicht
1. Geht <3 Schritte vorwärts
2. Geht 3–9 Schritte vorwärts
3. Geht 10 Schritte vorwärts

Ausgangsstellung
Das Kind muss freihändig stehen können, um dieses Item durchführen zu können. Positionieren Sie das Kind bequem im Stand auf dem Boden (s. a. »Stand« und »freihändig« in der Begriffsbeschreibung).

Anleitung
Fordern Sie das Kind auf, so weit wie möglich – bis zu 10 Schritte – vorwärtszugehen. Ein Schritt vorwärts umfasst die Bewegung eines Beines vom Abstoßen bis zum Bodenkontakt bzw. dem Aufsetzen der Ferse.

Zuspruch oder visuelle Anreize, auf die das Kind zugehen kann, können zusätzliche Motivation geben, weiterzugehen.

Wie in Item 67 und 68 müssen die Schritte kurz aufeinanderfolgend sein. Eine kurze Pause von 1 oder 2 Sekunden während des Gehens ist gestattet, längere Pausen gelten allerdings als das Ende des Versuches.

*70. Stand: geht 10 Schritte vorwärts, stoppt, dreht sich um 180°, kehrt zurück

0. Geht 10 Schritte vorwärts, kann nicht stoppen, ohne zu fallen
1. Geht 10 Schritte vorwärts, stoppt, initiiert die Drehung nicht

2. Geht 10 Schritte vorwärts, stoppt, dreht sich um < 180°
3. Geht 10 Schritte vorwärts, stoppt, dreht sich um 180°, kehrt zurück

Ausgangsstellung
Das Kind muss freihändig stehen können, um dieses Item durchführen zu können. Positionieren Sie das Kind bequem im Stand auf dem Boden (s. a. »Stand« und »frei-händig« in der Begriffsbeschreibung).

Anleitung
Erklären Sie dem Kind genau die verschiedenen Anteile des Items. Für dieses Item muss das Kind in der Lage sein, freihändig vorwärtszugehen. Mehrere »Vorversu-che« können erforderlich sein, um sicherzugehen, dass das Kind alle Anteile ver-standen hat. Betonen Sie mehrmals den genauen Ablauf. Beispielsweise muss das Kind zuerst stoppen, dann drehen (und nicht erst drehen, dann stoppen). Es ist dem Untersucher gestattet, während der Versuche Hilfestellungen zu geben, solange das Kind nicht berührt wird.

Für den Score 3 »kehrt zurück« ist vorgesehen, dass das Kind zur Ausgangsposi-tion zurückkehrt, die Anzahl der hierfür nötigen Schritte ist aber unwesentlich. Die entscheidenden Aspekte dieses Item sind, ob das Kind:

- vorwärts gehen und anhalten kann, ohne zu fallen.
- vorwärts gehen, sich um 180° drehen und erneut loslaufen kann.

*71.   Stand: geht 10 Schritte rückwärts

0. Initiiert das Rückwärtsgehen nicht
1. Geht <3 Schritte rückwärts
2. Geht 3–9 Schritte rückwärts
3. Geht 10 Schritte rückwärts

Ausgangsstellung
Das Kind muss freihändig stehen können, um dieses Item durchführen zu können. Positionieren Sie das Kind bequem im Stand auf dem Boden (s. a. »Stand« und »frei-händig« in der Begriffsbeschreibung).

Anleitung
Fordern Sie das Kind auf, so weit wie möglich – bis zu 10 Schritte – freihändig rück-wärtszugehen.

Ein Schritt rückwärts umfasst die Bewegung eines Beines rückwärts, ähnlich wie beim Vorwärtsschritt. Die Schrittlänge ist nicht entscheidend, solange sich das Kind rückwärts bewegt. Es müssen kurz aufeinanderfolgende Schritte demonstriert wer-den. Während des Gehens ist eine kurze Pause von 1 oder 2 Sekunden gestattet, längere Pausen gelten allerdings als das Ende des Versuches. Verbale Ermunterung oder Anleitung kann helfen, das Kind zum Weiterlaufen zu motivieren.

*72.   Stand: geht 10 Schritte vorwärts, trägt großes Objekt mit beiden Händen

0. Initiiert nicht, mit dem großen Gegenstand in den Händen zu gehen
1. Geht 10 Schritte vorwärts, trägt einen kleinen Gegenstand in einer Hand
2. Geht 10 Schritte vorwärts, trägt einen kleinen Gegenstand in beiden Händen
3. Geht 10 Schritte vorwärts, trägt großen Gegenstand mit beiden Händen

Ausgangsstellung
Das Kind muss freihändig stehen können, um dieses Item durchführen zu können. Positionieren Sie das Kind bequem im Stand auf dem Boden (s. a. »Stand« und »freihändig« in der Begriffsbeschreibung).

Anleitung
Für dieses Item muss das Kind freihändig vorwärtsgehen können.

Mehrere »Vorversuche« können erforderlich sein, um festzustellen, ob das Kind einen großen oder kleinen Gegenstand tragen wird. Ein kleiner Gegenstand sollte von dem Kind leicht mit einer oder beiden Händen getragen werden können (z. B. eine kleine Puppe oder ein Spielzeugauto). Ein großer Gegenstand muss mit beiden Händen getragen werden (z. B. ein Fußball oder ein Ballon).

Fordern Sie das Kind auf, den Gegenstand ohne weitere Abstützung vorwärtszutragen. Denken Sie bei diesem Item daran, dass in jedem Fall 10 Schritte vorwärts absolviert werden müssen und hier die Größe des Gegenstandes und die Anzahl der benutzten Hände die Variablen sind.

Bei jüngeren Kindern mag die Aufforderung hilfreich sein, den Gegenstand zu einer anderen Person zu bringen.

*73.   Stand: geht ohne Unterbrechung 10 Schritte zwischen 2 parallelen Linien von 20 cm Abstand vorwärts

0. Initiiert nicht, zwischen 2 parallelen Linien von 20 cm Abstand vorwärtszugehen
1. Geht kurz aufeinanderfolgend <3 Schritte zwischen 2 parallelen Linien von 20 cm Abstand vorwärts
2. Geht kurz aufeinanderfolgend 3–9 Schritte zwischen 2 parallelen Linien von 20cm Abstand vorwärts
3. Geht kurz aufeinanderfolgend 10 Schritte zwischen 2 parallelen Linien von 20 cm Abstand vorwärts

Ausgangsstellung
Das Kind muss freihändig stehen können, um dieses Item durchführen zu können. Positionieren Sie das Kind bequem im Stand auf dem Boden an den Anfang von zwei parallelen Linien (2 cm breit, 20 cm auseinander, 6 m lang) (s. a. »Stand« und »freihändig« in der Begriffsbeschreibung).

Anleitung
Das Kind muss für dieses Item in der Lage sein, freihändig vorwärtszugehen. Bei diesem Item darf ein Teil des Fußes die Linie berühren, diese aber nicht überschreiten.

Die Schritte müssen nacheinander (d. h. ohne Unterbrechung) erfolgen. Ebenso, wie die Pausen nicht länger als 2 Sekunden sein dürfen, muss die erforderliche Schrittzahl ohne Überqueren der Linien gezeigt werden. Sobald ein Teil eines Fußes über die Linie geht, muss ein neuer Versuch gestartet werden.

Fordern Sie das Kind auf, vorsichtig vorwärtszugehen, beide Füße zwischen den Linien. Für die meisten Kinder wird eine Demonstration erforderlich sein.

*74. Stand: geht ohne Unterbrechung auf einer geraden, 2 cm breiten Linie 10 Schritte vorwärts

0. Initiiert nicht, auf einer geraden 2 cm breiten Linie vorwärtszugehen
1. Geht auf einer geraden 2 cm breiten Linie <3 kurz aufeinanderfolgende Schritte vorwärts
2. Geht auf einer geraden 2 cm breiten Linie 3–9 kurz aufeinanderfolgende Schritte vorwärts
3. Geht auf einer geraden 2 cm breiten Linie 10 kurz aufeinanderfolgende Schritte vorwärts

Ausgangsstellung
Das Kind muss freihändig stehen können, um dieses Item durchführen zu können. Positionieren Sie das Kind bequem im Stand auf dem Boden an den Anfang einer 2 cm breiten und 6 m langen Linie (s. a. »Stand« und »freihändig« in der Begriffsbeschreibung).

Anleitung
Für dieses Item muss das Kind in der Lage sein, freihändig vorwärtszugehen. Um das Kriterium »auf der Linie gehen« zu erfüllen, muss immer ein Teil des Fußes auf der Linie bleiben. Die Schritte müssen kurz aufeinanderfolgend sein. Genauso, wie Pausen nicht länger als 2 Sekunden dauern dürfen, muss der Fuß bei jedem der erforderlichen Schritte die Linie berühren. Sobald ein Fuß neben der Linie aufgesetzt wird, muss ein neuer Versuch gestartet werden.

Fordern Sie das Kind auf, vorsichtig mit beiden Füßen auf der Linie vorwärtszugehen. Eine Demonstration wird für die meisten Kinder erforderlich sein.

*75. Stand: steigt über Stab auf Kniehöhe, mit dem rechtem Fuß beginnend

0. Initiiert nicht, mit dem rechten Fuß beginnend über einen in Kniehöhe gehaltenen Stab zu steigen
1. Steigt mit dem rechten Fuß beginnend über einen in 5–7,5 cm Höhe gehaltenen Stab

2. Steigt mit dem rechten Fuß beginnend über einen in mittlerer Wadenhöhe gehaltenen Stab
3. Steigt mit dem rechten Fuß beginnend über einen in Kniehöhe gehaltenen Stab

Ausgangsstellung

Das Kind muss freihändig stehen können, um dieses Item durchführen zu können. Positionieren Sie das Kind bequem im Stand auf dem Boden (s. a. »Stand« und »freihändig« in der Begriffsbeschreibung). Die Untersucherin sollte vor oder neben dem Kind stehen und den Stab horizonal halten.

Anleitung

Das Kind muss bei diesem Item in der Lage sein, freihändig vorwärtszugehen. Mehrere praktische »Vorversuche« sollten unternommen werden, um herauszufinden, in welcher Höhe der Stab gehalten werden muss. Es ist hilfreich, mit der niedrigsten Höhe zu beginnen und den Stab langsam auf die angemessene Höhe anzuheben. Der eigentliche Test kann dann beginnen.

Fordern Sie das Kind auf, mit dem rechten Fuß voran über den Stab zu steigen. Beide Füße müssen den Stab in der entsprechenden Höhe überqueren. Das Kind muss, ohne den Stab zu berühren, freihändig überqueren und anschließend ohne zu fallen das Item beenden.

*76. Stand: steigt über Stab auf Kniehöhe, mit dem linkem Fuß beginnend

0. Initiiert nicht, mit dem linken Fuß beginnend über einen in Kniehöhe gehaltenen Stab zu steigen
1. Steigt mit dem linken Fuß beginnend über einen in 5–7,5 cm Höhe gehaltenen Stab.
2. Steigt mit dem linken Fuß beginnend über einen in mittlerer Wadenhöhe gehaltenen Stab
3. Steigt mit dem linken Fuß beginnend über einen in Kniehöhe gehaltenen Stab

Ausgangsstellung

Das Kind muss freihändig stehen können, um dieses Item durchführen zu können. Positionieren Sie das Kind bequem im Stand auf dem Boden (s. a. »Stand« und »freihändig« in der Begriffsbeschreibung). Die Untersucherin sollte vor oder neben dem Kind stehen und den Stab horizonal halten.

Anleitung

Das Kind muss bei diesem Item in der Lage sein, freihändig vorwärtszugehen. Mehrere praktische »Vorversuche« sollten unternommen werden, um herauszufinden, in welcher Höhe der Stab gehalten werden muss. Es ist hilfreich, mit der niedrigsten Höhe zu beginnen und den Stab langsam auf die angemessene Höhe anzuheben. Der eigentliche Test kann dann beginnen.

Fordern Sie das Kind auf, über den Stab mit dem linken Fuß voranzusteigen. Beide Füße müssen den Stab in der entsprechenden Höhe überqueren. Das Kind muss den Stab, ohne ihn zu berühren, freihändig überqueren und anschließend das Item ohne zu fallen beenden.

*77.   Stand: rennt 4,50 m, stoppt und kehrt zurück

0. Initiiert das Rennen nicht.
1. Setzt zum Rennen an, indem es schnell geht
2. Rennt < 4,50 m
3. Rennt 4,50 m, stoppt, kehrt zurück

Ausgangsstellung
Das Kind muss freihändig stehen können, um dieses Item durchführen zu können. Positionieren Sie das Kind bequem im Stand auf dem Boden (s. a. »Stand« und »freihändig« in der Begriffsbeschreibung).

Anleitung
Das Kind muss bei diesem Item in der Lage sein, freihändig vorwärtszugehen. Mehrere »Vorversuche« können erforderlich sein, um herauszufinden, ob das Kind rennen kann oder schnell gehen wird. Wenn Rennen möglich ist, fordern Sie das Kind auf, zu einem definierten Ziel in 4,50 m Entfernung zu rennen, zu stoppen und zum Ausgangspunkt zurückzurennen. Um das Kind als »rennfähig« zu bezeichnen, muss der Moment erkennbar sein, wo während des Rennens beide Füße gleichzeitig vom Boden abgehoben sind. Beim schnellen Gehen berühren beide Füße gleichzeitig den Boden, auch wenn diese Phase sehr kurz ist. Viele Kinder profitieren von einer Demonstration. Einige Kinder profitieren davon, wenn die Untersucherin gleichzeitig nebenher rennt.

Für den Score 3 muss das Kind 4,50 m rennen, stoppen, ohne zu fallen, sich umdrehen und zum Ausgangspunkt zurückrennen.

Für den Score 2 muss das Kind bis zu 4,50 m weit rennen.

Für den Score 1 muss das Kind das Rennen durch schnelles Gehen bis zu 4,50 m einleiten.

Einige Kinder werden ein Level erreichen, das nicht in die oben vorgegebenen Beschreibungen passt. In jedem dieser Fälle muss der niedrigste Score gewählt werden, welcher die gezeigten Fähigkeiten am besten beschreibt. Wenn zum Beispiel ein Kind 6 m weit rennt, stoppt und anschließend fällt, sollte es mit 2 bewertet werden.

*78.   Stand: kickt Ball mit dem rechten Fuß

0. Initiiert das Kicken nicht
1. Hebt den rechten Fuß, kickt nicht
2. Kickt den Ball mit dem rechten Fuß, fällt aber hin
3. Kickt den Ball mit dem rechten Fuß

Ausgangsstellung

Das Kind muss freihändig stehen können, um dieses Item durchführen zu können. Positionieren Sie das Kind bequem im Stand auf dem Boden (s. a. »Stand« und »freihändig« in der Begriffsbeschreibung).

Anleitung

Obwohl dieses Item meist von Kindern absolviert wird, die frei gehen können, ist dies nicht Voraussetzung.

Legen Sie den Ball vor das Kind auf den Boden. Die genaue Position des Balles ist nicht entscheidend, solange dieser mindestens 10 cm vor dem Fuß des Kindes liegt. Fordern Sie das Kind auf, den Ball mit dem rechten Fuß wegzukicken. Um als »Kicken« gewertet zu werden, muss der rechte Fuß beim Ballkontakt vom Boden abgehoben sein und der Ball muss durch den Fußstoß fortbewegt werden.

Für den Score 3 muss das Kind den Ball kicken, ohne zu fallen. Für einen Moment die Balance zu verlieren oder diese durch einen Zwischenschritt zu bewahren bzw. wieder zu erlangen, ist gestattet. Für jede Bewertung muss der rechte Fuß vom Boden abgehoben sein.

Viele Kinder haben Spaß daran, dieses Item durchzuführen. Die fortgeschrittenen »Kicker« nehmen häufig einen Extraschritt zum Anlaufen, wenn sie dieses Item ausführen, was akzeptiert werden sollte. Es gibt auch weniger kompetente Kinder, die den Ball nur kicken können, indem sie vorsichtig vorwärts »schlurfen«, um mit dem Ball zusammenzustoßen und ihn dadurch vorwärtszubewegen. Diese Kinder müssen dazu angehalten werden still zu stehen und dann den Ball wie beschrieben wegzukicken. Wenn sie dieses Kriterium erfüllen und auch einen kleinen Extraschritt machen, ist dies genauso zu akzeptieren.

*79.   Stand: kickt Ball mit dem linken Fuß

0. Initiiert das Kicken nicht
1. Hebt den linken Fuß, kickt nicht
2. Kickt den Ball mit dem linken Fuß, fällt aber hin
3. Kickt den Ball mit dem linken Fuß

Ausgangsstellung

Das Kind muss freihändig stehen können, um dieses Item durchführen zu können. Positionieren Sie das Kind bequem im Stand auf dem Boden (s. a. »Stand« und »freihändig« in der Begriffsbeschreibung).

Anleitung

Obwohl dieses Item meist von Kindern absolviert wird, die frei gehen können, ist dies nicht Voraussetzung.

Legen Sie den Ball vor das Kind auf den Boden. Die genaue Position des Balles ist nicht entscheidend, solange dieser mindestens 10 cm vor dem Fuß des Kindes liegt. Fordern Sie das Kind auf, den Ball mit dem linken Fuß wegzukicken. »Kicken« wird als solches bezeichnet, wenn der Fuß beim Ballkontakt vom Boden abgehoben ist und sich der Ball durch den Fußstoß bewegt.

Für den Score 3 muss das Kind den Ball kicken, ohne zu fallen. Für einen Moment die Balance zu verlieren oder diese durch einen Zwischenschritt zu bewahren bzw. wieder zu erlangen, ist gestattet.

Für jede Bewertung muss der linke Fuß vom Boden abgehoben sein.

Viele Kinder haben Spaß daran, dieses Item durchzuführen. Die fortgeschrittenen »Kicker« nehmen häufig einen Extraschritt zum Anlaufen, wenn sie dieses Item ausführen, was akzeptiert werden sollte. Es gibt auch weniger kompetente Kinder, die den Ball nur kicken können, indem sie vorsichtig vorwärts »schlurfen«, um mit dem Ball zusammenzustoßen und ihn dadurch vorwärtszubewegen. Diese Kinder müssen dazu angehalten werden, still zu stehen und dann den Ball wie beschrieben wegzukicken. Wenn sie dieses Kriterium erfüllen und auch einen kleinen Extraschritt machen, ist dies genauso zu akzeptieren.

*80.   Stand: springt mit beiden Füßen gleichzeitig 30 cm hoch

0. Initiiert den Sprung nicht
1. Springt mit beiden Füßen gleichzeitig < 5 cm hoch
2. Springt mit beiden Füßen gleichzeitig 5 ≤ 30 cm hoch
3. Springt mit beiden Füßen gleichzeitig 30 cm hoch

Ausgangsstellung
Das Kind muss freihändig stehen können, um dieses Item durchführen zu können. Positionieren Sie das Kind bequem im Stand auf dem Boden (s. a. »Stand« und »freihändig« in der Begriffsbeschreibung).

Anleitung
Obwohl es sehr wahrscheinlich ist, dass Kinder, die dieses Item versuchen werden, bereits frei gehen können, ist dies nicht Voraussetzung. Um als Sprung zu gelten, müssen beide Füße vom Boden abgehoben sein. Um bei diesem Item Scores zu erhalten, muss das Kind in der Lage sein, freihändig zu springen und zu landen, *ohne* zu fallen.

Fordern Sie das Kind auf, mit beiden Füßen gleichzeitig so hoch wie möglich zu springen. Das Kriterium für »beide Füße gleichzeitig« ist, dass beide Füße gleichzeitig vom Boden abgehoben sein müssen. Es bedeutet aber nicht, dass beide Füße genau gleichzeitig abspringen und landen müssen. Die gesprungene Höhe ist die Distanz, in der beide Füße vom Boden abgehoben sind.

*81.   Stand: springt mit beiden Füßen gleichzeitig 30 cm vorwärts

0. Initiiert das Springen mit beiden Beinen gleichzeitig vorwärts nicht
1. Springt mit beiden Beinen gleichzeitig < 5 cm vorwärts über die Startlinie hinaus

2. Springt mit beiden Beinen gleichzeitig zwischen 5 und <30 cm vorwärts über die Startlinie hinaus
3. Springt mit beiden Beinen gleichzeitig 30 cm vorwärts über die Startlinie hinaus

Ausgangsstellung

Das Kind muss freihändig stehen können, um dieses Item durchführen zu können. Positionieren Sie das Kind bequem im Stand auf dem Boden, seine Zehen berühren eine gut sichtbare auf dem Boden gezeichnete Linie (s. a. »Stand« und »freihändig« in der Begriffsbeschreibung).

Zeichnen Sie zwei parallele Linien im Abstand von 30 cm auf den Boden, die für das Kind gut sichtbar sind.

Anleitung

Um bei diesem Item Scores zu erhalten, muss das Kind in der Lage sein, freihändig abzuspringen und zu landen, ohne zu fallen. Ein Sprung wird als solcher bezeichnet, wenn beide Füße vom Boden abgehoben sind.

Fordern Sie das Kind auf, mit beiden Füßen gleichzeitig so weit wie möglich vorwärtszuspringen (s. a. »beide Füße gleichzeitig« in der Begriffsbeschreibung, S). Die zurückgelegte Distanz ist diejenige, in der beide Füße in der Luft waren.

*82. Stand: hüpft auf dem rechten Fuß 10-mal innerhalb eines Kreises von 60 cm Durchmesser

0. Initiiert das Hüpfen auf dem rechten Fuß nicht
1. Hüpft auf dem rechten Fuß <3-mal innerhalb eines Kreises von 60 cm Durchmesser
2. Hüpft auf dem rechten Fuß 3–9-mal innerhalb eines Kreises von 60 cm Durchmesser
3. Hüpft auf dem rechten Fuß 10-mal innerhalb eines Kreises von 60 cm Durchmesser

Ausgangsstellung

Das Kind muss in der Lage sein, freihändig zu stehen, um dieses Item durchführen zu können. Positionieren Sie das Kind bequem im Stand, freihändig und innerhalb eines deutlich markierten Kreises mit 60 cm Durchmesser.

Anleitung

Fordern Sie das Kind auf, so oft wie möglich (bis zu 10-mal) innerhalb des Kreises zu hüpfen (d. h. es muss ein Teil des rechten Fußes ständig innerhalb des Kreises bleiben).

Wenn sich das Kind im Kreis fortbewegt, aber konstant in einem Umkreis von 60 cm bleibt, ist es zulässig, eine strategisch günstige Ausgangsposition zu wählen. Tendiert das Kind während des Hüpfens zum Beispiel immer dazu, sich langsam vorwärtszubewegen, ist es zulässig am Rand des Kreises zu beginnen.

Um als »Hüpfen« auf einem Bein zu gelten, darf der linke Fuß den Boden nicht berühren und der rechte Fuß muss hochspringen und wieder landen, ohne dass das Kind fällt. Das Hüpfen muss freihändig erfolgen (s. a. »freihändig« in der Begriffsbeschreibung).

Die Sprünge müssen kurz aufeinanderfolgend sein. Ebenso wie länger als 2 Sekunden dauernde Pausen zwischen den Sprüngen nicht gestattet sind, muss die erforderte Anzahl an Sprüngen erfüllt werden, ohne den Kreis zu verlassen. Der linke Fuß darf den Boden nicht berühren, die Arme dürfen nichts zur Balance oder Stabilisierung berühren. Fallen ist ebenfalls nicht erlaubt. Jedes dieser Abbruchkriterien führt zu einem neuen Versuch.

*83.   Stand: hüpft auf dem linken Fuß 10-mal innerhalb eines Kreises von 60 cm Durchmesser

0. Initiiert das Hüpfen auf dem linken Fuß nicht
1. Hüpft auf dem linken Fuß <3-mal innerhalb eines Kreises von 60 cm Durchmesser
2. Hüpft auf dem linken Fuß 3–9-mal innerhalb eines Kreises von 60 cm Durchmesser
3. Hüpft auf dem linken Fuß 10-mal innerhalb eines Kreises von 60 cm Durchmesser

Ausgangsstellung
Das Kind muss in der Lage sein, freihändig zu stehen, um dieses Item durchführen zu können. Positionieren Sie das Kind bequem im Stand, freihändig und innerhalb eines deutlich markierten Kreises mit 60 cm Durchmesser.

Anleitung
Fordern Sie das Kind auf, so oft wie möglich (bis zu 10-mal) innerhalb des Kreises zu hüpfen, (d. h. es muss ein Teil des linken Fußes ständig innerhalb des Kreises bleiben).

Wenn sich das Kind im Kreis fortbewegt, aber konstant in einem Umkreis von 60 cm bleibt, ist es zulässig, eine strategisch günstige Ausgangsposition zu wählen. Tendiert das Kind während des Hüpfens zum Beispiel immer dazu, sich langsam vorwärtszubewegen, ist es zulässig am Rand des Kreises zu beginnen.

Um als »Hüpfen« auf einem Bein zu gelten, darf der rechte Fuß den Boden nicht berühren, und der linke Fuß muss hochspringen und wieder landen, ohne dass das Kind fällt. Das Hüpfen muss freihändig erfolgen (s. a. »freihändig« in der Begriffsbeschreibung).

Die einzelnen Sprünge müssen kurz aufeinanderfolgend sein. Ebenso wie länger als 2 Sekunden dauernde Pausen nicht gestattet sind, muss die erforderte Anzahl an Sprüngen erfüllt werden, ohne den Kreis zu verlassen. Der rechte Fuß darf den Boden nicht berühren, die Arme dürfen nichts zur Balance oder Stabilisierung berühren. Fallen ist nicht erlaubt. Jedes dieser Abbruchkriterien führt zu einem neuen Versuch.

*84. Stand, Halt an einem Geländer: geht 4 Stufen nach oben, hält sich an einem Geländer, Füße alternierend

0. Initiiert das Treppaufgehen, während es sich an einem Geländer festhält, nicht
1. Geht 2 Stufen treppauf, hält sich an einem Geländer fest, setzt jeweils den gleichen Fuß vor
2. Geht 4 Stufen treppauf, hält sich an einem Geländer fest, kein durchgängiger Wechselschritt
3. Geht 4 Stufen treppauf, hält sich an einem Geländer fest, konstanter Wechselschritt

Ausgangsstellung

Das Kind muss nicht freihändig stehen können, um dieses Item durchzuführen (s. a. »Stand« und »freihändif« in der Begriffsbeschreibung). Wie unter der Beschreibung des Testmaterials aufgeführt, sollten die Stufen Standardhöhe haben. Die Untersucherin sollte hinter dem Kind stehen, um das Verletzungsrisiko zu minimieren. Positionieren Sie das Kind bequem im Stand am Fuß der Treppe und es hält sich mit einer oder beiden Händen an einem Geländer fest.

Anleitung

Dieses Item kann mehrere praktische »Vorversuche« erfordern, um herauszufinden, wie viele Stufen bewältigt werden und ob das Kind den Wechselschritt begreifen wird.

Das Kind muss beim Treppensteigen ein Bein nach dem anderen nach oben bewegen und jede Stufe muss von beiden Beinen überquert werden, um in die Bewertung einzugehen.

Kinder, die einmal bei den 4 Stufen ein Bein eine Stufe nach oben bewegen und dann das andere Bein auf *dieselbe* Stufe anstellen, erreichen nur das Kriterium für den Score von 2.

Das Kind darf sich mit einer Hand oder beiden Händen an einem Geländer festhalten, aber das Hauptgewicht muss von den Beinen übernommen werden.

*85. Stand, Halt an einem Geländer: geht 4 Stufen nach unten, hält sich an einem Geländer, Füße alternierend

0. Initiiert das Treppabgehen nicht, während es sich an einem Geländer festhält
1. Geht 2 Stufen treppab, hält sich an einem Geländer fest, führt jeweils mit dem gleichen Fuß
2. Geht 4 Stufen treppab, hält sich an einem Geländer fest, kein durchgängiger Wechselschritt
3. Geht 4 Stufen treppab, hält sich an einem Geländer fest, konstanter Wechselschritt

Ausgangsstellung

Positionieren Sie das Kind bequem am oberen Treppenabsatz, es hält sich mit einer oder beiden Händen an einem Geländer fest. Das Kind muss nicht freihändig stehen können, um dieses Item durchzuführen.

Wie unter der Beschreibung des Testmaterials in ▶ Kap. 6, Teil 1, aufgeführt, sollten die Stufen Standardhöhe haben. Die Untersucherin sollte vor dem Kind stehen, um das Verletzungsrisiko zu minimieren.

Anleitung

Dieses Item kann mehrere praktische »Vorversuche« erfordern, um herauszufinden, wie viele Stufen bewältigt werden und ob das Kind den Wechselschritt begreifen wird.

Das Kind muss beim Treppensteigen ein Bein nach dem anderen abwärts bewegen und jede Stufe muss von beiden Beinen überquert werden, um in die Bewertung einzugehen.

Kinder, die einmal während der 4 Stufen ein Bein eine Stufe nach unten setzen und dann das andere Bein auf *dieselbe* Stufe stellen, erreichen nur das Kriterium für den Score von 2.

Das Kind darf sich mit einer oder beiden Händen an einem Geländer festhalten, aber das Hauptgewicht muss von den Beinen übernommen werden.

*86.   Stand: geht 4 Stufen nach oben, Füße alternierend

0. Initiiert das freihändige Treppaufgehen nicht
1. Geht 2 Stufen treppauf, setzt jeweils den gleichen Fuß vor
2. Geht 4 Stufen treppauf, kein durchgängiger Wechselschritt
3. Geht 4 Stufen treppauf, konstanter Wechselschritt

Ausgangsstellung

Das Kind muss in der Lage sein, freihändig zu stehen und zu gehen, um dieses Item durchführen zu können. Positionieren Sie das Kind bequem im Stand, freihändig am Fuß der Treppe (s. a. »freihändig« in der Begriffsbeschreibung).

Positionieren Sie das Kind bequem stehend mit freien Armen am Fuß der Treppe (siehe »freie Arme« in der Begriffsbeschreibung).

Wie im Abschnitt »Testmaterial« in ▶ Kap. 6, Teil 1, aufgeführt, sollten die Stufen Standardhöhe haben. Die Untersucherin sollte hinter dem Kind stehen, um das Verletzungsrisiko zu minimieren.

Anleitung

Dieses Item kann mehrere »Vorversuche« erfordern, um herauszufinden, wie viele Stufen bewältigt werden und ob das Kind den Wechselschritt begreifen wird.

Das Kind muss ein Bein nach dem anderen nach oben bewegen und jede Stufe muss von beiden Beinen überquert werden, um in die Bewertung einzugehen.

Kinder, die einmal bei den 4 Stufen ein Bein eine Stufe nach oben bewegen und dann das andere Bein auf *dieselbe* Stufe anstellen, erreichen nur das Kriterium für den Score von 2.

Das Kind darf das Geländer oder die Stufen mit den Händen nicht berühren (d. h. »freihändig«).

*87. Stand: geht 4 Stufen nach unten, Füße alternierend

0. Initiiert das freihändige Treppabgehen nicht
1. Geht 2 Stufen treppab, setzt jeweils den gleichen Fuß zuerst vor
2. Geht 4 Stufen treppab, kein durchgängiger Wechselschritt
3. Geht 4 Stufen treppab, konstanter Wechselschritt

Ausgangsstellung
Positionieren Sie das Kind bequem stehend und freihändig am oberen Treppeabsatz (s. a. »freihändig« in der Begriffsbeschreibung). Das Kind muss in der Lage sein, freihändig zu stehen und zu gehen, um dieses Item durchzuführen.

Wie im Abschnitt »Testmaterial« in ▶ Kap. 6, Teil 1, aufgeführt, sollten die Stufen Standardhöhe haben. Die Untersucherin sollte vor dem Kind stehen, um das Verletzungsrisiko zu minimieren.

Anleitung
Dieses Item kann mehrere »Vorversuche« erfordern, um herauszufinden, wie viele Stufen bewältigt werden und ob das Kind den Wechselschritt begreifen wird.

Das Kind muss ein Bein nach dem anderen nach unten bewegen und jede Stufe muss von beiden Beinen überquert werden, um in die Bewertung einzugehen.

Kinder, die einmal bei den 4 Stufen ein Bein eine Stufe nach unten setzen und dann das andere Bein auf *dieselbe* Stufe stellen, erreichen nur das Kriterium für den Score von 2.

Das Kind darf das Geländer oder die Stufen mit den Händen nicht berühren (d. h. »freihändig«).

*88. Stand auf 15 cm hoher Stufe: springt auf den Boden, beide Füße gleichzeitig abgehoben

0. Initiiert den beidbeinigen gleichzeitigen Absprung nicht
1. Springt mit beiden Füßen gleichzeitig ab, fällt aber hin
2. Springt mit beiden Füßen gleichzeitig ab, fängt sich mit den Händen auf dem Boden ab
3. Springt mit beiden Beinen gleichzeitig herab

Ausgangsstellung
Das Kind muss in der Lage sein, freihändig zu stehen, um dieses Item durchführen zu können. Positionieren Sie das Kind bequem freihändig im Stand auf einer Stufe

oder einer stabilen Bank mit einer Höhe von 15–18 cm (s. a. »Stand« und »freihändig« in der Begriffsbeschreibung).

Anleitung
Fordern Sie das Kind auf, mit beiden Beinen gleichzeitig von der Stufe zu springen (s. a. »mit beiden Füßen gleichzeitig« in der Begriffsbeschreibung).

Für den Score 3 muss das Kind mit beiden Füßen gleichzeitig abspringen, ohne zu stürzen und sich mit den Händen am Boden abzustützen.

Für den Score 2 muss das Kind mit beiden Füßen gleichzeitig abspringen, es darf sich aber am Boden mit einer Hand oder beiden Händen abstützen, um einen Sturz zu vermeiden.

Für den Score 1 muss das Kind mit beiden Füßen gleichzeitig abspringen, hat aber bei der Landung nicht ausreichend Balance, den Sturz zu verhindern, auch nicht durch das Abstützen der Arme am Boden.

Begriffsbeschreibung

Liegen

Rückenlage

- Auf dem Rücken liegen
- Die Wirbelsäule ist in Kontakt mit der das Gewicht tragenden Unterlage.
- Kopf und Extremitäten sind in beliebiger Position, es sei denn, es ist ausdrücklich anders beschrieben.

Bauchlage

- Auf dem Bauch liegen
- Bauch und Becken sind in Kontakt mit der Unterlage, die das Gewicht trägt.
- Kopf und Extremitäten sind in beliebiger Position, es sei denn, es ist ausdrücklich anders beschrieben.

Pivoting in Bauchlage

- Kreiskriechen, Gewicht auf den Unterarmen und Bauch, das Becken bleibt ungefähr auf derselben Stelle, der Oberkörper bewegt sich im Kreis zur Seite.

Sitzen

Sitzen

- Die Fähigkeit, den Körper »mehr oder weniger« aufrecht, mit dem Gewicht auf dem Gesäß zu halten. Wenn sich das Kind weit genug in irgendeine Richtung

185

lehnt, bis es sich mit den Armen abstützt, dürfen die Ellenbogen keinen Kontakt zur Unterlage (z. B. Bank, Matte oder Boden) haben. Ansonsten wäre das Kind nicht aufrecht genug, um als »sitzend« bezeichnet zu werden. Auch das Lehnen in irgendeine Richtung um mehr als 45° aus der aufrechten Position kann nicht als »Sitzen« bezeichnet werden.

- Umschreibt *jede* beliebige Sitzposition (einschl. Zwischenfersensitz), es sei denn, es ist ausdrücklich anders beschrieben (z. B. Item 31: »Langsitz«).

Zwischenfersensitz (W-Sitz)

- Das Gewicht liegt auf beiden Sitzbeinhöckern und den mediodorsalen Anteilen der Oberschenkel.
- Die Hüften sind innenrotiert, die Knie gebeugt, sodass jeder Fuß seitlich des entsprechenden Hüftgelenkes liegt.

Seitsitz (rechts)

- Das Gewicht liegt gut über dem rechten Os Ischium, beide Beine in der Hüfte zur linken Seite flektiert, beide Füße nahe an oder mit der Linie der linken Hüfte.

Sitzen mit Fußunterstützung

- Das Kind sitzt auf einer Bank mit Hüft- und Kniebeugung von 90°, die Füße ruhen auf dem Boden oder einer niedrigen Bank.

Sitzen ohne Fußunterstützung

- Das Kind sitzt auf einer Bank mit Hüft- und Kniebeugung von 90°, die Füße baumeln herab ohne Fußunterstützung.

Vierfüßlerstand

Vierfüßlerstand

- Gewicht auf Händen und Knien
- Kopf, Rumpf und Becken müssen sowohl vom Boden oder der Unterlage als auch von den Unterschenkeln abgehoben sein.
- Die Ausrichtung speziell der Arme und Beine kann innerhalb der oben genannten Grenzen variieren.

Robben

- Vorwärtsbewegung in Bauchlage mithilfe der Extremitäten, der Bauch liegt auf dem Boden bzw. der Unterlage.
- Das schließt auch das »militärische Robben« ein.

Krabbeln

- Vorwärtsbewegung auf Händen und Knien, Bauch vom Boden abgehoben
- Arme und Beine müssen nicht reziprok bewegt werden.

Hoppeln

- Ruckartige Fortbewegung
- Dies kann als »Häschenhüpfen« demonstriert werden oder als »Po-Rutschen«, bei dem sich das Kind mitilfe der Arme und/oder Beine vorwärtsbewegt, indem es irgendeine Form beibehält.

Reziprokes Krabbeln

- Fortbewegung auf Händen und Knien mit alternierender Bewegung sowohl der Arme als auch der Beine (diese alternierende Bewegung muss nicht unbedingt koordiniert sein)
- »Häschenhüpfen« oder »Po-Rutschen« sind nicht gestattet.

Knien

Kniestand

- Gewichtsübernahme auf den Knien
- Die Ausrichtung darf variieren, solange das Gesäß nicht auf den Unterschenkeln oder der Unterlage aufliegt.

Einbeinkniestand

- Das Gewicht liegt auf einem Knie und dem gegenseitigen Fuß
- Die Ausrichtung darf variieren, solange das Gesäß nicht auf dem Unterschenkel und/oder der Unterlage aufliegt.

Kniegang

- Auf den Knien gehen

- Ein Schritt vorwärts umfasst die Bewegung eines Beines vom Abstoßen bis zum erneuten Bodenkontakt.

Stehen

Stand

- Vertikale aufrechte Position auf den Füßen
- Die Haltung speziell des Rumpfes und der unteren Extremitäten kann variieren.
- Die Haltung variiert je nachdem, ob das Kind sich mit einer Hand, mit beiden Händen oder gar nicht festhält.

Hocken

- Nah am Boden kauern
- Für diese Bewegung müssen sowohl Hüften als auch Knie um mehr als 90° gebeugt sein.

Kicken

- Der Fuß muss eindeutig vom Boden abgehoben sein, wenn er den Ball trifft.
- Der Ball muss durch den Tritt ins Rollen kommen.

Einbeinstand

- Der kontralaterale Fuß muss eindeutig vom Boden abgehoben sein.

Gehen und Rennen

Einen Schritt seitwärts

- Seitliche Bewegung beider Beine (nacheinander)

Einen Schritt vorwärts

- Bewegung eines Beines nach vorne vom Moment des Abstoßens bis zum Bodenkontakt (z. B. durch Aufsetzen der Ferse).

Einen Schritt rückwärts

- Bewegung eines Beines nach hinten vom Moment des Abstoßens an bis zum Bodenkontakt

Kurz aufeinanderfolgende Schritte

- Ohne Unterbrechung
- Pausen zwischen den Schritten dürfen nicht länger als 2 Sekunden sein.
- S. a. zusätzliche Kommentare bei Item 73 und 74.

Rennen

- Im Rennen muss es einen Moment geben, bei dem beide Füße gleichzeitig vom Boden abgehoben sind (Unterschied zwischen schnellem Gehen und Rennen).

Schnelles Gehen

- Beide Füße berühren während des Gehens zumindest sehr kurzfristig gleichzeitig den Boden.

Eine Stufe treppauf/treppab

- Das Kind muss ein Bein nach dem anderen bewegen und mit beiden Beinen eine Stufe treppauf/treppab gegangen sein.

Hüpfen und Springen

Springen

- Beide Füße müssen vom Boden abgehoben sein.

Beide Füße gleichzeitig

- Beide Füße sind gleichzeitig vom Boden abgehoben, auch wenn beide Füße nicht unbedingt gleichzeitig hochspringen und landen müssen.

Einbeinhüpfen

- Das Kind kann auf einem Bein oder beiden Beinen stehend beginnen.
- Das Standbein muss vom Boden abspringen und wieder landen, ohne dass das Kind stürzt
- Das andere Bein muss ständig vom Boden abgehoben sei.

Kopf

Initiiert die HWS-Flexion

- Es muss eine Bewegung des Kopfes in Richtung HWS-Flexion sichtbar sein (z. B. Anheben oder Einnicken des Kinns).

Kopfkontrolle

- Die Fähigkeit, den Kopf in Verlängerung der HWS oder leicht nach vorne zu halten

Hebt den Kopf in die Vertikale

- Der Kopf erreicht die Vertikale, muss aber nicht unbedingt in der frontalen Mittellinie sein. Dies bezieht sich nur auf die Sagittalebene (d. h. Augen nach vorne, aber nicht unbedingt horizontal).

Hebt Kopf in die Mittellinie

- Der Kopf befindet sich in der »Mitte«, sowohl in der frontalen wie in der sagittalen Ebene (die Augen sehen nach vorne, sind horizontal).

Arme

Berührt mit den Fingern der einen Hand die andere Hand

- Das Kind muss beide Hände lange genug zusammenhalten können, sodass deutlich wird, dass mit den Fingern zumindest einer Hand Kontakt mit der anderen Hand hergestellt ist.
- Es ist ausreichend, dass ein Finger die Gegenhand berührt, es zählt aber nicht, wenn sich die gefausteten Hände kurz berühren.
- Die Hände dürfen hierbei den Körper berühren oder frei im Raum gehalten werden.

Bringt die Hände vor den Körper

- Das Kind muss *beide* Hände in den Bereich vor den Körper bringen (vor oder zwischen die Schultern); die Hände dürfen hierbei den Körper berühren oder frei im Raum gehalten werden.

Streckt kontralateralen Arm vollständig nach vorne

- Das Kind greift mit dem *vollständig* extendierten Ellenbogen nach vorne, die Schulter ist flektiert.
- Kinder mit eingeschränkter Ellenbogenextension oder Schulterflexion werden das Kriterium »vollständige Streckung des Armes nach vorne« nicht erfüllen.

Kontralateraler Arm kommt frei

- Umfasst jeden sichtbaren Versuch, das Gewicht auf die andere Körperhälfte zu verlagern mit der Intention, den kontralateralen Arm nach vorne zu strecken
- Der Arm muss hierbei *nicht* unbedingt von der Matte abgehoben werden, obwohl dies möglich ist.

Mit Abstützen der Arme (des Arms)

- Jeder Kontakt der Arme mit irgendeiner Fläche einschließlich der eigenen Körperoberfläche (es sei denn, es ist anderweitig beschrieben wie in Item 82) mit dem Ziel, die aufrechte Haltung zu erreichen oder zu halten.

Freihändig

- *Kein* Kontakt der Arme (Hände) mit irgendeiner Fläche, einschließlich der eigenen Körperoberfläche, mit dem Ziel, die aufrechte Position zu erreichen oder zu halten (es sei denn, es ist anderweitig beschrieben).
- Folgende »Ausnahmen« sind akzeptabel, da sie nicht als Unterstützung anzusehen sind, die aufrechte Position zu erreichen oder zu halten:
  - Die Hände dürfen zusammengehalten werden (z. B. Item 24).
  - Die Hände dürfen auf der Hüfte abgelegt sein (z. B. Item 82).
  - Die Hände dürfen das kontralaterale Bein halten (z. B. Item 82).
- Wenn bei den Items im Stehen und Gehen »freihändig« vorgeschrieben ist, bedeutet dies, dass auch mit dem Rumpf nicht abgestützt werden darf.

Mit Unterstützung der Arme

- Die Arme dürfen in irgendeiner Weise helfen (z. B. beim Drehen um die eigene Achse/Pivoting am Boden assistieren).

Mithilfe der Arme

- Ein Arm oder beide Arme dürfen auf dem Boden oder am Körper abgestützt werden mit dem Ziel, eine höhere Position (z. B. den Kniestand) zu erreichen

- Dies schließt nicht das Festhalten an irgendeinem Testgegenstand ein, es sei denn, es ist ausdrücklich anders beschrieben (z. B. Item 59).

Festhalten

- Darf mit einer Hand oder beiden Händen erfolgen
- Bezieht sich nur auf die aufgelisteten oder entsprechenden Testgegenstände
- Festhalten an Personen ist nicht eingeschlossen.

Beine

Vollständige Hüft- und Kniebeugung

- Die Knie des Kindes sollten (zumindest beinahe) die Brust berühren (je nach Größe des Oberschenkels und/oder des Bauches des Kindes) und die Wade sollte den Oberschenkel dorsal berühren.

Bewegung

Kontrolliert

- Die Bewegung ist zielgerichtet und koordiniert.

»Zusammenbrechen«

- Fallen oder kollabieren
- Unkontrollierte Bewegung

Sonstiges

Asymmetrisch

- Die kontralateralen Körperteile haben verschiedene Positionen.
- Für die Zwecke dieses Tests bezieht es sich in erster Linie auf die oberen und weniger auf die unteren Extremitäten.
- Die beobachtete Asymmetrie sollte offensichtlich sein und in erster Linie durch die Kopfhaltung gesteuert werden.

Auf dem Boden

- Jede Ausgangsstellung außer Stehen
- Dies umfasst jede liegende oder sitzende Position, ebenso wie verschiedene Formen des Vierfüßlerstands oder des Kniens.

7 Interpretation und Einsatz der GMFM-88 und GMFM-66

Die GMFM-Scores für Colleens Bewertungen basieren auf Berechnungen mit dem GMAE-2. Die Informationen zur Interpretation und Verwendung der GMFM-88 und GMFM-66 werden durch die verwendete GMAE-Version nicht beeinflusst. Details zu den Unterschieden in den Ergebnissen bei Verwendung des GMAE-3 sind in ▶ Anhang 14 enthalten.

In diesem Kapitel wird die richtige Anwendung der GMFM-88 und der GMFM-66 sowie die Interpretation der Scores diskutiert. Im gesamten Kapitel wird auf das Fallbeispiel eines Kindes, Colleen, Bezug genommen, um die Probleme bei der Durchführung und der Interpretation der Ergebnisse zu veranschaulichen. Die GMFM-88- und GMFM-66-Bewertungsbögen für Colleen finden sich in einer Reihe von Abbildungen am Ende dieses Kapitels.

Colleen

Colleen wurde in der 32. Schwangerschaftswoche nach einer ansonsten unauffälligen Schwangerschaft geboren. Sie war 4 Tage invasiv beatmet und wurde insgesamt 3 Wochen auf der Neugeborenen-Intensivstation betreut. Als sie im Alter von 7 Wochen (39 Wochen, korrigiertes Alter KA) nach Hause entlassen wurde, war sie gut ernährt und schien gesund zu sein. Ihre Schädelsonografie wurde als normal interpretiert.

Colleens Eltern machten sich erstmals im Alter von 6 Monaten Sorgen über ihre Entwicklung, da sie Schwierigkeiten hatte, selbstständig zu sitzen. Als sie 8 Monate alt war, wurde ihnen in der neonatalen Nachsorgeklinik gesagt, dass sie Anzeichen einer Cerebralparese zeige, aber der Kinderarzt, der sie untersuchte, war sich nicht sicher, wie »schlimm« es war und ob sie in der Lage sein würde, selbständig zu gehen.

Colleen wurde an ein Kinderrehabilitationszentrum überwiesen, wo sie Physiotherapie und Ergotherapie erhielt. Mit 19 Monaten KA plante ihre Physiotherapeutin die Durchführung der Gross Motor Function Measure.

Wann verwendet man die GMFM-88 und wann die GMFM-66?

Die Wahl der zu verwendenden Version der GMFM hängt vom Einsatzzweck ab. Soll eine allgemeine Bewertung der motorischen Funktion erfolgen, oder eine Beschreibung des aktuellen Zustands zu einem exakten Zeitpunkt? Soll das Ergebnis mit anderen externen Kriterien verglichen werden, oder soll ein zukünftiger Entwicklungsstatus vorhergesagt werden? Auch die Diagnose eines Kindes oder die Art der zu untersuchenden Intervention kann die Wahl des Instruments beeinflussen. Die ursprüngliche GMFM und die nachfolgenden Versionen wurden als *evaluative Instrumente* entwickelt, um Veränderungen im Laufe der Zeit bei Kindern mit Cerebralparese (CP) zu messen. Sie wurden genutzt, um die Auswirkungen verschiedener Interventionen auf die körpermotorische Funktion zu messen, z. B. im Rahmen von (multimodalen, interprofessionellen) Therapieprogrammen, pharmakologischen Interventionen, Orthesen, orthopädischen und neurochirurgischen Operationen.

Beide Instrumente können jedoch auch auf andere Weise eingesetzt werden. Dazu gehören das Beschreiben und Kommunizieren über körpermotorische Fähigkeiten, was wiederum die Festlegung kurzfristiger körpermotorischer Ziele und die Planung von Interventionen erleichtert. In Verbindung mit den Referenzkurven für die GMFM-66 lässt sich feststellen, wie gut sich ein Kind im Vergleich zu Kindern mit ähnlichem Alter und GMFCS-Niveau entwickelt. Die Kurven bieten auch ein Format zur Dokumentation der körpermotorischen Funktion über die Zeit und eine Einschätzung der zukünftigen körpermotorischen Fähigkeiten, auf denen realistische langfristige Ziele erarbeitet werden können. Der geschätzte Verlauf der körpermotorischen Funktion kann als Entscheidungsgrundlage für das Umfeld einer Familie dienen, einschließlich Faktoren wie Wohnung, Transport, kommunale und schulische Einrichtungen sowie Zugang zu Dienstleistungen.

Die GMFM-88 ist das ursprüngliche standardisierte Beobachtungsinstrument, das entwickelt und validiert wurde, um Veränderungen der körpermotorischen Funktionen bei Kindern mit CP zu messen. Die GMFM-66 wurde mithilfe der Rasch-Analyse der GMFM-Items entwickelt, um eine eindimensionale Skala abzuleiten, in der die Items nach Schwierigkeitsgrad geordnet und die Einheiten der Veränderung auf einem gleichen Intervall skaliert wurden (Jede Einheit hat auf der gesamten Skala die gleiche Bedeutung von 0 bis 100). Die 22 Items der GMFM-88, die nicht im GMFM-66 enthalten sind, gehören zu den ursprünglichen GMFM-88-Dimensionen A (Liegen und Drehen [13 Items]), B (Sitzen [fünf Items]) und C (Krabbeln und Knien [vier Items]). Daher bietet die GMFM-88 eine detailliertere Beschreibung der Funktion von jungen Kindern, die frühe motorische Fähigkeiten entwickeln oder von Kindern mit komplexeren motorischen Behinderungen, wie z. B. Kinder mit GMFCS-Level V. Es gibt jedoch Evidenz, die zeigt, dass auch die GMFM-66 Funktionsveränderungen bei Kindern unter 3 Jahren, einschließlich Kindern mit bilateraler Cerebralparese, erfassen kann (Shi et al. 2006).

Die GMFM-88 ermöglicht die Testung von einer oder mehrerer spezifischer Dimensionen, wenn die Funktionsfähigkeit einer bestimmten Gruppe von Fähigkeiten beurteilt werden soll. Es ist zu beachten, dass die Reliabilität der Dimensionen nicht so hoch ist wie die des GMFM-Gesamtwertes. Sie kann auch verwendet werden, um Fähigkeiten zu einem bestimmten Zeitpunkt zu beschreiben oder Veränderungen bei einem einzelnen Kind im Laufe der Zeit zu messen, wenn der Intervallcharakter der Skala nicht von Belang ist. Wenn die Beurteilung mit Gehhilfen, Orthesen oder Schuhen von Interesse ist, muss die GMFM-88 verwendet werden, da die GMFM-66-Werte nur auf Barfußtests basieren. Die GMFM-88 kann ohne Computer ausgewertet werden, um aber die Daten der GMFM-66 zu analysieren, wird das Programm Gross Motor Ability Estimator (GMAE-2) benötigt. Die GMFM-88 kann auch zur Beurteilung von Kindern mit anderen Diagnosen als CP verwendet werden, z. B. für Kinder mit Schädel-Hirn-Verletzungen oder hereditärer spastischer Parese. Es gibt auch eine Version für Kinder mit Down-Syndrom. Die psychometrischen Daten für diese Version basieren auf der GMFM-88.

Colleen war zum Zeitpunkt ihrer ersten GMFM-Beurteilung noch dabei, ihre Fähigkeiten im Liegen, Drehen und Sitzen zu entwickeln. Daher führte ihre Therapeutin die GMFM-88 durch. Sechs Monate später wurde die GMFM-88 erneut durchgeführt, um die Fortschritte in der Körpermotorik zu beurteilen. Colleen wurde mit dem Gross Motor Function Classification System (GMFCS) in Level III eingeteilt.

Die ▶ Abb. 7.1 und ▶ Abb. 7.2 zeigen GMFM-88-Bewertungsbögen mit Details ihrer Erst- und Zweituntersuchung; die Ergebnisse werden im Folgenden zusammengefasst.

Punktwerte	Erste Unter-suchung (%)	Zweite Unter-suchung (%)	Veränderung je Dimension (%)
Dimension A	65	73	8
Dimension B	55	65	10
Dimension C	36	60	24
Dimension D	3	15	12
Dimension E	0	0	0
Gesamt-Score	32	43	11

Durchführung und Auswertung der GMFM-88

Informationen zur Durchführung und Auswertung der GMFM-Items finden Sie in ▶ Kap. 6. Die Bewertungen der einzelnen Items werden in der Gross Motor Function Measure (GMFM) erfasst. Ein Score von »0« wird vergeben, wenn ein Kind nicht in der Lage ist das Item zu initiieren, die Startposition einzunehmen oder sich weigert, das Item zu versuchen. Für jede der fünf Dimensionen werden Prozentwerte berechnet. Der Gesamt-Score ist der Durchschnitt der fünf Dimensionen.

Zielwerte können berechnet werden, indem nur die Dimensionen berücksichtigt werden, die als relevant für die Beurteilung während eines bestimmten Zeitraums angesehen werden. Wenn zum Beispiel die Dimensionen C und D von Interesse sind, hätte sich Colleens Zielbewertung von 19,5 % ([36 + 3]/2) auf 37,5 % ([60 + 15]/2) verändert, was einer Veränderung von 18 % in diesem Teil der GMFM-88 entspricht. Seitdem die GMFM-66 verfügbar ist, werden die Zielbereiche weniger häufig verwendet, sie können aber nützlich sein, wenn die Funktion mit Schuhen, Orthesen oder Mobilitätshilfen bewertet werden soll.

Interpretation der GMFM-88-Ergebnisse

Die GMFM-88 wurde nach den Prinzipien der klassischen Testtheorie entwickelt und validiert. Die aus der GMFM-88 abgeleiteten Daten sind ordinal. Ordinaldaten sind geordnet, aber die *Abstände* zwischen den Zahlen sind nicht notwendigerweise gleich, auch wenn die *Zahlen* den Eindruck erwecken, dass sie es sind. Die Bewertung der einzelnen Items in der GMFM ist zum Beispiel 0, 1, 2 oder 3. Gleiche Punkte werden also vergeben für eine Änderung von 0 auf 1, von 1 auf 2 und von 2 auf 3. Als Kriterium für viele Item-Scores bedeutet »0«, dass die Aufgabe nicht initiiert wird; »1«, dass die Aufgabe initiiert, aber weniger als 10 % der Aufgabe durchgeführt wird; »2«, dass die Aufgabe teilweise durchgeführt wird, und zwar von mehr als 10 % bis zu weniger als 100 % und »3«, dass die Aufgabe vollständig gezeigt wird. Die Reihenfolge nach ansteigender Schwierigkeit geht in die Bewertung ein, wurde aber intuitiv entwickelt. Aus der Rasch-Analyse einer großen Population von Kindern und Jugendlichen mit CP ist bekannt, dass die Abstände (und damit die Schwierigkeit der Veränderung) zwischen 0 und 1, 1 und 2 sowie 2 und 3 nicht gleich sind, weder innerhalb noch zwischen den Items.

Colleens Eltern und ihre Therapeutin waren mit den Fortschritten, die sie machte, zufrieden, fragten sich jedoch, ob die Veränderungen ihrem Alter und ihrem Leistungsniveau entsprachen.

Die Ergebnisse können zu den Ergebnissen anderer Kinder mit CP ähnlichen Alters und mit ähnlichem GMFCS-Level in Bezug gesetzt werden. ▶ Anhang 9 enthält Tabellen mit den GMFM-88-Scores für eine Stichprobe von 652 Kindern mit CP nach Altersgruppe und GMFCS-Kategorie (▶ Tab. A 9.2). Veränderungswerte für diese Kinder über einen Zeitraum von 6 und 12 Monaten sind ebenfalls angegeben, die im Rahmen einer Längsschnittstudie zur motorischen Entwicklung beobachtet wurden (▶ Tab. A 9.3 und ▶ Tab. A 9.4). Die Kinder erhielten eine Vielzahl von Interventionen, vor allem aber Physiotherapie.

Die ▶ Tab. A 9.3 zeigt, dass die erwartete Veränderung eines GMFM-88-Scores über 6 Monate für ein Kind im Alter von 2 bis 4 Jahren, das auf dem GMFCS-Level III eingestuft ist, etwa 5 % beträgt. Colleens Veränderung von 11 % scheint somit sehr positiv zu sein, wenn man ihr Alter und den GMFCS-Level bedenkt. Ihre Eltern freuten sich über ihre Fortschritte, waren sich aber unsicher, was die Veränderung bedeutete.

Wenn wir versuchen, Veränderungen im Laufe der Zeit zu bewerten, um die Auswirkungen von Interventionen zu beurteilen, können Daten aus Ordinaltests, wie der GMFM-88, Veränderungen unter- oder überbewerten (▶ Kap. 2 für eine gründlichere Erörterung dieses Themas.) Bei der GMFM-88 ist unklar, welche Bedeutung diese numerische Veränderung hat, da die Bedeutung der Veränderung je nach Alter und GMFCS-Stufe des Kindes unterschiedlich ist.

Durchführung und Auswertung der GMFM-66

Durch die Rasch-Analyse der GMFM-66 entstand eine Intervallskala, bei der eine Veränderungseinheit auf der gesamten Skala die gleiche Bedeutung hat. Die Anwendung und Bewertung der GMFM-66 sind gleich für die GMFM-88 (die Items sind dieselben), jedoch mit Ausnahmen hinsichtlich (1) der Anzahl der zu testenden Items, (2) einer zusätzlichen Kategorie »nicht getestet« und (3) der Berechnung des GMFM-66-Gesamt-Scores. Da die GMFM-66 22 Items weniger hat als die GMFM-88, kann für ein Kind auch dann ein Score berechnet werden, wenn nur 13 Items untersucht wurden. Die GMFM-66 erfordert daher weniger Zeit und ermöglicht es, die aktuellen funktionellen Fähigkeiten eines Kindes gezielter zu erfassen. Wenn Kinder Schwierigkeiten haben zu verstehen, was von ihnen erwartet wird, wenn sie sich weigern Aufgaben auszuprobieren oder wenn es unpassend ist, von Kindern Aufgaben zu verlangen, die weit unter ihrem Fähigkeitsniveau liegen, werden sie nicht »bestraft«: Bei der Auswertung der GMFM-66 werden diese Aufgaben als »nicht getestet« (NT) gewertet, um sie von einer echten Bewertung von »0« (initiiert nicht) zu unterscheiden. Der GMAE schätzt daher den Score des Kindes bei diesen NT-Items auf der Grundlage des Antwortverhaltens des Kindes bei anderen Items.

Das Computerprogramm GMAE-2 (eine aktualisierte Version des ursprünglichen GMAE) wird verwendet, um den GMFM-66-Score zu berechnen und hilft bei der Interpretation. Es wird »Gross Motor Ability Estimator (GMAE)« genannt, weil es eine Schätzung der körpermotorischen Fähigkeiten eines Kindes auf Grundlage der eingegebenen GMFM-Items abgibt. Der »Assessment Information Screen« ist die Stelle, wo die Item-Scores eingegeben werden. Sobald die Ergebnisse eingegeben und gespeichert wurden, gibt es eine Option zur Berechnung des GMFM-88-Gesamt-Scores (Prozent-Score) wenn die Option mit 88 Items gewählt wurde und alle 88 Items eingegeben wurden. Die andere Option ist die Berechnung des GMFM-66-Scores. Dieser Schätzwert oder GMFM-66-Score unterscheidet sich durch die Intervallskalierung vom GMFM-88-Score mit Ordinalskala. Die Scores können in einer Datenbank für zukünftige Referenz- und Fortschrittsdiagramme genutzt werden. Der GMAE-2 ist unter https://canchild.ca/en/resources/191-gross-motor-ability-estimator-gmae-2-scoring-software-for-the-gmfm erhältlich und verfügt über ein in sich geschlossenes Lernprogramm. Eine Kopie des Tutorials befindet sich in ▶ Anhang 3.

Interpretation der GMFM-66-Scores

Der GMAE-2 berechnet eine Schätzung des GMFM-66-Scores, den Standardmessfehler (SEM) des Scores und die 95%-Konfidenzintervalle um den Score (95 % CI = $\pm 1{,}96 \times$ SEM). Sie werden oben rechts auf dem »Assessment Information Screen« angezeigt. Der SEM-Wert ist für jeden GMFM-66-Score eindeutig. Die Methode zur Berechnung des SEM für jeden GMFM-66-Score ist strenger als bei vielen Tests, die nur eine Schätzung des Standardfehlers für alle Test-Scores liefern; allerdings berücksichtigt der SEM nicht alle Fehlerquellen. Die Konfidenzintervalle geben an, wie genau die Fähigkeiten eines Kindes bestimmt werden können und nicht, wie wahrscheinlich es ist, dass ein Kind einen bestimmten Score erreicht. Sie geben einen Hinweis darauf, dass ein Ergebnis mit hoher (95 %) Wahrscheinlichkeit irgendwo zwischen der unteren und der oberen Grenze dieses Konfidenzintervalls liegt. (▶ Anhang 10 für weitere Informationen).

Colleens Therapeutin beschloss, die GMFM-88-Item-Scores in den GMAE-2 einzugeben, um die GMFM-66-Scores zu berechnen und zu interpretieren. Sie hatte einen GMFM-66-Score von 41,6. Dies ist die beste Schätzung ihrer Fähigkeit im GMFM-66. Das 95%-Konfidenzintervall von 39,4 bis 43,8 bedeutet, dass Colleens wahrer Wert mit 95 % Wahrscheinlichkeit irgendwo zwischen der unteren Grenze von 39,4 und der oberen Grenze von 43,8 liegt.

Der GMFM-66-Score für Colleens erneute Beurteilung 6 Monate nach ihrem ersten Test (▶ Abb. 7.5) lag bei 45,0, wobei das 95%-KI zwischen 43,0 und 47,1 lag. Colleens Veränderung im GMFM-66 über den 6-monatigen Zeitraum zwischen den Bewertungen betrug 3,4.

Der untere Grenzwert der Neubewertung (43,0) überschnitt sich mit dem oberen Grenzwert der Erstbeurteilung (43,8). Daher konnte Colleens Therapeutin nicht sicher sein, ob die Veränderung größer als die Messvariabilität war.

Der GMAE-2 zeigt die Daten in verschiedenen Formaten an, die sowohl für die Forschung als auch für klinische Zwecke nützlich sind. Dazu gehören eine Zusammenfassung der Untersuchungsinformationen des Kindes, eine Darstellung der GMFM-66-Werte über mehrere Untersuchungen, und die Möglichkeit, zwischen zwei Versionen einer Item Map zu wechseln: eine Darstellung der Items in der Reihenfolge ihrer Schwierigkeit oder in der Reihenfolge, in der sie in der GMFM erscheinen. Mit der Darstellung des GMFM-66-Scores eines Kindes und der Antworten auf die einzelnen Items auf der Item Map können die Therapeutinnen erkennen, welche Items das Kind bewältigt hat, welche Items nahe am Fähigkeitsniveau des Kindes liegen und welche Fähigkeiten noch im Entstehen begriffen sind. Dies kann hilfreich sein bei der Festlegung von Therapiezielen und -planung. Das Programm zeigt auch die Anzahl der Items an, die zur Berechnung des GMFM-66-Scores getestet wurden.

Die ▶ Abb. 7.3 und ▶ Abb. 7.4 zeigen Colleens Ergebnisse für ihre erste GMFM-Untersuchung nach Item-Schwierigkeit bzw. Item-Reihenfolge und die ▶ Abb. 7.5 und ▶ Abb. 7.6 für ihre Folgebeurteilung ebenfalls nach Item-Schwierigkeit bzw. Item-Reihenfolge. Ihre Therapeutin konnte Colleens Eltern detailliertere Informationen über die Bedeutung der Veränderungen in ihrer körpermotorischen Funktion geben.

Colleens Eltern fragten sich, welche körpermotorischen Fähigkeiten Colleen in den nächsten Monaten erreichen könnte. Ihre Therapeutin beschloss, eine Item Map zu verwenden, um die kurzfristigen Ziele zu setzen.

Item Maps

Die Maps veranschaulichen die GMFM-Item-Schwierigkeiten für Kinder mit CP unabhängig von Typ (z. B. spastisch, dyston, ataktisch, hypoton, Art der Cerebralaprese [z. B. unilateral, bilateral]) oder GMFCS-Level. Sie können nicht für Kinder mit anderen Diagnosen verwendet werden oder für Scores, die mit Schuhen, Orthesen oder Gehhilfen erzielt wurden.

Item Maps bieten eine visuelle Darstellung der Schwierigkeitsschätzungen für die Items eines Tests. Diese wurden empirisch aus der Rasch-Analyse eines sehr großen Datensatzes abgeleitet (▶ Kap. 4) und können in einer Reihe von Formaten dargestellt werden. Weitere Erläuterungen zu den verschiedenen Methoden finden Sie in ▶ Anhang 1. ▶ Anhang 2 veranschaulicht ein Format, das für die GMFM-66 genutzt wird. Die Dimensionen der GMFM sind auf der vertikalen Achse aufgetragen und die Schwierigkeitsschätzungen auf der horizontalen Achse nach Item-Nummer mit den »Stufen« oder Antwortmöglichkeiten (0, 1, 2 oder 3) für alle Items in unterschiedlicher Schattierung angegeben. Die horizontale Achse reicht von 0 bis 100, wobei die Items, die näher an 0 liegen, leichter und die Items die näher an 100 liegen, schwieriger sind. Dieses Format zeigt die Gesamtverteilung der Items und Antwortmöglichkeiten, aber es ist nicht möglich, die spezifischen Item-Titel zu identifizieren, ohne sie auf den Item Maps oder im Handbuch nachzuschlagen.

Die beiden Item Maps, die die Titel der Items auf der Karte anzeigen, können aus der GMAE-2 erstellt werden. Sie können auf dem Assessment Information Screen angezeigt werden, indem Sie auf »Item Maps« in der oberen Symbolleiste oder auf dem Bildschirm »Case Summary« klicken.

Item Map nach Item-Schwierigkeit

Colleens Item Map nach Schwierigkeit für die Erst- und die Folgeuntersuchung sind in den ▶ Abb.7.3 und ▶ Abb.7.5 dargestellt. Die horizontale Achse stellt den Gesamt-Score der GMFM dar. Die GMFM-Items sind entlang der vertikalen Achse aufgelistet. Das schwierigste Item (Item 83: »Stand: hüpft auf dem linken Fuß 10-mal innerhalb eines Kreises von 60 cm Durchmesser«) befindet sich in der oberen linken Ecke und das leichteste Item (Item 22: »Sitz auf Matte, Thorax von Untersucherin unterstützt: hebt Kopf zur Mittellinie, hält Stellung 10 Sekunden«) befindet sich in der rechten unteren Ecke. Zur besseren Darstellung wurden die schwierigeren Items auf der linken Seite und die leichteren Items auf der rechten Seite aufgeteilt, einfach um all diese Informationen auf einer Seite unterzubringen und es zu ermöglichen, die Item-Namen gegenüber den entsprechenden Antwort-möglichkeiten darstellen zu können. Die Item-Nummern sind dieselben wie in der GMFM, aber die Item-Titel wurden aus Platzgründen abgekürzt.

Die Antwortmöglichkeiten sind horizontal neben der Item-Nummer und der Beschreibung nach Schwierigkeit geordnet, wobei die leichteste Bewertung (»0«) auf der linken Seite und die schwerste (»3«) auf der rechten Seite steht. Die Karten veranschaulichen die Lage der »Expected Scores« für jeden Score (0, 1, 2 und 3) für jedes Item. Der Expected Score ist »erwartet« in dem Sinne, dass er bei einer großen Gruppe von Kindern mit den gleichen Fähigkeiten angeben würde, wo ihr Mittelwert bei dem Item liegen sollte. ▶ Abb.7.7 zeigt zum Beispiel einen Teil der Item Map nach Schwierigkeit. Hier können wir sehen, dass für Item 22 »2« der Ex-pected Ecore für einen GMFM-66-Fähigkeitswert von 23 ist. Dieser Expected Score bedeutet, dass, wenn wir eine große Anzahl von Kindern testen würden, die alle einen GMFM-66-Wert von 23 haben, sie im Durchschnittswert für das Item eine »2« haben sollten. In ▶ Anhang 1 finden Sie eine ausführliche Erläuterung der Expected Scores.

Item Map nach Item-Reihenfolge

Ein weiterer Ansatz zur Darstellung der Antwortschwierigkeiten ist die »Item Map by Item Order«. Die Items werden nach Dimensionen in der Reihenfolge dargestellt, in der sie in der GMFM-66 aufgeführt sind. Die ▶ Abb.7.4 und ▶ Abb.7.6 zeigen die Item Maps nach Item-Reihenfolge für Colleens Erstbeurteilung und die Folgebeurteilung. Die Item Map nach Item-Reihenfolge listet die GMFM-Items auf der vertikalen (y-)Achse in der Reihenfolge, in der sie in der GMFM vorkommen, beginnend mit den Items im Liegen und Drehen in der oberen rechten und endend mit den Items in den Dimensionen Gehen, Rennen und Springen in der unteren linken Ecke. Die Schwierigkeit und die Abstände der Antwortmöglichkeiten innerhalb der Items haben sich gegenüber den Item Maps in der Reihenfolge der Schwierigkeit nicht verändert (▶ Abb.7.3 und ▶ Abb.7.5). Die horizontale (x-) Achse zeigt die möglichen GMFM-66-Scores von 0 bis 100 an. Colleens Punktzahl ist als durchgezogene vertikale Linie dargestellt, wobei die gepunkteten Linien das 95%-Konfidenzintervall um die Punktzahl darstellen.

Colleen war in der Lage, alle Items in den Bereichen Liegen und Drehen zu bewältigen, hatte aber Schwankungen in den Scores für die Dimensionen Sitzen, Krabbeln und Knien. Sie begann gerade erst, sich zum Stehen hochzuziehen und war bei der ersten Beurteilung nicht in der Lage zu gehen, zu rennen oder zu springen. Es ist einfacher zu erkennen, was sie innerhalb der verschiedenen Dimensionen erreicht (z.B. »Sitzen«), da diese Items zusammen aufgeführt sind. Die sich entwickelnden Fähigkeiten über die Dimensionen hinweg sind auf dieser Karte schwerer zu erkennen, da die Items nicht mehr nach Schwierigkeit geordnet sind.

Der einzige Unterschied zwischen diesen beiden Maps ist die Reihenfolge, in der die Items auf der vertikalen Achse angezeigt werden. Die Schwierigkeit jedes GMFM-66-Items ist die gleiche, egal ob man die Item Map in der Reihenfolge der Aufgaben oder in der Reihenfolge der Schwierigkeit anschaut. Das Gleiche gilt für die Abstände oder den Schwierigkeitsgrad, um zwischen den Antwortmöglichkeiten innerhalb eines Items zu wechseln.

Die Schwierigkeit, eine »0«, »1«, »2« oder »3« bei einem Item zu erreichen, wird in derselben Zeile angegeben wie Nummer und Name des GMFM-Items. Eine Linie, die quer von jedem Item gezogen wird, veranschaulicht, wie schwierig es ist, zwischen den Antwortoptionen innerhalb dieses Items zu wechseln, indem der Abstand zwischen den Zahlen (0, 1, 2 und 3) angegeben wird. Zum Beispiel liegen für Item 71: »Stand: geht 10 Schritte rückwärts«, die Antwortmöglichkeiten relativ nahe beieinander und sind gleichmäßig verteilt, was darauf hindeutet, dass die Schwierigkeit des Übergangs von »1« (geht weniger als drei Schritte rückwärts) zu »2« (geht zwischen drei bis neun Schritte rückwärts), bzw. von »2« auf »3« (geht 10 Schritte rückwärts) ungefähr gleich ist. Dies kann mit Item 80 verglichen werden: »Stand: springt mit beiden Füßen gleichzeitig 30 cm hoch«. Die Antwortmöglichkeiten sind viel breiter auf dem Schwierigkeitskontinuum verteilt, was darauf hindeutet, dass der Schwierigkeitsgrad, um von einem Wert von »1« (springt mit beiden Füßen gleichzeitig <5 cm hoch) bis zu einem Wert von »3« (springt mit beiden Füßen gleichzeitig 30 cm hoch) viel schwieriger ist als der Übergang von einer »1«

(geht weniger als drei Schritte rückwärts) zu einer »3« (geht 10 Schritte rückwärts) bei Item 71. Außerdem ist der Abstand zwischen den Antwortmöglichkeiten bei Item 80 zwischen »1« und »2« geringer als zwischen »2« und »3«, was darauf hindeutet, dass es einfacher ist, von »1« zu »2« zu gelangen als von »2« zu »3«.

Die Scores der einzelnen Antwortoptionen (0, 1, 2 oder 3), die auf der durchgezogenen vertikalen Linie (bei einem Wert von knapp über 41) und innerhalb der 95%-Konfidenzintervalle liegen, zeigen an, was Colleen auf der Grundlage ihres GMFM-66-Gesamt-Scores kann. Scores auf der linken Seite der Linie sind Items, die Colleen wahrscheinlich bewältigt hat, und die Scores rechts der Linie sind die Items, die in der Zukunft erwartet werden können, wenn sie sich im Rahmen der Fähigkeiten eines Kindes, das auf dem GMFCS-Level III liegt, entwickelt. Die rot eingekreisten Antworten auf dem Monitor (und rot auf dem Ausdruck bei Verwendung eines Farbdruckers) sind Colleens tatsächliche Scores für jedes Item. Wenn man die Item Map nach Schwierigkeit anzeigt (▶ Abb.7.3), kann man deutlich sehen, was Colleen kann und was die nächsten Fähigkeiten sein werden. Die Scores, die näher an der Linie auf der rechten Seite liegen, sollten für Colleen leichter und realistischer sein als die Items, die weiter von der Linie auf der rechten Seite entfernt sind. Diese Informationen können sowohl für die Eltern als auch für die Therapeutinnen bei der Therapieplanung hilfreich sein, da sie erkennen können, welche Fähigkeiten sich wahrscheinlich entwickeln werden, und welche Erwartungen für Veränderung innerhalb der Items realistisch sind.

Colleen zeigt eine gewisse Variabilität der Scores sowohl links als auch rechts von der Linie, die als ihr GMFM-66-Gesamtergebnis von 41,6 angegeben ist; sie hat jedoch keine Scores, die wirklich unerwartet sind. Wenn Colleen bei Item 10 (»Bauchlage: hebt Kopf in die Vertikale«) weniger als eine 3 erzielt hätte, dann wäre es wichtig, dieses Item genauer zu betrachten, da es eines der leichteren Items des GMFM-66 ist. Auf der Grundlage von Colleens GMFM-66-Gesamtergebnis würde man vorhersagen, dass sie dieses Item leicht bewältigen könnte. Mit zunehmender Schwierigkeit auf der Skala beginnt Colleen, bei Item 65 durchgängig Nullen zu erreichen, und erreicht auch bei den verbleibenden schwierigeren Items eine Null (mit Ausnahme für die Items 45 und 35 einen Score von 1). Die Item Map nach Schwierigkeit zeigt nicht, wie Colleen in den verschiedenen Dimensionen der GMFM abschneidet. Um dies genauer zu betrachten, könnte eine Item Map nach Item-Reihenfolge (▶ Abb.7.4) verdeutlichen, ob es bei den Items ein Muster gibt.

Colleens Therapeutin nutzte die Item Map, um den Eltern zu zeigen, dass Colleen das Krabbeln und Knien erreicht hatte, wie für ihr Funktionsniveau erwartet wurde, einige der Items zum dynamischen Sitzen, die links von ihrer GMFM-66-Punktzahl auf der Item Map lagen, allerdings nicht. Es zeigte sich auch, dass es für Colleen realistisch wäre, zuvor einige motorische »Pre-Walking«-Fähigkeiten zu erreichen.

Colleens Eltern und Therapeutin erkannten, dass sie in ihren Krabbelfähigkeiten schon recht weit fortgeschritten war und besprachen das Ziel, ihre dynamischen Sitzfähigkeiten, wie z. B. das Sitzen ohne Fußunterstützung oder das Greifen mit dem linken Arm im Sitzen, zu verbessern. Außerdem beschlossen

sie, dass es an der Zeit war, die ersten Gehversuche zu fördern, z. B. das Entlang-
laufen an Möbeln und das Gehen mit Unterstützung.

Wie beim GMFM-88-Score ist es möglich, in ▶ Anhang 9 (▶ Tab. A 9.3 und
▶ Tab. A 9.4) nachzusehen, welche Art von Veränderung auf der Grundlage der Ergebnisse anderer Kinder in Colleens Alter mit ähnlichen körpermotorischen Fähigkeiten über 6- und 12-Monats-Intervalle erwartet werden kann. ▶ Tab. A 9.3 zeigt,
dass Kinder, die zwischen 2 und 4 Jahre alt sind und ein GMFCS-Level III haben,
über 6 Monate einen durchschnittlichen Veränderungswert von 2,4 auf der GMFM-
66 haben. Colleens Wert liegt leicht über dem Durchschnittswert.

Die Konfidenzintervalle sind bei der Betrachtung von Veränderungen der Scores
eines Kindes im Laufe der Zeit besonders nützlich, um festzustellen, ob sich der
Score signifikant stärker verändert hat, als dies zufällig zu erwarten wäre. Auch
wenn sich der Score eines Kindes ändert, solange sich die Konfidenzintervalle der
beiden Scores überlappen, kann die Veränderung eher auf Messvariabilität oder
Messfehler zurückzuführen sein als auf eine echte funktionale Veränderung (z. B.
Variabilität im Verhalten des Kindes von Tag zu Tag).

Gegenüberstellung der GMFM-88- und GMFM-66-Scores

Colleens GMFM-88-Score schien besser auf Veränderungen zu reagieren als der
GMFM-66-Score. Ihr Veränderungs-Score mit der GMFM-88 betrug 11 %, mit der
GMFM-66 betrug er nur 3,4 Punkte. Wichtiger ist jedoch, dass aufgrund der sich
überschneidenden Konfidenzintervalle die Veränderung durch Messfehler bedingt
sein könnte.

Ein Vergleich von GMFM-88- und GMFM-66-Scores ist nicht sinnvoll. In Anbe-
tracht der Tatsache, dass die Einheiten der Veränderung des GMFM-66-Gesamtsco-
res »Intervalle« und nicht einfach prozentuale Veränderungen sind, können die Veränderungen unterschiedlich betrachtet werden. Die GMFM-88 wird als Prozentsatz
der insgesamt ausgefüllten Items bewertet, während die GMFM-66 auf einer Logit-
Skala bewertet wird, die von 0 bis 100 transformiert wurde, aber immer noch Eigenschaften einer Logit-Skala besitzt. Obwohl die Endpunkte beider Skalen gleich sind,
sind die Einheiten also sehr unterschiedlich. Dies wird in der Ogive-Kurve deutlich
(▶ Abb. 2.1).

Die GMFM-88- und GMFM-66-Scores (und damit die Veränderungs-Scores)
können numerisch sehr unterschiedlich sein. Es ist wichtig zu untersuchen, warum dieser Unterschied auftritt und was dies für die Interpretation der GMFM-66
bedeutet. Bei ihrer ersten Untersuchung lag Colleens GMFM-88-Gesamt-Score bei
32 %. Sechs Monate später hatte sich Colleen auf 43 % verbessert. Der Sprung von
11 % im GMFM-88-Score spiegelt den Anstieg von einem Rohwert von 82 auf einen

Rohwert von 107 wider – ein Nettozuwachs von 25 Punkten. Die meisten Fortschritte machte sie in der Dimension »Krabbeln und Knien«, wo Fortschritte im Vierfüßlerstand (Items 41, 43–46) erreicht wurden, von denen man annimmt, dass sie für die Mobilität in der Bauchlage wichtig sind. Ihr Rohwert veränderte sich in dieser Dimension von 15 auf 25. Auch in der Dimension »Sitzen« verbesserte sich ihr Score von einem Rohwert von 33 auf 39. Die Überprüfung der Items zeigte mehr Sicherheit beim Sitzen (z. B. Items 21, 22 und 32) und Verbesserungen bei den Items, die sich auf das Sitzen auf einer Bank oder einem Stuhl beziehen (Items 28, 29 und 35–37). Allerdings weigerte sich Colleen sowohl bei der Erst- als auch bei der Folgeuntersuchung, mehrere Items zu versuchen, was sich negativ auf ihr Ergebnis auswirkte. Es ist bei der GMFM-88 nicht klar, welche »Bedeutung« diese zahlenmäßige Veränderung hat. Hier sind die Analysen der GMFM-66 besonders hilfreich. Wenn Colleens Item Scores in die GMAE-2 eingegeben wurden, betrug ihr GMFM-66-Score bei der Erstuntersuchung 41,6 und bei der Folgeuntersuchung 45,0.

Die Unterschiede in der Bewertung zwischen der GMFM-88 und der GMFM-66 erklären, warum die Veränderungswerte über 6 Monate für die beiden Tests so unterschiedlich sind. Der Veränderungs-Score setzt sich aus drei Komponenten zusammen: (1) die Veränderung der Item-Werte durch die 22 Items, die aus der GMFM-66 entfernt wurden und nicht mehr bewertet wurden; (2) die Veränderung bei den Item-Werten der GMFM-66-Items, die als verweigert bzw. nicht getestet gewertet wurden; und (3) die Veränderung der Punktwerte, die sich aus Unterschieden in der Schwierigkeit entlang des Kontinuums der GMFM-66 ergeben. Diese Aspekte werden im Folgenden näher erläutert.

1. Die Nettoveränderung der Item-Scores bei den 22 entfernten Items betrug 7, was sich aus einer Zunahme von 11 Punkten und einer Abnahme von 4 Punkten bei diesen Items ergibt. Diese Veränderung wurde bei Items gemessen, die »Noisy/verrauscht« (d. h. kein zuverlässiges Merkmal der Körpermotorik) sind und daher bei der Berechnung des GMFM-66-Scores nicht berücksichtigt werden. Diese Veränderung ist für 3,5 % der Veränderung im GMFM-88-Test verantwortlich.

2. Die zweite Komponente der Veränderung, die beim GMFM-66 anders ist, sind die Items, die verweigert oder nicht getestet werden. ▶ Abb. 7.8 zeigt, wie der GMFM-66-Bewertungsbogen für Colleens Folgeuntersuchung im Alter von 2 Jahren und 3 Monaten aussieht. Die Items, die Colleen verweigert hat, sind nun als »nicht getestet« (NT) gekennzeichnet. Ein »verweigertes« oder »nicht versuchtes« Item wird im GMFM-88 mit 0 bewertet; die NT-Information wird jedoch im GMAE-Programm verwendet, um ihren Expected Score für dieses Item zu schätzen und in die Berechnung der GMFM-66-Scores eingepflegt.

3. Der Nettoveränderungswert, der sich aus der Verweigerung von Items ergab, war 1:5 Punkte Gewinn zum ersten Zeitpunkt und 4 Punkte Verlust durch die Verweigerung von Items bei der erneuten Untersuchung. Da Colleen bei keiner der beiden Untersuchungen für die Verweigerung von Items »bestraft« wurde, schlug sich diese Änderung nicht in ihrem GMFM-66-Score nieder.

4. Werden die verbleibenden 66 Items der GMFM-66 ausgewertet, ergibt sich eine Veränderung von 17 Punkten (8,5 %) der GMFM-88, aber immer noch nur eine

Veränderung um 3,4 Punkte, gemessen an der GMFM-66. Die Erklärung für diesen Unterschied findet sich in der schematischen Darstellung der Item-Stufen-Schwierigkeiten in ▶ Anhang 2.

Colleens GMFM-66-Informationen (▶ Abb.7.3, ▶ Abb.7.4, ▶ Abb.7.5 und ▶ Abb. 7.6) zeigen, dass sie bei der Erstbeurteilung nicht in der Lage war, eine stehende Position beizubehalten, selbst wenn sie sich mit beiden Händen an Möbeln festhielt (Score »0« bei GMFM-Item 53). Bei der Folgeuntersuchung war sie in der Lage, mindestens 3 Sekunden lang zu stehen, während sie sich mit einer Hand festhielt (Score »2« bei GMFM-Item 53). Die Antwortmöglichkeiten für dieses Item 53 sind recht weit gestreut, was darauf hindeutet, dass ein Kind eine relativ große Veränderung der gesamten körpermotorischen Fähigkeiten benötigt, um sich von einem Wert von »0« auf »2« zu verändern. Andererseits begann Colleen bei ihrer Erstuntersuchung zu krabbeln, konnte aber nicht weiter als 50 cm krabbeln, um bei Item 44 eine 1 zu erreichen. Colleen war in der Lage, bis zu 2 m zu krabbeln, als sie erneut beurteilt wurde. Die Abstände auf der Item Map für Item 44 zeigen, dass es für Kinder im Allgemeinen einfacher ist, 2 m weit zu krabbeln, sobald sie mit dem Krabbeln begonnen haben, als vom Stehen, mit zwei Händen oder an Möbeln gehalten, zum selbständigen Stehen zukommen. Während der GMFM-88-Score die 2-Punkte-Veränderung bei diesen beiden Items gleich gewichten würde, geht aus der Item Map hervor, dass es schwieriger ist, sich um 2 Punkte bei Item 53 zu verändern als um 2 Punkte bei Item 44.

Viele von Colleens Verbesserungen sind das Ergebnis des Erwerbs neuer Fähigkeiten von ähnlicher Schwierigkeit oder aus kleinen Verbesserungen bereits erworbener Fähigkeiten. Diese Art der Verbesserung tritt im Allgemeinen auf, wenn das Kind im mittleren Skalenbereich liegt, wo sich viele GMFM-Item-Fähigkeiten gleichzeitig entwickeln und die Items eng beieinander liegen, wie auf der Map zu sehen ist. Funktionsverbesserungen bei einer Reihe von Items mit ähnlicher Schwierigkeit können die GMFM-88 Punktzahl »aufblähen«, weil das Kind mehr Aktivitäten ähnlicher Schwierigkeit ausführt und dafür Punkte bekommt. Da diese jedoch ungefähr zur gleichen Zeit im Spektrum der körpermotorischen Entwicklung des GMFM-66 auftauchen, wird sich der Score in Relation weniger entwickeln als der GMFM-88-Score, der einfach jede Veränderung akkumuliert. In diesem Fall ist Colleen vollständig in der Lage, den Vierfüßlerstand zu erreichen und kann aus dieser Position heraus greifen und krabbeln; durch die Verbesserung ihrer Fähigkeit, den Vierfüßlerstand beizubehalten, verbessern sich die Scores von vier Items (Items 41, 43, 44 und 46). Mit diesen Items gewinnt Colleen wichtige Bewegungen hinzu, macht aber keine signifikanten Fortschritte auf dem Kontinuum der körpermotorischen Schwierigkeiten, wie sie mit dem GMFM-66 gemessen werden.

Weitere klinische Beispiele für die Interpretation der GMFM-66-Werte finden Sie in ▶ Anhang 11 und ▶ Anhang 12.

Zusammenfassender Bericht

Die Fall-Zusammenfassung zeigt Patienteninformationen (Name, Geschlecht, Geburtsdatum, Diagnose, GMFCS-Level) und ein Diagramm mit dem GMFM-66-Score des Kindes. Wenn mehrere Untersuchungen eingegeben werden, können alle Ergebnisse in einem Diagramm dargestellt werden (▶ Abb.7.9). Folgende Informationen für mehrere Untersuchungen sind auch in einer integrierten Tabelle verfügbar: Datum der Untersuchung; Alter bei jeder Untersuchung; GMFM-66-Scores; Beurteilungsart (z. B. Item Set 2); Standardfehler (Standard Error [SE]); untere und obere Grenze des 95%-Konfidenzintervalls; Anzahl der getesteten Items; GMFCS-Level, Name der beurteilenden Therapeutin; Veränderungs-Score gegenüber der letzten Beurteilung.

> Colleens Eltern wollten wissen, wie sich Colleen in ihren körpermotorischen Fähigkeiten im Vergleich zu anderen gleichaltrigen Kindern mit GMFCS-Level III entwickelt hatte. Sie fragten sich auch, welche körpermotorischen Fähigkeiten sie von ihr in den kommenden Jahren erwarten könnten, da sie über ihre Wohnsituation nachdachten.

Aus den Daten der Ontario Motor Growth Study (▶ Anhang 13) wurde eine Reihe von fünf motorischen Entwicklungskurven erstellt. Die Kurven zeigen das durchschnittliche Veränderungsmuster der motorischen GMFM-66-Scores im Alter von 2 bis 12 Jahren für jedes GMFCS-Level.

Die Kurven wurden erstellt, indem die GMFM-66-Scores auf Querschnittsreferenzkurven aufgetragen wurden, die die 3., 5., 10., 25., 50., 75., 90., 95. und 97. Perzentile anzeigen (▶ Anhang 13). Diese Kurven ermöglichen einen Vergleich der Ergebnisse über die Zeit bei Kindern ähnlichen GMFCS-Levels und Alters.

> Colleens GMFM-66-Wert mit 2 Jahren und 3 Monaten lag zwischen der 25. und 50. Perzentile. Das Diagramm für GMFCS-Level III legt nahe, dass Colleen bis zum Alter von etwa 6–7 Jahren weiter Fortschritte machen wird, dann aber ein körpermotorisches Plateau erreichen und im Laufe des folgenden Jahres eine leichte Regression zeigen könnte (▶ Abb. 7.10).
>
> Die zu erwartenden funktionellen Fähigkeiten für ein Kind des GMFCS-Level III im Alter von 6 bis 12 Jahren sind das Gehen mit Gehhilfe und das Treppensteigen mit Festhalten am Geländer. Für Mobilität in der näheren Umgebung würde ein Rollstuhl verwendet werden. Diese Prognosen wurden ihren Eltern mitgeteilt. Sie waren zunächst entmutigt, nutzten aber die Informationen, um fundierte Entscheidungen zur optimalen Ausstattung und Lage für ihr neues Haus zu treffen, sowie im Hinblick auf Colleens Schule und das Familienauto. Die Informationen ermöglichten auch Diskussionen mit der Familie über geeignete Interventionen und die relative Bedeutung von Gehen, Fitness, Funktion und Spaß.

Im Alter von 8 Jahren war bei Colleen seit vielen Jahren keine GMFM-Untersuchung mehr durchgeführt worden, da ihre Therapien sehr intensiv waren und sich auf das Gehen mit Gehhilfe und Selbsthilfefähigkeiten konzentrierten, um ihr den Übergang in die Schule und das Zurechtkommen in der Schule zu erleichtern. Einige GMFM-Einzel-Items zur Erfassung bestimmter Fähigkeiten wurden bei ihr getestet, aber ihre Therapeutin stellte fest, dass es keine psychometrischen Tests gab, die diesen Einsatz des Instruments gerechtfertigt hätten. Colleen begann, einen Rollstuhl für die Mobilität in der näheren Umgebung zu nutzen, um mit ihren Freunden Schritt zu halten und einer raschen Ermüdung vorzubeugen. Ihre Eltern fragten sich, ob sie ihr volles körpermotorisches Potenzial erreicht hatte. Colleen war nicht an einer langen Untersuchung interessiert, in der Fähigkeiten weit unter ihrem derzeitigen Leistungsniveau abgefragt wurden. Ihre Therapeutin wünschte sich eine effiziente Testung, um mit einer minimalen Anzahl von Items eine bestmögliche Einschätzung von Colleens körpermotorischen Fähigkeiten zu erhalten.

Wie viele Items müssen getestet werden

Ein Vorteil der GMFM-66 besteht darin, dass es möglich ist, eine Schätzung des Scores eines Kindes zu erhalten, indem nur eine Teilstichprobe der 66 Items verwendet wird, da der Estimator GMAE-2 die »nicht getesteten« Items berücksichtigt und so die Fähigkeit des Kindes errechnet.

In einer Computersimulation wurde eine absolute Mindestanzahl von 13 Aufgaben ermittelt, die erforderlich ist, um die wahre Fähigkeit eines Kindes in 95 von 100 Fällen zu schätzen. Es ist verlockend, die minimale Anzahl von GMFM-66-Aufgaben zu untersuchen, die Übereinstimmung zwischen dem wahren und dem geschätzten Score steigt jedoch mit der Anzahl der getesteten Items. Außerdem wurde die Simulation nicht empirisch validiert. Daher ist es ratsam, nach Möglichkeit alle Items zu testen.

Wenn ich nur eine begrenzte Zeit habe, Items durchzuführen, wie kann ich dann die richtigen auswählen?

Wenn Zeit, Aufmerksamkeit oder Motivation begrenzt sind, ist es wichtig Items auf dem aktuellen Leistungsniveau des Kindes zu testen, bei denen die Scores zwischen 0, 1, 2 und 3 variieren. Wenn beispielsweise ein Kind bei den getesteten Items nur 0 oder nur 3 Punkte erzielt, sind die Informationen über Fähigkeiten und Grenzen des Kindes für eine gute Einschätzung nicht ausreichend. Die Testung sollte Items enthalten, bei denen das Kind einige Erfolge vorweisen kann (Scores von »1« bis »3«) und einige Items, die das Kind noch nicht bewältigen kann (Score »0«). Wenn die Items den Fähigkeitsbereich des Kindes abdecken, lässt sich das Kind genauer auf dem Kontinuum der körpermotorischen Funktion lokalisieren.

Es gibt zwei Kurzversionen der GMFM-66. Diese reduzieren den Testaufwand für Kinder, Familien und Therapeutinnen und erleichtern die optimale Auswahl der Test-Items. (▶ Kap. 5.) Der Item-Set-Ansatz (GMFM-66-IS) verwendet einen Scoring-Algorithmus mit drei Entscheidungsitems, um zu bestimmen, welches von vier Item Sets am besten geeignet ist, um ein Kind zu testen. Beim Basal & Ceiling-Ansatz (GMFM-66-B&C) bestimmen Richtlinien, die auf GMFCS-E&R-Level und Alter basieren, das beste Item für den Testbeginn. Ein Basalniveau wird festgelegt, wenn drei aufeinanderfolgende Items (basierend auf der Reihenfolge nach Schwierigkeit) nacheinander mit »3« bewertet werden. Die Tests werden in der Reihenfolge der Schwierigkeit fortgesetzt bis »3« aufeinanderfolgende Items mit »0« bewertet werden, wodurch die Ceiling festgelegt wird. Es müssen mindestens 15 Aufgaben ausgewertet werden. Wurden 15 Aufgaben nicht mit »0«, »1«, »2« oder »3« bewertet, sollte eine gleiche Anzahl von Items oberhalb und unterhalb des Basalniveaus oder – bei einer ungeraden Anzahl – ein zusätzliches Item mit höherem Schwierigkeitsgrad getestet werden, bis insgesamt 15 Items getestet wurden.

Colleens Therapeutin verwendete die GMFM-66-IS zur Durchführung der GMFM-66. Colleen erzielte eine »3« bei Item 67: »Stand, an 2 Händen gehalten, geht 10 Schritte vorwärts« und eine »0« bei Item 85: »Stand: Halt an einem Geländer: geht 4 Stufen nach unten, hält sich an einem Geländer, Füße alternierend«. Daher wurde Item Set 3, das 39 Items umfasst, angewendet. Colleen erzielte 54,9 Punkte (SE 1,2, 95 % CI 52,5–57,3) (▶ Abb. 7.11). Wäre der GMFM-66-B&C verwendet worden, hätte der Test bei Item 65 begonnen: »Stand, zwei Hände an hoher Bank: geht fünf Schritte seitwärts nach rechts«. Sie hätte bei dieser und den nächsten beiden Aufgaben die Note »3« erhalten. Der Test wäre fortgesetzt worden, bis sie »0« bei drei aufeinanderfolgenden Items (69, 70, 72) erzielt hätte, sodass 20 Items bearbeitet worden wären. Der GMFM-66-B&C-Score hätte 54,4 (SE 1,2, 95 % CI 50,2–56,8) betragen (▶ Abb. 7.12).

Zwei Jahre später wurde die GMFM-66 erneut verwendet. Es wurde wieder die GMFM-66-IS angewandt, um eine konsistente Situation zu haben. Diesmal erzielte Colleen bei Item 67 eine »3« und bei Item 85 eine »1«, sodass Item Set 3 erneut verwendet wurde. Diesmal erzielte sie einen Score von 60,6 (SE 1,2, 95 % CI 58,1–63,3). Ihr GMFM-66-B&C-Score hätte 60,9 (SE 1,3, 95 % CI 58,4–63,4) betragen.

Als Colleen 12 Jahre alt war, wollten sie und ihre Therapeutin wissen, wie sich zwei verschiedene Orthesenarten auf ihre körpermotorische Funktion auswirkten. Die GMFM-66 wurde nicht für die Verwendung von Schuhen, Orthesen oder Gehhilfen validiert. Alle Studien wurden unter Barfuß-Bedingungen durchgeführt. Die Orthesen könnten die Dimensionen D (Stehen) und E (Gehen, Rennen und Springen) beeinflussen. Daher wurden diese Dimensionen sowohl barfuß als auch mit Schuhen und Orthesen durchgeführt.

	Barfuß	Mit Schuhen und Orthese – A	Mit Schuhen und Orthese – B
Dimension D (%)	69,2	76,9	79,5
Dimension E (%)	19,4	26,4	27,8

Die Scores stiegen an, wenn Schuhe und Orthesen verwendet wurden. Die Vorteile der Intervallskalierung der GMFM-66 konnten nicht genutzt werden, um die Signifikanz der Veränderung zu bestimmen. Es wurde jedoch ein GMFM-66-Score geschätzt, indem die Scores der Dimensionen D und E aus dem Barfußtest in den GMAE-2 eingegeben wurden. Dieser geschätzte GMFM-66-Wert betrug 58,1 (95 % CI 55,8, 60,4). Es wäre nicht korrekt gewesen, von der Item-Set-Version zum Testen der Dimensionen D und E für Forschungs- oder Registereintragungen zu wechseln. Colleens GMFM-66-Werte im Zeitverlauf sind in ▶ Abb. 7.10 dargestellt.

Zusammenfassung

Die GMFM ist nach wie vor »Work in Progress«. Erstmals in den späten 1980er Jahren entwickelt, hat sich die GMFM weiterentwickelt, sowohl durch die Anwendung moderner analytischer Techniken (Rasch-Analyse) als auch als Reaktion auf den Wunsch der Nutzerinnen nach Zeit-ökonomischen Kurzversionen. Wie in diesem Kapitel dargestellt, gibt es mittlerweile vier Möglichkeiten zur Beurteilung der körpermotorischen Funktion bei Kindern und Jugendlichen mit CP.

Die ursprüngliche GMFM-88 bietet eine detaillierte Beschreibung der körpermotorischen Funktion und ist besonders nützlich für die Beschreibung der körpermotorischen Fähigkeiten bei jungen Kindern und solchen mit eingeschränkter motorischer Leistungsfähigkeit.

Die GMFM-66 ist ein intervallbasierter Test, der bedeutende Details über die relative Schwierigkeit der Items und die »Schritte«, die zur Bewältigung der einzelnen Items erforderlich sind, darstellt.

Und schließlich, wie in ▶ Kap. 5 ausführlich beschrieben, ermöglichen die beiden Kurzversionen (Item-Set- und Basal & Ceiling-Versionen) eine recht genaue Schätzung des vollständigen GMFM-66-Scores eines Kindes mit weniger Items.

Dieses Kapitel hat an einem Fallbeispiel gezeigt, wie alle vier Ansätze für die Untersuchung eines Kindes zu einem bestimmten Zeitpunkt und über einen bestimmten Zeitraum hinweg hilfreich sein können. Wie immer ist es für Anwenderinnen wichtig, eine klare und spezifische klinische oder wissenschaftliche Frage im

Kopf zu haben, und dann bei der Anwendung und Interpretation der Daten konsistent zu sein. Insbesondere ist es wichtig, bei Verlaufskontrollen Veränderungen über die Zeit mit derselben Version zu untersuchen, um das Fehlerpotenzial durch unterschiedliche angewendete Methoden zu minimieren.

Leserinnen, die an weiteren Darstellungen zur Auswertung und Interpretation des GMFM interessiert sind, werden auf ▶ Anhang 4, ▶ Anhang 11 und ▶ Anhang 12 verwiesen. Ein weiteres Beispiel findet sich in der Publikation von Riddle und Stratford (2013).

Schließlich berichten wir in ▶ Kap. 8 über neuere Entwicklungen der GMFM-Geschichte, die derzeit im Gange sind, um den oberen Bereich der Fähigkeiten mit dem GMFM-»Challenge Modul« zu »erweitern«, und über die Entwicklung eines Tests für die Dimensionen der »Qualität« der Bewegung, die den motorischen Fähigkeiten zugrunde liegen.

GROSS MOTOR FUNCTION MEASURE (GMFM)
SCORE SHEET (GMFM-88 and GMFM-66 scoring)

Child's Name: *Colleen*

ID#: *01*

Assessment Date: *01 / 10 / 01*
year / month / day

GMFCS Level[1]:

☐   ☐   ☑   ☐   ☐
I   II   III   IV   V

Date of Birth: *00 / 01 / 01*
year / month / day

Chronological Age: *1 / 9 / 0*
year / month / day

Evaluator's Name:

Mary Therapist

Testing Condition (e.g., room, clothing, time, others present):

Gym, diaper & T-shirt, 9:30am, with mother

The GMFM is a standardized observational instrument designed and validated to measure change in gross motor function over time in children with cerebral palsy. The scoring key is meant to be a general guideline. However, most of the items have specific descriptors for each score. It is imperative that the guidelines contained in the manual be used for scoring each item.

SCORING KEY

0 = does not initiate
1 = initiates
2 = partially completes
3 = completes
9 (or leave blank) = not tested (NT) [used for the GMAE-2 scoring*]

It is important to differentiate a true score of "0" (child does not initiate) from an item which is Not Tested (NT) if you are interested in using the GMFM-66 Ability Estimator (GMAE) Software.

*The GMAE-2 software is available for downloading from www.canchild.ca for those who have purchased the GMFM manual. The GMFM-66 is only valid for use with children who have cerebral palsy.

Contact for Research Group:
CanChild Centre for Childhood Disability Research,
Institute for Applied Health Sciences, McMaster University,
1400 Main St. W., Room 408,
Hamilton, ON Canada L8S 1C7
Email: canchild@mcmaster.ca Website: www.canchild.ca

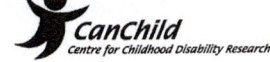
CanChild
Centre for Childhood Disability Research

[1]GMFCS level is a rating of severity of motor function. Definitions for the GMFCS-E&R (expanded & revised) are found in Palisano et al. (2008). Developmental Medicine & Child Neurology. 50:744-750 and in the GMAE-2 scoring software.
http://motorgrowth.canchild.ca/en/GMFCS/resources/GMFCS-ER.pdf

Abb. 7.1: Colleens Untersuchungsformular bei der Erstuntersuchung im Alter von 1 Jahr und 9 Monaten

Check (3) the appropriate score: if an item is not tested (NT), circle the item number on the right column

Item	A: LYING & ROLLING	0	1	2	3	NT
1.	SUP, HEAD IN MIDLINE: TURNS HEAD WITH EXTREMITIES SYMMETRICAL				☑	1.
* 2.	SUP: BRINGS HANDS TO MIDLINE, FINGERS ONE WITH THE OTHER				☑	2.
3.	SUP: LIFTS HEAD 45°	☑				3.
4.	SUP: FLEXES R HIP & KNEE THROUGH FULL RANGE			☑		4.
5.	SUP: FLEXES L HIP & KNEE THROUGH FULL RANGE			☑		5.
* 6.	SUP: REACHES OUT WITH R ARM, HAND CROSSES MIDLINE TOWARD TOY				☑	6.
* 7.	SUP: REACHES OUT WITH L ARM, HAND CROSSES MIDLINE TOWARD TOY				☑	7.
8.	SUP: ROLLS TO PR OVER R SIDE				☑	8.
9.	SUP: ROLLS TO PR OVER L SIDE			☑		9.
* 10.	PR: LIFTS HEAD UPRIGHT				☑	10.
11.	PR ON FOREARMS: LIFTS HEAD UPRIGHT, ELBOWS EXT., CHEST RAISED				☑	11.
12.	PR ON FOREARMS: WEIGHT ON R FOREARM, FULLY EXTENDS OPPOSITE ARM FORWARD	☑				12.
13.	PR ON FOREARMS: WEIGHT ON L FOREARM, FULLY EXTENDS OPPOSITE ARM FORWARD	☑				13.
14.	PR: ROLLS TO SUP OVER R SIDE	☑				14.
15.	PR: ROLLS TO SUP OVER L SIDE	☑				15.
16.	PR: PIVOTS TO R 90° USING EXTREMITIES				☑	16.
17.	PR: PIVOTS TO L 90° USING EXTREMITIES				☑	17.

TOTAL DIMENSION A 33

Item	B: SITTING	0	1	2	3	NT
* 18.	SUP, HANDS GRASPED BY EXAMINER: PULLS SELF TO SITTING WITH HEAD CONTROL				☑	18.
19.	SUP: ROLLS TO R SIDE, ATTAINS SITTING	☑				19.
20.	SUP: ROLLS TO L SIDE, ATTAINS SITTING	☑				20.
* 21.	SIT ON MAT, SUPPORTED AT THORAX BY THERAPIST: LIFTS HEAD UPRIGHT, MAINTAINS 3 SECONDS	☑				21.
* 22.	SIT ON MAT, SUPPORTED AT THORAX BY THERAPIST: LIFTS HEAD MIDLINE, MAINTAINS 10 SECONDS	☑				22.
* 23.	SIT ON MAT, ARM(S) PROPPING: MAINTAINS, 5 SECONDS				☑	23.
* 24.	SIT ON MAT: MAINTAIN, ARMS FREE, 3 SECONDS				☑	24.
* 25.	SIT ON MAT WITH SMALL TOY IN FRONT: LEANS FORWARD, TOUCHES TOY, RE-ERECTS WITHOUT ARM PROPPING			☑		25.
* 26.	SIT ON MAT: TOUCHES TOY PLACED 45° BEHIND CHILD'S R SIDE, RETURNS TO START				☑	26.
* 27.	SIT ON MAT: TOUCHES TOY PLACED 45° BEHIND CHILD'S L SIDE, RETURNS TO START				☑	27.
28.	R SIDE SIT: MAINTAINS, ARMS FREE, 5 SECONDS			☑		28.
29.	L SIDE SIT: MAINTAINS, ARMS FREE, 5 SECONDS			☑		29.
* 30.	SIT ON MAT: LOWERS TO PR WITH CONTROL		☑			30.
* 31.	SIT ON MAT WITH FEET IN FRONT: ATTAINS 4 POINT OVER R SIDE				☑	31.
* 32.	SIT ON MAT WITH FEET IN FRONT: ATTAINS 4 POINT OVER L SIDE	☑				32.
33.	SIT ON MAT: PIVOTS 90°, WITHOUT ARMS ASSISTING			☑		33.
* 34.	SIT ON BENCH: MAINTAINS, ARMS AND FEET FREE, 10 SECONDS				☑	34.
* 35.	STD: ATTAINS SIT ON SMALL BENCH		☑			35.
* 36.	ON THE FLOOR: ATTAINS SIT ON SMALL BENCH		☑			36.
* 37.	ON THE FLOOR: ATTAINS SIT ON LARGE BENCH		☑			37.

TOTAL DIMENSION B 33

Abb. 7.1: Colleens Untersuchungsformular bei der Erstuntersuchung im Alter von 1 Jahr und 9 Monaten – Fortsetzung

Item	C: CRAWLING & KNEELING	0	1	2	3	NT
38.	PR: CREEPS FORWARD 1.8m (6')	0	1 ☑	2	3	38.
* 39.	4 POINT: MAINTAINS, WEIGHT ON HANDS AND KNEES, 10 SECONDS	0	1	2	3 ☑	39.
* 40.	4 POINT: ATTAINS SIT ARMS FREE	0	1	2 ☑	3	40.
* 41.	PR: ATTAINS 4 POINT, WEIGHT ON HANDS AND KNEES	0	1	2 ☑	3	41.
* 42.	4 POINT: REACHES FORWARD WITH R ARM, HAND ABOVE SHOULDER LEVEL	0	1	2	3 ☑	42.
* 43.	4 POINT: REACHES FORWARD WITH L ARM, HAND ABOVE SHOULDER LEVEL	0	1	2 ☑	3	43.
* 44.	4 POINT: CRAWLS OR HITCHES FORWARD 1.8m(6')	0	1 ☑	2	3	44.
* 45.	4 POINT: CRAWLS RECIPROCALLY FORWARD 1.8m (6')	0	1 ☑	2	3	45.
* 46.	4 POINT: CRAWLS UP 4 STEPS ON HANDS AND KNEES/FEET	0 ☑	1	2	3	46.
47.	4 POINT: CRAWLS BACKWARDS DOWN 4 STEPS ON HANDS AND KNEES/FEET	0 ☑	1	2	3	47.
* 48.	SIT ON MAT: ATTAINS HIGH KN USING ARMS, MAINTAINS, ARMS FREE, 10 SECONDS	0 ☑	1	2	3	48.
49.	HIGH KN: ATTAINS HALF KN ON R KNEE USING ARMS, MAINTAINS, ARMS FREE, 10 SECONDS	0 ☑	1	2	3	49.
50.	HIGH KN: ATTAINS HALF KN ON L KNEE USING ARMS, MAINTAINS, ARMS FREE, 10 SECONDS	0 ☑	1	2	3	50.
* 51.	HIGH KN: KN WALKS FORWARD 10 STEPS, ARMS FREE	0 ☑	1	2	3	51.

TOTAL DIMENSION C: 15

Item	D: STANDING	0	1	2	3	NT
* 52.	ON THE FLOOR: PULLS TO STD AT LARGE BENCH	0	1 ☑	2	3	52.
* 53.	STD: MAINTAINS, ARMS FREE, 3 SECONDS	0 ☑	1	2	3	53.
* 54.	STD: HOLDING ON TO LARGE BENCH WITH ONE HAND, LIFTS R FOOT, 3 SECONDS	0 ☑	1	2	3	54.
* 55.	STD: HOLDING ON TO LARGE BENCH WITH ONE HAND, LIFTS L FOOT, 3 SECONDS	0 ☑	1	2	3	55.
* 56.	STD: MAINTAINS, ARMS FREE, 20 SECONDS	0 ☑	1	2	3	56.
* 57.	STD: LIFTS L FOOT, ARMS FREE, 10 SECONDS	0 ☑	1	2	3	57.
* 58.	STD: LIFTS R FOOT, ARMS FREE, 10 SECONDS	0 ☑	1	2	3	58.
* 59.	SIT ON SMALL BENCH: ATTAINS STD WITHOUT USING ARMS	0 ☑	1	2	3	59.
* 60.	HIGH KN: ATTAINS STD THROUGH HALF KN ON R KNEE, WITHOUT USING ARMS	0 ☑	1	2	3	60.
* 61.	HIGH KN: ATTAINS STD THROUGH HALF KN ON L KNEE, WITHOUT USING ARMS	0 ☑	1	2	3	61.
* 62.	STD: LOWERS TO SIT ON FLOOR WITH CONTROL, ARMS FREE	0 ☑	1	2	3	62.
* 63.	STD: ATTAINS SQUAT, ARMS FREE	0 ☑	1	2	3	63.
* 64.	STD: PICKS UP OBJECT FROM FLOOR, ARMS FREE, RETURNS TO STAND	0 ☑	1	2	3	64.

TOTAL DIMENSION D:

Abb. 7.1: Colleens Untersuchungsformular bei der Erstuntersuchung im Alter von 1 Jahr und 9 Monaten – Fortsetzung

Item	E: WALKING, RUNNING & JUMPING	SCORE				NT
* 65.	STD, 2 HANDS ON LARGE BENCH: CRUISES 5 STEPS TO R	0 ☑	1 ☐	2 ☐	3 ☐	65.
* 66.	STD, 2 HANDS ON LARGE BENCH: CRUISES 5 STEPS TO L	0 ☑	1 ☐	2 ☐	3 ☐	66.
* 67.	STD, 2 HANDS HELD: WALKS FORWARD 10 STEPS	0 ☑	1 ☐	2 ☐	3 ☐	67.
* 68.	STD, 1 HAND HELD: WALKS FORWARD 10 STEPS	0 ☑	1 ☐	2 ☐	3 ☐	68.
* 69.	STD: WALKS FORWARD 10 STEPS	0 ☑	1 ☐	2 ☐	3 ☐	69.
* 70.	STD: WALKS FORWARD 10 STEPS, STOPS, TURNS 180°, RETURNS	0 ☑	1 ☐	2 ☐	3 ☐	70.
* 71.	STD: WALKS BACKWARD 10 STEPS	0 ☑	1 ☐	2 ☐	3 ☐	71.
* 72.	STD: WALKS FORWARD 10 STEPS, CARRYING A LARGE OBJECT WITH 2 HANDS	0 ☑	1 ☐	2 ☐	3 ☐	72.
* 73.	STD: WALKS FORWARD 10 CONSECUTIVE STEPS BETWEEN PARALLEL LINES 20cm (8") APART	0 ☑	1 ☐	2 ☐	3 ☐	73.
* 74.	STD: WALKS FORWARD 10 CONSECUTIVE STEPS ON A STRAIGHT LINE 2cm (3/4") WIDE	0 ☑	1 ☐	2 ☐	3 ☐	74.
* 75.	STD: STEPS OVER STICK AT KNEE LEVEL, R FOOT LEADING	0 ☑	1 ☐	2 ☐	3 ☐	75.
* 76.	STD: STEPS OVER STICK AT KNEE LEVEL, L FOOT LEADING	0 ☑	1 ☐	2 ☐	3 ☐	76.
* 77.	STD: RUNS 4.5m (15'), STOPS & RETURNS	0 ☑	1 ☐	2 ☐	3 ☐	77.
* 78.	STD: KICKS BALL WITH R FOOT	0 ☑	1 ☐	2 ☐	3 ☐	78.
* 79.	STD: KICKS BALL WITH L FOOT	0 ☑	1 ☐	2 ☐	3 ☐	79.
* 80.	STD: JUMPS 30cm (12") HIGH, BOTH FEET SIMULTANEOUSLY	0 ☑	1 ☐	2 ☐	3 ☐	80.
* 81.	STD: JUMPS FORWARD 30 cm (12"), BOTH FEET SIMULTANEOUSLY	0 ☑	1 ☐	2 ☐	3 ☐	81.
* 82.	STD ON R FOOT: HOPS ON R FOOT 10 TIMES WITHIN A 60cm (24") CIRCLE	0 ☑	1 ☐	2 ☐	3 ☐	82.
* 83.	STD ON L FOOT: HOPS ON L FOOT 10 TIMES WITHIN A 60cm (24") CIRCLE	0 ☑	1 ☐	2 ☐	3 ☐	83.
* 84.	STD, HOLDING 1 RAIL: WALKS UP 4 STEPS, HOLDING 1 RAIL, ALTERNATING FEET	0 ☑	1 ☐	2 ☐	3 ☐	84.
* 85.	STD, HOLDING 1 RAIL: WALKS DOWN 4 STEPS, HOLDING 1 RAIL, ALTERNATING FEET	0 ☑	1 ☐	2 ☐	3 ☐	85.
* 86.	STD: WALKS UP 4 STEPS, ALTERNATING FEET	0 ☑	1 ☐	2 ☐	3 ☐	86.
* 87.	STD: WALKS DOWN 4 STEPS, ALTERNATING FEET	0 ☑	1 ☐	2 ☐	3 ☐	87.
* 88.	STD ON 15cm (6") STEP: JUMPS OFF, BOTH FEET SIMULTANEOUSLY	0 ☑	1 ☐	2 ☐	3 ☐	88.

TOTAL DIMENSION E [0]

Was this assessment indicative of this child's "regular" performance? YES ☑ NO ☐
COMMENTS:

Refused items 12-15, 21, 22, 46, 47

Abb. 7.1: Colleens Untersuchungsformular bei der Erstuntersuchung im Alter von 1 Jahr und 9 Monaten – Fortsetzung

GMFM-88 SUMMARY SCORE

DIMENSION	CALCULATION OF DIMENSION % SCORES	GOAL AREA (indicated with ✓ check)

A. Lying & Rolling — $\dfrac{\text{Total Dimension A}}{51} = \dfrac{33}{51} \times 100 = \underline{65}$ % A. ☐

B. Sitting — $\dfrac{\text{Total Dimension B}}{60} = \dfrac{33}{60} \times 100 = \underline{55}$ % B. ☐

C. Crawling & Kneeling — $\dfrac{\text{Total Dimension C}}{42} = \dfrac{15}{42} \times 100 = \underline{36}$ % C. ☑

D. Standing — $\dfrac{\text{Total Dimension D}}{39} = \dfrac{1}{39} \times 100 = \underline{3}$ % D. ☑

E. Walking, Running & Jumping — $\dfrac{\text{Total Dimension E}}{72} = \dfrac{0}{72} \times 100 = \underline{0}$ % E. ☐

TOTAL SCORE = $\dfrac{\%A + \%B + \%C + \%D + \%E}{\text{Total \# of Dimensions}}$

$= \dfrac{65 + 55 + 36 + 3 + 0}{5} = \dfrac{159}{5} = 32$ %

GOAL TOTAL SCORE = $\dfrac{\text{Sum of \%scores for each dimension identified as a goal area}}{\text{\# of Goal areas}}$

$= \dfrac{36 + 3}{2} = 19.5$ %

GMFM-66 Gross Motor Ability Estimator Score [1]

GMFM-66 Score = _____ _____ to _____
95% Confidence Intervals

previous GMFM-66 Score = _____ _____ to _____
95% Confidence Intervals

change in GMFM-66 = _____

[1] from the Gross Motor Ability Estimator (GMAE-2) Software

Abb. 7.1: Colleens Untersuchungsformular bei der Erstuntersuchung im Alter von 1 Jahr und 9 Monaten – Fortsetzung

215

TESTING WITH AIDS/ORTHOSES USING THE GMFM-88

Indicate below with a check (4) which aid/orthosis was used and what dimension it was first applied. (There may be more than one).

AID	Dimension	Orthosis	Dimension
Rollator/pusher	☐ ———	Hip Control	☐ ———
Walker	☐ ———	Knee Control	☐ ———
H Frame crutches	☐ ———	Ankle-foot Control	☐ ———
Crutches	☐ ———	Foot Control	☐ ———
Quad Cane	☐ ———	Shoes	☐ ———
Cane	☐ ———	None	☐ ———
None	☐ ———	Other	☐ ———
Other	☐ ———	(please specify)	
(please specify)			

GMFM-88 SUMMARY SCORE USING AIDS/ORTHOSES

DIMENSION	CALCULATION OF DIMENSION % SCORES	GOAL AREA (indicated with ✓ check)
F. Lying & Rolling	$\dfrac{\text{Total Dimension A}}{51}$ = $\dfrac{\quad}{51}$ × 100 = _____ %	A. ☐
G. Sitting	$\dfrac{\text{Total Dimension B}}{60}$ = $\dfrac{\quad}{60}$ × 100 = _____ %	B. ☐
H. Crawling & Kneeling	$\dfrac{\text{Total Dimension C}}{42}$ = $\dfrac{\quad}{42}$ × 100 = _____ %	C. ☐
I. Standing	$\dfrac{\text{Total Dimension D}}{39}$ = $\dfrac{\quad}{39}$ × 100 = _____ %	D. ☐
J. Walking, Running & Jumping	$\dfrac{\text{Total Dimension E}}{72}$ = $\dfrac{\quad}{72}$ × 100 = _____ %	E. ☐

$$\text{TOTAL SCORE} = \frac{\%A + \%B + \%C + \%D + \%E}{\text{Total \# of Dimensions}}$$

$$= \frac{\qquad}{5} = \qquad = \qquad \%$$

$$\text{GOAL TOTAL SCORE} = \frac{\text{Sum of \%scores for each dimension identified as a goal area}}{\text{\# of Goal areas}}$$

$$= \qquad = \qquad \%$$

Abb. 7.1: Colleens Untersuchungsformular bei der Erstuntersuchung im Alter von 1 Jahr und 9 Monaten – Fortsetzung

GROSS MOTOR FUNCTION MEASURE (GMFM)
SCORE SHEET (GMFM-88 and GMFM-66 scoring)

Child's Name: _Colleen_

ID#: _01_

Assessment Date: _02/04/02_
year / month / day

°GMFCS Level[1]:

☐ ☐ ☑ ☐ ☐
I   II   III   IV   V

Date of Birth: _00/01/01_
year / month / day

Chronological Age: _2/3/01_
year / month / day

Evaluator's Name:

Mary Therapist

Testing Condition (e.g., room, clothing, time, others present):

Gym, diaper + T-shirt, 10:00am, with mother

The GMFM is a standardized observational instrument designed and validated to measure change in gross motor function over time in children with cerebral palsy. The scoring key is meant to be a general guideline. However, most of the items have specific descriptors for each score. It is imperative that the guidelines contained in the manual be used for scoring each item.

SCORING KEY
- 0 = does not initiate
- 1 = initiates
- 2 = partially completes
- 3 = completes
- 9 (or leave blank) = not tested (NT) [used for the GMAE-2 scoring*]

It is important to differentiate a true score of "0" (child does not initiate) from an item which is Not Tested (NT) if you are interested in using the GMFM-66 Ability Estimator (GMAE) Software.

*The GMAE-2 software is available for downloading from www.canchild.ca for those who have purchased the GMFM manual. The GMFM-66 is only valid for use with children who have cerebral palsy.

Contact for Research Group:
CanChild Centre for Childhood Disability Research,
Institute for Applied Health Sciences, McMaster University,
1400 Main St. W., Room 408,
Hamilton, ON Canada L8S 1C7
Email: canchild@mcmaster.ca Website: www.canchild.ca

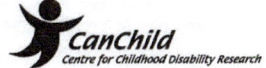

[1]GMFCS level is a rating of severity of motor function. Definitions for the GMFCS-E&R (expanded & revised) are found in Palisano et al. (2008). Developmental Medicine & Child Neurology. 50:744-750 and in the GMAE-2 scoring software.
http://motorgrowth.canchild.ca/en/GMFCS/resources/GMFCS-ER.pdf

Abb. 7.2: Colleens Untersuchungsformular der GMFM-88-Nachuntersuchung im Alter von 2 Jahren und 3 Monaten

Check (3) the appropriate score: if an item is not tested (NT), circle the item number on the right column

Item	A: LYING & ROLLING	0	1	2	3	NT
1.	SUP, HEAD IN MIDLINE: TURNS HEAD WITH EXTREMITIES SYMMETRICAL				☑	1.
* 2.	SUP: BRINGS HANDS TO MIDLINE, FINGERS ONE WITH THE OTHER				☑	2.
3.	SUP: LIFTS HEAD 45°			☑		3.
4.	SUP: FLEXES R HIP & KNEE THROUGH FULL RANGE			☑		4.
5.	SUP: FLEXES L HIP & KNEE THROUGH FULL RANGE			☑		5.
* 6.	SUP: REACHES OUT WITH R ARM, HAND CROSSES MIDLINE TOWARD TOY				☑	6.
* 7.	SUP: REACHES OUT WITH L ARM, HAND CROSSES MIDLINE TOWARD TOY				☑	7.
8.	SUP: ROLLS TO PR OVER R SIDE				☑	8.
9.	SUP: ROLLS TO PR OVER L SIDE				☑	9.
* 10.	PR: LIFTS HEAD UPRIGHT				☑	10.
11.	PR ON FOREARMS: LIFTS HEAD UPRIGHT, ELBOWS EXT., CHEST RAISED				☑	11.
12.	PR ON FOREARMS: WEIGHT ON R FOREARM, FULLY EXTENDS OPPOSITE ARM FORWARD			☑		12.
13.	PR ON FOREARMS: WEIGHT ON L FOREARM, FULLY EXTENDS OPPOSITE ARM FORWARD			☑		13.
14.	PR: ROLLS TO SUP OVER R SIDE	☑				14.
15.	PR: ROLLS TO SUP OVER L SIDE	☑				15.
16.	PR: PIVOTS TO R 90° USING EXTREMITIES				☑	16.
17.	PR: PIVOTS TO L 90° USING EXTREMITIES	☑				17.

TOTAL DIMENSION A 37

Item	B: SITTING	0	1	2	3	NT
* 18.	SUP, HANDS GRASPED BY EXAMINER: PULLS SELF TO SITTING WITH HEAD CONTROL				☑	18.
19.	SUP: ROLLS TO R SIDE, ATTAINS SITTING	☑				19.
20.	SUP: ROLLS TO L SIDE, ATTAINS SITTING	☑				20.
* 21.	SIT ON MAT, SUPPORTED AT THORAX BY THERAPIST: LIFTS HEAD UPRIGHT, MAINTAINS 3 SECONDS				☑	21.
* 22.	SIT ON MAT, SUPPORTED AT THORAX BY THERAPIST: LIFTS HEAD MIDLINE, MAINTAINS 10 SECONDS			☑		22.
* 23.	SIT ON MAT, ARM(S) PROPPING: MAINTAINS, 5 SECONDS				☑	23.
* 24.	SIT ON MAT: MAINTAIN, ARMS FREE, 3 SECONDS				☑	24.
* 25.	SIT ON MAT WITH SMALL TOY IN FRONT: LEANS FORWARD, TOUCHES TOY, RE-ERECTS WITHOUT ARM PROPPING			☑		25.
* 26.	SIT ON MAT: TOUCHES TOY PLACED 45° BEHIND CHILD'S R SIDE, RETURNS TO START				☑	26.
* 27.	SIT ON MAT: TOUCHES TOY PLACED 45° BEHIND CHILD'S L SIDE, RETURNS TO START		☑			27.
28.	R SIDE SIT: MAINTAINS, ARMS FREE, 5 SECONDS				☑	28.
29.	L SIDE SIT: MAINTAINS, ARMS FREE, 5 SECONDS				☑	29.
* 30.	SIT ON MAT: LOWERS TO PR WITH CONTROL	☑				30.
* 31.	SIT ON MAT WITH FEET IN FRONT: ATTAINS 4 POINT OVER R SIDE	☑				31.
* 32.	SIT ON MAT WITH FEET IN FRONT: ATTAINS 4 POINT OVER L SIDE				☑	32.
33.	SIT ON MAT: PIVOTS 90°, WITHOUT ARMS ASSISTING			☑		33.
* 34.	SIT ON BENCH: MAINTAINS, ARMS AND FEET FREE, 10 SECONDS			☑		34.
* 35.	STD: ATTAINS SIT ON SMALL BENCH			☑		35.
* 36.	ON THE FLOOR: ATTAINS SIT ON SMALL BENCH			☑		36.
* 37.	ON THE FLOOR: ATTAINS SIT ON LARGE BENCH			☑		37.

TOTAL DIMENSION B 65

Abb. 7.2: Colleens Untersuchungsformular der GMFM-88-Nachuntersuchung im Alter von 2 Jahren und 3 Monaten – Fortsetzung

Item	C: CRAWLING & KNEELING	SCORE				NT
38.	PR: CREEPS FORWARD 1.8m (6')	0 ☑	1 ☐	2 ☐	3 ☐	38.
* 39.	4 POINT: MAINTAINS, WEIGHT ON HANDS AND KNEES, 10 SECONDS	0 ☐	1 ☐	2 ☐	3 ☑	39.
* 40.	4 POINT: ATTAINS SIT ARMS FREE	0 ☐	1 ☐	2 ☑	3 ☐	40.
* 41.	PR: ATTAINS 4 POINT, WEIGHT ON HANDS AND KNEES	0 ☐	1 ☐	2 ☐	3 ☑	41.
* 42.	4 POINT: REACHES FORWARD WITH R ARM, HAND ABOVE SHOULDER LEVEL	0 ☐	1 ☐	2 ☐	3 ☑	42.
* 43.	4 POINT: REACHES FORWARD WITH L ARM, HAND ABOVE SHOULDER LEVEL	0 ☐	1 ☐	2 ☐	3 ☑	43.
* 44.	4 POINT: CRAWLS OR HITCHES FORWARD 1.8m(6')	0 ☐	1 ☐	2 ☐	3 ☑	44.
* 45.	4 POINT: CRAWLS RECIPROCALLY FORWARD 1.8m (6')	0 ☐	1 ☐	2 ☑	3 ☐	45.
* 46.	4 POINT: CRAWLS UP 4 STEPS ON HANDS AND KNEES/FEET	0 ☐	1 ☑	2 ☐	3 ☐	46.
47.	4 POINT: CRAWLS BACKWARDS DOWN 4 STEPS ON HANDS AND KNEES/FEET	0 ☑	1 ☐	2 ☐	3 ☐	47.
* 48.	SIT ON MAT: ATTAINS HIGH KN USING ARMS, MAINTAINS, ARMS FREE, 10 SECONDS	0 ☐	1 ☐	2 ☐	3 ☑	48.
49.	HIGH KN: ATTAINS HALF KN ON R KNEE USING ARMS, MAINTAINS, ARMS FREE, 10 SECONDS	0 ☑	1 ☐	2 ☐	3 ☐	49.
50.	HIGH KN: ATTAINS HALF KN ON L KNEE USING ARMS, MAINTAINS, ARMS FREE, 10 SECONDS	0 ☐	1 ☐	2 ☑	3 ☐	50.
* 51.	HIGH KN: KN WALKS FORWARD 10 STEPS, ARMS FREE	0 ☑	1 ☐	2 ☐	3 ☐	51.

TOTAL DIMENSION C   25

Item	D: STANDING	SCORE				NT
* 52.	ON THE FLOOR: PULLS TO STD AT LARGE BENCH	0 ☐	1 ☐	2 ☑	3 ☐	52.
* 53.	STD: MAINTAINS, ARMS FREE, 3 SECONDS	0 ☐	1 ☐	2 ☑	3 ☐	53.
* 54.	STD: HOLDING ON TO LARGE BENCH WITH ONE HAND, LIFTS R FOOT, 3 SECONDS	0 ☐	1 ☑	2 ☐	3 ☐	54.
* 55.	STD: HOLDING ON TO LARGE BENCH WITH ONE HAND, LIFTS L FOOT, 3 SECONDS	0 ☑	1 ☐	2 ☐	3 ☐	55.
* 56.	STD: MAINTAINS, ARMS FREE, 20 SECONDS	0 ☑	1 ☐	2 ☐	3 ☐	56.
* 57.	STD: LIFTS L FOOT, ARMS FREE, 10 SECONDS	0 ☑	1 ☐	2 ☐	3 ☐	57.
* 58.	STD: LIFTS R FOOT, ARMS FREE, 10 SECONDS	0 ☑	1 ☐	2 ☐	3 ☐	58.
* 59.	SIT ON SMALL BENCH: ATTAINS STD WITHOUT USING ARMS	0 ☑	1 ☐	2 ☐	3 ☐	59.
* 60.	HIGH KN: ATTAINS STD THROUGH HALF KN ON R KNEE, WITHOUT USING ARMS	0 ☑	1 ☐	2 ☐	3 ☐	60.
* 61.	HIGH KN: ATTAINS STD THROUGH HALF KN ON L KNEE, WITHOUT USING ARMS	0 ☐	1 ☑	2 ☐	3 ☐	61.
* 62.	STD: LOWERS TO SIT ON FLOOR WITH CONTROL, ARMS FREE	0 ☑	1 ☐	2 ☐	3 ☐	62.
* 63.	STD: ATTAINS SQUAT, ARMS FREE	0 ☑	1 ☐	2 ☐	3 ☐	63.
* 64.	STD: PICKS UP OBJECT FROM FLOOR, ARMS FREE, RETURNS TO STAND	0 ☑	1 ☐	2 ☐	3 ☐	64.

TOTAL DIMENSION D   6

Abb. 7.2: Colleens Untersuchungsformular der GMFM-88-Nachuntersuchung im Alter von 2 Jahren und 3 Monaten – Fortsetzung

Item	E: WALKING, RUNNING & JUMPING	SCORE				NT
* 65.	STD, 2 HANDS ON LARGE BENCH: CRUISES 5 STEPS TO R	0☑	1☐	2☐	3☐	65.
* 66.	STD, 2 HANDS ON LARGE BENCH: CRUISES 5 STEPS TO L	0☑	1☐	2☐	3☐	66.
* 67.	STD, 2 HANDS HELD: WALKS FORWARD 10 STEPS	0☑	1☐	2☐	3☐	67.
* 68.	STD, 1 HAND HELD: WALKS FORWARD 10 STEPS	0☑	1☐	2☐	3☐	68.
* 69.	STD: WALKS FORWARD 10 STEPS	0☑	1☐	2☐	3☐	69.
* 70.	STD: WALKS FORWARD 10 STEPS, STOPS, TURNS 180°, RETURNS	0☑	1☐	2☐	3☐	70.
* 71.	STD: WALKS BACKWARD 10 STEPS	0☑	1☐	2☐	3☐	71.
* 72.	STD: WALKS FORWARD 10 STEPS, CARRYING A LARGE OBJECT WITH 2 HANDS	0☑	1☐	2☐	3☐	72.
* 73.	STD: WALKS FORWARD 10 CONSECUTIVE STEPS BETWEEN PARALLEL LINES 20cm (8")APART	0☑	1☐	2☐	3☐	73.
* 74.	STD: WALKS FORWARD 10 CONSECUTIVE STEPS ON A STRAIGHT LINE 2cm (3/4") WIDE	0☑	1☐	2☐	3☐	74.
* 75.	STD: STEPS OVER STICK AT KNEE LEVEL, R FOOT LEADING	0☑	1☐	2☐	3☐	75.
* 76.	STD: STEPS OVER STICK AT KNEE LEVEL, L FOOT LEADING	0☑	1☐	2☐	3☐	76.
* 77.	STD: RUNS 4.5m (15'), STOPS & RETURNS	0☑	1☐	2☐	3☐	77.
* 78.	STD: KICKS BALL WITH R FOOT	0☑	1☐	2☐	3☐	78.
* 79.	STD: KICKS BALL WITH L FOOT	0☑	1☐	2☐	3☐	79.
* 80.	STD: JUMPS 30cm (12") HIGH, BOTH FEET SIMULTANEOUSLY	0☑	1☐	2☐	3☐	80.
* 81.	STD: JUMPS FORWARD 30 cm (12"), BOTH FEET SIMULTANEOUSLY	0☑	1☐	2☐	3☐	81.
* 82.	STD ON R FOOT: HOPS ON R FOOT 10 TIMES WITHIN A 60cm (24") CIRCLE	0☑	1☐	2☐	3☐	82.
* 83.	STD ON L FOOT: HOPS ON L FOOT 10 TIMES WITHIN A 60cm (24") CIRCLE	0☑	1☐	2☐	3☐	83.
* 84.	STD, HOLDING 1 RAIL: WALKS UP 4 STEPS, HOLDING 1 RAIL, ALTERNATING FEET	0☑	1☐	2☐	3☐	84.
* 85.	STD, HOLDING 1 RAIL: WALKS DOWN 4 STEPS, HOLDING 1 RAIL, ALTERNATING FEET	0☑	1☐	2☐	3☐	85.
* 86.	STD: WALKS UP 4 STEPS, ALTERNATING FEET	0☑	1☐	2☐	3☐	86.
* 87.	STD: WALKS DOWN 4 STEPS, ALTERNATING FEET	0☑	1☐	2☐	3☐	87.
* 88.	STD ON 15cm (6") STEP: JUMPS OFF, BOTH FEET SIMULTANEOUSLY	0☑	1☐	2☐	3☐	88.

TOTAL DIMENSION E [0]

Was this assessment indicative of this child's "regular" performance? YES ☐ NO ☐
COMMENTS:
Refused 14, 15, 30, 31, 38

Abb. 7.2: Colleens Untersuchungsformular der GMFM-88-Nachuntersuchung im Alter von 2 Jahren und 3 Monaten – Fortsetzung

GMFM-88 SUMMARY SCORE

DIMENSION	CALCULATION OF DIMENSION % SCORES	GOAL AREA (indicated with ✓ check)

A. Lying & Rolling $\quad \dfrac{\text{Total Dimension A}}{51} = \dfrac{37}{51} \times 100 = 73 \ \%$ A. ☐

B. Sitting $\quad \dfrac{\text{Total Dimension B}}{60} = \dfrac{39}{60} \times 100 = 65 \ \%$ B. ☐

C. Crawling & Kneeling $\quad \dfrac{\text{Total Dimension C}}{42} = \dfrac{25}{42} \times 100 = 60 \ \%$ C. ☑

D. Standing $\quad \dfrac{\text{Total Dimension D}}{39} = \dfrac{6}{39} \times 100 = 15 \ \%$ D. ☑

E. Walking, Running & Jumping $\quad \dfrac{\text{Total Dimension E}}{72} = \dfrac{0}{72} \times 100 = 0 \ \%$ E. ☐

TOTAL SCORE = $\dfrac{\%A + \%B + \%C + \%D + \%E}{\text{Total \# of Dimensions}}$

$= \dfrac{73 + 65 + 60 + 15 + 0}{5} = \dfrac{213}{5} = 43 \ \%$

GOAL TOTAL SCORE = $\dfrac{\text{Sum of \%scores for each dimension identified as a goal area}}{\text{\# of Goal areas}}$

$= \dfrac{60 + 15}{2} = 37.5 \ \%$

GMFM-66 Gross Motor Ability Estimator Score [1]

GMFM-66 Score = _____   _____ to _____
95% Confidence Intervals

previous GMFM-66 Score = _____   _____ to _____
95% Confidence Intervals

change in GMFM-66 = _____

[1] from the Gross Motor Ability Estimator (GMAE-2) Software

Abb. 7.2: Colleens Untersuchungsformular der GMFM-88-Nachuntersuchung im Alter von 2 Jahren und 3 Monaten – Fortsetzung

TESTING WITH AIDS/ORTHOSES USING THE GMFM-88

Indicate below with a check (4) which aid/orthosis was used and what dimension it was first applied. (There may be more than one).

AID	Dimension	Orthosis	Dimension
Rollator/pusher	☐ ____	Hip Control	☐ ____
Walker	☐ ____	Knee Control	☐ ____
H Frame crutches	☐ ____	Ankle-foot Control	☐ ____
Crutches	☐ ____	Foot Control	☐ ____
Quad Cane	☐ ____	Shoes	☐ ____
Cane	☐ ____	None	☐ ____
None	☐ ____	Other	☐ ____
Other	☐ ____	(please specify)	

(please specify)

GMFM-88 SUMMARY SCORE USING AIDS/ORTHOSES

DIMENSION	CALCULATION OF DIMENSION % SCORES	GOAL AREA (indicated with ✓ check)
F. Lying & Rolling	Total Dimension A / 51 = ____ / 51 × 100 = ____ %	A. ☐
G. Sitting	Total Dimension B / 60 = ____ / 60 × 100 = ____ %	B. ☐
H. Crawling & Kneeling	Total Dimension C / 42 = ____ / 42 × 100 = ____ %	C. ☐
I. Standing	Total Dimension D / 39 = ____ / 39 × 100 = ____ %	D. ☐
J. Walking, Running & Jumping	Total Dimension E / 72 = ____ / 72 × 100 = ____ %	E. ☐

TOTAL SCORE = %A + %B + %C + %D + %E / Total # of Dimensions

= ____ / 5 = ____ = ____ %

GOAL TOTAL SCORE = Sum of %scores for each dimension identified as a goal area / # of Goal areas

= ____ = ____ %

Abb. 7.2: Colleens Untersuchungsformular der GMFM-88-Nachuntersuchung im Alter von 2 Jahren und 3 Monaten – Fortsetzung

Item Map by Difficulty Order

Chart ID: 01

Name: Colleen

Assessment Date: 1 October, 2001

Date of Birth: 1 January, 2000

Age: 1 Years 9 Months

GMFM-66 Score: 41.6

Standard Error: 1.1

95% Confidence Interval: 39.4 to 43.8

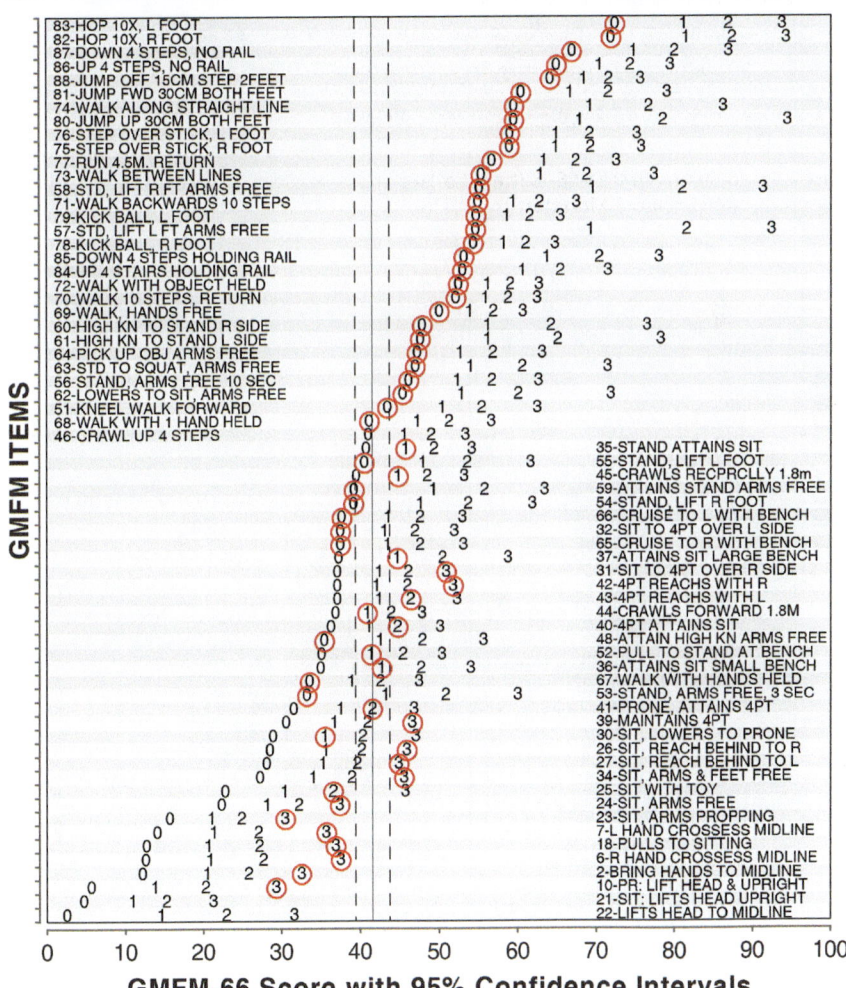

GMFM-66 Score with 95% Confidence Intervals

Abb. 7.3: Colleens Erstuntersuchung mit der GMFM-66-Item Map nach Schwierigkeit im Alter von 1 Jahr und 9 Monaten

Item Map by Item Order

Chart ID: 01

Name: Colleen

Assessment Date: 1 October, 2001   GMFM-66 Score: 41.6

Date of Birth: 1 January, 2000   Standard Error: 1.1

Age: 1 Years 9 Months   95% Confidence Interval: 39.4 to 43.8

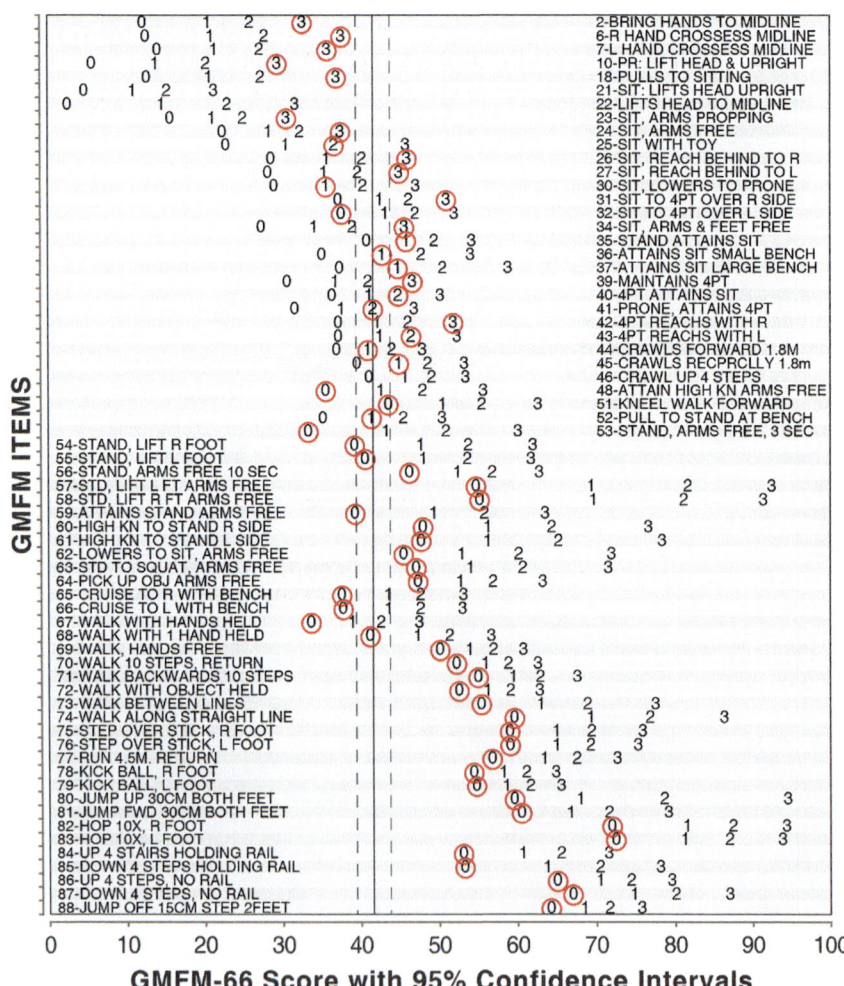

Abb. 7.4: Colleens Erstuntersuchung mit der GMFM-66-Item Map nach Item-Reihen-folge im Alter von 1 Jahr und 9 Monaten

Item Map by Difficulty Order

Chart ID: 01

Name: Colleen

Assessment Date: 2 April, 2002

Date of Birth: 1 January, 2000

Age: 2 Years 3 Months

GMFM-66 Score: 45.1

Standard Error: 1.0

95% Confidence Interval: 43.1 to 47.2

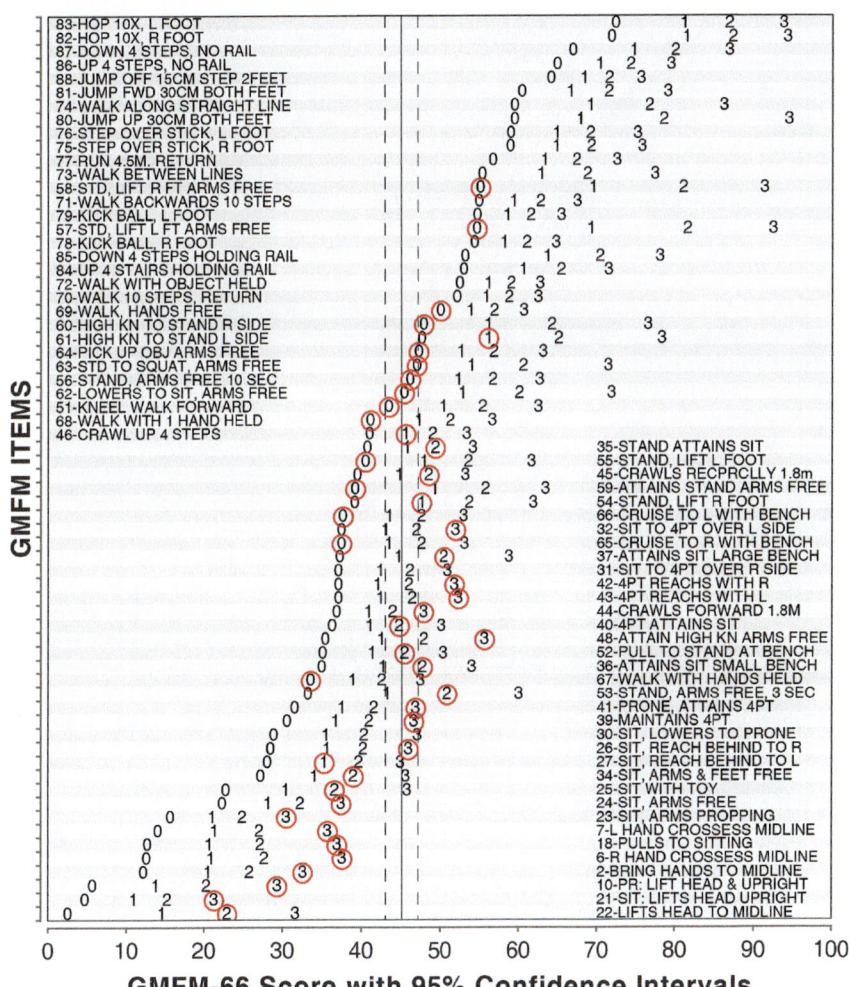

GMFM-66 Score with 95% Confidence Intervals

Abb. 7.5: Colleens GMFM-Folgeuntersuchung mit der GMFM-66-Item Map nach Schwierigkeit im Alter von 2 Jahren und 3 Monaten

Item Map by Item Order

Chart ID: 01

Name: Colleen

Assessment Date: 2 April, 2002

Date of Birth: 1 January, 2000

Age: 2 Years 3 Months

GMFM-66 Score: 45.1

Standard Error: 1.0

95% Confidence Interval: 43.1 to 47.2

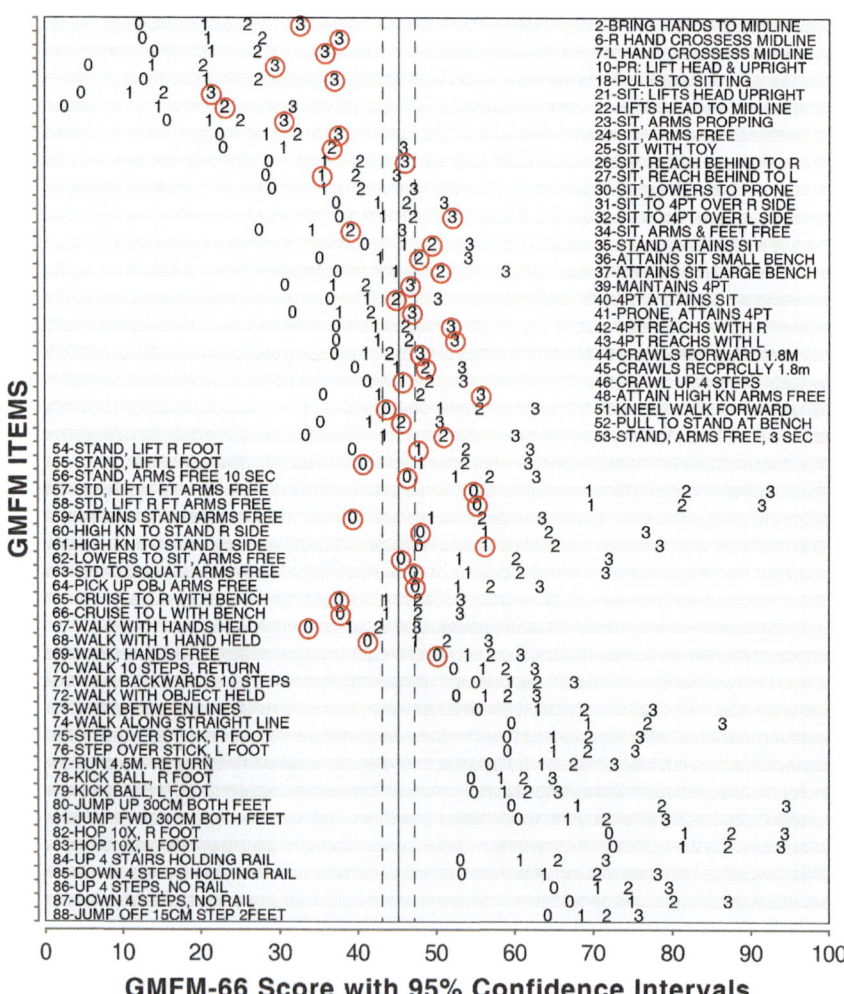

GMFM-66 Score with 95% Confidence Intervals

Abb. 7.6: Colleens GMFM-Folgeuntersuchung mit der GMFM-66-Item Map nach Item-Reihenfolge im Alter von 2 Jahren und 3 Monaten

226

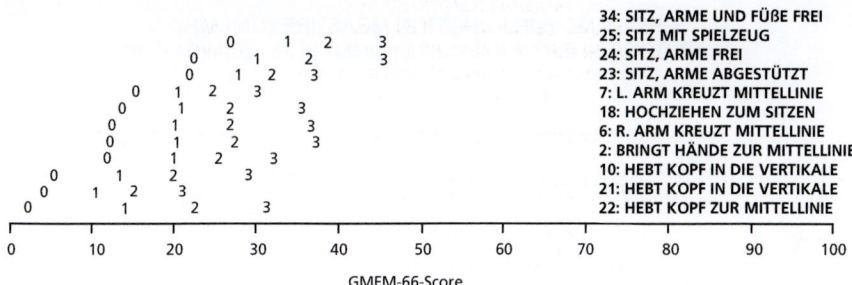

Abb. 7.7:   Darstellung eines Teils der Item Maps für die GMFM-66

GROSS MOTOR FUNCTION MEASURE (GMFM)
SCORE SHEET (GMFM-88 and GMFM-66 scoring)

Child's Name: _Colleen_

ID#: _01_

Assessment Date: _02/04/02_
year / month / day

*GMFCS Level[1]:

☐ ☐ ☑ ☐ ☐
I II III IV V

Date of Birth: _00/01/01_
year / month / day

Chronological Age: _2 / 3 / 01_
year / month / day

Evaluator's Name:
Mary Therapist

Testing Condition (e.g., room, clothing, time, others present):

The GMFM is a standardized observational instrument designed and validated to measure change in gross motor function over time in children with cerebral palsy. The scoring key is meant to be a general guideline. However, most of the items have specific descriptors for each score. It is imperative that the guidelines contained in the manual be used for scoring each item.

SCORING KEY
0 = does not initiate
1 = initiates
2 = partially completes
3 = completes
9 (or leave blank) = not tested (NT) [used for the GMAE-2 scoring*]

It is important to differentiate a true score of "0" (child does not initiate) from an item which is Not Tested (NT) if you are interested in using the GMFM-66 Ability Estimator (GMAE) Software.

*The GMAE-2 software is available for downloading from www.canchild.ca for those who have purchased the GMFM manual. The GMFM-66 is only valid for use with children who have cerebral palsy.

Contact for Research Group:
CanChild Centre for Childhood Disability Research,
Institute for Applied Health Sciences, McMaster University,
1400 Main St. W., Room 408,
Hamilton, ON Canada L8S 1C7
Email: canchild@mcmaster.ca Website: www.canchild.ca

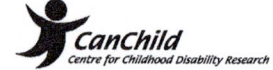

[1]GMFCS level is a rating of severity of motor function. Definitions for the GMFCS-E&R (expanded & revised) are found in Palisano et al. (2008). Developmental Medicine & Child Neurology. 50:744-750 and in the GMAE-2 scoring software.
http://motorgrowth.canchild.ca/en/GMFCS/resources/GMFCS-ER.pdf

Abb. 7.8: GMFM-88- und GMFM-66-Formulare für die Folgeuntersuchung im Alter von 2 Jahren und 3 Monaten

Check (3) the appropriate score: if an item is not tested (NT), circle the item number on the right column

Item	A: LYING & ROLLING	SCORE 0	1	2	3	NT
1.	SUP, HEAD IN MIDLINE: TURNS HEAD WITH EXTREMITIES SYMMETRICAL	0	1	2	3 ☑	1.
* 2.	SUP: BRINGS HANDS TO MIDLINE, FINGERS ONE WITH THE OTHER	0	1	2	3 ☑	2.
3.	SUP: LIFTS HEAD 45°	0	1	2 ☑	3	3.
4.	SUP: FLEXES R HIP & KNEE THROUGH FULL RANGE	0	1	2 ☑	3	4.
5.	SUP: FLEXES L HIP & KNEE THROUGH FULL RANGE	0	1	2 ☑	3	5.
* 6.	SUP: REACHES OUT WITH R ARM, HAND CROSSES MIDLINE TOWARD TOY	0	1	2	3 ☑	6.
* 7.	SUP: REACHES OUT WITH L ARM, HAND CROSSES MIDLINE TOWARD TOY	0	1	2	3 ☑	7.
8.	SUP: ROLLS TO PR OVER R SIDE	0	1	2	3 ☑	8.
9.	SUP: ROLLS TO PR OVER L SIDE	0	1	2	3 ☑	9.
* 10.	PR: LIFTS HEAD UPRIGHT	0	1	2	3 ☑	10.
11.	PR ON FOREARMS: LIFTS HEAD UPRIGHT, ELBOWS EXT., CHEST RAISED	0	1	2	3 ☑	11.
12.	PR ON FOREARMS: WEIGHT ON R FOREARM, FULLY EXTENDS OPPOSITE ARM FORWARD	0	1	2 ☑	3	12.
13.	PR ON FOREARMS: WEIGHT ON L FOREARM, FULLY EXTENDS OPPOSITE ARM FORWARD	0	1	2 ☑	3	13.
14.	PR: ROLLS TO SUP OVER R SIDE	0	1	2	3	(14)
15.	PR: ROLLS TO SUP OVER L SIDE	0	1	2	3	(15)
16.	PR: PIVOTS TO R 90° USING EXTREMITIES	0	1	2	3 ☑	16.
17.	PR: PIVOTS TO L 90° USING EXTREMITIES	0 ☑	1	2	3	17.

TOTAL DIMENSION A   37

Item	B: SITTING	SCORE 0	1	2	3	NT
* 18.	SUP, HANDS GRASPED BY EXAMINER: PULLS SELF TO SITTING WITH HEAD CONTROL	0	1	2	3 ☑	18.
19.	SUP: ROLLS TO R SIDE, ATTAINS SITTING	0 ☑	1	2	3	19.
20.	SUP: ROLLS TO L SIDE, ATTAINS SITTING	0 ☑	1	2	3	20.
* 21.	SIT ON MAT, SUPPORTED AT THORAX BY THERAPIST: LIFTS HEAD UPRIGHT, MAINTAINS 3 SECONDS	0	1	2	3 ☑	21.
* 22.	SIT ON MAT, SUPPORTED AT THORAX BY THERAPIST: LIFTS HEAD MIDLINE, MAINTAINS 10 SECONDS	0	1	2 ☑	3	22.
* 23.	SIT ON MAT, ARM(S) PROPPING: MAINTAINS, 5 SECONDS	0	1	2	3 ☑	23.
* 24.	SIT ON MAT: MAINTAIN, ARMS FREE, 3 SECONDS	0	1	2	3 ☑	24.
* 25.	SIT ON MAT WITH SMALL TOY IN FRONT: LEANS FORWARD, TOUCHES TOY, RE-ERECTS WITHOUT ARM PROPPING	0	1	2 ☑	3	25.
26.	SIT ON MAT: TOUCHES TOY PLACED 45° BEHIND CHILD'S R SIDE, RETURNS TO START	0	1	2	3 ☑	26.
* 27.	SIT ON MAT: TOUCHES TOY PLACED 45° BEHIND CHILD'S L SIDE, RETURNS TO START	0	1 ☑	2	3	27.
28.	R SIDE SIT: MAINTAINS, ARMS FREE, 5 SECONDS	0	1	2	3 ☑	28.
29.	L SIDE SIT: MAINTAINS, ARMS FREE, 5 SECONDS	0	1	2	3 ☑	29.
* 30.	SIT ON MAT: LOWERS TO PR WITH CONTROL	0	1	2	3	(30)
* 31.	SIT ON MAT WITH FEET IN FRONT: ATTAINS 4 POINT OVER R SIDE	0	1	2	3	(31)
* 32.	SIT ON MAT WITH FEET IN FRONT: ATTAINS 4 POINT OVER L SIDE	0	1	2	3 ☑	32.
33.	SIT ON MAT: PIVOTS 90°, WITHOUT ARMS ASSISTING	0	1	2 ☑	3	33.
* 34.	SIT ON BENCH: MAINTAINS, ARMS AND FEET FREE, 10 SECONDS	0	1	2 ☑	3	34.
* 35.	STD: ATTAINS SIT ON SMALL BENCH	0	1	2 ☑	3	35.
* 36.	ON THE FLOOR: ATTAINS SIT ON SMALL BENCH	0	1	2 ☑	3	36.
* 37.	ON THE FLOOR: ATTAINS SIT ON LARGE BENCH	0	1	2 ☑	3	37.

TOTAL DIMENSION B   39

Abb. 7.8: GMFM-88- und GMFM-66-Formulare für die Folgeuntersuchung im Alter von 2 Jahren und 3 Monaten – Fortsetzung

229

Item	C: CRAWLING & KNEELING	SCORE 0	1	2	3	NT
38.	PR: CREEPS FORWARD 1.8m (6')	☐	☐	☐	☐	(38.)
* 39.	4 POINT: MAINTAINS, WEIGHT ON HANDS AND KNEES, 10 SECONDS	☐	☐	☐	☑	39.
* 40.	4 POINT: ATTAINS SIT ARMS FREE	☐	☐	☑	☐	40.
* 41.	PR: ATTAINS 4 POINT, WEIGHT ON HANDS AND KNEES	☐	☐	☐	☑	41.
* 42.	4 POINT: REACHES FORWARD WITH R ARM, HAND ABOVE SHOULDER LEVEL	☐	☐	☐	☑	42.
* 43.	4 POINT: REACHES FORWARD WITH L ARM, HAND ABOVE SHOULDER LEVEL	☐	☐	☐	☑	43.
* 44.	4 POINT: CRAWLS OR HITCHES FORWARD 1.8m(6')	☐	☐	☐	☑	44.
* 45.	4 POINT: CRAWLS RECIPROCALLY FORWARD 1.8m (6')	☐	☐	☑	☐	45.
* 46.	4 POINT: CRAWLS UP 4 STEPS ON HANDS AND KNEES/FEET	☐	☑	☐	☐	46.
47.	4 POINT: CRAWLS BACKWARDS DOWN 4 STEPS ON HANDS AND KNEES/FEET	☑	☐	☐	☐	47.
* 48.	SIT ON MAT: ATTAINS HIGH KN USING ARMS, MAINTAINS, ARMS FREE, 10 SECONDS	☐	☐	☐	☑	48.
49.	HIGH KN: ATTAINS HALF KN ON R KNEE USING ARMS, MAINTAINS, ARMS FREE, 10 SECONDS	☑	☐	☐	☐	49.
50.	HIGH KN: ATTAINS HALF KN ON L KNEE USING ARMS, MAINTAINS, ARMS FREE, 10 SECONDS	☐	☐	☑	☐	50.
* 51.	HIGH KN: KN WALKS FORWARD 10 STEPS, ARMS FREE	☑	☐	☐	☐	51.

TOTAL DIMENSION C 25

Item	D: STANDING	SCORE 0	1	2	3	NT
* 52.	ON THE FLOOR: PULLS TO STD AT LARGE BENCH	☐	☐	☑	☐	52.
* 53.	STD: MAINTAINS, ARMS FREE, 3 SECONDS	☐	☐	☑	☐	53.
* 54.	STD: HOLDING ON TO LARGE BENCH WITH ONE HAND, LIFTS R FOOT, 3 SECONDS	☐	☑	☐	☐	54.
* 55.	STD: HOLDING ON TO LARGE BENCH WITH ONE HAND, LIFTS L FOOT, 3 SECONDS	☑	☐	☐	☐	55.
* 56.	STD: MAINTAINS, ARMS FREE, 20 SECONDS	☑	☐	☐	☐	56.
* 57.	STD: LIFTS L FOOT, ARMS FREE, 10 SECONDS	☑	☐	☐	☐	57.
* 58.	STD: LIFTS R FOOT, ARMS FREE, 10 SECONDS	☑	☐	☐	☐	58.
* 59.	SIT ON SMALL BENCH: ATTAINS STD WITHOUT USING ARMS	☑	☐	☐	☐	59.
* 60.	HIGH KN: ATTAINS STD THROUGH HALF KN ON R KNEE, WITHOUT USING ARMS	☐	☑	☐	☐	60.
* 61.	HIGH KN: ATTAINS STD THROUGH HALF KN ON L KNEE, WITHOUT USING ARMS	☑	☐	☐	☐	61.
* 62.	STD: LOWERS TO SIT ON FLOOR WITH CONTROL, ARMS FREE	☑	☐	☐	☐	62.
* 63.	STD: ATTAINS SQUAT, ARMS FREE	☑	☐	☐	☐	63.
* 64.	STD: PICKS UP OBJECT FROM FLOOR, ARMS FREE, RETURNS TO STAND	☑	☐	☐	☐	64.

TOTAL DIMENSION D 6

Abb. 7.8: GMFM-88- und GMFM-66-Formulare für die Folgeuntersuchung im Alter von 2 Jahren und 3 Monaten – Fortsetzung

Item	E: WALKING, RUNNING & JUMPING		SCORE				NT
* 65.	STD, 2 HANDS ON LARGE BENCH: CRUISES 5 STEPS TO R	0☑	1☐	2☐	3☐		65.
* 66.	STD, 2 HANDS ON LARGE BENCH: CRUISES 5 STEPS TO L	0☑	1☐	2☐	3☐		66.
* 67.	STD, 2 HANDS HELD: WALKS FORWARD 10 STEPS	0☑	1☐	2☐	3☐		67.
* 68.	STD, 1 HAND HELD: WALKS FORWARD 10 STEPS	0☑	1☐	2☐	3☐		68.
* 69.	STD: WALKS FORWARD 10 STEPS	0☑	1☐	2☐	3☐		69.
* 70.	STD: WALKS FORWARD 10 STEPS, STOPS, TURNS 180°, RETURNS	0☐	1☐	2☐	3☐		(70.)
* 71.	STD: WALKS BACKWARD 10 STEPS	0☐	1☐	2☐	3☐		(71.)
* 72.	STD: WALKS FORWARD 10 STEPS, CARRYING A LARGE OBJECT WITH 2 HANDS	0☐	1☐	2☐	3☐		(72.)
* 73.	STD: WALKS FORWARD 10 CONSECUTIVE STEPS BETWEEN PARALLEL LINES 20cm (8")APART	0☐	1☐	2☐	3☐		(73.)
* 74.	STD: WALKS FORWARD 10 CONSECUTIVE STEPS ON A STRAIGHT LINE 2cm (3/4") WIDE	0☐	1☐	2☐	3☐		(74.)
* 75.	STD: STEPS OVER STICK AT KNEE LEVEL, R FOOT LEADING	0☐	1☐	2☐	3☐		(75.)
* 76.	STD: STEPS OVER STICK AT KNEE LEVEL, L FOOT LEADING	0☐	1☐	2☐	3☐		(76.)
* 77.	STD: RUNS 4.5m (15'), STOPS & RETURNS	0☐	1☐	2☐	3☐		(77.)
* 78.	STD: KICKS BALL WITH R FOOT	0☐	1☐	2☐	3☐		(78.)
* 79.	STD: KICKS BALL WITH L FOOT	0☐	1☐	2☐	3☐		(79.)
* 80.	STD: JUMPS 30cm (12") HIGH, BOTH FEET SIMULTANEOUSLY	0☐	1☐	2☐	3☐		(80.)
* 81.	STD: JUMPS FORWARD 30 cm (12"), BOTH FEET SIMULTANEOUSLY	0☐	1☐	2☐	3☐		(81.)
* 82.	STD ON R FOOT: HOPS ON R FOOT 10 TIMES WITHIN A 60cm (24") CIRCLE	0☐	1☐	2☐	3☐		(82.)
* 83.	STD ON L FOOT: HOPS ON L FOOT 10 TIMES WITHIN A 60cm (24") CIRCLE	0☐	1☐	2☐	3☐		(83.)
* 84.	STD, HOLDING 1 RAIL: WALKS UP 4 STEPS, HOLDING 1 RAIL, ALTERNATING FEET	0☐	1☐	2☐	3☐		(84.)
* 85.	STD, HOLDING 1 RAIL: WALKS DOWN 4 STEPS, HOLDING 1 RAIL, ALTERNATING FEET	0☐	1☐	2☐	3☐		(85.)
* 86.	STD: WALKS UP 4 STEPS, ALTERNATING FEET	0☐	1☐	2☐	3☐		(86.)
* 87.	STD: WALKS DOWN 4 STEPS, ALTERNATING FEET	0☐	1☐	2☐	3☐		(87.)
* 88.	STD ON 15cm (6") STEP: JUMPS OFF, BOTH FEET SIMULTANEOUSLY	0☐	1☐	2☐	3☐		(88.)

TOTAL DIMENSION E [ ]

Was this assessment indicative of this child's "regular" performance?   YES ☐ NO ☐
COMMENTS:

Abb. 7.8: GMFM-88- und GMFM-66-Formulare für die Folgeuntersuchung im Alter von 2 Jahren und 3 Monaten – Fortsetzung

231

GMFM-88 SUMMARY SCORE

DIMENSION	CALCULATION OF DIMENSION % SCORES	GOAL AREA (indicated with ✓ check)
A. Lying & Rolling	$\dfrac{\text{Total Dimension A}}{51} = \dfrac{37}{51} \times 100 = 73$ %	A. ☐
B. Sitting	$\dfrac{\text{Total Dimension B}}{60} = \dfrac{39}{60} \times 100 = 65$ %	B. ☐
C. Crawling & Kneeling	$\dfrac{\text{Total Dimension C}}{42} = \dfrac{25}{42} \times 100 = 60$ %	C. ☐
D. Standing	$\dfrac{\text{Total Dimension D}}{39} = \dfrac{6}{39} \times 100 = 15$ %	D. ☐
E. Walking, Running & Jumping	$\dfrac{\text{Total Dimension E}}{72} = \dfrac{0}{72} \times 100 = 0$ %	E. ☐

$$\text{TOTAL SCORE} = \frac{\%A + \%B + \%C + \%D + \%E}{\text{Total \# of Dimensions}}$$

$$= \frac{73 + 65 + 60 + 15 + 0}{5} = \frac{213}{5} = 43 \ \%$$

$$\text{GOAL TOTAL SCORE} = \frac{\text{Sum of \%scores for each dimension identified as a goal area}}{\text{\# of Goal areas}}$$

$$= \underline{\hspace{4cm}} = \underline{\hspace{2cm}} \ \%$$

GMFM-66 Gross Motor Ability Estimator Score [1]

GMFM-66 Score = 45.1   43.1 to 47.2
                            95% Confidence Intervals

previous GMFM-66 Score = 41.6   39.4 to 43.8
                                     95% Confidence Intervals

change in GMFM-66 = 3.5

[1] from the Gross Motor Ability Estimator (GMAE-2) Software

Abb. 7.8: GMFM-88- und GMFM-66-Formulare für die Folgeuntersuchung im Alter von 2 Jahren und 3 Monaten – Fortsetzung

TESTING WITH AIDS/ORTHOSES USING THE GMFM-88

Indicate below with a check (4) which aid/orthosis was used and what dimension it was first applied. (There may be more than one).

AID	Dimension		Orthosis	Dimension
Rollator/pusher	☐ ____		Hip Control	☐ ____
Walker	☐ ____		Knee Control	☐ ____
H Frame crutches	☐ ____		Ankle-foot Control	☐ ____
Crutches	☐ ____		Foot Control	☐ ____
Quad Cane	☐ ____		Shoes	☐ ____
Cane	☐ ____		None	☑ ____
None	☑ ____		Other	☐ ____
Other	☐ ____			

(please specify)   (please specify)

GMFM-88 SUMMARY SCORE USING AIDS/ORTHOSES

DIMENSION	CALCULATION OF DIMENSION % SCORES	GOAL AREA (indicated with ✓ check)
F. Lying & Rolling	$\frac{\text{Total Dimension A}}{51} = \frac{}{51} \times 100 = $ ____ %	A. ☐
G. Sitting	$\frac{\text{Total Dimension B}}{60} = \frac{}{60} \times 100 = $ ____ %	B. ☐
H. Crawling & Kneeling	$\frac{\text{Total Dimension C}}{42} = \frac{}{42} \times 100 = $ ____ %	C. ☐
I. Standing	$\frac{\text{Total Dimension D}}{39} = \frac{}{39} \times 100 = $ ____ %	D. ☐
J. Walking, Running & Jumping	$\frac{\text{Total Dimension E}}{72} = \frac{}{72} \times 100 = $ ____ %	E. ☐

TOTAL SCORE = $\frac{\%A + \%B + \%C + \%D + \%E}{\text{Total \# of Dimensions}}$

$= \frac{}{5} = $ ____ = ____ %

GOAL TOTAL SCORE = $\frac{\text{Sum of \%scores for each dimension identified as a goal area}}{\text{\# of Goal areas}}$

$= $ ____ $= $ ____ %

Abb. 7.8: GMFM-88- und GMFM-66-Formulare für die Folgeuntersuchung im Alter von 2 Jahren und 3 Monaten – Fortsetzung

Case Summary

Chart ID: 01
Name: Colleen
Date of Birth: January 1, 2000
Gender: Female
Diagnosis: Spastic Bilateral

Gross Motor Function Measure
GMFM-66

Item Number	Assessment Date	Age	GMFM-66 Score	Assessment Type	Standard Error	Lower	Upper	Items Tested
1	1 October, 2001	1y 9m	41.6	GMFM-66	1.1	39.4	43.8	63
2	2 April, 2002	2y 3m	45.1	GMFM-66	1.0	43.1	47.2	45
3	1 April, 2008	8y 3m	54.9	Item Set 3	1.2	52.5	57.3	39
4	2 April, 2010	10y 3m	60.9	Item Set 3	1.3	58.4	63.4	39
5	5 January, 2012	12y 0m	58.1	GMFM-66	1.2	55.8	60.4	37

GMFCS Level	Therapist	Change Score
Level III	mary	N/A
Level III	mary	3.5
Level III	mary	9.8
Level III	mary	6.0
Level III	mary	-2.8

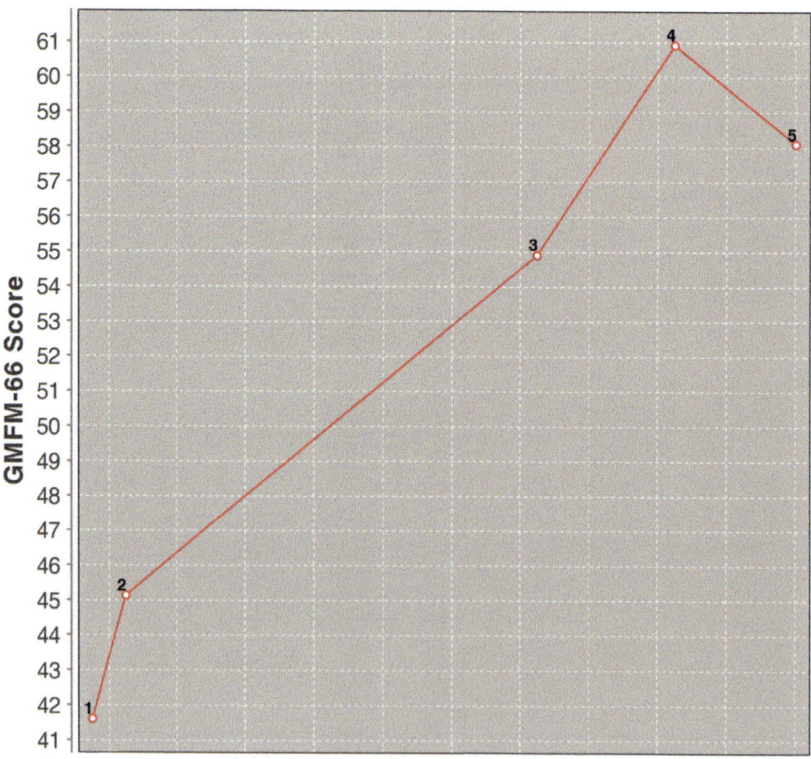

Abb. 7.9: Fallzusammenfassung von Colleens GMFM-66-Scores über mehrere Untersuchungen

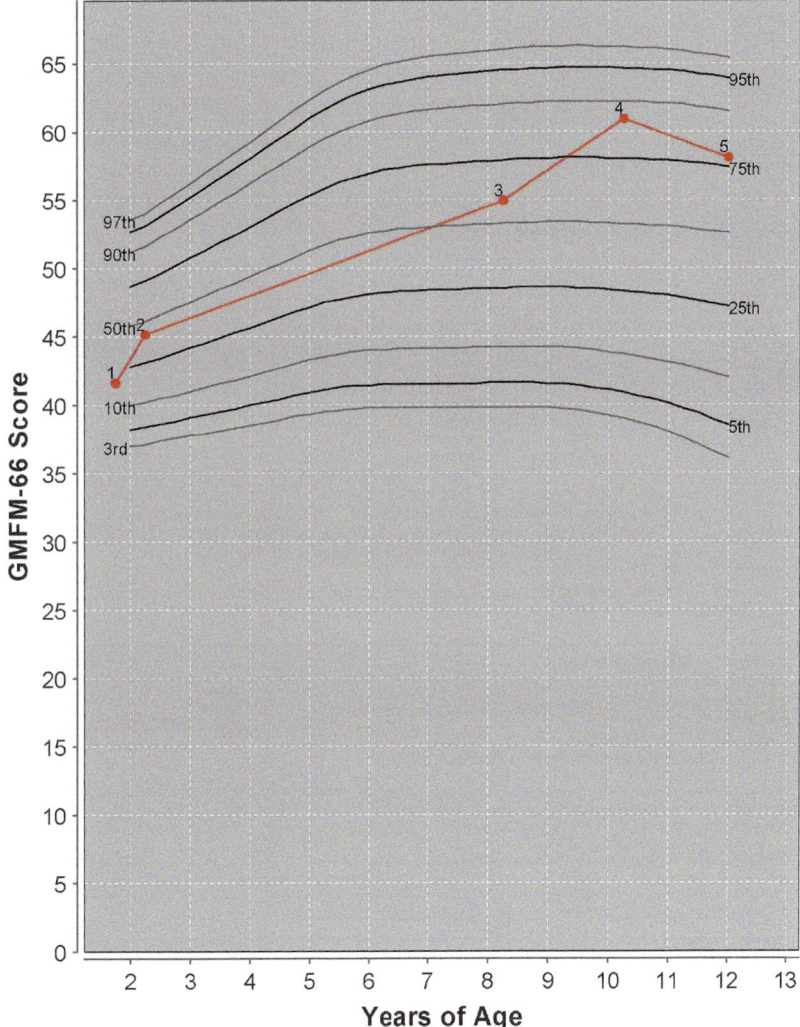

GMFCS Level III - Chart ID: 01 Name: Colleen

○ 1 - Age: 1y 9m Score: 41.6 ○ 2 - Age: 2y 3m Score: 45.1

○ 3 - Age: 8y 3m Score: 54.9 ○ 4 - Age: 10y 3m Score: 60.9

○ 5 - Age: 12y Score: 58.1

Abb. 7.10: Colleens GMFM-66-Scores, über die Zeit auf die GMFCS-Level-III-Perzentilenkurve eingetragen

GMFM-66-IS (ITEM SET) [1] SCORE SHEETS FOR ITEM SETS 1, 2, 3 & 4

FOR THE GROSS MOTOR FUNCTION MEASURE (GMFM-66)

Child's Name: *Colleen*

ID#: *01*

Assessment Date: *08/04/01*
year / month / day

GMFCS Level [2]:
☐ ☐ ☑ ☐ ☐
 I   II   III   IV   V

Date of Birth: *00/01/01*
year / month / day

Chronological Age: *8/3/0*
year / month / day

Evaluator's Name:
Mary Therapist

Testing Condition (e.g., room, clothing, time, others present):

The GMFM is a standardized observational instrument designed and validated to measure change in gross motor function over time in children with cerebral palsy. The scoring key is meant to be a general guideline. However, most of the items have specific descriptors for each score. It is imperative that the guidelines contained in the manual be used for scoring each item.

SCORING KEY
0 = does not initiate
1 = initiates
2 = partially completes
3 = completes
9 (or leave blank) = not tested (NT) [used for the GMAE-2 scoring*]

**It is important to differentiate a true score of "0" (child does not initiate) from
an item which is Not Tested (NT) if you are interested in using the
GMFM-66 Ability Estimator (GMAE) Software.**

*The GMAE-2 software is available for downloading from www.canchild.ca for those who have purchased the GMFM manual. The GMFM-66 is only valid for use with children who have cerebral palsy.

Contact for Research Group:
CanChild Centre for Childhood Disability Research,
Institute for Applied Health Sciences, McMaster University,
1400 Main St. W., Room 408,
Hamilton, ON Canada L8S 1C7
Email: canchild@mcmaster.ca Website: www.canchild.ca

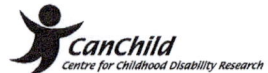

[1]For an explanation of the item sets please see: Russell, D., Avery, L., Walter, S. et al. (2010). Development and validation of item sets to improve efficiency of administration of the 66 item Gross Motor Function Measure in children with cerebral palsy. *Developmental Medicine & Child Neurology*, 52(2): e48-54. EPub 2009 Oct7.

[2]GMFCS level is a rating of severity of motor function. Definitions for the GMFCS-E&R (expanded & revised) are found in Palisano, R., Rosenbaum, P., Bartlett, D., Livingston, M. (2008). Content validity of the expanded and revised Gross Motor Function Classification System. *Developmental Medicine & Child Neurology*, 50 (10), 744-50 and in the GMAE-2 scoring software. http://motorgrowth.canchild.ca/en/GMFCS/resources/GMFCS-ER.pdf

Abb. 7.11: Colleens GMFM-66-IS (Item Set)-Formular für Item Set 3 im Alter von 8 Jahren und 3 Monaten

Algorithm for Identifying Item Sets:
*Note: Decision items are shaded in each item set

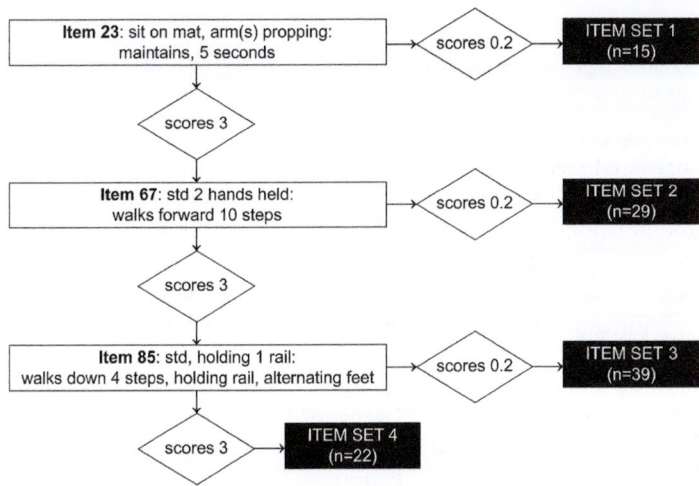

GMFM-66 Score[1]

GMFM-66 Score = 54.9	52.5 to 57.3	
	95% Confidence Interval	
Previous GMFM-66 Score = 45.1	43.1 to 47.2	
	95% Confidence Interval	
Change in GMFM-66 = 9.8		
[1]from the Gross Motor Ability Estimator (GMAE-2) Software		

Abb. 7.11: Colleens GMFM-66-IS (Item Set)-Formular für Item Set 3 im Alter von 8 Jahren und 3 Monaten – Fortsetzung

GMFM ITEM SET 3 (39 items)

Check (✓) the appropriate score: If an item is not tested (NT) circle the item number in the right column.

Item	B: SITTING		SCORE			NT
23.	SIT ON MAT, ARM(S) PROPPING: MAINTAINS, 5 SECONDS	0□	1□	2□	3☑	23.
25.	SIT ON MAT WITH SMALL TOY IN FRONT: LEANS FORWARD, TOUCHES TOY, RE-ERECTS WITHOUT ARM PROPPING	0□	1□	2□	3☑	25.
30.	SIT ON MAT: LOWERS TO PR WITH CONTROL	0□	1□	2□	3☑	30.
31.	SIT ON MAT WITH FEET IN FRONT: ATTAINS 4 POINT OVER R SIDE	0□	1□	2□	3☑	31.
32.	SIT ON MAT WITH FEET IN FRONT: ATTAINS 4 POINT OVER L SIDE	0□	1□	2□	3☑	32.
34.	SIT ON BENCH: MAINTAINS, ARMS AND FEET FREE, 10 SECONDS	0□	1□	2□	3☑	34.
35.	STD: ATTAINS SIT ON SMALL BENCH	0□	1□	2□	3☑	35.
36.	ON THE FLOOR: ATTAINS SIT ON SMALL BENCH	0□	1□	2□	3☑	36.
37.	ON THE FLOOR: ATTAINS SIT ON LARGE BENCH	0□	1□	2☑	3□	37.

Item	C: CRAWLING & KNEELING		SCORE			NT
39.	4 POINT: MAINTAINS, WEIGHT ON HANDS AND KNEES, 10 SECONDS	0□	1□	2□	3☑	39.
40.	4 POINT: ATTAINS SIT ARMS FREE	0□	1□	2□	3☑	40.
42.	4 POINT: REACHES FORWARD WITH R ARM, HAND ABOVE SHOULDER LEVEL	0□	1□	2□	3☑	42.
43.	4 POINT: REACHES FORWARD WITH L ARM, HAND ABOVE SHOULDER LEVEL	0□	1□	2□	3☑	43.
45.	4 POINT: CRAWLS RECIPROCALLY FORWARD 1.8m (6')	0□	1□	2□	3☑	45.
46.	4 POINT: CRAWLS UP 4 STEPS ON HANDS AND KNEES/FEET	0□	1□	2□	3☑	46.
48.	SIT ON MAT: ATTAINS HIGH KN USING ARMS, MAINTAINS, ARMS FREE, 10 SECONDS	0□	1□	2□	3☑	48.
51.	HIGH KN: KN WALKS FORWARD 10 STEPS, ARMS FREE	0□	1□	2☑	3□	51.

Item	D: STANDING		SCORE			NT
52.	ON THE FLOOR: PULLS TO STD AT LARGE BENCH	0□	1□	2□	3☑	52.
53.	STD: MAINTAINS, ARMS FREE, 3 SECONDS	0□	1□	2□	3☑	53.
54.	STD: HOLDING ON TO LARGE BENCH WITH ONE HAND, LIFTS R FOOT, 3 SECONDS	0□	1□	2□	3☑	54.
55.	STD: HOLDING ON TO LARGE BENCH WITH ONE HAND, LIFTS L FOOT, 3 SECONDS	0□	1□	2□	3☑	55.
56.	STD: MAINTAINS, ARMS FREE, 20 SECONDS	0□	1□	2☑	3□	56.
57.	STD: LIFTS L FOOT, ARMS FREE, 10 SECONDS	0☑	1□	2□	3□	57.
58.	STD: LIFTS R FOOT, ARMS FREE, 10 SECONDS	0□	1☑	2□	3□	58.
59.	SIT ON SMALL BENCH: ATTAINS STD WITHOUT USING ARMS	0□	1☑	2□	3□	59.
64.	STD: PICKS UP OBJECT FROM FLOOR, ARMS FREE, RETURNS TO STAND	0☑	1□	2□	3□	64.

Item	E: WALKING, RUNNING & JUMPING		SCORE			NT
65.	STD, 2 HANDS ON LARGE BENCH: CRUISES 5 STEPS TO R	0□	1□	2□	3☑	65.
66.	STD, 2 HANDS ON LARGE BENCH: CRUISES 5 STEPS TO L	0□	1□	2□	3☑	66.
67.	STD, 2 HANDS HELD: WALKS FORWARD 10 STEPS	0□	1□	2□	3☑	67.
68.	STD, 1 HAND HELD: WALKS FORWARD 10 STEPS	0□	1□	2□	3☑	68.
69.	STD: WALKS FORWARD 10 STEPS	0☑	1□	2□	3□	69.
70.	STD: WALKS FORWARD 10 STEPS, STOPS, TURNS 180°, RETURNS	0☑	1□	2□	3□	70.

Abb. 7.11: Colleens GMFM-66-IS (Item Set)-Formular für Item Set 3 im Alter von 8 Jahren und 3 Monaten – Fortsetzung

			0	1	2	3	
*	71.	STD: WALKS BACKWARD 10 STEPS..	0☑	1☐	2☐	3☐	71.
*	72.	STD: WALKS FORWARD 10 STEPS, CARRYING A LARGE OBJECT WITH 2 HANDS	0☑	1☐	2☐	3☐	72.
*	77.	STD: RUNS 4.5m (15'), STOPS & RETURNS....................................	0☑	1☐	2☐	3☐	77.
*	78.	STD: KICKS BALL WITH R FOOT	0☑	1☐	2☐	3☐	78.
*	79.	STD: KICKS BALL WITH L FOOT..	0☑	1☐	2☐	3☐	79.
*	80.	STD: JUMPS 30cm (12") HIGH, BOTH FEET SIMULTANEOUSLY	0☑	1☐	2☐	3☐	80.
*	85.	STD, HOLDING 1 RAIL: WALKS DOWN 4 STEPS, HOLDING 1 RAIL, ALTERNATING FEET..	0☑	1☐	2☐	3☐	85.

Abb. 7.11: Colleens GMFM-66-IS (Item Set)-Formular für Item Set 3 im Alter von 8 Jahren und 3 Monaten – Fortsetzung

GMFM-66- B&C (BASAL & CEILING)[1] SCORE SHEET
FOR THE GROSS MOTOR FUNCTION MEASURE (GMFM-66)

Child's Name: _Colleen_

ID#: _01_

Assessment Date: _08 /04 /01_
year / month / day

GMFCS Level[2]

☐ ☐ ☑ ☐ ☐
I   II   III   IV   V

Date of Birth: _00 / 01 /01_
year / month / day

Chronological Age: _8 / 3 / 0_
year / month / day

Evaluator's Name:

Mary Therapist

Testing Condition (e.g., room, clothing, time, others present):

The GMFM is a standardized observational instrument designed and validated to measure change in gross motor function over time in children with cerebral palsy. The scoring key is meant to be a general guideline. However, most of the items have specific descriptors for each score. It is imperative that the guidelines contained in the manual be used for scoring each item.

SCORING KEY   0 = does not initiate
1 = initiates
2 = partially completes
3 = completes
9 (or leave blank) = not tested (NT) [used for the GMAE-2 scoring*]

**It is important to differentiate a true score of "0" (child does not initiate) from
an item which is Not Tested (NT) if you are interested in using the
GMFM-66 Ability Estimator (GMAE) Software.**

*The GMAE-2 software is available for downloading from www.canchild.ca for those who have purchased the GMFM manual. The GMFM-66 is only valid for use with children who have cerebral palsy.

MINIMUM REQUIRED SCORING
3 consecutive "3s" as basal; 3 consecutive "0s" as ceiling
(except for potential floor and ceiling effects for children in levels V and I)
Scoring of all items between basal and ceiling
Minimum of 15 items total

USE THE SUGGESTED STARTING POINTS FOR AGE AND GMFCS AS A GUIDE ONLY

[1]For an explanation of the Basal & Ceiling approach please see: Brunton, L. K., Bartlett, D. J. (2011). Validity and Reliability of Two Abbreviated Versions of the Gross Motor Function Measure. *Physical Therapy* 91: 577-588.

[2]GMFCS level is a rating of severity of motor function. Definitions for the GMFCS-E&R (expanded & revised) are found in Palisano, R., Rosenbaum, P., Bartlett, D., Livingston, M. (2008). Content validity of the expanded and revised Gross Motor Function Classification System. *Developmental Medicine & Child Neurology*, 50 (10), 744-50 and in the GMAE-2 scoring software.
http://motorgrowth.canchild.ca/en/GMFCS/resources/GMFCS-ER.pdf

Abb. 7.12: Colleens GMFM-66-B&C (Basal & Ceiling)-Formular im Alter von 8 Jahren und 3 Monaten

A				LYING AND ROLLING
	B			SITTING
		C		CRAWLING AND KNEELING
			D	STANDING
			E	WALKING, RUNNING, & JUMPING

A	B	C	D	E		0	1	2	3	NT	
	22.				SIT ON MAT, SUPPORTED AT THORAX: lifts head midline, maintains 10 seconds						I @ 1
	21.				SIT ON MAT, SUPPORTED AT THORAX: lifts head upright, maintains 3 seconds						II @ 1 · III @ 1 · IV & V all ages
10.					PR: lifts head upright						
2.					SUP: brings hands to midline, fingers one with the other						
6.					SUP: reaches out with R arm, hand crosses midline						
	18.				SUP,HANDS GRASPED BY EXAMINER: pulls self to sitting with head control						
7.					SUP: reaches out with L arm, hand crosses midline						
	23.				SIT ON MAT, ARM(S) PROPPING: maintains 5 seconds						III @ 2
	24.				SIT ON MAT: maintain, arms free 3 seconds						
	25.				SIT ON MAT WITH SMALL TOY IN FRONT: leans forward, touches toy, re-erects without arm propping						
	34.				SIT ON BENCH: maintains, arms and feet free, 10 seconds						
	27.				SIT ON MAT: touches toy placed 45° behind child's L side, returns to start						
	26.				SIT ON MAT: touches toy placed 45° behind child's R side, returns to start						
	30.				SIT ON MAT: lowers to PR with control						III @ 3 · II @ 2
		39.			4 POINT: maintains, weight on hands and knees, 10 seconds						
		41.			PR: attains 4 point, weight on hands and knees						
			53.		STD: maintains, arms free, 3 seconds						
				67.	STD, 2 HANDS HELD: walks forward 10 steps						
		36.			ON THE FLOOR: attains sit on small bench						
		52.			ON THE FLOOR: pulls to STD at large bench						
		48.			SIT ON MAT: attains high KN using arms, maintains, arms free, 10 seconds						
		40.			4 POINT: attains sit arms free						
		44.			4 POINT: crawls or hitches forward 1.8 m (6')						
		43.			4 POINT: reaches forward with L arm, hand above shoulder level						III @ 4 · II @ 3 · I @ 2
		42.			4 POINT: reaches forward with R arm, hand above shoulder level						
	31.				SIT ON MAT WITH FEET IN FRONT: attains 4 point over R side						
	37.				ON THE FLOOR: attains sit on large bench						
				65.	STD, 2 HANDS ON LARGE BENCH: cruises 5 steps to R			✓			II @ 4 · III @ 5 and older
	32.				SIT ON MAT WITH FEET IN FRONT: attains 4 point over L side			✓			
				66.	STD, 2 HANDS ON LARGE BENCH: cruises 5 steps to L			✓			
			54.		STD: holding on to large bench with one hand, lifts R foot, 3 seconds			✓			
			59.		SIT ON SMALL BENCH: attains STD without using arms	✓					
		45.			4 POINT: crawls reciprocally forward 1.8 m (6')				✓		

© Brunton & Bartlett; modified with permission from Mac Keith Press and reprinted with permission from Physical Therapy

Abb. 7.12: Colleens GMFM-66-B&C (Basal & Ceiling)-Formular im Alter von 8 Jahren und 3 Monaten – Fortsetzung

A LYING AND ROLLING
B SITTING
C CRAWLING AND KNEELING
D STANDING
E WALKING, RUNNING, & JUMPING

A	B	C	D	E		0	1	2	3	NT
				55.	STD: holding on to large bench with one hand, lifts L foot, 3 seconds				✓	
	35.				STD: attains sit on small bench				✓	
		46.			4 POINT: crawls up 4 steps on hands and knees/feet				✓	
				68.	STD, 1 HAND HELD: walks forward 10 steps				✓	
	51.				HIGH KN: KN walks forward 10 steps, arms free			✓		
			62.		STD: lowers to sit on floor with control, arms free					
			56.		STD: maintains, arms free, 20 seconds			✓		
			63.		STD: attains squat, arms free	✓				
			64.		STD: picks up object from floor, arms free, returns to stand	✓				
			61.		HIGH KN: attains STD through half KN of L knee, without arms		✓			
			60.		HIGH KN: attains STD through half KN of R knee, without arms		✓			
				69.	STD: walks forward 10 steps	✓				
				70.	STD: walks forward 10 steps, stops, turns 180°, returns	✓				
				72.	STD: walks forward 10 steps, carrying a large object with 2 hands	✓				
				84.	STD, HOLDING 1 RAIL: walks up 4 steps, holding 1 rail, alternating feet					
				85.	STD, HOLDING 1 RAIL: walks down 4 steps, holding 1 rail, alternating feet					
				78.	STD: kicks ball with R foot					
			57.		STD: lifts L foot, arms free, 10 seconds					
				79.	STD: kicks ball with L foot					
				71.	STD: walks backward 10 steps					
			58.		STD: lifts R foot, arms free, 10 seconds					
				73.	STD: walks forward 10 consecutive steps between parallel lines 20 cm (8") apart					
				77.	STD: runs 4.5 m (15'), stops & returns					
				75.	STD: steps over stick at knee level, R foot leading					
				76.	STD: steps over stick at knee level, L foot leading					
				80.	STD: jumps 30 cm (12") high, both feet simultaneously					
				74.	STD: walks forward 10 consecutive steps on a straight line 2 cm (3/4") wide					
				81.	STD: jumps forward 30 cm (12"), both feet simultaneously					
				88.	STD ON 15 cm (6") STEP: jumps of, both feet simultaneously					
				86.	STD: walks up 4 steps, alternating feet					
				87.	STD: walks down 4 steps, alternating feet					
				82.	STD ON R FOOT: hops on R foot 10 times within a 60 cm (24") circle					
				83.	STD ON L FOOT: hops on L foot 10 times within a 60 cm (24") circle					

Side annotations:
- I @ 3 / II @ 5 (next to item 68)
- I @ 4 (next to item 56)
- II @ 6 and older (next to items 69–72)
- I @ 5 and older (next to item 73)

Abb. 7.12: Colleens GMFM-66-B&C (Basal & Ceiling)-Formular im Alter von 8 Jahren und 3 Monaten – Fortsetzung

8 Anwendungen der GMFM: Was haben wir und unsere Kolleginnen auf der ganzen Welt gelernt und wie machen wir weiter?

Die Gross Motor Function Measure (GMFM) wurde ursprünglich entwickelt, weil wir noch einen Bedarf an validierten evaluativen Instrumenten (Veränderungen erfassend) der körpermotorischen Funktion bei Kindern mit Cerebralparese (CP) festgestellt hatten. Nachdem die GMFM entwickelt und in der Praxis getestet worden war, begaben wir uns auf eine faszinierende Entdeckungsreise, von der wir hier kurz berichten. Die Ergebnisse dieser jüngsten Untersuchungen haben neue Wege für die klinische Praxis und die Forschung im Bereich der CP (und auch in anderen Bereichen) eröffnet und unserer Forschungsgruppe geholfen, systematisch in Bereiche vorzudringen, die zuvor nicht erforscht waren. Die GMFM gilt heute als das am besten untersuchte Messinstrument zur Erfassung körpermotorischer und funktioneller Fähigkeiten bei Kindern mit Cerebralparese, das sowohl die besten Ergebnisse liefert als auch die stärkste Evidenz für Validität und Responsivität aufweist (Ferre-Fernandez et al. 2020).

In diesem letzten Kapitel beschreiben wir die Ergebnisse dieser Exkursionen. Damit hoffen wir, andere zu ermutigen, zu erkennen, dass Forschungsfragen im Rahmen von Forschungsprogrammen angegangen werden können und dass sich die Reise oft über viele Jahre hinzieht. Ziel ist es, anderen zu zeigen, wie sie jede sich bietende Gelegenheit nutzen können, um Menschen dazu zu ermutigen, die Grenzen des Fachgebiets weiter zu verschieben.

Muster der körpermotorischen Entwicklung

Nachdem die ursprüngliche GMFM-88 erstellt worden war, wussten wir genug über Muster der motorischen Entwicklung und Veränderungen der motorischen Funktion über die Zeit bei Kindern mit CP (und auch bei unauffälligen Entwicklungsverläufen), und zwar über unterschiedliche Altersstufen und »Schweregrade« hinweg. Bei der Darstellung von GMFM-Querschnittswerten nach Alter und »Schweregrad« der Beeinträchtigung (unter Verwendung der damals gängigen Begriffe »leicht«, »mittel« und »schwer«) sahen wir deutlich unterschiedliche Muster des motorischen »Wachstums«. Wir veröffentlichten diese Abbildungen zunächst in einem Buchkapitel (Scrutton und Rosenbaum 1997) und anschließend in der Arbeit von Palisano et al. (1997).

Die gute Nachricht, die offenbar noch nie zuvor dokumentiert wurde, war, dass es je nach Einstufung des »Schweregrads« der motorischen Funktion tatsächlich deutliche Unterschiede in der Art und Weise gab, wie Kinder mit CP die mit dem GMFM untersuchten körpermotorischen Aktivitäten entwickelten. Diese Variationen waren sowohl visuell als auch statistisch sehr unterschiedlich. Gleichzeitig wurde deutlich, dass es eine Menge an Variationen innerhalb der Kategorien gab, aber auch erhebliche Überschneidungen zwischen den Kategorien. Wir erkannten, dass diese Abweichungen innerhalb der Gruppen einfach die Heterogenität einer Population unterschiedlicher Kinder widerspiegeln könnten, die sehr ungenau in drei Kategorien eingeteilt wurden. Wir waren uns jedoch auch bewusst, dass die bei der ursprünglichen GMFM-Validierungsstudie verwendeten Begriffe »leicht«, »mittelschwer« und »schwer« eher unpräzise verwendet wurden und keine einheitliche Bedeutung hatte. Wir hatten die Begriffe zur Klassifizierung des Schweregrades in unserer ursprünglichen Studie (Russell et al. 1989) nicht speziell definiert und auch keine Reliabilitätstestung unter den Beobachterinnen durchgeführt, um zu prüfen, ob diese Begriffe einheitlich verwendet wurden.

Zu diesem Zeitpunkt sahen wir mehrere Möglichkeiten, über die einfachen motorischen Entwicklungskurven, die wir auf der Grundlage der ursprünglichen Daten aus den GMFM-Validierungsstudien beschrieben hatten, hinauszugehen und diese Fragen prospektiv zu untersuchen. So wurde das Motorische Entwicklungsprogramm von *CanChild* geboren.

Schritt 1: Die Notwendigkeit eines validen Systems zur Klassifizierung des »Schweregrads« der Cerebralparese: Entwicklung des Gross Motor Function Classification System (GMFCS)

Eine erste Herausforderung für uns war es, ein funktionelles Klassifizierungssystem mit »Levels« zu entwickeln, das klar definiert, valide und aussagekräftiger war als die bisherigen Beschreibungen der Beeinträchtigungen mit den Begriffen »leicht«, »mittelschwer« und »schwer«. Wir waren der Meinung, wenn es uns gelänge, ein System mit aussagekräftigen Begriffen und Levels zu schaffen, die operationalisiert und reliabel für alle Untersucherinnen sind, könnte es uns möglich sein, die Unsicherheit bei der Interpretation und die Menge der Störfaktoren (Rauschen) innerhalb der Levels zu begrenzen.

Um dieses Problem anzugehen, haben wir in enger Zusammenarbeit mit klinisch tätigen Kolleginnen das ursprüngliche Gross Motor Function Classification System (GMFCS) (Palisano et al. 1997) für Kinder mit CP bis zum Alter von 12 Jahren entwickelt und getestet. Die fünfstufige GMFCS erwies sich für Kinder mit CP im Alter von über 2 Jahren als recht reliabel. Auch im weiteren Verlauf hat sich die Stabilität der GMFCS gezeigt (Wood und Rosenbaum 2000; Palisano et al. 2006), da junge Kinder mit CP im Allgemeinen vom Säuglingsalter bis in die späte Vorpubertät in demselben GMFCS-Level verbleiben. Wie weiter unten beschrieben, wurde das GMFCS inzwischen überarbeitet und um eine Altersgruppe für Jugendliche im Alter von 12–18 Jahren erweitert – siehe ▶ Anhang 8 und https://www.canchild.ca/en/resources/42-gross-motor-function-classification-system-expanded-revised-gmfcs-e-r.

Das GMFCS füllte eindeutig eine Lücke in diesem Bereich: Anfang des Jahres 2020 war sie in der Literatur fast 6.500-mal zitiert und in mindestens 25 Sprachen übersetzt worden und wird heute in praktisch allen Veröffentlichungen über CP verwendet. Das GMFCS scheint eine nützliche Stratifizierungsvariable zu sein, die mit anderen Indikatoren für die Schwere der funktionellen Beeinträchtigung korreliert (Beckung und Hagberg 2002; Saigal et al. 2005). Es hat sich gezeigt, dass das GMFCS linear und stark mit dem Risiko von Hüftproblemen bei Kindern mit CP korreliert (Soo et al. 2006; Hagglund et al. 2007). Eine Reihe von Autorinnen haben das GMFCS verwendet, um den klinischen oder gesundheitlichen Status ihrer Populationen zu beschreiben (Barwood et al. 2000; Mall et al. 2000; McBride et al. 2000; Nordmark et al. 2000; Mahoney et al. 2001; Kennes et al. 2002; Parkes et al. 2005) oder über Ergebnisse je nach »Schweregrad« der CP zu berichten (Vohr et al. 2000). Weiterhin haben wir durch das GMFCS gelernt, dass es Aspekte im Leben von Menschen gibt (wie z. B. die selbstberichtete Lebensqualität), die *nicht* von der körpermotorischen Fähigkeit abhängen (Rosenbaum et al. 2007b). Das GMFCS ist auch nützlich, um klinische und administrative Zwecke wie Therapieplanung, Leistungserbringung und Kommunikation zwischen den Kolleginnen des klinischen Teams zu unterstützen. Morris und Bartlett (2004) untersuchten in einem Review Veröffentlichungen, in denen das GMFCS verwendet wurde, um deren Wirkung und Nutzen zu dokumentieren. Dies wurde anschließend von Gray et al. (2010) aktualisiert. Es wurde auch ein Elternfragebogen über das GMFCS-Level entwickelt und dieser zeigte, dass eine ausgezeichnete Übereinstimmung der Bewertung der GMFCS durch medizinische Fachleute für Kinder mit CP im Alter zwischen 6 und 12 Jahren bestand. (Morris et al. 2004).

Schritt 1a: Erweiterung des GMFCS auf Jugendliche: Erstellung des GMFCS E&R

Als das GMFCS Mitte der 1990er Jahre entwickelt wurde, beschrieb unsere Forschungsgruppe die unterschiedlichen körpermotorischen Entwicklungsmuster nur bis zum Alter von 12 Jahren. Der einfache Grund war, dass weder die Mitarbeiterinnen unserer Forschungsgruppe noch die Literatur über genügend systematische Erfahrungen der motorischen Funktion von Jugendlichen mit CP verfügten, um die Probleme auf intelligente Weise anzugehen. Erst nachdem wir zwei Längsschnittstudien zur körpermotorischen Entwicklung bei Kindern und Jugendlichen mit CP (die Ontario Motor Growth Study [OMG] [Rosenbaum et al. 2002] und die Adolescent Study of Quality of Life, Mobility and Exercise [ASQME] [Hanna et al. 2009]) abgeschlossen hatten, verfügten wir über Daten, mit denen wir das GMFCS auf Jugendliche und junge Erwachsene ausweiten konnten (Palisano et al. 2008). Seitdem wurde das GMFCS hinsichtlich seiner Fähigkeit zur Klassifizierung der motorischen Funktion bei Erwachsenen mit CP validiert (z. B. Jahnsen et al. 2006; McCormick et al. 2007). Ein Video mit Beschreibung und Demonstration des GMFCS ist unter https://vimeo.com/293380093 verfügbar.

In letzter Zeit haben Towns et al. (2017) darüber berichtet, wie häufig das GMFCS unsachgemäß eingesetzt wurde und haben genau erklärt, wie solche inadäquaten Anwendungen des GMFCS zu Verwirrung und ungültigen Informationen führen können.

GMFCS-Analoga

Als das GMFCS veröffentlicht wurde, bestand bei vielen die Sorge, dass wir offensichtlich die »Feinmotorik« und andere funktionelle Fähigkeiten und Bedürfnisse von Kindern mit CP vernachlässigt hatten. In der Tat hatten wir uns, um die Dinge einfach zu halten, absichtlich auf nur einen Aspekt der Fähigkeiten von Kindern konzentriert (»Körpermotorik«, da diese von vielen als das Hauptmerkmal der CP angesehen wird [Rosenbaum et al. 2007a]). In Zusammenarbeit mit Kolleginnen, die Expertinnen auf dem Gebiet der manuellen Fähigkeiten und der Kommunikation sind, wurden jedoch zwei neue funktionelle Klassifikationssysteme entwickelt und veröffentlicht. Das Manual Ability Classification System (MACS) (Eliasson et al. 2006) (www.macs.nu) und das Communication Function Classification System (CFCS) (Hidecker et al. 2011) (http://cfcs.us) werden jetzt vielfach verwendet. Wie das GMFCS E&R können sowohl das MACS als auch das CFCS kostenlos aus dem Internet heruntergeladen werden, indem Sie die URL am Ende jedes Systems verwenden. Wir sind uns bewusst, dass, nachdem wir die Prozesse beschrieben haben, mit denen das GMFCS entwickelt wurde (Rosenbaum et al. 2008), auch weitere Systeme entwickelt wurden, um unter anderem Funktionsaspekte wie Essen und Trinken bei Menschen mit CP (Sellers et al. 2014) und soziale Kommunikation bei Kindern mit Autismus-Spektrum-Störungen (DiRezze et al. 2016) zu untersuchen.

Schritt 2: Erstellung eines intervallskalierten Tests: Die GMFM-66

Zur Erstellung und Validierung der intervallskalierten GMFM-66-Version der ursprünglichen GMFM-88 (Russell et al. 2000; Avery et al. 2003) wurde eine umfangreiche Analyse durchgeführt, welche in ▶ Kap. 4 ausführlich beschrieben wurde.

Schritt 3: Prospektive Erfassung der motorischen Entwicklung

Die ursprünglichen GMFM-Daten, die zur Erstellung der von Scrutton und Rosenbaum (1997) veröffentlichten motorischen Entwicklungskurven verwendet wurden, kamen aus Querschnittsbeobachtungen der GMFM-Scores zum Zeitpunkt 1 aller Kinder mit CP, die an unserer ersten Studie zur Bestätigung der Reliabilität und Validität der GMFM-88 teilnahmen. Somit spiegeln sie relativ grobe Muster des motorischen »Wachstums« wider, die durch die Annahme entstanden sind, dass die Daten verschiedener Kinder innerhalb des gleichen Schweregrades in verschiedenen Altersstufen logisch verbunden werden könnten, um zugrunde liegende Muster zu erkennen. Dabei wurde unter anderem davon ausgegangen, dass die motorische Entwicklung bei verschiedenen Kindern recht gleichmäßig verläuft und dass Alter und Schweregrad die wichtigsten Faktoren für den motorischen Fortschritt sind. Dabei handelt es sich wahrscheinlich um ziemlich naive Vorstellungen.

Wir erkannten, dass wir systematische Beobachtungen der motorischen Entwicklung einer repräsentativen Population von Kindern mit CP, die systematisch getestet und prospektiv über einen ausreichend langen Zeitraum verfolgt wurden, brauchten, um *individuelle* longitudinale Muster der motorischen Entwicklung zu erkennen (in Analogie zu körperlichen Veränderungen als »motorisches Wachstum« bezeichnet). Die »Minikurven« der Kinder könnten dann mithilfe geeigneter statistischer Methoden zu Kurven kombiniert werden, die die tatsächlichen Muster der motorischen Entwicklung über die Zeit bei Kindern mit verschiedenen funktionellen »Levels« der CP genauer widerspiegeln als Kurven, die ausschließlich auf Querschnittsdaten basieren.

Die Daten der Ontario Motor Growth Study (OMG) ermöglichten uns dies mithilfe der GMFM-66 und führten zur Veröffentlichung des ersten prospektiv erarbeiteten motorischen Entwicklungsmodells in dieser Population (Rosenbaum et al. 2002). Kurz zusammengefasst wurden 657 Kinder mit CP im Alter von unter 2 bis 11 Jahren bei Eintritt in die Studie zufällig aus einer bevölkerungsbasierten Kohorte von über 2200 Kindern in Ontario ausgewählt. Therapeutinnen, die das Kriterium der Reliabilität erfüllten, testeten die Kinder durchschnittlich viermal mit der

GMFM im Verlauf der 4-jährigen Studie (alle sechs Monate, wenn die Kinder unter sechs Jahre alt waren, danach jährlich).

Die Muster der motorischen Entwicklung, die sich für die Kinder in jedem GMFCS-Level herauskristallisierten, sind robust und im Verlauf relativ stabil. Sie bestätigten die ursprüngliche Querschnittsuntersuchung, erweiterten sie aber in wichtigen Punkten. Aufgrund der Größe und des Umfangs der Studie wurde es möglich, den Eltern eine ziemlich genaue Prognose über die langfristige motorische Entwicklung ihres Kindes zu geben. Die Einzelheiten der Kurven können unter https://www.canchild.ca/en/resources/237-motor-growth-curves eingesehen werden, wo auch der vollständige Originalartikel verfügbar ist. (Beachten Sie jedoch, dass die GMFM-Kurven nur bestimmte Aspekte der »Quantität« der motorischen Funktion [das, was die Menschen tun] beschreiben, nicht aber die Qualität, und sie geben auch keine Auskunft über andere potenziell wichtige Aspekte, wie Menschen mit CP ihre motorischen Fähigkeiten nutzen. Auf diese Aspekte wird weiter unten eingegangen.)

Therapeutinnen und andere Personen waren sehr an der Möglichkeit interessiert, die motorische Entwicklung und den Fortschritt einzelner Kinder zu verfolgen, die wiederholt mit der GMFM getestet wurden. Um dieser Frage nachzugehen, wurden für jedes GMFCS-Level Perzentilenkurven erstellt (Hanna et al. 2008), die unter https://canchild.ca/system/tenon/assets/attachments/000/000/222/original/tabulated_gmfm66_percentiles.pdf heruntergeladen werden können. (Beachten Sie, dass diese Kurven mithilfe des GMAE-2 entwickelt wurden; sie sind jedoch auch für die mit dem GMAE-3 berechneten Werte geeignet).

Schritt 4: Das Leben von Jugendlichen mit Cerebralparese

Wie bereits erwähnt, gab es zum Zeitpunkt der Durchführung der OMG-Studie nur wenige systematische Informationen über das Leben von Jugendlichen mit CP. Da die Population, die an der OMG-Studie teilgenommen hatte, weiterhin zur Verfügung stand, rekrutierten wir 230 der ursprünglichen Kinder – inzwischen 11 Jahre und älter – und verfolgten ihre motorische und sonstige Entwicklung weitere fünf Jahre lang im Rahmen der Adolescent Study of Quality of Life, Mobility and Exercise (ASQME-Studie). Indem wir die zuvor erhobenen Daten mit Informationen über ihre Motorik ergänzten, konnten wir feststellen, dass während der Adoleszenz die GMFM-66-Scores bei Personen mit GMFCS-Level I und II im Durchschnitt stabil blieben, dagegen die Werte bei Level III, IV und V um durchschnittlich 6,4 bis 7,8 Punkte zurückgingen, was auf einen gewissen Funktionsverlust hinweist (Hanna et al. 2009; Bartlett et al. 2010a). Bislang ist die Erklärung für diese beobachteten Veränderungen der Motorik im täglichen Leben und deren Auswirkungen auf die jungen Menschen noch unklar, und dies ist eindeutig ein Anlass für weitere Untersuchungen (Bartlett et al. 2010b).

Viele andere wichtige Erkenntnisse über das Leben dieser jungen Menschen sind inzwischen veröffentlicht worden, unter anderem darüber, wie sie sich selbst sehen (Livingston et al. 2011; Stewart et al. 2012), ihre Perspektiven der Mobilität einschätzen (Palisano et al. 2009) und wie junge Menschen mit CP ihre Lebensqualität sehen und darüber berichten (Rosenbaum 2009).

Schritt 5: Weitere Entwicklung der GMFM durch Kolleginnen in vielen Ländern

Es wurden zwei systematische Ansätze gemacht, um kürzere Versionen der GMFM-66 zu entwickeln und zu bewerten. Dabei handelt es sich um den Item-Set-Ansatz (Russell et al. 2010) und den Basal & Ceiling-Ansatz (GMFM-66-B&C) (Brunton und Bartlett 2011), die beide in ▶ Kap. 5 ausführlich beschrieben wurden.

Beispiele für andere Anpassungen der GMFM sind die Arbeiten von Salavati et al. 2014 zur Erstellung der GMFM-88-CVI (Cerebral Visual Impairment). Das Ziel war, die Items der GMFM-88 beizubehalten, aber die Anweisungen so zu verändern, dass verbale und manuelle Unterstützung, Art von Testmaterialien und Umgebung für Kinder mit Sehbehinderungen möglich sind. Sie haben die Arbeiten zum GMFM-88-CVI über mehrere Jahre hinweg fortgesetzt (Salavati et al. 2015, 2017) um dessen Verwendung für Kinder mit CVI weiter zu evaluieren.

Es gab auch mehrere Veröffentlichungen, in denen über die Arbeit und Qualität von Übersetzungen der GMFM berichtet wurde. Dieser selektive Überblick zeigt, wie wichtig es ist, auf die Reliabilität dieser Übersetzungen zu schauen, so wie es einige unserer Kolleginnen auf der ganzen Welt getan haben. Diese werden hier kurz vorgestellt und gegebenenfalls kommentiert.

- *Brasilianische Übersetzung der GMFM*
  - Almeida et al. (2016) fanden eine ausgezeichnete Intra- und Interrater-Reliabilität der ins brasilianische Portugiesisch übersetzten GMFM-66 für Kinder mit CP in den GMFCS-Levels I bis IV.
- *Chinesische Übersetzung der GMFM*
  - Die Reliabilität der chinesischen Übersetzung der GMFM wurde bei Kindern mit CP im Alter von unter 3 Jahren untersucht (Shi et al. 2006). Die Ergebnisse zeigten, dass die GMFM-66 eine gute Reliabilität und Validität bei der Untersuchung der motorischen Funktion von Kindern aufweist. Diese Studie untersuchte auch einen Vergleich einer 73-Item-GMFM-Skala, die mit der Rasch-Analyse der GMFM-88 entwickelt wurde, und empfiehlt die Verwendung der GMFM-66 als präziseres Maß für die Veränderung der motorischen Funktion.

- *Koreanische Übersetzung der GMFM*
  - Ferre-Fernandez (2020) berichten über eine koreanische Übersetzung der GMFM-88, die von den Autoren als K-GMFM-88 bezeichnet wird (Ko und Kim 2012). Ko und Kim führten eine direkte Übersetzung der GMFM-88 und eine Rückübersetzung durch, bevor sie ihre Konstruktvalidität und Interrater-Reliabilität an 39 Kindern mit CP untersuchten und ihre Verwendung in Korea empfahlen. Eine andere Studie, die ein Jahr zuvor veröffentlicht wurde (Park et al. 2011), führte ebenfalls Validierungsarbeiten an einer koreanischen Version der GMFM durch. Sie führten eine Rasch-Analyse einer koreanischen Übersetzung der GMFM bei 206 Kindern mit CP durch und überarbeiteten die Bewertung, indem sie die Antwortoptionen 1 und 2 auf der Grundlage ihrer Ergebnisse zusammenfassten. Aus diesen beiden Veröffentlichungen geht hervor, dass zwei Versionen der koreanischen Übersetzung verwendet werden, was in der zukünftigen Forschung zu Verwirrung und Missverständnissen führen kann, wenn kein Konsens darüber erzielt wird, welche Version die stärksten psychometrischen Eigenschaften aufweist und konsequent verwendet werden sollte.
- *Persische Übersetzung der GMFM*
  - Iranische Kollegen haben die Reliabilität der persischen Version der GMFM untersucht (Salehi et al. 2015). Sie berichteten, dass der ICC sowohl für die Interrater-Reliabilität als auch für die Intrarater-Reliabilität bei 0,99 lag, mit einem 95%igen Konfidenzintervall (CI) = 0,99–1. Zusammen mit der akzeptablen internen Konsistenz kamen sie zu dem Schluss, dass die persische Version der GMFM-88 ein zuverlässiges Instrument zur Quantifizierung der motorischen Funktion bei Kindern mit CP ist.

Schritt 6: Weitere Entwicklungen des Tests

Trotz mehr als zwei Jahrzehnten gezielter Forschung zur Entwicklung von Messverfahren gibt es noch viel zu lernen, um die Muster der motorischen Entwicklung von Kindern und Jugendlichen mit CP zu verstehen und um zu lernen, wie wir sie am besten fördern können. Die verfügbaren Tests sind heute in der Lage, Veränderungen quantitativer Aspekte der motorischen »Funktion« von Kindern mit CP zu erfassen, die Testung qualitativer Veränderungen bleibt aber eine große Herausforderung.

Um diese Lücke zu schließen, hat Dr. Virginia Wright eine vollständige Umstrukturierung der Gross Motor Performance Measure (GMPM) vorgenommen (Wright et al. 2014). Die GMPM war ursprünglich der GMFM nachempfunden und erhielt den Namen GMPM, um die »Leistung/Performance« von der »Funktion« (der GMFM) zu trennen, d. h. »Wie gut ist die Qualität der GMFM-Aktivitäten, die ein Kind ausführen kann«. Die GMPM war für die klinische Anwendung zu schwierig und umständlich und wurde als unvollständig empfunden. Jedoch, aufbauend auf der grundlegenden Arbeit von Boyce und Kollegen (Boyce et al. 1991a, 1991b, 1992, 1993; Gowland et al. 1995; Zdrobov und Harding 1995), entwickelten Dr. Wright und Team die Quality-FM (QFM) (Wright et al. 2010). Die QFM verwendet dieselben Kriterien der »Qualität« wie Ausrichtung, Gewichtsverlagerung, Koordination, dissoziierte Bewegungen und Stabilität, die bei der Entwicklung der GMPM identifiziert und auf die Dimensionen D: »Stehen« und E: »Gehen-Rennen-Springen« der GMFM-88 angewandt wurden, nicht aber auf die niedrigeren Funktions-Items. Dieser Ansatz basierte auf der in der ursprünglichen GMPM-Arbeit gemachten Beobachtung, dass eine Veränderung der »Qualität« der motorischen Kontrolle erst dann eintritt, wenn die Kinder die grundlegenden motorischen Fertigkeiten erworben und begonnen haben, diese zu üben und zu festigen (d. h, wenn das Kind die GMFM-Items zumindest teilweise ausführen kann [d. h., wenn es bei dem Item eine 2 oder 3 erreicht]). Die QFM ist für Kinder mit Cerebralparese ab 5 Jahren und einem GMFCS-Level von I, II und III geeignet. Die QFM wird anhand eines Videos der GMFM des Kindes ausgewertet und erfordert etwa 60–90 Minuten Bearbeitungszeit. Die Reliabilität wurde nachgewiesen (Wright et al. 2014; Tustin et al. 2016), und mehrere internationale klinische Forschungsgruppen arbeiten an der Bewertung der Aussagekraft. Die QFM sollte von einer Therapeutin bewertet werden, die Erfahrung mit der Durchführung der GMFM-66 hat und den QFM-Kriteriumstest absolviert und bestanden hat. Weitere Informationen finden Sie unter https://hollandbloorview.ca/research-education/bloorview-research-institute/outcome-measures/quality-fm.

Ein weiterer Aspekt des motorischen Entwicklungsprogramms ist die Tatsache, dass junge Menschen im GMFCS-Level I oft einen GMFM-Score von mindestens 95 % erreichen, aber immer noch unterschiedliche motorische Kapazitäten und das Potenzial haben, mehr Aktivitäten durchzuführen, als die GMFM-66 erfasst. Um dieses Problem zu lösen, haben Dr. Wright und mehrere ihrer Doktorandinnen in der Abteilung für Physiotherapie an der Universität Toronto den Test GMFM *Challenge* entwickelt, eine Erweiterung der GMFM, die die Leistung bei einigen Items des schwierigeren Niveaus (fortgeschrittene motorische Fähigkeiten) für Kinder im Level I und II (gehfähig ohne Mobilitätshilfen) im Alter von 6 Jahren und älter untersucht (Wilson et al. 2011; Glazebrook und Wright 2014). Die *Challenge*-Items testen Fähigkeiten auf höherem Niveau, die Kinder und Jugendliche als wichtig erachten, um in Schule und Freizeit leistungsfähig zu sein. Sie fokussieren auf Geschwindigkeit, Gleichgewicht, Koordination, Integration von Bewegungen der oberen und unteren Extremitäten und auf die Durchführung von zwei Aufgaben gleichzeitig. Jede der 20 Fähigkeiten wird auf einer fünfstufigen Antwortskala von 0 bis 4 mit Item-spezifischen Antwortmöglichkeiten bewertet. Die Testdurchführung dauert 45–60 Minuten und erfordert eine 10 m lange Strecke. Die dynamischen Testprinzipien der *Challenge* sind so konzipiert, dass das Kind maximal gefordert ist und es ihm ermöglicht, seine besten Fähigkeiten im Rahmen eines spielerischen Testansatzes zu zeigen (Gibson et al. 2018). Reliabilität (Interrater- und Test-Retest-) und diskriminante Validität wurden nachgewiesen (Wright et al. 2018) und eine Rasch-skalierte 20-Item-Version ist zusammen mit einer Item-Map-Darstellung in Anlehnung an die GMFM-66 verfügbar, um die Zielsetzung zu unterstützen

(Wright et al. 2016). Zum Zeitpunkt der Drucklegung dieses Buches läuft die Validierung einer Parallelversion des *Challenge-Funs* (zunächst als Challenge-III [Brewer et al. 2016] entwickelt) durch das Challenge-Entwicklungsteam für Kinder mit GMFCS-Level III.[3]

Die *Challenge* sollte von einer Untersucherin angewandt und bewertet werden, die Erfahrung mit der Durchführung der GMFM-66 hat, den *Challenge*-Schulungskurs absolviert und den *Challenge*-Kriterientest bestanden hat. Weitere Informationen finden Sie unter https://hollandbloorview.ca/challenge. Eine Parallelversion mit ähnlichen Schulungs-anforderungen wurde vom *Challenge*-Entwicklungsteam für Kinder mit erworbenen Hirn-verletzungen (Acquired Brain Injury: ABI) entwickelt und validiert (Wong et al. 2014). Weitere Informationen zur *ABI Challenge-Testung* (*ABI-CA*) finden Sie unter https://hollandbloorview.ca/abi-challenge-assessment.

GMFM-Anpassung für Kinder unter 2 Jahren

Hielkema et al. (2013) untersuchten die GMFM-88 und GMFM-66 bei 12 Kleinkindern unter 2 Jahren und empfahlen eine Anpassung der Bewertung einzelner Items, um die Responsivität für Veränderungen zu verbessern. Sie empfehlen weitere Arbeiten zur Validierung dieser Anpassung, aber zum jetzigen Zeitpunkt sind uns keine weiteren veröffentlichten Untersuchungen dazu bekannt.

Anwendung auf andere Erkrankungen von Kindern

Die GMFM-88 und die GMFM-66 wurden für die Anwendung bei Kindern mit CP entwickelt und validiert, daher sind alle Testeigenschaften spezifisch für diese Population. Sollten die GMFM-Tests in anderen Populationen zur Untersuchung der motorischen Funktion verwendet werden, ist es wichtig festzustellen, ob die Testeigenschaften beibehalten werden. Dies ist besonders wichtig für die GMFM-66, da die Item-Schwierigkeiten (Gewichtung) für Kinder mit anderen Diagnosen unterschiedlich sein können. Da die Validierung ein langwieriger und mühsamer Prozess ist, wurde sie nicht immer vor der Anwendung durchgeführt, und die Forscherinnen haben versucht, die GMFM-Tests einzusetzen und unternahmen dabei unterschiedliche Versuche, diese Verwendung zu rechtfertigen. Im Folgenden sind einige Beispiele für die Anwendung bei verschiedenen Diagnosen aufgeführt.

---

3   Anmerkung zur deutschen Übersetzung der dritten Auflage dieses Werks: Damit ist der Zeitpunkt der Drucklegung der englischen Originalausgabe dieses Werks gemeint.

Schädel-Hirn-Trauma (SHT)

Eine Studie von Kelly et al. (2015) liefert ein Beispiel für die Bedeutung der GMFM-66, Veränderungen der motorischen Funktion bei Patienten zu beschreiben, die sich von einem Schädel-Hirn-Trauma erholen. Die Autoren weisen jedoch darauf hin, dass es wichtig wäre, die GMFM-66-Hierarchie und die Gewichtung der Items in einer großen Stichprobe von Patienten, die sich von einem Schädel-Hirn-Trauma erholen, zu bestimmen. In der Zwischenzeit schlagen sie vor, die CP-Schätzungen für die SHT-Population zu verwenden. Linder-Lucht et al. (2007) verwendeten ähnliche Hypothesen wie die ursprünglichen von Russell et al. 1989 zur Validierung der GMFM-88- und GMFM-66-Scores und der Veränderungs-Scores bei Kindern mit SHT, ebenso wie zur Bestimmung der Test-Retest-Reliabilität. Sie kamen zu dem Schluss, dass sie für beide Versionen der GMFM bei Kindern und Jugendlichen mit SHT überzeugende Beweise für Reliabilität und Validität haben.

Akute lymphoblastische Leukämie

Wright und Fairfield (2007) verwendeten die GMFM-88, um die GMFM-ALL zu entwickeln, einen verkürzten Test zur Untersuchung der motorischen Leistung von Kindern, die wegen akuter lymphoblastischer Leukämie behandelt werden. Interrater- und Test-Retest-Reliabilität sowie Konstruktvalidität wurden nachgewiesen.

Down-Syndrom

Die Entwicklerinnen der GMFM haben über die Anwendung der Messung bei Kleinkindern mit Down-Syndrom berichtet (Russell et al. 1998; Palisano et al. 2001; Gemus et al. 2001), Informationen zur Validierung hierzu sind in ▶ Kap. 6 dieses Handbuchs enthalten.

Kongenitale Muskeldystrophie (Typ Fukuyama)

In einer Studie zur Untersuchung der Reliabilität und Validität der GMFM-88 für Menschen mit kongenitaler Muskeldystrophie Typ Fukuyama (FCMD) fanden Sato et al. (2017) eine ausgezeichnete Reliabilität und Validität. In dem Artikel war nicht klar, ob das Original der GMFM-88 oder eine japanische Übersetzung verwendet wurde. Darüber hinaus wurde die Bewertung modifiziert, um Rohwerte anstelle von Prozentwerten zu verwenden, was die Interpretation fraglich macht.

Osteogenesis Imperfecta

Ruck-Gibis et al. (2001) ermittelten anhand von Untersuchungen, die auf Videos aufgenommen wurden, die Intra- und Interrater-Reliabilität der GMFM-88 bei Kindern mit Osteogenesis imperfecta (OI) und kamen zu dem Schluss, dass pädiatrische Therapeutinnen, die mit der GMFM vertraut sind, den Test reliabel bewerten können. Die Reliabilität von Durchführung und Bewertung der GMFM haben sie bisher noch untersucht.

Pompe-Krankheit

Kishnani et al. (2019) berichteten über die Anwendung der GMFM-88 in einer Population von Kindern mit Morbus Pompe, wobei sie einräumten, dass es keine formale Validierung der Messeigenschaften in dieser Population gegeben habe.

Spinale Muskelatrophie (SMA)

Nelson et al. (2006) berichteten über eine Validierungsstudie zur Anwendung der GMFM-88 bei Kindern mit spinaler Muskelatrophie. Sie nahmen Bezug auf frühere Arbeiten zur Reliabilität (Iannaccone und Hynan 2003) und kamen zu dem Schluss, dass die GMFM-88 ein reliables, valides und sensitives Messinstrument für Kinder mit SMA ist. Sie gaben zwar an, dass sie die Durchführungsrichtlinien des Handbuchs befolgten, verwendeten aber einen »angepassten Score« und nicht die empfohlenen Bewertungsrichtlinien.Zika-Virus-Embryopathie

In dem Bemühen, den Schweregrad der motorischen Probleme bei Kindern mit kongenitalem Zika-Syndrom besser zu beschreiben, wurden das GMFCS und die GMFM vor kurzem zur Bewertung der motorischen Fähigkeiten von 59 Kindern verwendet, die mit dem Syndrom geboren wurden (Melo et al. 2020). Die Mehrheit der Kinder wurde mit GMFCS-Level V eingestuft und hatte extrem niedrige GMFM-Werte. Die Berechnung der GMFM-Scores schien nicht den Leitlinien zu entsprechen, da die berichteten GMFM-Scores zwischen 5 und 210 lagen. Natürlich ist es wichtig darauf hinzuweisen, dass Personen in der Anwendung und Bewertung des Tests geschult werden müssen und dass, wo immer möglich, spezielle Tests für unübliche Populationen, wie für diese Gruppe von kleinen Kindern erforderlich sind. Studien von Ventura et al. (2019) und Fyfe (2019) haben diese Fragen zur Entwicklung der GMFM weiter untersucht.

GMFM App+

Wir haben in einem langen und komplexen Prozess eine GMFM App+ entwickelt, wie im Vorwort zu dieser dritten Auflage beschrieben. Die App enthält die neueste Version des computergestützten GMAE-Bewertungssystems (GMAE-3) und wird in ▶ Anhang 3 beschrieben.

Lehrmaterialien

Zusätzlich zu diesem Handbuch stehen Materialien zur Verfügung, mit denen die Nutzerinnen die Anwendung der GMFM erlernen und ihre Leistung anhand eines Standards testen können. Das GMFM-Schulungsvideo gibt einen Überblick über die Entwicklung und Anwendung des GMFM-Instruments und enthält Beschreibungen und Videoclips von Kindern, die ausgewählte GMFM-Items aus jeder Dimension durchführen. Der GMFM-Kriterientest ist ein Online-Test mit Multiple-Choice-Fragen und Videoausschnitten von GMFM-Items, der einen Vergleich der eigenen Kenntnisse und Scores mit dem Kriterium ermöglicht. Informationen über diese Materialien sind im CanChild-Shop auf der CanChild-Website (www. canchild.ca) erhältlich.

Zukunftsperspektiven

Nachdem nun in vielen Ländern zahlreiche motorische Entwicklungsdaten erhoben wurden, bieten sich interessante Möglichkeiten, detaillierte Längsschnittstudien mit Kindern vergleichbaren Alters und GMFCS-Levels, deren CP-Manifestationen sich phänomenologisch unterscheiden, durchzuführen. Smits et al. (2013) verwendeten die GMFM-66 und das GMFCS, um die Muster der motorischen Entwicklung von Kindern mit CP in den Niederlanden zu beschreiben, und unterschieden dabei fünf Muster, die den ursprünglichen motorischen Wachstumskurven ähneln. Ähnliche Arbeiten wurden auch in Norwegen durchgeführt (Myklebust et al. 2014).

Diese Informationen ermöglichen Neuropädiaterinnen eine spezifischere Therapie- und Versorgungsplanung, basierend auf detaillierten Mustern der motorischen Funktion, die für Kinder mit unterschiedlichen Formen der motorischen Beeinträchtigung charakteristisch sind. Solche Prognosen sind präziser und hilfreicher für Eltern und Therapeutinnen. Wenn die über die GMFM App+ erfassten Daten zentrenübergreifend gesammelt werden, ist es möglich, eine große und vielfältige Datenbank aufzubauen und diese Daten systematisch zu untersuchen.

Das GMFCS hat ein Instrument zur Verfügung gestellt, mit dem Kinder mit CP in fünf offenbar unterschiedliche Gruppen hinsichtlich ihrer motorischen Entwicklung eingeteilt werden können. Durch die sorgfältige Untersuchung des Gesundheitszustands großer Populationen von Kindern unterschiedlichen Alters und unterschiedlicher Schweregrade der CP in großen gemeinsamen Studien war es möglich, die Wahrscheinlichkeit verschiedener Gesundheitszustände nach Alter und GMFCS-Level einzuschätzen (Kennes et al. 2002; Parkes et al. 2005; Saigal et al. 2005; Rosenbaum et al. 2007b). Diese Informationen sind sowohl epidemiologisch als auch klinisch wertvoll und liefern ein weit detaillierteres Bild der Population von Kindern und Jugendlichen mit CP, als derzeit verfügbar ist.

Frühere Arbeiten von Russell und Gorter (2005) untersuchten, inwieweit Hilfsmittel und Orthesen die mit der GMFM getestete motorische Funktion verändern. Eine weitere Richtung für zukünftige systematische (vermutlich multizentrische) Forschung könnte mit Kindern durchgeführt werden, die Orthesen tragen, sodass die GMFM-66 die Kinder unter diesen normalen Bedingungen bewerten würde.

Es besteht ein anhaltender Bedarf für besseres Verständnis der motorischen Entwicklungsmuster in den Randbereichen der Kindheit – bei Säuglingen und Kindern im Kleinkindalter mit CP, sowie bei Jugendlichen und jungen Erwachsenen. Insbesondere stellt sich die Frage, wie sich die Muster der sehr frühen Entwicklung auf die späteren Befunde auswirken, und zwar sowohl in Bezug auf die »Aktivität« als auch auf die »Teilhabe« (WHO 2001). Die Vorhersagekraft der GMFCS für Kinder unter 2 Jahren ist nach wie vor begrenzt (Palisano et al. 1997; Wood und Rosenbaum 2000; Gorter et al. 2008). Dies mag daran liegen, dass zu dem etwas eingeschränkten motorischen Repertoire des Säuglings relativ wenige Informationen verfügbar sind. Vielleicht sind die Frühmanifestationen der motorischen Beeinträchtigungen, die zu einer CP werden, weniger stabil als die Muster, die bei älteren Kindern im Vorschul- und Schulalter zu beobachten sind, sodass in den frühen Entwicklungsphasen der relativ dramatische Erwerb einer motorischen Fähigkeit die gesamte Perspektive auf den GMFCS-Status eines Kindes verändern kann. Es ist nicht überraschend, dass sich unsere Fähigkeit, langfristige motorische Ergebnisse zu prognostizieren, verbessert, wenn das Kind älter wird (Wood und Rosenbaum 2000). Um die wichtigsten Fragen der Eltern von Kleinkindern mit CP nach der Prognose für die Motorik ihres Kindes möglichst effektiv beantworten zu können, muss die motorische Entwicklung von Kleinkindern weiter untersucht und sorgfältig aufgezeichnet werden.

Wir hoffen, dass die Leserinnen aus diesem Kapitel mitnehmen, dass die Entwicklung von klinischen Testinstrumenten ein fortlaufender Prozess ist. Das Jahr 2020 hat dramatische Veränderungen der Umwelt mit sich gebracht, die sich auf die klinische Praxis und die Forschung auswirken. Die Bewertung der GMFM-Items mittels Videoaufzeichnung, eine in der Forschung angewandte und von Franki et al. (2015) als zuverlässig befundene Praxis, könnte sich in der klinischen Praxis durchsetzen. Durch den Einsatz der besten Methoden der modernen Messtechnik und die Zusammenarbeit mit klinischen Kollegen und Familien können wir die Instrumente weiter verfeinern, ihre Durchführung unter einer Reihe von Bedingungen, einschließlich virtueller Betreuung, testen und das Feld voranbringen. Diese Geschichte einer 35-jährigen Entdeckungsreise (die immer noch aktiv ist) spiegelt hoffentlich diese Möglichkeiten wider.

Offene Fragen: Was wir durch Fragen von Kolleginnen aus aller Welt gelernt haben

Die Autorinnen dieser dritten Ausgabe des GMFM-Handbuchs haben sich über viele Jahre mit der Entwicklung und Validierung der GMFM, der Anwendung, Vermittlung, Verbreitung und Erklärung zum richtigen Einsatz des Tests beschäftigt. Während dieser Zeit hatten wir die Gelegenheit, viele Fragen zur GMFM zu beantworten. Dadurch wurde unser Verständnis für das Testinstrument erweitert und wir wurden auf Themen aufmerksam gemacht, die nicht so optimal erklärt wurden, wie wir es hätten tun können. Im folgenden Text haben wir Kommentare, Vorschläge und Warnungen zur Verwendung und Interpretation der GMFM zusammengestellt. Die Kommentare sind nicht nach Wichtigkeit geordnet. Wir hoffen, dass diese Hinweise sowohl für neue als auch für erfahrene Benutzerinnen hilfreich sind.

Bitte verwenden Sie die offiziellen Durchführungs-und Bewertungsrichtlinien

Die Eigenschaften des Tests der GMFM (oder jeglichen anderen evaluativen Instruments) beruhen auf der Durchführung, Bewertung und Interpretation der Ergebnisse, wie sie von den Entwicklerinnen des Instruments beschrieben (und ursprünglich durchgeführt) wurden. Das bedeutet, dass die Reliabilität der Messung und die Validität der Ergebnisse auf der Grundlage einer bestimmten, in den Richtlinien beschriebenen Anwendung der Messung getestet wurden. Wenn die Richtlinien nicht sorgfältig befolgt werden, kann man nicht darauf vertrauen, dass die Ergebnisse korrekt sind. Also:

- Bitte LESEN Sie das Handbuch – zumindest die Durchführungs- und Bewertungsrichtlinien (▶ Kap. 6) für alle Items, die Sie testen, um sicherzustellen, dass Sie die Items korrekt durchführen. Dazu gehört auch, dass Sie die Items wie in diesem Kapitel beschrieben testen, denn die Bewertung der Items hängt von dem getesteten Kind/Jugendlichen und der Art und Weise ab, wie die Testung durchgeführt und ausgewertet wurde.
- Die »Regel des Konservatismus« besagt, dass ein Kind, das nur einen Teil der beschriebenen Durchführung von einem Item ausführen kann, *unterhalb* des entsprechenden Punkts bewertet werden muss. (Denken Sie daran: Wenn Sie einem Kind eine noch unvollständig entwickelte Fähigkeit anrechnen, bedeutet dies, dass eine *Veränderung* der Durchführung möglicherweise nicht erfasst wird, wenn das Kind seine Funktion verbessert).
- Bitte nehmen Sie *keine* »Abkürzungen«, wie z. B. Vermutungen über die Bewertung eines Items, wenn Sie es nicht beobachtet haben.
- Testen Sie das Kind bitte *nicht* mit Schuhen, Hilfsmitteln oder Orthesen, wenn Sie die GMFM-66 durchführen. Wenn Sie mit Schuhen, Hilfsmitteln oder Orthe-

sen testen, verwenden Sie die GMFM-88 und halten Sie sich an die in ▶ Kap.6 beschriebenen Richtlinien.

- Bitte verwenden Sie *keine* persönlichen Anpassungen für die Durchführung oder Bewertung.

Quantität versus Qualität

- Mit der GMFM soll beurteilt werden, *wie viel* (»Quantität«) das Kind bei einer Testung durchführen kann. Jedes Item kann vom Kind dreimal versucht werden und manchmal sind alle drei Versuche nötig. Wenn das Kind andererseits bestimmte Items spontan durchführen kann, wie zum Beispiel allein in den Raum gehen (Item Nr. 69: »Stand: geht 10 Schritte«), kann dieses Item als bestanden erfasst werden, ohne dass es nochmals formal getestet wird.

»Nicht getestet« versus »Getestet und nicht vollständig durchgeführt« – was ist der Unterschied?

- In der GMFM-88 wurde ein Kind, das nicht mit einem bestimmten Item getestet wurde oder sich weigerte, ein Item auszuprobieren, mit »0« bewertet. Mit Erfahrung und Entwicklung der GMFM-66 ist die Bewertung etwas differenzierter geworden. In der GMFM-66 wird unter Verwendung des GMAE-Bewertungsalgorithmus ein Item, das »nicht getestet (NT)« wurde, als solches gekennzeichnet, und der Algorithmus berücksichtigt dies. Daher ist es wichtig, bei der Beurteilung von Items, die das Kind bei der Testung tatsächlich nicht lösen kann (Bewertung »0«), und von Items, die – aus welchen Gründen auch immer – nicht getestet wurden (»NT«), sorgfältig zu sein.

Müssen wir alle Items mit der GMFM-66 testen?

- Es ist möglich, einen GMFM-66-Score zu erhalten, ohne alle Items zu testen (dies gilt allerdings *nicht* für die GMFM-88 – siehe unten). Dies reduziert die Testbelastung für Kinder, Familien und Therapeutinnen. Die Forschung hat gezeigt, dass ein valides Ergebnis mit nur 13 Items erzielt werden kann. Es mag zwar verlockend sein, die Mindestzahl von Items zu testen, aber die Übereinstimmung zwischen dem tatsächlichen Ergebnis und dem geschätzten Ergebnis (basierend auf der Testung einer geringeren Anzahl von Items) steigt mit der Anzahl der getesteten Items. Daher sollten die Untersucherinnen die Kinder ermutigen, so viele Items wie möglich zu bearbeiten, um einen möglichst genauen Score zu erreichen.
- Bei der Auswahl der Items ist es wichtig, dass Items getestet werden, welche den aktuellen Fähigkeiten des Kindes entsprechen und es somit Schwankungen in den Scores 0, 1, 2 und 3 gibt. Wenn ein Kind beispielsweise bei den getesteten Items nur die Scores »0« oder nur »3« erzielt, liegen nicht genügend Informatio-

nen über die Fähigkeiten und Grenzen des Kindes vor, um eine gute Einschätzung seiner Fähigkeiten zu erhalten.

Müssen wir alle Items mit der GMFM-88 testen?

- In der ursprünglichen GMFM-88 gab es die Möglichkeit, eine Untergruppe der »Dimensionen« zu testen, um einen Gesamt-Score in den Dimensionen oder im Zielbereich zu erhalten. Bei Verwendung der GMFM-66 ist dies nicht mehr notwendig oder sinnvoll, da die neue Computerauswertung mit der GMAE-Software genauere Werte berechnet, auch wenn nur ein Teil der Items getestet wird.

Sind die GMFM-88 und -66 austauschbar?

- Die GMFM-88 und die GMFM-66 sind *nicht* austauschbar. Die GMFM-66 ist zwar eine statistisch abgeleitete Untergruppe der 88 Items der ursprünglichen GMFM, aber die Bewertung unterscheidet sich (insbesondere durch die Möglichkeit der Bewertung »nicht getestet« im Gegensatz zu »Null«). Außerdem erfordert die GMFM-66 die GMAE-Auswertungssoftware und kann nicht von Hand berechnet werden (wie es bei der ursprünglichen GMFM möglich ist). Wir empfehlen außerdem, dass Sie, sobald Sie sich für eine der Kurzversionen der GMFM-66 entschieden haben (entweder die GMFM-66-IS [Item Sets] oder die GMFM-66-B&C [Basal & Ceiling]), diese Testversion weiterverwenden. Sie sollten nicht ausgetauscht werden.

Wozu kann die GMFM verwendet werden?

Zur *Beschreibung* der aktuellen motorischen Funktion

- Die GMFM bietet eine strukturierte Möglichkeit, ein breites Spektrum an motorischen Fähigkeiten zu erfassen. Die GMFM-88 wurde mit und für Kinder und Jugendliche mit Cerebralparese (CP) entwickelt und validiert, kann aber auch einen systematischen Überblick über die motorische Funktion bei Kindern und Jugendlichen mit anderen Erkrankungen geben.

Messung von Veränderungen in der motorischen Funktion – nur bei Kindern und Jugendlichen mit CP

- Mit der Entwicklung der GMFM wurde versucht, eine *valide Testung der Veränderung* der motorischen Fähigkeiten bei jungen Menschen mit CP zu erhalten. Alle verfügbaren Informationen zur Reliabilität und Validität von Veränderungen im Verlauf oder bei Interventionen gelten nur *für junge Menschen mit CP!*

- Daher *sollte die GMFM nicht zur Testung von Veränderungen bei jungen Menschen mit anderen Erkrankungen verwendet werden*, es sei denn, es wurde eine entsprechende Validierung vorgenommen, wie dies bei Kindern mit Down-Syndrom der Fall war (Russell et al. 1998).
- Falls klinische Wissenschaftlerinnen etwas Ähnliches wie die GMFM für Kinder und Jugendliche mit anderen neurologischen und neuromotorischen Beeinträchtigungen entwickeln möchten, stehen die Entwicklerinnen der GMFM gerne mit ihrer Erfahrung zur Verfügung. Das neue Messinstrument wäre natürlich nicht die »GMFM«, könnte aber den Zwecken dienen, die die GMFM erfüllt hat. Wie immer würde dies für alle anderen Bedingungen nur dann gelten, wenn diese Art von Ansatz für die Validierung in geeigneter Weise durchgeführt worden wäre.

Ein weiteres Instrument im Werkzeugkasten der motorischen Messungen ist das System zur Klassifizierung der motorischen Funktionen (GMFCS). Es gibt deutliche Hinweise darauf, dass das GMFCS häufig unsachgemäß verwendet wird, wodurch die Ergebnisse unbrauchbar oder sogar ernsthaft irreführend sind (siehe Towns et al. 2017).

Interpretation der Scores

- Bei der ursprünglichen Auswertung der GMFM-88 wurde davon ausgegangen, dass alle Items und alle Antwortmöglichkeiten innerhalb der Items gleich gewichtet wurden. Durch die Anwendung der Rasch-Theorie (Item Response Theory)-Skalierung war es möglich, durch die Beurteilung einer großen Anzahl von Kindern und die anschließende Gewichtung der Items zu bestimmen, wie schwierig jedes Item für Kinder mit CP war.
- Die Art der Bewertung der GMFM-66 mit den computergestützten Algorithmen der GMAE berücksichtigt die *relative* Schwierigkeit der Items im Vergleich zueinander – bei Kindern mit CP. Es ermöglicht uns auch, den relativen »Abstand« zwischen den Scores 0, 1, 2 und 3 innerhalb jeden Items zu sehen (siehe hierzu auch ▶ Anhang 4, ▶ Anhang 11, ▶ Anhang 12, wo die Item Maps und die Item-Schwierigkeiten dargestellt sind). Dies war zwar eine große Verbesserung bei der Bewertung, bedeutete aber auch, dass die Benutzerinnen das Computerbewertungsprogramm (GMAE) zur Berechnung der Scores benutzen mussten.
- Dies erklärt, warum die Veränderungs-Scores bei Kindern und Jugendlichen mit anderen Erkrankungen als CP (man denke z. B. an Spinale Muskelatrophie) nicht mit entsprechender Sicherheit interpretiert werden können – diese Erkrankungen haben ihre eigenen spezifischen Entwicklungsmuster und einen eigenen Krankheitsverlauf.

Wie verwenden wir die Perzentilen?

- Die GMFM-Perzentilen wurden als Reaktion auf Anfragen von klinischen Kolleginnen entwickelt. Sie wurden empirisch aus den kumulierten GMFM-Daten abgeleitet, die im Rahmen der Ontario Motor Growth Study mit fast 2000 GMFM-88-Testungen gesammelt wurden (siehe Hanna et al. 2008). Es ist jedoch zu beachten, dass die tatsächliche Anzahl der Kinder in jeder »Gruppe«, wenn man beginnt alle GMFM-Daten nach Alter und GMFCS-Level zu trennen, relativ klein ist, und dass daher die Konfidenzintervalle um diese Daten relativ groß sind.
- Wie alle Perzentilenkurven bieten die GMFM-Kurven einen Einblick, wie stark sich die GMFM-Scores nach Alter und GMFCS-Stufe ändern. Auf diese Weise ermöglichen sie es uns, den Veränderungs-Score eines Kindes zu vergleichen mit dem von Kindern, die als weitgehend vergleichbar angesehen werden können. Es ist uns jedoch nicht bekannt, dass eine scheinbare Veränderung der Perzentile innerhalb eines Kindes irgendeine klinische Relevanz hat.
- Aus diesem Grund raten wir dringend davon ab, Veränderungen in den Perzentilen als Beweis für statistisch signifikante Veränderungen in der Motorik zu verwenden – dafür gibt es die GMFM-Veränderungs-Scores!

Brauchen wir für die GMFCS-Klassifikation einen GMFM-Score?

- Die Antwort auf diese häufig gestellte Frage ist ein klares *NEIN!* Die GMFM-Scores sind eng mit den GMFCS-Levels *korreliert* (siehe Rosenbaum et al. 2002), aber keines der beiden hängt vom anderen ab. Der GMFCS wurde empirisch erstellt (siehe Palisano et al. 1997; Palisano et al. 2008) und war dann einer der Stratifikationsfaktoren (zusammen mit dem Alter), die zur Erstellung der Ontario Motor Growth Curves (2002) verwendet wurden. Die GMFCS-Levels wurden jedoch zu keinem Zeitpunkt auf Grundlage der GMFM-Scores entwickelt oder geändert.

Außerdem handelt es sich bei den fünf Levels des GMFCS um deskriptive Stufen und *nicht* um Quintile. Das heißt, dass weder wir noch irgendjemand unserer Erfahrung nach davon ausgegangen ist – geschweige denn gezeigt hat –, dass 20 % der Bevölkerung von Menschen mit CP in jeder der fünf GMFCS-Level zu finden ist.

Literaturverzeichnis

Adair B, Said CM, Rodda J, Morris ME (2012) Psychometric properties of functional mobility tools in hereditary spastic paraplegia and other childhood neurological conditions. *Developmental Medicine and Child Neurology* 54: 596–605. https://www.doi.org/10.1111/j.1469-8749.2012.04284.x

Almeida KM, Albuquerque KA, Ferreira ML, Aguiar SKB, Mancini MC (2016) Reliability of the Brazilian Portuguese version of the gross motor function measure in children with cerebral palsy. *Braz J Phys Ther* 20: 73–80. http://dx.doi.org/10.1590/bjpt-rbf.2014.0131

American Physical Therapy Association (2001) Who are physical therapists and what do they do? *Physical Therapy* 81:39–50.

Avery L (2002) Gross Motor Ability Estimator. Vol. 1.0. London: Mc Keith Press.

Avery LM, Russel DJ, Raina PS, Walter SD, Rosenbaum PL (2003) Rasch analysis of the gross motor function measure: Validating the assumptions of the Rasch model to create an interval-level measure. *Archives of Physical Medicine and Rehabilitation* 84: 697–705.

Avery LM, Russell DJ, Rosenbaum PL (2013) Criterion validity of the GMFM-66 Item Set and the GMFM-66 basal and ceiling approaches for estimating GMFM-66 scores. *Developmental Medicine and Child Neurology* 55: 534–538. doi: 10.1111/dmcn.12120.

Bagley AM, Gorton G, Oeffinger D et al. (2007) Outcome assessments in children with cerebral palsy, Part II: discriminatory ability of outcome tools. *Developmental Medicine and Child Neurology* 49: 181–186.

Bartlett DJ, Chiarello LA, McCoy SW et al. (2010b) The Move & Play study: An example of comprehensive rehabilitation outcomes research. *Physical Therapy* 90: 1660–1672. https://www.doi.org/10.2522/ptj.20090424

Bartlett DJ, Hanna SE, Avery L, Stevenson RD, Galuppi B (2010a) Correlates of decline in gross motor capacity in adolescents with cerebral palsy in Gross Motor Function Classification System level III to V: An exploratory study. *Developmental Medicine and Child Neurology* 52: e155–160. https://www.doi.org/10.1111/j.1469-8749.2010.03632.x

Barwood S, Baillieu C, Boyd R et al. (2000) Analgesic effects of botlinum toxin A: A randomized, placebo-controlled clinical trail. *Developmental Medicine and Child Neurology* 42: 1116–1121.

Bayley N (2005) *The Bayley Scales of Infant and Toddler Development*. 3rd edition. San Antonio, TX: Pearson.

Baxter P (2007) Definition and classification of cerebral palsy. *Developmental Medicine and Child Neurology* 49: 181–186.

Beckung E, Hagberg G (2002) Neuroimpairments, activity limitations and participation restrictions in children with cerebral palsy. *Developmental Medicine and Child Neuroloy* 44: 309–316.

Bleck EE (1975) Locomotor prognosis in cerebral palsy. *Developmental Medicine and Child Neurology* 17: 18–25.

Boyce W, Gowland C, Hardy S et al. (1991b) Development of a quality of movement measure for children with cerebral palsy. Physical Therapy 71: 820–832.

Boyce W, Gowland C, Rosenbaum P et al. (1991b) Measures of quality of movement in cerebral palsy: A review of the literature. *Physical Therapy* 71: 813–819.

Boyce W, Gowland C, Rosenbaum P et al. (1992) Gross Motor Performance Measure for children with cerebral palsy: Study design and preliminary findings. *Journal of Public Health* 83 (Suppl.2): 34–40.

Boyce W, Gowland C, Russell D et al. (1993) Consensus methodology in the development and content validation of a Gross Motor Performance Measure. *Physiotherapy Canada* 45: 94–100.

Brewer E, Wright V, Dalziel B, Ahuwahlia P, Lee G (2016) Testing the use of a new measure, the Challenge-III, in a gross motor camp with children with cerebral palsy who use walking devices. American Academy for Cerebral Palsy and Developental Medicine. *Dev Med Child Neurol* 58: 28.

Bruininks RH, Bruininks B (2005) Bruininks-Oseretsky Test of Motor Proficiency. Minneapolis, MN: NCS Pearson.

Brunton LK, Bartlett DJ (2011) Validity and reliability of two abbreviated versions of the Gross Motor Function Measure. *Physical Therapy* 91: 577–588. https://www.doi.org/10.2522/ptj.20100279

Campbell SK, Osten ET, Kolobe TA, Fisher AG (1993) Development of the test of infant motor performance. In: Granger CV, Gresham GE (eds.) *New Developments in Functional Assessment* (Physical Medicine and Rehabilitation Clinics of North America). Philadelphia. PA: W.B. Saunders Company, pp. 541–550.

Campbell SK, Palisano RJ, Orlin MN (2012) *Physical Therapy for Children*. 4th edition. St Louis, MO: Elsevier Saunders.

Coster W, Deeney T, Haltiwanger J, Haley S (1998) *School Function Assessment*. San Antonio, TX: The Psychological Corporation/Therapy Skill Builders.

Cronk C, Crocker AC, Pueschel SM et al. (1988) Growth charts for children with Down syndrome: 1 month to 18 years of age. *Pediatrics* 81: 102–110.

DiRezze B, Rosenbaum P, Zwaigenbaum L et al. (2016) Developing a classification system of social communication functioning of preschool children with autism spectrum disorder. *Developmental Medicine and Child Neurology*. 17 May [Epub ahead of print]. http://dx.doi.org/10.1111/dmcn.13152

Eliasson AC, Krumlinde Sundholm L, Rösblad B et al. (2006) The Manual Classification System (MACS) for children with cerebral palsy: Scale development and evidence of validity and reliability. *Developmental Medicine and Child Neurology* 48: 549–554.

Ferre-Fernandez, M, Murcia-Gonzalez, M, Barnuevo Espinosa, MD, Rios-Diaz, J (2020) Measures of motor and functional skills for children with cerebral palsy. A systematic review. *Pediatric Physical Therapy* 32: 12–25. https://www.doi.org/10.1097/PEP.0000000000000661. PMID:31815921.

Finch E, Brooks D, Stratford PW, Mayo NE (2002) *Physical Rehabilitation Outcome Measures. A Guide to Enhanced Clinical Decision Making*, 2nd edition. Canadian Physiotherapy Association, Toronto, ON: BC Decker Inc.

Folio MR, Fewell RR (2000) *Peabody Developmental Motor Scales*. 2nd edition. San Antonio, TX: Pearson.

Franki I, Van den Broeck C, De Cat J, Molenaers G, Vanderstraeten G, Desloovere K (2015) A study of whether video scoring is a reliable option for blinded scoring of the Gross Motor Function Measure-88. *Clinical Rehabilitation* 29: 809–815.

Fyfe I (2019) Severe impairment of motor function in congenital Zika syndrome. *Nature Reviews Neurology* 15: 308.

Gemus M, Palisano R, Russell D et al. (2001) Using the Gross Motor Function Measure to evaluate motor development in children with Down syndrome. *Physical and Occupational Therapy in Pediatrics* 21 (2–3): 69–79.

Glazebrook C, Wright V (2014) Further development of the Challenge Module, a measure of advanced motor skill in children with cerebral palsy. *Pediatr Phys Ther* 29: 201–213.

Gibson BE, Mistry B; Wright FV (2018) Development of child and family-centred engagement guidelines for clinical administration of the Challenge to measure advanced gross motor skills: A qualitative study. *Phys Occup Ther Pediatr* 38: 417–426.

Gowland C, Boyce W, Wright V, Russell D, Goldsmith C, Rosenbaum P (1995) Reliability of the Gross Motor Performance Measure. *Physical Therapy* 75: 597–602.

Gorter JW, Ketelaar M, Rosenbaum P, Helders PJM, Palisano R (2008) Use of the Gross Motor Function Classification System in infants with cerebral palsy: The need for reclassification at age 2 or older. Developmental Medicine and Child Neurology 51: 46–52. https://www.doi.org/10.1111/j.1469-8749.2008.03117.x

Gray L, Ng H, Bartlett D (2010) The Gross Motor Function Classification System: An update on impact and clinical utility. *Pediatric Physical Therapy* 22: 315–320. https://www.doi.org/10.1097/PEP.0b013e3181ea8e52

Guyatt GH, Kirshner B, Jaeschke R (1992) Measuring health status: What are the necessary measurement properties? *Journal of Clinical Epidemiology* 12: 1341–1345.

Guyatt G, Walter S, Norman G (1987) Measuring change over time: Assessing the usefulness of evaluative instruments. *Journal of Chronic Diseases* 40: 171–180.

Hagglund G, Lauge-Pedersen H, Wagner P (2007) Characteristics of children with hip displacement in cerebral palsy. *BMC Musculoskeletal Disorders* 8: 101.

Haley SM, Coster WJ, Ludlow LH, Haltiwanger JT, Andrellos PJ (1992) Pediatric Evaluation of Disability Inventory (PEDI) *Development, Standardization and Administration Manual.* Boston, MA: PEDI Research Group, New England Medical Center Hospitals.

Haley SM, McHorney CA, Ware JE (1994) Evaluation of the MOS SF-36 Physical Functioning Scale: I. Uni-dimensionality and reproducibility of the Rasch scale. *Journal of Clinical Epidemiology* 47: 671–684.

Haley SM, Ni P, Ludlow LH, Fragala-Pinkham MA (2006) Measurement precision and efficiency of multidimensional computer adaptive testing of physical functioning using the Pediatric Evaluation of Disability Inventory. *Archives of Physical Medicine and Rehabilitation* 87: 1223–1229.

Hanna SE, Bartlett DJ, Rivard LM, Russell DJ (2008) Reference curves for the Gross Motor Function Measure: Perzentiles for clinical description and tracking over time among children with cerebral palsy. *Physical Therapy* 88: 596–607. https://www.doi.org/10.2522/ptj.20070314

Hanna SE, Rosenbaum PL, Bartlett DJ et al. (2009) Stability and decline in gross motor function among children and youth with cerebral palsy age 2 to 21 years. *Developmental Medicine and Child Neurology* 51: 295–302.

Harris SE, Daniels LE (2001) Reliability and validity of the Harris Infant Neuromotor Test. *Journal of Pediatrics* 139: 249–253.

Harvey A, Graham HK, Morris ME, Baker R, Wolfe R (2007) The Functional Mobility Scale: Ability to detect change following single event multilevel surgery. *Developmental Medicine and Child Neurology* 49: 603–607.

Harvey A, Robin J, Morris ME, Graham HK, Baker R, (2008) A systematic review of measures of activity limitation for children with cerebral palsy. *Developmental Medicine and Child Neurology* 50: 190–198. https://doi.org/10.1111/j.1469-8749.2008.02027.x

Handlesman D (1994) The Construct Validity of the Worker Role Interview for the Chronic Mentally Ill. University of Illinois at Chicago, Chicago, Thesis.

Hays R, Morales L, Reise S (2000) Item response theory and health outcomes measurement in the 21st century. *Medical Care* 38: II28–42.

Hidecker MJC, Paneth N, Rosenbaum PL et al. (2001) Developing and validating the Communication Function Classification System (CFCS) for individuals with cerebral palsy. *Developmental Medicine and Child Neuroloy* 53: 704–710. https://www.doi.org/10.1111/j.1469-8749.2011.03996.x

Hielkema T, Hamer EG, Ebbers-Dekkers I et al. (2013) GMFM in infancy: Age-specific limitations and adaptations. *Pediatr Phy Ther* 25: 168–176.

Hoskins TA, Squires JE (1973) Developmental assessment: A test for gross motor and reflex development. *Physical therapy* 53: 117–125.

Iannaccone ST, Hynan LS (2003) American Spinal Muscular Atrophy Randomized Trails Group. Reliability of 4 outcome measures in pediatric spinal muscular atrophy. *Archives of Neurology* 60: 1130–1136.

Jahnsen R, Aamodt G, Rosenbaum P (2006) Gross Motor Function Classification System used in adults with cerebral palsy. Agreement of self-reported versus professional scoring and description of changes in gross motor function. *Developmental Medicine and Child Neurology* 48: 734–738.

Josenby Al, Jarnlo GB, Gummesson C, Nordmark E (2009) Longitudinal construct validity of the GMFM-88 total score and goal total score and the GMFM-66 score in a 5-year follow up study. *Physical Therapy* 89: 342–350. https://www.doi.org/10.2522/ptj.20080037

Kennes J, Rosenbaum P, Hanna S et al. (2002) Health status of school-aged children with cerebral palsy: Information from a population-based sample. *Developmental Medicine and Child Neurology* 44: 240–247.

Kelly G, Mobbs S, Pritkin JA et al. (2015) Gross Motor Function Measure-66 trajectories in children recovering after severe acquired brain injury. *Dev Med Child Neurol* 57: 241–247.

Ketelaar M, Vermeer A, Hart H, van Petegem-van Beek E, Helders PJ (2001) Effects of a functional therapy program on motor abilities of children with cerebral palsy. *Physical Theapy* 81: 1534–1545.

Kirshner B, Guyatt G (1985) A methodological framework for assessing health indices. *Journal of Chronic Disease* 38: 27–36.

Kishnani PS, Gibson JB, Gambello MJ et al. (2019) Clinical characteristics and genotypes in the ADVANCE baseline data set, a comprehensive cohort of US children and adolescents with Pompe disease. *Genetics in Medicine* 21: 2543–2551.

Ko, J, Kim, M (2012). Inter-rater reliability of the K-GMFM-88 and the GMPM for children with cerebral palsy. *Ann Rehabil Med* 36(2): 233–239.

Kraemer HC, Karner AF (1976) Statistical alternatives in assessing quantitative measures: Application to behavior measures of neonates. *Psychological Bulletin* 85: 914–921.

Li M, Olejnik S (1997) The power of Rasch person-fit statistics in detecting unusual response patterns. *Applied Psychological Measurement* 21: 215–231.

Linder-Lucht M, Othmer V, Walther M et al. (2007) Gross Motor Function Measure-Traumatic Brain Injury Study Group. Validation of the Gross Motor Function Measure for the use in children and adolescents with traumatic brain injuries. *Pediatrics* 120: e880–886.

Livingston MH, Stewart D, Rosenbaum PL, Russell DJ (2011) Exploring issues of participation among adolescents with cerebral palsy: What's important to them? *Physical & Occupational Therapy in Pediatrics* 31: 275–287. https://www.doi.org/10.3109/01942638.2011.565866

Magalhaes L, Fisher A, Bernspang B, Linacre J (1996) Cross-cultural assessment of functional ability. *The Occupational Therapy Journal of Research* 1: 45–63.

Mahoney G, Robinson C, Fewell RR (2001) The effects of early motor intervention on children with Down syndrome or cerebral palsy: A field study. *Journal of Developental and Behavioral Pediatrics* 22: 153–162.

Majnemer A (ed.) (2012) *Measures for Children with Developmental Disabilities. An ICF-CY Approach. Clinics in Developmental Medicine*, No. 194–5. London: Mac Keith Press.

Mall V, Heinen F, Kirschner J et al. (2000) Evaluation of botulinum toxin a therapy in children with addductor spasm by Gross Motor Function Measure. *Journal of Child Neurology* 15: 214–217.

Mayston MJ (2012a) Interventions: Orthodox and heterodox. A perspective on issues in »treatment«. In: Rosenbaum PL, Rosenbloom L (eds.) *Cerebral Palsy: From Diagnosis to Adult Life.* London: Mac Keith Press.

Mayston MJ (2012b) Therapists and therapies in cerebral palsy. In: Rosenbaum PL, Rosenbloom L (eds.) *Cerebral Palsy: From Diagnosis to Adult Life.* London: Mac Keith Press. pp. 124–148.

McBride MC, Laroia N, Guillet R (2000) Electrographic seizures in neonates correlate with poor neurodevelopmental outcome. *Neurology* 55: 506–513.

McCauley SR, Wilde EA, Anderson VA et al. (2012) Recommendations for the use of common outcome measures in pediatric traumatic brain injury research. *Journal of Neurotrauma* 29: 678–705. https://www.doi.org/10.1089/neu.2011.1838

McCormick A, Brien M, Plourde J, Wood E, Rosenbaum P, McLean J (2007) The stability of the Gross Motor Function Classification System in adults with cerebral palsy. *Developmental Medicine and Child Neurology* 49: 265–269.

McGraw K, Wong S (1996) Forming inferences about some intraclass correlation coefficients. *Psychol Methods* 1: 30–46.

Melo A, Gama GL, Da Silva Jr RA et al. (2020) Motor function in children with congenital Zika syndrome. *Dev Med Child Neurol* 62: 221–226. https://doi.org/10.1111/dmcn.14227

Molenaar I, Hoijtinik H (1990) The many null distributions of person fit indices. *Psychometrika* 55: 75–106.

Morris C (2007) Definition and classification of cerebral palsy: A historical perspective. *Developmental Medicine and Child Neurology* 49: 3–7.

Morris C, Bartlett D (2004) Gross Motor Function Classification System: Impact and utility. Developmental Medicine and Child Neurology 46: 60–65.

Morris C, Galuppi BE, Rosenbaum PL (2004) Reliability of family report for the Gross Motor Function Classification System. *Developmental Medicine and Child Neurology* 46: 455–460.

Myklebust GS, Jahnsen R, Elkjaer S (2014) Development of gross motor function in children with cerebral palsy: An investigation of »motor growth curves«. Developmental Medicine and Child Neurology. Conference: 68th Annual Meeting of the American Academy for Cerebral Palsy and Developmental Medicine, AACPDM 2014. San Diego, CA United States Conference Publication: 56 (suppl. 5):46–47.

Nelson L, Owens H, Hynan LS, Iannaccone ST, AmSMART Group (2006) The gross motor function measure™ is a valid and sensitive outcome measure for spinal muscular atrophy. *Neuromuscular Disorders* 16: 374–380.

Nordmark E, Jarnlo GB, Hagglund G (2000) Comparison of the Gross Motor Function Measure and Paediatric Evaluation of Disability Inventory in assessing motor function in children undergoing selective dorsal rhizotomy. *Developmental Medicine and Child Neurology* 42: 245–252.

Norusis MJ (1986) SPSS X version 2.1. Chicago, IL: SPSS Inc.

Oeffinger D, Bagley A, Rogers S et al. (2008) Outcome tools used for ambulatory children with cerebral palsy: Responsiveness and minimum clinically important differences. *Developmental Medicine and Child Neurology* 50: 918–925. https://www.doi.org/10.1111/j.1469-8749.2008.03150.x

Palisano R, Cameron D, Rosenbaum PL, Walter SD, Russell D (2006) Stability of the Gross Motor Function Classification System. *Developmental Medicine and Child Neurology* 48: 424–428.

Palisano RJ, Hanna SE, Rosenbaum PL et al. (2000) Validation of a model of gross motor function for children with cerebral palsy. *Physical Therapy* 80: 974–985.

Palisano RJ, Rosenbaum P, Bartlett D, Livingston MH (2008) Content validity of the expanded and revised Gross Motor Function Classification System. *Developmental Medicine and Child Neurology* 50: 744. https://www.doi.org/10.1111/j.1469-8749.2008.03089.x

Palisano R, Rosenbaum P, Walter S, Russell D, Wood E, Galuppi B (1997) Development and reliability of a gross motor function classification system for children with cerebral palsy. *Developmental Medicine and Child Neurology* 39: 214–223.

Palisano RJ, Shimmell LJ, Stewart D, Lawless JJ, Rosenbaum PL, Russell DJ (2009) Mobility experiences of adolescents with cerebral palsy. *Physical & Occupational Therapy in Pediatrics* 29: 133–153. https://www.doi.org/10.1080/01942630902784746

Palisano RJ, Walter SD, Russell DJ et al. (2001) Gross motor function of children with Down syndrome: Creation of motor growth curves. *Archives of Physical Medicine and Rehabilitaion* 82: 494–500.

Park S-Y, YI C-H, Velozo CA (2011) Development and validation of the Korean version of Gross Motor Function Measure *J Phys Ther Sci* 23: 327–331.

Parkes J, Dolk H, Hill N (2005) *Cerebral Palsy in Children and Young Adults in Northern Ireland (Birth Years 1977–1997): A Comprehensive Report.* Belfast, NI: Queen's University Belfast.

Piper MC, Darrah J (1994) Motor Assessement of the Developing Infant. Philadelphia, PA: W.B. Saunders Company.

Rasch G (1960) Probabilistic Models for Some Intelligence and Attainment Tests. Copenhagen: Nielson and Lydiche.

Revicki D, Hays RD, Cella D, Sloan J (2008) Recommended methods for determining responsiveness and minimally important differences for patient-reported outcomes. *Journal of Clinical Epidemiology* 61: 102–109. https://www.doi.org/10.1016/j.jclinepi.2007.03.012

Riddle D, Stratford P (2013) Is This Change Real? Interpreting Patient Outcomes in Physical Therapy. Philadelphia, PA: FA. Davis Company.

Rosenbaum P (2009) The quality of life for the young adult with neurodisability: Overview and reprise. *Developmental Medicine and Child Neurology* 51: 679–682. https://www.doi.org/10.1111/j.1469-8749.2009.03323.x

Rosenbaum PL, Di Rezze B, Hidecker MJC et al. (2011) Development of the autism classification system of funtioning: Social communication. *Dev Med Child Neuro* 58: 942–948.

Rosenbaum PL, Livingston MH, Palisano RJ, Galuppi BE, Russell DJ (2007b) Quality of life and health-related quality of life of adolescents with cerebral palsy. *Developmental Medicine and Child Neurology* 49: 516–521.

Rosenbaum PL, Palisano RJ, Bartlett DJ, Galuppi BE, Russell DJ (2008) Developing the Gross Motor Function Classification System for cerebral palsy: Lessons and implications for classifying function in childhood disability. *Developmental Medicine and Child Neurology* 50: 249–253.

Rosenbaum P, Paneth N, Leviton A, Goldstein M, Bax M (2007a) Definition and classification document. In: The Definition and Classification of Cerebral Palsy (Baxter P, editor). *Developmental Medicine and Child Neurology* 49: 8–14.

Rosenbaum PJ, Rosenbloom L (2012) *Cerebral Palsy: From Diagnosis to Adult Life*. London: Mac Keith Press.

Rosenbaum P, Russell D, Cadman D, Gowland C, Jarvis S, Hardy S (1990) Issues in measuring change in motor function in children with cerebral palsy: A special communication. *Physical Therapy* 70: 125–131.

Rosenbaum PL, Walter SD, Hanna SE et al. (2002) Prognosis for gross motor function in cerebral palsy: Creation of motor development curves. *Journal of the American Medical Association* 288: 1357–1363.

Rosier MJ, Bishop J, Nolan T, Robertson CF, Carlin JB, Phelan PD (1994) Measurement of functional severity of asthma in children. American Journal of Critical Care Medicine 49: 1434–1441.

Ruck-Gibis J, Plotkin H, Hanley J, Wood-Dauphine S (2001) Reliability of the Gross Motor Function Measure for children with osteogenesis imperfecta. *Physiotherapy Canada* 53: S16.

Russell DJ, Avery LM, Rosenbaum PL, Raina PS, Walter SD, Palisano RJ (2000) Improved scaling of the Gross Motor Function Measure for children with cerebral palsy: Evidence of reliability and validity. *Physical Therapy* 80: 873–885.

Russell DJ, Avery LM, Walter SD et al. Development and validation of Item Sets to improve efficiency of administration of the 66-item Gross Motor Function Measure in children with cerebral palsy. *Developmental Medicine and Child Neurology* 52: e48–e54. https://www.doi.org/10.1111/j.1469-8749.2009.03481.x

Russell DJ, Gorter JW (2005) Assessing functional differences in gross motor skills in children with cerebral palsy who use an ambulatory aid or orthoses: Can the GMFM-88 help? *Developmental Medicine and Child Neurology* 47: 462–467.

Russell D, Palisano R, Walter S et al. (1998) Evaluating motor function in children with Down syndrome: Validity of the GMFM. *Developmental Medicine and Child Neurology* 40: 693–701.

Russell DJ, Rosenbaum PL, Avery LM, Lane M (2002) *Gross Motor Fuction Measure (GMFM-66 & GMFM-88) User's Manual*. London: Mc Keith Press.

Russell D, Rosenbaum P, Cadman D, Gowland C, Hardy S, Jarvis S (1989) The gross motor function measure: A means to evaluate the effects of physical therapy. *Developmental Medicine and Child Neurology* 31: 341–352.

Russell DJ, Rosenbaum PL, Lane M et al. (1994) Training users in the Gross Motor Function Measure: Methodological and practical issues. *Physical Therapy* 74: 630–636.

Saigal S, Rosenbaum P, Stoskopf B et al. (2005) Development, reliability and validity of a new measure of overall health for pre-school children. *Quality of Life Research* 14: 241–255.

Salavati, M, Rameckers, EAA, Steenberger, B, van der Schans, CP (2014) Gross Motor Function, functional skills and caregiver assistance in children with spastic cerebral palsy (CP) with and without visual impairment (CVI). *European Journal of Physical Therapy* 16: 159–167.

Salavati M, Krijnen WP, Rameckers EAA (2015) Reliability of the modified Gross Motor Function Measure-88 (GMFM-88) for children with both spastic cerebral palsy and cerebral visual impairment: A preliminary study. *Res Dev Disabil* 45–46: 32–48.

Salavati M, Rameckers EAA, Waninge A, Krijnen W, Steenberger B, van der Schans C (2017) Gross motor function in children with spastic cerebral palsy and cerebral visual impairment: a comparison between outcomes of the original and the cerebral visual impairment adapted gross motor function measure-88 (GMFM-88-CVI) *Research in Developmental Disabilities* 60: 269–276. https://doi.org/10.1016/j.ridd.2016.10.007.

Salehi R, Keshavarz A, Negahban H et al. (2015) Development of the Persian version of Gross Motor Function Measure-88 (GMFM-88): A study of reliability. *Trends in Medical Research* 10: 69–74.

Sanders HM, Wright FV, Burtner PA (2012) Mobility. In: Majnemer A (ed.) *Measures for Children with Developmental Disabilities. An ICF-CY Approach.* Clinics in Developmental Medicine, No. 194–5. London: Mac Keith Press.

Sato T, Adachi M, Nnakamura K et al. (2017) The gross motor function measure is valid for Fukuyama congenital muscular dystrophy.

Scrutton D, Rosenbaum PL (1997) The locomotor development of children with cerebral palsy. In: Connolly K, Forssberg H (eds.) *Neurophysiology and Neuropsychology of Motor Development.* London: Mac Keith Press, pp. 326–355.

Sellers D, Mandy A, Pennington L, Hankins M, Morris C (2014) Developmental and reliability of a system to classify the eating and drinking ability of people with cerebral palsy. *Dev Med Child Neurol* 56: 245–251.

Shi W, Wang SJ, Liao YG, Yang H, Xu XJ, Shao XM (2006) Reliability and validity of the GMFM-66 in 0- to 3-year-old children with cerebral palsy. *Am J Phys Med Rehabil* 85: 141–147.

Shrout PE, Fleiss JL (1979) Intraclass correlations: Uses in assessing rater reliability. *Psychological Bulletin* 86: 420–428.

Smits D-W, Hanna SE, Dallmeijer AJ (2013) Longitudinal development of gross motor function among Dutch children and young adults with cerebral palsy: An investigation of motor growth curves. *Developmental Medicine and Child Neurology* 55: 378–384.

Smith R (1996) Person fit in the Rasch model. *Educational and Psychological Measurement* 46: 359–373.

Smith R, Schumaker R, Bush M (1998) Using item mean squares to evaluate fit the Rasch Model. *Journal of Outcome Measurement* 2: 66–78.

Soo B, Howard JJ, Boyd RN et al. (2006) Hip displacement in cerebral palsy. *Journal of Bone and Joint Surgery* 88: 121–129.

Steel KO, Glover JE, Spasoff RA (1991) The motor control assessment: An instrument to measure motor control in physically disabled children *Archives of Physical Medicine and Rehabilitation* 72: 549–553.

Steel KO, Spasoff RA (1986) The Testing of a Motor Control Assessment for Physically Handicapped Children. Final Report of Grant 677, Project No. 00643. Toronto: Ontario Ministry of Health.

Stewart DA, Lawless JL, Shimmell LJ et al. (2012) Social participation of adolescents with cerebral palsy: Trade-offs and choices. *Physical and Occupational Therapy in Pediatrics* 32: 167–179. https://www.doi.org/10.3109/01942638.2011.631100

Størvold GV, Jahnsen RB, Evensen KAI, Romild UK, Bratberg GH (2018) Factors associated with enhanced gross motor progress in children with cerebral palsy: A register-based study. *Physical & Occupational Therapy in Pediatrics* 38: 548–561. https://www.doi.org/10.1080/019 42638.2018.1462288

Streiner DL, Norman GR (2008) Health Measurement Scales. A Practical Guide to their Development and Use. 4th edition. Oxford University Press.

Tennant A, Conaghan PG (2007) The Rasch measurement model in rheumatology: What is it and why use it? When should it be applied, and what should one look for in a Rasch paper? *Arthritis & Rheumatism (Arthritis Care & Research)* 57: 1358–1362.

Towns M, Rosenbaum P, Palisano R, Wright FV (2017) Should the Gross Motor Function Classification System be used in children who do not have cerebral palsy? *Dev Med Child Neurol* 60: 147–154. https://doi.org/10.1111/dmcn.13602 Epub 2017 Nov 5.

Tustin K, Gumeno H, Morton E, Marsden J (2016) Rater reliability and scoring duration of the Quality Function Measure in ambulant children with hyperkinetic movement disorders. *Dev Med Child Neurol* 58: 822–828.

Ventura PL, Lage MIGS, de Carvalho AL, Fernandes AS, Taguchi TB, Nascimento-Carvalho CM (2019) Early gross motor development among Brazilian children with microcephaly born right after Zika virus infection outbreak. *Journal of Developmental and Behavioral Pediatrics* 41: 134–140.

Vohr BR, Wright LL, Dusick AM et al. (2000) Neurodevelopmental and functional outcomes of extremely low birth weight infants in the National Institute of Child Health and Human Development Neonatal Research Network, 1993–1994. *Pediatrics* 105: 1216–1226.

Voorman JM, Dallmeijer AJ, Knol DL, Lankhorst GJ, Becher JG (2007) Prospective longitudinal study of gross motor function in children with cerebral palsy. *Archives of Physical Medicine and Rehabilitation* 88: 871–876.

Wang HY, Yang YH (2006) Evaluating the responsiveness of 2 versions of the gross motor function measure for children with cerebral palsy. *Archives of Physical Medicine and Rehabilitation* 87: 51–56.

Wie S, Su-Juan W, Yuan-Gui L, Hong Y, Xiu-Juan X, Xiao-Mei S (2006) Reliability and validity of the GMFM-66 in 0- 3-year-old children with cerebral palsy. *American Journal of Physical Medicine and Rehabilitation* 85: 141–147.

Whiteneck GG, Charlifue SW, Gerhart KA, Overholser JD, Richardson GN (1992) Quantifying handicap: A new measure of long-term rehabilitation outcomes. *Archives of Physical Medicine and Rehabilitation* 73: 519–526.

Wilson A, Kavanaugh A, Moher R et al. (2011) Development and pilot testing of the challenge module: A proposed adjunct to the Gross Motor Function Measure for high functioning children with cerebral palsy. *Physical & Occupational Therapy in Pediatrics* 31: 135–149. https://www.doi.org/10.3109/01942638.2010.489543

Wood E, Rosenbaum P (2000) The Gross Motor Function Classification System for cerebral palsy: A study of reliability and stability over time. *Developmental Medicine and Child Neurology* 42: 292–296.

World Health Organization (2001) *International Classification of Functioning, Disability and Health.* Geneva: WHO Press.

Wong RKY, McEwan J, Finlayson D et al. (2014) Reliability and validity of the Acquired Brain Injury Challenge Assessment (ABI-CA) in children. *Brain Inj* 28: 1734–1743.

Wright FV, Boschen K, Jutai J (2005) Exploring the comparative responsiveness of a core set of outcome measures in a school-based conductive education programme. *Child Care, Health and Development* 31: 291–302.

Wright FV, Chun CY, Mistry B, Walker J (2018) How reliable is the Challenge when used to measure advanced motor skills of children with cerebral palsy? *Phys Occup Ther Pediatr* 38: 382–394.

Wright FV, Avery L, Fehlings D et al. (2016) Assessing advanced motor skills in youth people with cerebral palsy in GMFCS Levels I and II: Rasch analysis of the Challenge. American Academy for Cerebral Palsy and Developmental Medicine. *Dev Med Child Neurol* 58: 77–78.

Wright B, Masters G (1982) *Rating Scale Analysis.* Chicago, IL: Mesa Press.

Wright MJ, Fairfield S (2007) Adaptation and psychometric properties of the Gross Motor Function Measure for children receiving treatment for acute lymphoblastic leukemia. *Rehabilitation Oncology* 25: 14–20.

Wright MJ, Halton JM, Martin RF, Barr RD (1998) *Med Pediatr Oncol Aug* 31(2): 86–90.

Wright V, Rosenbaum P, Fehlings D, Mesterman R, Kim M (2010) Reliability of the quality FM: A measure of quality of movement for ambulatory children with cerebral palsy. *Developmental Medicine & Child Neurology* 52: 56–57.

Wright FV, Rosenbaum P, Fehlings D, Mesterman R, Breuer U, Kim M (2014) The Quality Function Measure: Relability and discriminant validity of a new measure of quality of gross motor movement in ambulatory children with cerebral palsy: *Dev Med Child Neurol* 56: 770–778. https://www.doi.org/10.1111/dmcn.12453

Zdrobov S, Harding D (1995) The Gross Motor Performance Measure: Validity and responsiveness of a measure of quality of movement. *Physical Therapy* 75: 603–613.

Glossar

Ataxie:
Beeinträchtigung der Bewegungskoordination und der motorischen Kontrolle, ohne dass eine Muskelschwäche vorliegt. Ataxie bedeutet normalerweise eine Beeinträchtigung der Funktion des Kleinhirns.

Athetose:
Unwillkürliche, sich windende Bewegungen der Finger, Arme, Beine und des Halses. Sie tritt gewöhnlich bei extrapyramidalen motorischen Störungen auf.

CFCS:
Communication Function Classification System (siehe http://cfcs.us)

CP:
Cerebralparese/Cerebralparesen

Konfidenzintervall:
Das Intervall, in dem mit ziemlicher Sicherheit ein Messwert liegt. In der Regel werden Konfidenzintervalle von 95 % Konfidenz verwendet.

Kriterientest:
Siehe GMFM-Kriterientest

Diplegie:
Bei der Cerebralparese wird dieser Begriff verwendet, um eine Funktionsbeeinträchtigung der Beine zu bezeichnen, die schwerer ist als die Funktionsbeeinträchtigung der oberen Extremitäten. Viele Menschen bevorzugen heute den Begriff »bilaterale CP, beinbetont«, um anzuzeigen, dass die Beeinträchtigung beide Körperhälften betrifft, aber besonders die Beine.

Dyskinetisch:
Abnorme Haltungs- und/oder Bewegungsmuster, die mit unwillkürlichen, unkontrollierten, wiederkehrenden, gelegentlich stereotypen Bewegungsmustern einhergehen. Dazu gehören athetoide und choreoathetoide unwillkürliche Bewegungen.

Dystonie:
Unwillkürliche Schwankungen des Muskeltonus aufgrund einer extrapyramidalen motorischen Dysfunktion. Häufig ist sie mit unwillkürlichen athetoiden Bewegungen verbunden.

Expected Score:
Ein mathematischer Begriff, der sich aus der Summe der Produkte aus der Wahrscheinlichkeit, einen Score zu erreichen, und dem Punktwert für jeden Score ergibt. Der erwartete Score ist der Mittelwert, der für eine große Gruppe von Kindern mit den gleichen Fähigkeiten erwartet wird.

Fisher z-Transformation:
Ein statistisches Hilfsmittel zur Normalisierung von Verteilungen von Stichprobenkorrelationen, sodass Vergleiche ihrer Korrelationen vorgenommen werden können

GMAE:
Der Gross Motor Ability Estimator, ein Computerprogramm, das zur Auswertung des GMFM-66 verwendet wird

GMAE-2: Gross Motor Ability Estimator – zweite Version:
Link verfügbar auf der *CanChild*-Website, aber nicht mehr mit neueren Computern kompatibel. Es ist auf Computern verfügbar, wo es zuvor heruntergeladen wurde.

GMAE-3: Gross Motor Ability Estimator – dritte Version:
(seit dem Jahr 2019 über die GMFM App+ verfügbar.) Siehe ▶ Anhang 3

GMFCS:
Gross Motor Function Classification System

GMFCS E&R:
Gross Motor Function Classification System Expanded and Revised (siehe https://www.canchild.ca/en/resources/42-gross-motor-function-classification-system-expanded-revised-gmfcs-e-r)

GMFM-88:
Gross Motor Function Measure – 88-Item-Version

GMFM-66:
Gross Motor Function Measure – 66-Item-Version

GMFM-66-IS:
Gross Motor Function Measure – Item-Set-Ansatz zur Item-Auswahl

GMFM-66-B&C:
Gross Motor Function Measure – Basal & Ceiling-Ansatz zur Item-Auswahl

GMFM-Kriterientest:
Der GMFM-Kriterientest ist ein Online-Test mit Multiple-Choice-Fragen und Videosequenzen zu GMFM-Items von der kanadischen Arbeitsgruppe, der einen Vergleich des eigenen Wissens und der Punktzahlen mit den Kriterien ermöglicht. Informationen über diese Materialien sind im *CanChild*-Shop auf der *CanChild*-Website (www.canchild.ca) erhältlich.

GMFM-66:
Eine Aktualisierung der GMFM-88, die nur die 66 Items enthält, die zur Eindimensionalität der Messung der Körpermotorik bei Kindern mit Cerebralparese beitragen. Dieser verbesserte, Rasch-basierte Test bewertet die Kinder anhand eines Intervall-Scores der motorischen Funktion im Gegensatz zur ordinalen Skalierung der GMFM-88.

GMFM-88:
Ein 88 Items umfassender Test zur Bewertung von Veränderungen der Körpermotorik.

Hemiplegie:
Ein Begriff, der verwendet wird, um funktionelle motorische Beeinträchtigungen auf einer Körperseite zu beschreiben (wie sie bei einem Erwachsenen nach einem Schlaganfall oder bei einem Kind nach einseitiger Schädigung des Gehirns, auf der funktionellen Einschränkung auf der gegenüberliegenden Körperseite, auftreten können). Dies wird auch als »unilaterale CP« bezeichnet.

ICF:
International Classification of Functioning, Disability and Health, Internationale Klassifikation der Funktionsfähigkeit, Behinderung und Gesundheit, veröffentlicht im Jahr 2001 von der Weltgesundheitsorganisation

Infit:
Eine Statistik, die beschreibt, wie gut ein Item das untersuchte latente Merkmal bei Personen misst, deren Fähigkeiten nahe der Items-Schwierigkeit liegt. Im Falle der GMFM beschreibt diese Statistik, wie gut ein Item die körpermotorische Funktion von Kindern misst, deren Fähigkeiten in der Nähe der Schwierigkeit des Items liegen.

Intervall:
Bezieht sich auf Messungen, die geordnet und in gleichmäßigen Abständen erfolgen, wie bei einem Lineal

Intra-Class-Korrelationskoeffizient (ICC):
Eine Methode zur Messung des Effekts einer unkontrollierten Variablen zwischen verschiedenen Gruppen in einer Population. Ein ICC wird aus einer Varianzanalyse abgeleitet und ermöglicht die Identifizierung verschiedener Varianzkomponenten.

Item Map:
Ein Diagramm der Items innerhalb eines Tests, der die Beziehung zwischen dem Gesamt-Score in einem Test und der Schwierigkeit der Items in diesem Test zeigt

Item-Response-Theorie (IRT):
Der Zweig der Messtheorie, der sich mit objektiven und intervallbasierten Messungen befasst

Item Step:
Der Unterschied in der Fähigkeit, die erforderlich ist, um die nächsthöhere Antwortmöglichkeit in einem Item zu erreichen. Beispielsweise ist der erste Item Step in der GMFM der »Schritt« von der Bewertung einer »0« zur Bewertung einer »1«.

Latentes Merkmal:
Das Merkmal, das ein Test zu messen versucht. Im Falle der GMFM ist das zu messende latente Merkmal die Körpermotorik.

Logit:
Ein Maß für die Wahrscheinlichkeit, ein Item vollständig durchzuführen

MACS:
Manual Ability Classification System (siehe www.macs.nu)

Noisy Items:
Items, die nicht zur Messung des zugrunde liegenden untersuchten Merkmals beitragen

Ordinal:
Bezieht sich auf Messungen, die geordnet, aber nicht notwendigerweise gleichmäßig verteilt sind, wie z. B. eine Skala von »keine«, »ein wenig«, »viel«

Outfit:
Eine Statistik, die beschreibt, wie gut ein Item das latente Merkmal für Personen messen kann, die weit von der Item-Schwierigkeit entfernt (entweder darüber oder darunter) liegen

Partial-Credit-Modell:
Ein spezielles Rasch-Modell, bei dem keine Annahmen über die Struktur der Antwortkategorien innerhalb der Items getroffen werden. Das heißt, es wird *nicht* davon ausgegangen, dass das Erreichen einer »1« leichter ist als das Erreichen einer »2«.

Quadriplegie (lateinisch)/Tetraplegie (griechisch):
Teilweiser oder vollständiger Verlust des Gebrauchs aller Gliedmaßen und des Rumpfes. Wie die Diplegie ist dies eine weitere Erscheinungsform der »bilateralen CP«.

Rasch-Analyse:
Ein statistischer Ansatz zur Beurteilung, ob und in welcher Weise die Items eines Tests »zusammengehören« und in Bezug auf den Schwierigkeitsgrad übereinstimmen (▶ Kap. 5)

Rasch-Modell:
Ein Ein-Parameter-IRT-Modell, das stichprobenfreie Schätzungen der Item-Schwierigkeit und testfreie Schätzung der Fähigkeit der Personen liefert

Rating-Scale-Modell:
Ein spezifisches Rasch-Modell, bei dem angenommen wird, dass die Schwierigkeit, *innerhalb eines Items* von einem Score zum nächsten zu gelangen, konsistent ist. Zum Beispiel ist die Schwierigkeit des Übergangs von einem Wert von »1« zu »2« die gleiche wie die des Übergangs von einem Wert von »2« zu »3« für ein bestimmtes Item.

Reliabilität:
Die Genauigkeit, mit der Ergebnisse reproduziert werden können

Responsivität:
Die Fähigkeit eines Tests, klinisch bedeutsame Veränderungen im Laufe der Zeit zu erkennen

Stichprobenfrei:
Die Fähigkeit, die Schwierigkeit von Items mit verschiedenen Stichproben einer Population zuverlässig zu messen

Score-Bereich:
Der Fähigkeitsbereich, in dem ein bestimmter Score wahrscheinlich ist

Spastik:
Erhöhter Muskeltonus, der den Eindruck von Steifheit erweckt. Spastische Muskeln haben einen geschwindigkeitsabhängigen Widerstand gegen Bewegung.

Standardfehler der Messung:
Der Standardmessfehler ist ein Maß für die Genauigkeit, mit der Fähigkeitsschätzungen aus der ursprünglichen Stichprobe der Rasch-Analyse ermittelt werden konnten.

Statistiken zur Güte der Anpassung:
Statistiken, die vom Rasch-Analyseprogramm zur Verfügung gestellt werden und Personen (Person Fit) oder Items (Item Fit) identifizieren, die nicht mit dem Rasch-Modell übereinstimmen.

Step:
Siehe »Item Step«

Testfrei:
Die Fähigkeit, eine Person mit verschiedenen Items eines Testinstrumentes zuverlässig zu messen

Thurstone-Schwellenwerte:
Die Fähigkeit, die erforderlich ist, um mit hoher Wahrscheinlichkeit ($p \geq 0,5$) mindestens eine bestimmte Punktzahl zu erreichen. Der Thurstone-Schwellenwert für eine Punktzahl von »2« ist beispielsweise die Fähigkeit, die erforderlich ist, um mit einer Wahrscheinlichkeit von 50 % mindestens eine »2« (entweder »2« oder »3«) bei dem Item zu erreichen.

Unilaterale Cerebralparese:
Ein Begriff, der verwendet wird, um funktionelle motorische Beeinträchtigungen auf einer Körperseite zu beschreiben (wie sie bei einem Erwachsenen nach einem Schlaganfall oder bei einem Kind nach einseitiger Schädigung des Gehirns, auf der funktionellen Einschränkung auf der gegenüberliegenden Körperseite, auftreten können).

Eindimensional:
Messung einer einzigen Eigenschaft oder einer einzigen Qualität. Die GMFM-66 ist in Bezug auf die Körpermotorik eindimensional.

Validität:
Die Fähigkeit eines Tests, das zugrunde liegende Merkmal tatsächlich zu messen

Wahrscheinlichkeitsschwelle:
Ein allgemeinerer Fall der Thurstone-Schwelle, die die Fähigkeit angibt, bei der ein Kind eine bestimmte Wahrscheinlichkeit hat, mindestens die gewünschte Punktzahl zu erreichen. Die 90%-Wahrscheinlichkeitsschwelle für einen Wert von »1« gibt beispielsweise die Fähigkeit an, bei der das Kind mit 90%iger Wahrscheinlichkeit mindestens eine »1« (entweder »1« oder »2« oder »3«) erzielt.

WHO:
Weltgesundheitsorganisation

Anhang

Zusatzmaterial zum Download

Zusatzmaterial

Die Online-Zusatzmaterialien sind unter dem folgenden Link für Sie verfügbar:[4]

 https://dl.kohlhammer.de/978-3-17-042000-7

---

4   Wichtiger urheberrechtlicher Hinweis: Alle zusätzlichen Materialien, die im Download-
     bereich zur Verfügung gestellt werden, sind urheberrechtlich geschützt. Ihre Verwendung
     ist nur zum persönlichen und nichtgewerblichen Gebrauch erlaubt. Jede Verwendung
     außerhalb der engen Grenzen des Urheberrechts ist ohne Zustimmung des Verlags un-
     zulässig und strafbar. Das gilt insbesondere für Vervielfältigungen, Übersetzungen, Mikro-
     verfilmungen und für die Einspeicherung und Verarbeitung in elektronischen Systemen.

Anhang 1 Methoden zur Anzeige der Item-Schwierigkeit

Schema der GMFM-66-Item-Schwierigkeit

Es existieren mehrere Methoden, um die Item-Schwierigkeit im Rahmen der probabilistischen Testtheorie (Item Response Theory) zu messen – inkl.: 1) Stufenmessungen, 2) Thurstone-Schwellenwerte und 3) Expected Scores. Die Diskussion dieser verschiedenen Methoden ist komplex, aber wichtig, um das Konzept von Wahrscheinlichkeitsmodellen zu verstehen und die Darstellungen in den Item-Maps zu begreifen. Das Ziel dieser Diskussion ist es, der Leserin einen kurzen Hintergrund zu den drei üblichen Begriffen der Item-Schwierigkeit zu vermitteln und darzulegen, wo diese in der Darstellung der GMFM-66 eingesetzt wurden.

Die Diskussion dieser drei verschiedenen Methoden wird erleichtert durch die Untersuchung der Wahrscheinlichkeitskurven der Items. ▶ Abb. A 1.1 veranschaulicht die Wahrscheinlichkeitskurven für jeden der vier Scores bei einem hypothetischen Item. Diese Kurven zeigen die Wahrscheinlichkeit (auf der vertikalen Achse), einen bestimmten Score in Abhängigkeit von der Fähigkeit zu erhalten (siehe horizontale Achse; äquivalent zum GMFM-66-Score). Die Kurve ganz links stellt die Wahrscheinlichkeit dar, bei dem Item P_0 einen Score von »0« zu erreichen. Aus dieser Kurve können Sie erkennen, dass ein Kind am ehesten eine »0« erhält, wenn seine Fähigkeiten insgesamt sehr niedrig sind. Die nächstgelegene Kurve ganz links, P_1, stellt die Wahrscheinlichkeit dar, einen Score von »1« zu erreichen. Bei diesem Score ist die Wahrscheinlichkeit des Erreichens zunächst sehr gering (wenn die Gesamtfähigkeit des Kindes gering ist), wenn das Kind sich verbessert, wird ein Score von »1« jedoch wahrscheinlicher und erreicht ein Maximum bei einem GMFM-Fähigkeits-Score von ca. 45. Je besser die Fähigkeit des Kindes wird, desto größer wird die Wahrscheinlichkeit, dass das Kind einen Score von »2 oder 3« erhält und desto geringer wird die Wahrscheinlichkeit eines Scores von »1«. Die nächste Kurve, P_2, stellt die Wahrscheinlichkeit dar, einen Score von »2« zu erreichen und verhält sich genauso wie die Kurve P_1 mit einer sehr geringen Erfolgswahrscheinlichkeit am Anfang und einem Anstieg bis zu einem Maximum von 54, bevor die Kurve wieder abfällt, da ein Score von »3« wahrscheinlicher wird. Die Kurve ganz rechts, P_3, zeigt die Wahrscheinlichkeit, einen Score von »3« zu erreichen, wobei die Wahrscheinlichkeit mit der Gesamtfähigkeit des Kindes steigt.

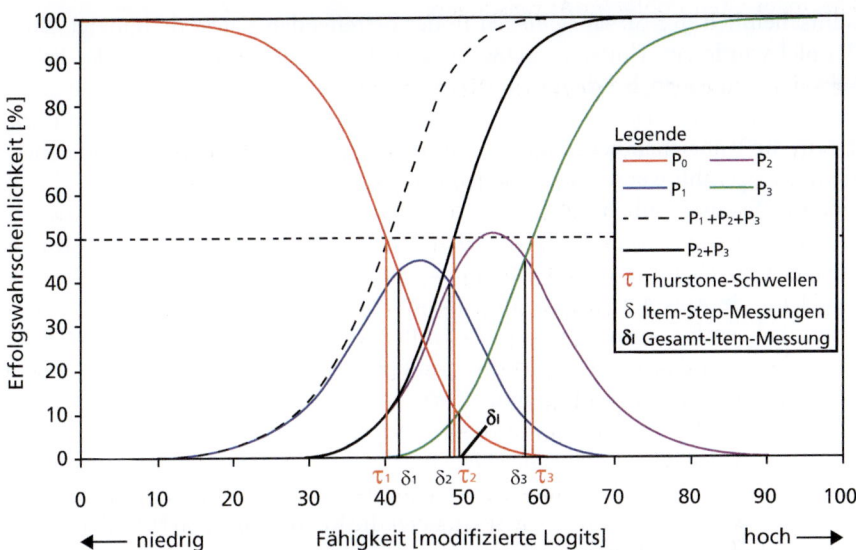

Abb. A 1.1: Wahrscheinlichkeitskurven für ein hypothetisches Item mit vier Antwortoptionen

Item Step-Test

Das Rasch-Analyse-Computerprogramm (Bigsteps) gibt Informationen über die Schwierigkeit jeder »Stufe« oder Antwortoptionen innerhalb eines Items. Beim GMFM-66 haben wir uns entschieden, diese »Stufenmessungen« oder Schwierigkeitsgrade *nicht* zu zeigen. Dennoch sind sie ein nützliches Konzept und vielleicht statistisch gesehen die am einfachsten zu verstehende Methode. Stufenmessungen zeigen das Fähigkeitsniveau, auf dem es gleich wahrscheinlich ist, dass ein Kind einen Score in angrenzenden Kategorien bei einem Item erhält. Zum Beispiel zeigt die Item-Stufenmessung für einen Score von »1« die Fähigkeit an, bei der ein Score von »1« genauso wahrscheinlich wird wie ein Score von »0«.

In der Abbildung der Wahrscheinlichkeitskurven (▶ Abb. A 1.1) ist dies der Punkt, an dem sich die durchgezogenen Linien kreuzen. Wenn ein Kind einen Fähigkeits-Score von 42 in unserem hypothetischen Item hat, ist die Wahrscheinlichkeit, dass das Kind einen Score von »1« erreicht, gleich groß wie die Wahrscheinlichkeit, dass es einen Score von »2« erreicht. Bei einer Fähigkeit von 58 ergibt sich für das Kind die gleiche Wahrscheinlichkeit für einen Score von »2« wie für einen Score von »3«.

Thurstone-Schwellen

Die Thurstone-Schwellen-Methode ist die klinisch vielleicht intuitivste Methode, um Item-schwierigkeiten bei Testungen mit ordinalen Kategorien wie der GMFM darzustellen. Thurstone-Schwellenwerte definieren die Fähigkeit, bei der das Kind

279

wahrscheinlich ($p \geq 50\,\%$) *zumindest* in der betreffenden Kategorie punktet. Zum Beispiel würde ein Thurstone-Schwellenwert für einen Score von »2« das Fähigkeitsniveau angeben, bei dem man erwartet, dass das Kind mindestens einen Score von »2« (d. h. »2« oder »3«) erreicht. Thurstone-Schwellenwerte werden bestimmt, indem die Wahrscheinlichkeiten, alle Scores *auf und über* dem Score zu erreichen, zusammengezählt werden, die Überschneidung dieser Kurven gefunden wird und eine 50%-Wahrscheinlichkeits-Linie gezogen wird ($p = 0{,}5$). Die Thurstone-Schwelle für eine Punktzahl von »2« ist somit definiert als die Fähigkeit, bei der die Kurve, die die Wahrscheinlichkeit für eine Punktzahl von »2« oder »3« ausdrückt (Kurve $P_2 + P_3$ in ▶ Abb. A 1.1), über 50 % steigt. Bei ▶ Abb. A 1.1. ist der Thurstone-Schwellenwert für einen Score von »2« ca. 49. Mit diesem Fähigkeitsscore (49) ist es wahrscheinlich, dass das Kind fähig ist, mindestens einen Score von »2« in diesem Item zu erreichen. Die andere graue Kurve in Abb. A 1.1 ($P_1 + P_2 + P_3$) zeigt die Wahrscheinlichkeit, einen Score von »1« *oder* »2« *oder* »3« zu erhalten und wird genutzt, um den Thurstone-Schwellenwert für den Score »1« zu bestimmen. Bei diesem Beispiel ist der Thurstone-Schwellenwert für den Score von »1« 44,5. Wenn die Fähigkeit des Kindes ungefähr 58 ist, steigt die Kurve P_3 über 50 % und das Kind wird bei dieser Fähigkeit wahrscheinlich in der Lage sein, eine »3« bei dem Item zu erreichen.

Thurstone-Schwellenwerte werden vereinbarungsgemäß immer an dem Punkt angesetzt, an dem die Erfolgswahrscheinlichkeit über 50 % liegt. Dies ist ein nützlicher Schwellenwert, denn technisch gesehen wird der Erfolg »wahrscheinlich«, wenn die Wahrscheinlichkeit 50 % übersteigt. Es ist möglich, Schwellenwerte zu verwenden, die eine strengere Definition von »wahrscheinlich« verwenden. In ▶ Tab. 4.3 stellen wir sowohl die Thurstone-Schwellenwerte als auch die höheren Schwellenwerte mit *90%iger Wahrscheinlichkeit*, die Schwierigkeit der GMFM-66-Items zu bestehen dar (bestehen ist definiert als Score von »3«). Auch wenn technisch gesehen ein Kind das Item wahrscheinlich durchführen kann, wenn seine Fähigkeit größer als der Thurstone-Schwellenwert ist, ist es bei einer 90%igen Wahrscheinlichkeitsschwelle *noch wahrscheinlicher*, dass das Kind das Item erfüllt.

Expected Scores

Die Schwierigkeiten von Items können auch durch Nutzung von Expected Scores ausgedrückt werden. Die »Expected Scores«-Methode ist die am wenigsten intuitive Methode, um Item-Schwierigkeiten zu berichten. Da sie aber in mindestens zwei anderen pädiatrischen Tests, dem Pediatric Evaluation of Disability Inventory (Haley et al. 1992) und dem School Function Assessment (Coster et al. 1998), genutzt wurden, um die Item-Schwierigkeit zu beschreiben, wollten wir gerne konsistent sein. Daher haben wir die Expected Scores für die Item Maps der GMFM-66 genutzt.

▶ Abb. A 1.2 gibt ein Beispiel, wie ein Item auf der GMFM-66-Item-Map angezeigt wird, wenn Expected Scores genutzt werden. Dieses Beispiel beinhaltet ein hypothetisches Item mit den gleichen Charakteristika des in ▶ Abb. A 1.1 genutzten Items, sodass die beiden Abbildungen direkt verglichen werden können. Dieses

Item wurde so entworfen, dass es eine eindeutige Erklärung des Rasch-Modells und der Item-Schwierigkeits-Messungen ermöglicht und ist kein Item der GMFM-66.

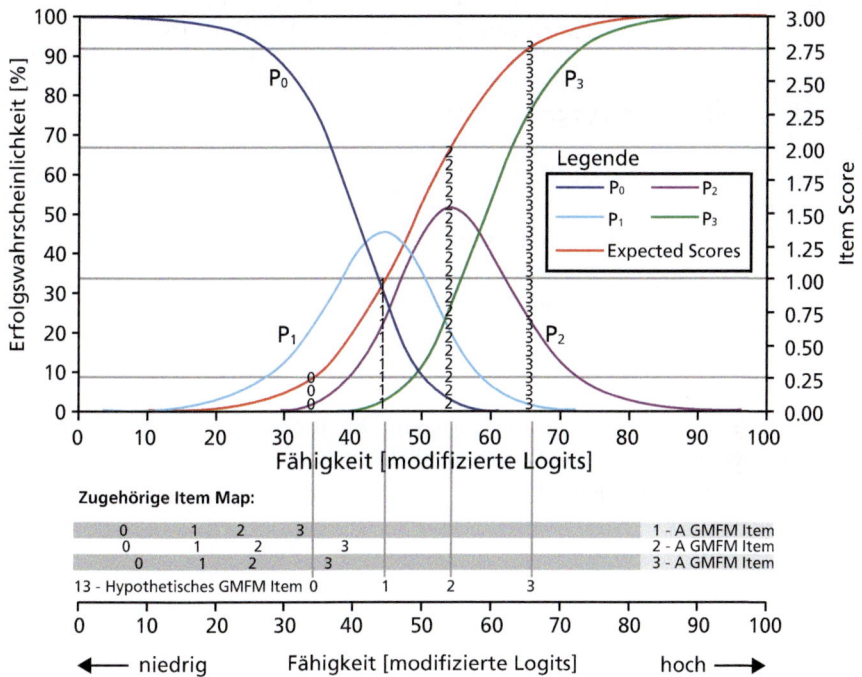

Abb. A 1.2: Veranschaulichung der Expected Scores für ein hypothetisches Item

▶ Abb. A 1.2 zeigt die Expected Scores für jeden der vier möglichen Scores für ein hypothetisches Item. Die vertikalen Zahlenreihen an den Graphen zeigen, an welcher Stelle die Scores für dieses Item auf der Item Map platziert werden würden. Die Wahrscheinlichkeitskurven für jeden der vier Scores wurden integriert, um einen Vergleich mit ▶ Abb. A 1.1 zu ermöglichen. Die rote Linie gibt die Expected Scores an und reicht kontinuierlich von 0 bis 3. Diese Kurve muss von der rechten vertikalen Achse aus gelesen werden. Das Konzept der »Expected Scores« ist in der Mathematik und Physik üblich, benötigt aber einige Erklärungen in diesem Kontext. Der Expected Score ist definiert als die Summe aller Scores aus den Wahrscheinlichkeiten des Scores multipliziert mit dem Wert des Scores. Für die 4-Punkte-Beurteilungs-Skala der GMFM bedeutet dies, dass der Expected Score folgendermaßen lautet:

Expected Score = $0 \times P_0 + 1 \times P_1 + 2 \times P_2 + 3 \times P_3$

Das macht mehr Sinn, als es anfangs den Anschein hat, aber dafür ist ein wenig mehr Diskussion zu den Expected Scores erforderlich.

Im Allgemeinen ist der »Expected Score« einer beliebigen Messgröße der Populations-Mittelwert dieser Messgröße. Wenn z. B. die durchschnittliche Körpergröße aller Menschen in Kanada 1,5 m ist, würden wir sagen, dass die »Expected« Größe eines Kanadiers 1,5 m ist. Im Fall der Körpergröße gibt es selbstverständlich eine hohe Varianz in der Bevölkerung, weshalb dieser Expected Score nicht besonders nützlich ist. Wenn wir aber unsere Population genauer eingrenzen und statt auf alle Kanadier nur auf die Kanadier zwischen 4 und 6 Monaten schauen, dann wird die Durchschnittsgröße der Population eine sinnvolle Schätzung für das, was wir für jede einzelne Person erwarten würden. Wenn wir über Expected Scores in der GMFM-66 sprechen, sprechen wir von dem Expected Score eines Kindes in Abhängigkeit von dessen Fähigkeit. Wenn wir sagen, dass der Expected Score eines Kindes mit einer GMFM-66-Punktzahl von 30 bei einem Item »2« ist, bedeutet das also, dass wenn *alle Kinder* mit Cerebralparese *mit einer GMFM-66-Punktzahl von 30* in diesem Item getestet werden würden, deren Durchschnitts-Score »2« wäre.

Jetzt gehen wir zu der Formel der Expected Scores zurück:

Expected Score $= 0 \times P_0 + 1 \times P_1 + 2 \times P_2 + 3 \times P_3$

Auf den ersten Blick sieht dies nicht wie ein Durchschnitt aus. Wenn wir jedoch genauer überlegen, was diese Wahrscheinlichkeiten repräsentieren, wird das Bild etwas klarer. Lassen Sie uns annehmen, dass wir die gesamte Bevölkerung zur Verfügung haben. Der Anteil aller Kinder, die den Score »0« erreichen, wird die Anzahl der Kinder sein, die den Score »0« erreichen, dividiert durch die Gesamtzahl in der Bevölkerung. Würden wir ein Kind aus dieser Population zufällig ziehen, wäre die Wahrscheinlichkeit dieses Kindes, einen Score von »0« zu haben, der Anteil der Bevölkerung mit einem Score von »0«. Wenn man diese Logik auf die anderen Wahrscheinlichkeiten anwendet, erhält man folgendes:

Expected Score = 0 × (Zahl der Kinder) / (Gesamtzahl der Kinder)
+ 1 × (Zahl der Kinder) / (Gesamtzahl der Kinder)
+ 2 × (Zahl der Kinder) / (Gesamtzahl der Kinder)
+ 3 × (Zahl der Kinder) / (Gesamtzahl der Kinder)

Da die Zähler die Gesamtwerte für jeden Score sind, ergibt sich:

Expected Score = (Summe aller Scores) / (Gesamtzahl der Kinder)

Dies können wir als Durchschnittswert annehmen. Der Expected Score ist der Durchschnitts-Score der *Population*. In unserem Fall besteht die Population aus *allen* Kindern mit Cerebralparese und anstatt Populations-Anteile zu verwenden, haben wir diese Wahrscheinlichkeiten anhand der Item-Stufen-Schwierigkeiten, die das Rasch-Modell vorgibt, geschätzt. In ▶ Kap. 4 haben wir die Evidenz für die hohe Reliabilität dieser Item-Stufen-Schwierigkeiten gezeigt. Die hohe Reliabilität der Item-Schwierigkeiten erlaubt uns darauf zu vertrauen, dass unsere Expected Scores den Populations-Durchschnitt genau schätzen.

Mit einem besseren Verständnis der Expected Scores werden auch die Item Maps verständlicher. Die Item Maps zeigen die Fähigkeit an, bei der ein vorgegebener Score »erwartet« wird. Für Scores von »1« und »2« ist das relativ unkompliziert. Eine »1«

auf der Item Map zeigt die Fähigkeit an, bei der ein Score von »1« erwartet wird. Wir suchen einen Score von »1« auf der rechten vertikalen Achse und folgen diesem, bis wir auf die rote Expected-Score-Kurve stoßen. Dann schauen wir nach unten auf die horizontale Achse und lesen das Fähigkeits-Niveau ab. In ▶ Abb. A 1.2 können wir sehen, dass der Expected Score von »1« bei einer Fähigkeit von ca. 45 auftritt. Die Linie der »1«, die durch den Graphen läuft, zeigt an, dass dort die »1« für dieses Item auf der Item Map gezeigt werden würde. Nach demselben Verfahren gehen wir von der »2« auf der rechten vertikalen Achse aus und sehen, dass diese die Kurve des Expected Scores bei einer Fähigkeit von ca. 54 schneidet. Erneut gibt es Reihen von »2en«, die den Graphen herunterlaufen und die Lokalisation der »2« auf der Item Map anzeigen. Schauen Sie jetzt zu der Reihe von »3en«, die den Graphen herunterlaufen. Finden Sie die Überschneidung dieser Reihe von »3en« mit der Kurve des Expected Scores und ziehen Sie dann eine Linie zur rechten Achse. Die Lokalisation der »3en« stimmt nicht mit dem Expected Score von »3« überein, sondern eher mit einem Expected Score von 2,75. Ein Expected Score von 3 tritt nur dann auf, wenn die Fähigkeit des Kindes 100 ist. Das passiert deshalb, weil nur eine Population mit perfekten Scores einen Durchschnitts-Score von 3 bei jedem Item haben kann. Für alle anderen Gruppen wird der Durchschnitts-Score der Population und damit der Expected Score kleiner als 3 sein. Da es keinen Nutzen bringt, alle »3er« auf einen Score von 100 auf der Item Map zu setzen, besteht die Übereinkunft, die extremen Scores 0,25 Punkte von den echten Scores entfernt anzuzeigen. Die »3er« werden dementsprechend auf der Item Map bei einer Fähigkeit mit einem Expected Score von 2,75 platziert und die »0er« bei einer Fähigkeit mit einem Expected Score von 0,25. Diese Werte sollen den sinnvollen Bereich eines Items darstellen. Bei Fähigkeiten unter der »0« auf der Item Map ist der Expected Score unter 0,25, d. h., dass die meisten Kinder mit dieser Fähigkeit noch immer einen Score von 0 bei diesem Item erreichen und das Item zu schwierig für die Kinder mit diesen Fähigkeiten ist. Bei Fähigkeiten von mehr als 3 auf der Item Map ist der Expected Score 2,75, d. h., dass die meisten Kinder den Score von 3 erreichen und das Item zu einfach für die Kinder mit diesen Fähigkeiten ist.

▶ Abb. A 1.2 deckt eine weitere interessante Tatsache über die Beziehung von Items und Expected Scores auf. Die Lokalisation der Expected Scores fällt mit der Lokalisation zusammen, an der ein Score am wahrscheinlichsten ist – für die Scores »1« und »2«. Das gilt für alle symmetrischen Verteilungen. Die Item Map erklärt, *bei welcher Fähigkeit* ein Kind wahrscheinlich einen Score erreicht, aber nicht *wie wahrscheinlich* dieser Score ist. Anders ausgedrückt wissen wir, dass die Spitze der Wahrscheinlichkeitskurve für einen Score von »1« auf dem Expected Score von »1« liegt, haben aber keine Information darüber, wie hoch diese Spitze ist.

Der wesentliche Unterschied zwischen den Thurstone-Schwellenwerten und den Expected Scores ist, *wie* sie die Schwierigkeit der Items beschreiben. Die Thurstone-Schwellenwerte (und andere Wahrscheinlichkeits-Schwellenwerte) geben an, *wie wahrscheinlich* es für ein Kind mit einer bestimmten Fähigkeit ist, erfolgreich bei einem Item zu sein. Die Expected Scores sagen Ihnen, was Sie *im Durchschnitt* von einem Kind erwarten können.

Anhang 2 Anzeige der Item-Schwierigkeiten mit den Thurstone-Schwellenwerten

Auch wenn die Thurstone-Schwellenwerte auf der ursprünglichen Rasch-Analyse der GMFM basieren, ändern sich die Item-Schwierigkeiten im GMAE-3 nicht.

Die Abbildungen in Anhang 2 veranschaulichen Wahrscheinlichkeit-Schwellenwerte für die Items der GMFM-66. Wie der Name vermuten lässt, erklären uns diese Abbildungen, *wie wahrscheinlich* ein Kind mit einer bestimmten Fähigkeit einen bestimmten Score bei einem GMFM-66-Item erreicht. Bei diesen Diagrammen ist nur die horizontale Anordnung der Elemente von Bedeutung und die Items wurden der Einfachheit halber nach ihren GMFM-Dimensionen gruppiert. Das Übereinanderstellen der Items innerhalb einer Dimension dient nur der Veranschaulichung. ▶ Abb. A 2.1 zeigt die Thurstone-Schwellenwerte für alle Scores und alle Items in der GMFM-66. Thurstone-Schwellenwerte sind die 50%-Wahrscheinlichkeits-Schwellen. Dementsprechend veranschaulicht Abb. A 2.1 die Fähigkeit, die notwendig ist, um eine 50%ige Chance zu haben, jeden der Item Scores in dieser Messung zu erreichen. ▶ Abb. A 2.2 zeigt die Thurstone-Schwellenwerte und die 90%-Wahrscheinlichkeits-Schwellenwerte nur für die Scores von »3«. Diese Abbildung lässt uns die relative Schwierigkeit, die Items der GMFM-66 *vollständig durchzuführen*, erkennen.

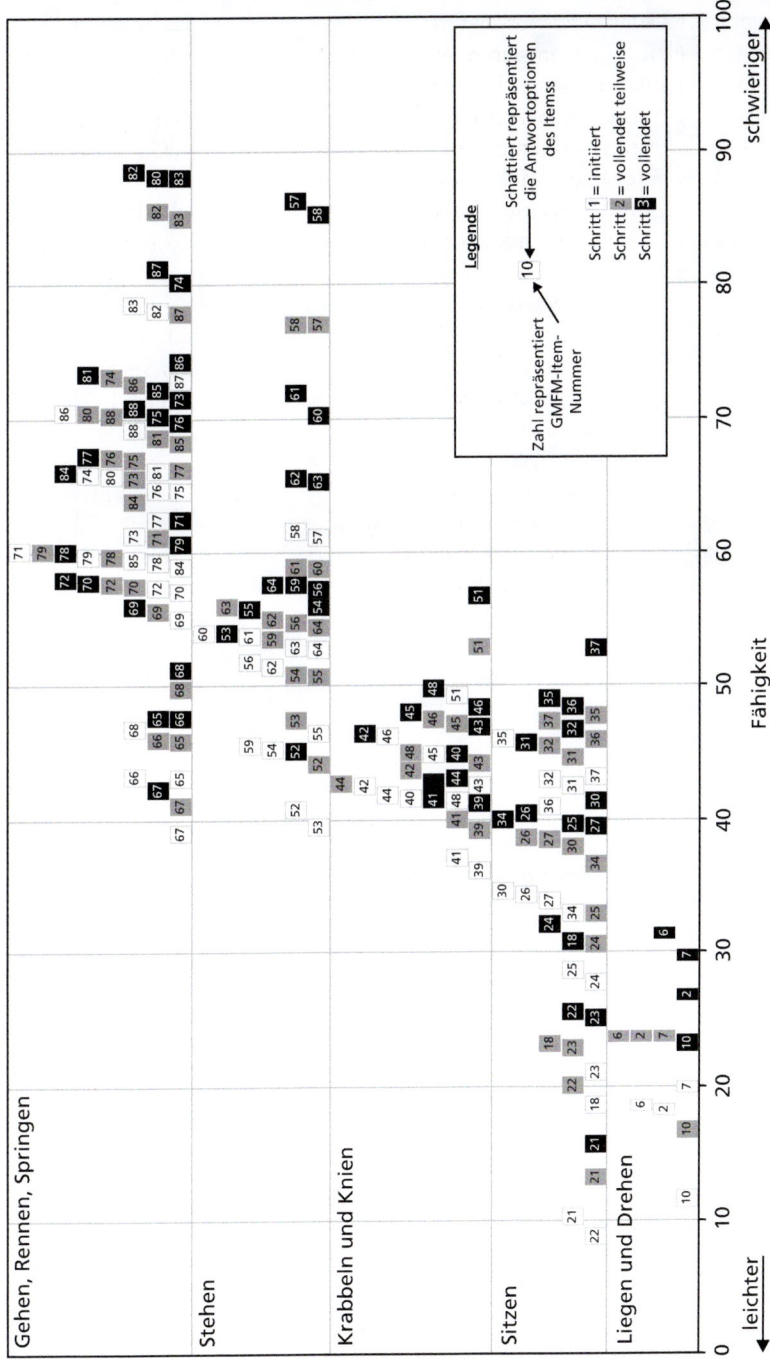

Abb. A 2.1: Schema der GMFM-66-Item-Stufen-Schwierigkeiten bei Nutzung der Thurstone-Schwellenwerte (50%-Wahrscheinlichkeitsschwellen)

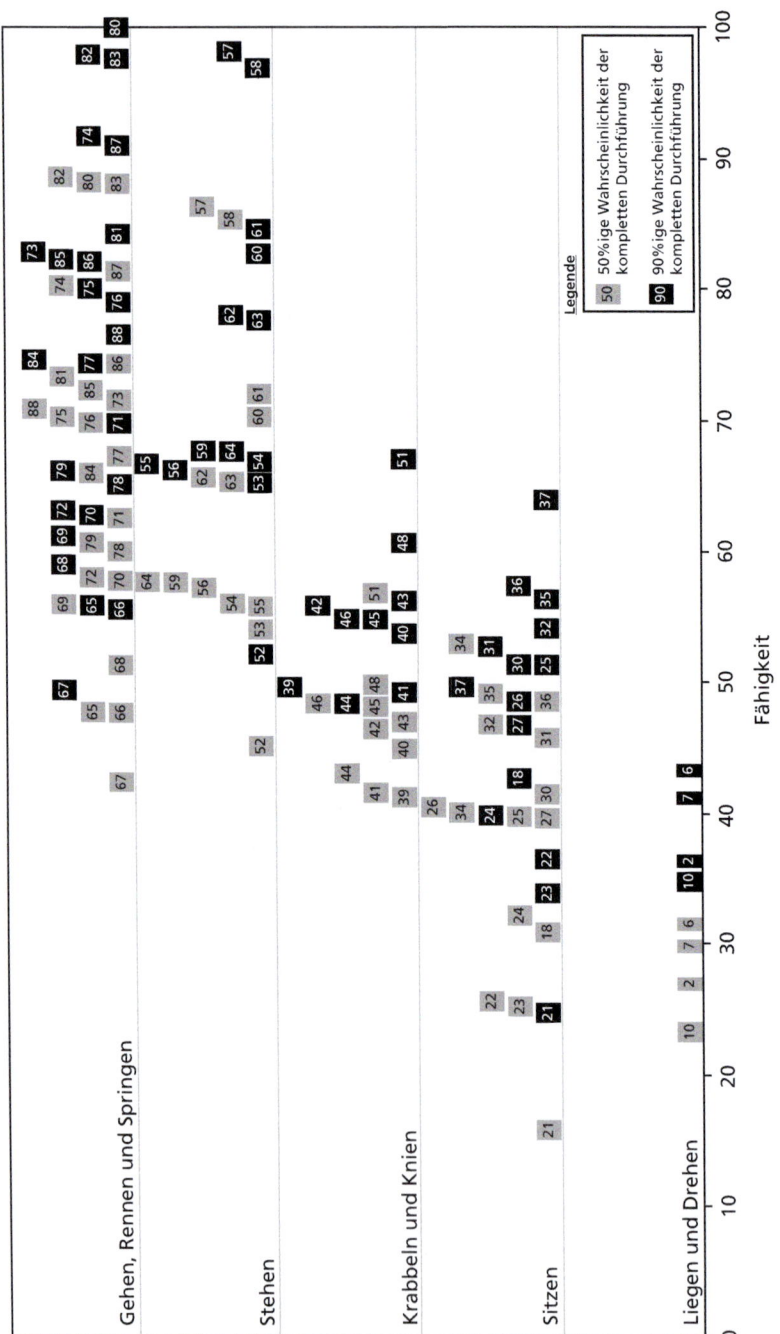

Abb. A 2.2: Schema der Schwierigkeit, die Items (mit einem Score von »3«) der GMFM-66 auszuführen, bei Nutzung der Wahrscheinlichkeitsschwellen von 50 % und 90 %

Anhang 3   GMFM App+ Anleitung (Mehrbenutzer- und Einzelbenutzerversionen)

Was ist die GMFM App+?

Bei dieser Software handelt es sich um eine Anwendungsversion der Gross Motor Function Measure (GMFM), eines klinischen Instruments zur Bewertung von Veränderungen der Körpermotorik bei Kindern mit Cerebralparese (CP). Die App enthält den ursprünglichen Test mit 88 Items (GMFM-88) und den neueren Test mit 66 Items (GMFM-66; einschließlich Item Set und Basal & Ceiling), sowie fünf motorische Wachstumskurven, welche die Muster der körpermotorischen Entwicklung beschreiben, die bei einer Stichprobe von 650 Kindern mit CP in Ontario gefunden wurden. Die GMFM-66 stützt sich auf eine statistische Programmierung, die als Gross Motor Ability Estimator (GMAE) bekannt ist, um die Ergebnisse der einzelnen Items in einen Gesamt-Score auf Intervallebene umzuwandeln; der aktuellste GMAE-Bewertungsalgorithmus (GMAE-3) ist in die Anwendung integriert. Die App kann auch verwendet werden, um die Veränderung der körpermotorischen Funktion über die Zeit oder nach einer Intervention bei Kindern mit CP zu beurteilen. Sie kann sowohl im klinischen Bereich als auch in der Forschung verwendet werden.

Neue Funktionen der GMFM App+

Die GMFM App+ verwendet zur Berechnung der GMFM-66-Scores einen aktualisierten Algorithmus (GMAE-3). Zuvor wurde bei der GMAE und GMAE-2 ein Rohwert auf Basis der getesteten Items berechnet und dann in einen GMFM-66-Score umgerechnet. Der aktualisierte Algorithmus errechnet den GMFM-66-Score direkt aus den Item-Kalibrierungen (Item-Schwierigkeitswerte), mit denen das Kind getestet wurde.

Der Unterschied zwischen dem GMAE-2-Score und dem GMAE-3-Score ist im Allgemeinen recht gering. Die Diskrepanzen sind in der Regel in der Mitte des Tests (Scores zwischen 25–75) kleiner und können am oberen und unteren Ende des Messbereichs größer sein. Die größten Diskrepanzen treten auf, wenn ein Kind einen einzigen Score ungleich Null hat, wenn es bei einem Item eine 1, 2 oder 3 erreicht und bei allen anderen Items eine Null (▶ Abb. A 3.1). Die Berechnung des Standardfehlers in der GMAE-3 wird wahrscheinlich der auffälligste Unterschied sein. Der neue Standardfehler spiegelt die Anzahl der getesteten Items wider und wie wahrscheinlich jede Antwort war.

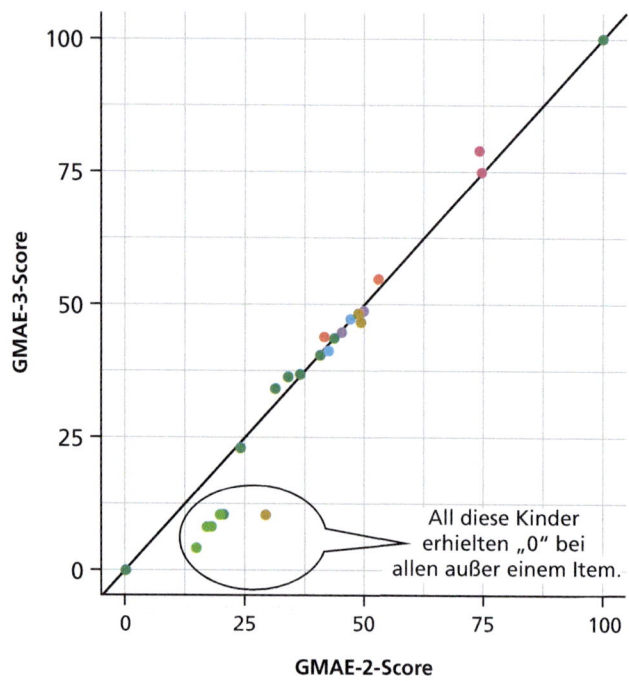

Abb. A 3.1: Unterschiede der Scores von GMAE-2 und GMAE-3 als Punktediagramm

Der GMAE-3-Algorithmus spiegelt eine etwas genauere Testung der motorischen Funktion wider als der vorherige Algorithmus für Kinder mit höheren und niedrigeren Funktionen und sollte in Zukunft die bevorzugte Testmethode sein.

Die Abbildung zeigt eine Darstellung der beiden Werte für eine Stichprobe von 25 Kindern. Die Anzahl der Items reichte von 8 bis 66 mit einem Median von 15. Die schwarze Linie zeigt die perfekte Übereinstimmung zwischen den Ergebnissen.

Verfügbare Versionen

Es sind drei Versionen der GMFM App+ verfügbar:

- Mehrbenutzer (sowohl PC als auch Mac) – ▶ Anhang 14
- Einzelbenutzer (PC und Mac)
- Mobil (sowohl Android als auch iOS)

Die Mehrbenutzerversion ermöglicht es einer Organisation, eine unbegrenzte Anzahl von Benutzern zu haben. Die Mehrbenutzerversion fungiert als Server und kann Daten von der Einzelbenutzerversion oder der mobilen Version synchronisieren (Daten können über verschiedene Geräte und verschiedene Betriebssysteme hinweg synchronisiert werden, z. B. iOS Tablet mit PC-Desktop).

Die Einzelbenutzerversion wurde für den Download auf einen Computer mit einem Benutzer entwickelt.

Die mobile Version ist ebenfalls für den Download auf ein Gerät mit einem Benutzer konzipiert. Der größte Unterschied zwischen der Mobil- und der Mehr-/Einzelbenutzerversion ist, dass Daten nicht exportiert werden können. (Sie können Daten nur auf die Desktop-Version übertragen oder synchronisieren).

Nachfolgend (▶ Tab. A 3.1) finden Sie die Frameworks und Software, die bei der Entwicklung der Mehrbenutzer- und Einzelbenutzerversionen verwendet wurden:

Tab. A 3.1: Verwendete Software für die Entwicklung von Mehrbenutzer- und Einzelbenutzerversionen

Name	Version
NodeJS	8.12
AngularJS	1.4.3
NSIS	3.03

Systemanforderungen für die GMFM App+ auf Ihrem Gerät

Die GMFM App+ Mehr- und Einzelbenutzerversionen wurden so konzipiert, dass sie sowohl auf den PCs als auch auf Mac-Computern funktionieren. ▶ Tab. A 3.2 zeigt, wie viel Speicherplatz für die Nutzung der einzelnen Produkte erforderlich ist.

Tab. A 3.2: Speicherplatz für die GMFM App+

Name	Größe	Dateityp des Installations-programm
Mac-Mehrbenutzer	149 MB	.app
Mac-Einzelbenutzer	149 MB	.app
Windows-Mehrbenutzer	291 MB	.exe
Windows-Einzelbenutzer	291 MB	.exe

Die Mindestanforderungen an die Software lauten wie folgt (▶ Tab. A 3.3):

Tab. A 3.3: Die Mindestanforderungen an die Software

Gerät	Betriebssystem
PC	Windows 7/Server 2008 R2 oder höher (ARM-Version nicht unterstützt); Linux-Varianten (Ubuntu 12.04 und höher, CentOS, Fedora 21, Debian 8)
Mac	OSX 10.11.6 oder höher (nur 64bit-Binärdateien)

Mindestanforderungen an die Hardware

Ein Intel Pentium 4 Prozessor oder höher, der SSE2-fähig ist für PC, Mac oder Linux.

Herunterladen der GMFM App+ auf Ihr Gerät

Für den Download der GMFM App+ benötigen Sie Administratorrechte auf Ihrem Computer. Wenn Ihr Computer von einer IT-Abteilung gewartet wird, kann es hilfreich sein, vor der Installation um Administratorrechte zu bitten oder Ihre IT-Abteilung zu bitten, das Programm für Sie herunterzuladen.

Doppelklicken Sie auf die Datei und folgen Sie den Anweisungen.

Wenn auf der Seite »Port Selection« für den Port nicht »Port is open« angezeigt wird, müssen Sie eine andere Portnummer ausprobieren. Wenn z. B. der TCP-Port 9806 geschlossen ist, ändern Sie die Nummer in 9807 (oder versuchen Sie eine andere fortlaufende Nummer) und klicken Sie auf »Check Port«. Wenn Sie einen offenen Anschluss gefunden haben, klicken Sie auf die Schaltfläche »Next«.

Vergewissern Sie sich, dass auf dem Komponenten-Pop-Up alle Komponenten abgehakt sind (GMFM, Startmenü-Verknüpfung und Desktop-Verknüpfung).

Wenn das Pop-Up-Fenster »Modify C++« erscheint, werden Sie aufgefordert, entweder zu installieren oder zu ändern. Wenn das Pop-Up Sie auffordert, die Software zu installieren, installieren Sie sie bitte auf Ihrem Computer. Wenn das Pop-Up-Fenster Sie zum »Ändern« (»Modify«) auffordert, sollten Sie auf »Abbrechen« (»Cancel«) klicken.

Einloggen

Sobald Sie die GMFM App+ auf Ihr Gerät heruntergeladen haben, müssen Sie sich als Benutzerin registrieren. Bei der Registrierung müssen Sie folgende Felder ausfüllen: Vorname (»First Name«), Nachname (»Last Name«), Benutzername (»Username«), Passwort (»Password«) und Passwortbestätigung (»Confirm Password«). Passwörter müssen länger als sechs Zeichen sein und mindestens einen Großbuchstaben, einen Kleinbuchstaben und ein Sonderzeichen enthalten. Um Ihre Daten zu speichern, klicken Sie auf das grüne Häkchen am oberen Rand des Pop-Up-Fensters.

Hinweis: Bei der Mehrbenutzerversion wird die erste Person, die sich registriert, Administratorin für das Konto. Die Administratorin hat Zugriff auf alle Daten, die in der Mehrbenutzerversion eingegebenen werden, einschließlich der Namen der Therapeutin, aller Patienteninformationen und aller Daten, die auf das Konto übertragen oder synchronisiert werden.

Sie müssen drei Sicherheitsfragen festlegen (bei der ersten Anmeldung werden Sie aufgefordert, Ihre Sicherheitsfragen auszufüllen). Diese Fragen helfen Ihnen, sich bei Ihrem Konto anzumelden, falls Sie Ihr Passwort vergessen haben. Es ist wichtig, dass Sie sich die Antworten auf Ihre Fragen merken, da kein E-Mail-Verifizierungsverfahren eingebaut ist.

Allgemeine Nutzung

Sobald Sie sich in das Programm eingeloggt haben, landen Sie auf Ihrer Therapeutinnenprofilseite (▶ Abb. A 3.2). Die GMFM App+ verfügt über eine linke
Seitenleiste und eine obere Leiste, die Ihnen die Navigation durch das Programm
erleichtert.

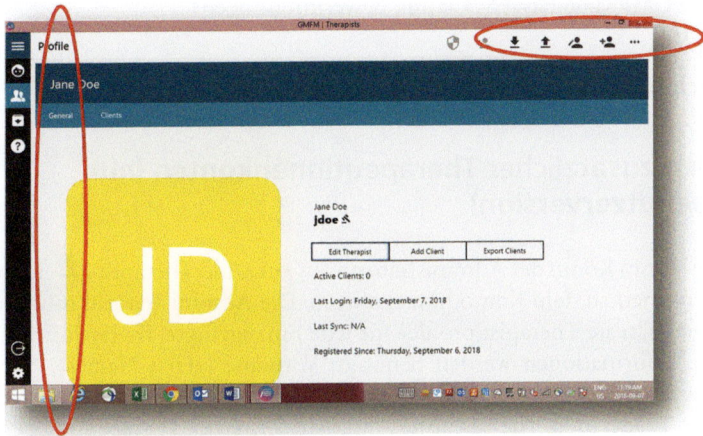

Abb. A 3.2: Therapeutinnenprofilseite

Die linke Seitenleiste enthält die folgenden Icons:

☰ Menü der linken Seitenleiste ausklappen

⊙ Patienten

Auf der Seite der Patienten können Sie:

• Liste der Patienten anzeigen
• Patienten verwalten (hinzufügen, bearbeiten, archivieren)
• Tests hinzufügen
• Tests von einem anderen Gerät synchronisieren oder teilen

🔳 Therapeutinnen

Von dieser Seite können Sie:

• Ihr Passwort ändern
• Ihr Profil und Ihre Sicherheitsfragen aktualisieren
• Ihre Patienten ansehen/bearbeiten
• Patiententest hinzufügen/bearbeiten
• Importieren/Exportieren von Patientendaten
• Nur für Mehrbenutzer – Hinzufügen weiterer Therapeutinnen

◙ Patientendaten archivieren (Anzeige archivierter Patienten/Tests)

▦ Geräte (*nur* Mehrbenutzerversion)

❓ Zugriff auf die Hilfe, das Lernprogramm und andere hilfreiche Ressourcen (einschließlich GMFCS-Beschreibungen und -Illustrationen; GMFCS Expanded & Revised; Motorische Wachstumskurven; Tabellarische GMFM-66-Perzentilen; GMFM-66 und GMFM-88 Bewertungsbögen; GMFM-66-Item Set-Bewertungsbögen; GMFM-66-Basal & Ceiling-Bewertungsbögen)

⏻ Ausloggen

⚙ Einstellungen

Erstellen zusätzlicher Therapeutinnenkonten (nur Mehrbenutzerversion)

Klicken Sie vom Konto der Administratorin aus auf »Add Therapist« 👤+, um weitere Therapeutinnen zu dem Konto hinzuzufügen. Die Administratorin muss das Pop-Up-Fenster »Create Therapist profile« für jede hinzugefügte Therapeutin ausfüllen (folgende Informationen werden benötigt: Vorname (»First Name«), Nachname (»Last Name«), Benutzername (»Username«), Passwort (»Password«) und Kontotyp (»Account Type«) (d. h. Therapeutin/Administratorin *oder* Therapeutin).

Die Administratorin muss dann den Benutzernamen und das Kennwort angeben, die jeder angelegten Therapeutin zugewiesen wurden.

Hinweis: Eine Therapeutin kann (und sollte) das Passwort nach der Zuweisung und bei der ersten Anmeldung ändern. Siehe dazu den Abschnitt »Bearbeitung des Therapeutinnenprofils« für Anweisungen.

Bearbeitung des Therapeutinnenprofils

Sobald ein Therapeutinnenkonto erstellt wurde, können alle Informationen bearbeitet werden. Zum Bearbeiten des Therapeutinnenprofil klicken Sie auf 👤 »Edit Therapist« (oder auf der Profilseite der Therapeutin »Edit Therapist«). Therapeutinnen, deren Konten von einer Administratorin erstellt wurden, sollten ihr Passwort so ändern, dass sie es sich merken können.

Die Bearbeitung des Therapeutinnenprofils kann auch verwendet werden, wenn eine ganze Patientenakte (Fall) von einer Therapeutin auf eine anderen übertragen wird (z. B., wenn eine Therapeutin in den Ruhestand geht oder die Organisation/Institution/Einrichtung verlässt).

In diesem Fall kann die Administratorin das Profil aufrufen und alle Informationen für die neue Therapeutin ändern.

Hinweis: Eine Administratorin kann eine Therapeutin aus dem Programm löschen, indem sie auf 👤✕ (Klick auf »Delete Therapist«) auf der Seite »Therapist Profile« klickt. Wenn eine Therapeutin aus dem Programm gelöscht wird, werden alle Patienten und ihre Daten in den Archivordner verschoben.

Patienten anlegen

Um einen Patienten hinzuzufügen, klicken Sie entweder auf die Schaltfläche 😃, um auf die Seite mit dem Patientenprofil zu gelangen (▶ Abb. A 3.3), (und dann auf die Schaltfläche »+ Add Client«), auf die Schaltfläche 👤 oben rechts auf Ihrem Bildschirm oder klicken Sie auf der Therapeutinnenprofilseite auf die Schaltfläche »Add Client«. Es erscheint ein Pop-Up-Fenster mit dem Profil des Patienten, und Sie müssen alle Felder mit einem Sternchen (*) ausfüllen. Um das Profil zu speichern, klicken Sie auf das grüne Häkchen am oberen Rand des Pop-Up-Fensters.

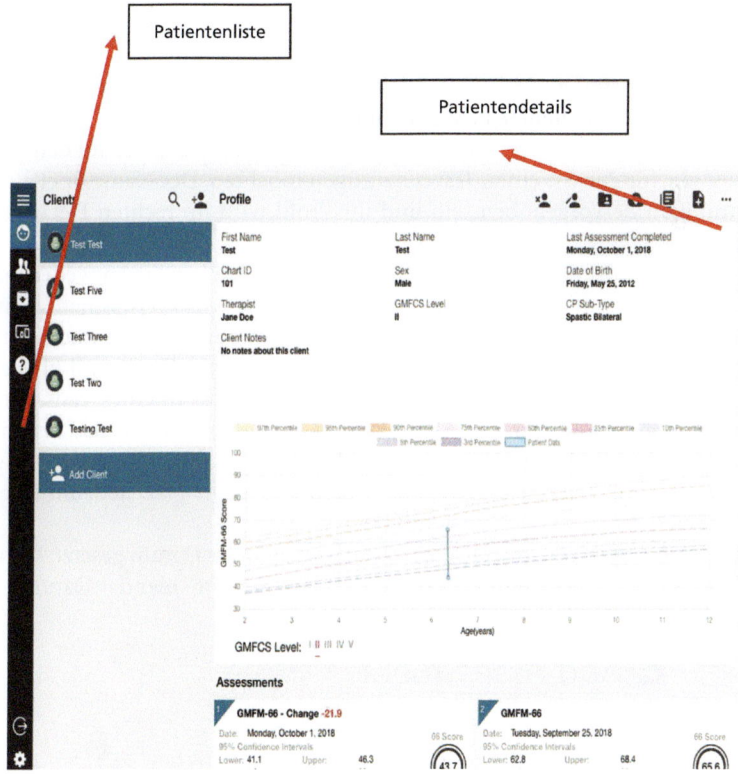

Abb. A 3.3: Patientenprofil

Hinweis: Wenn Sie Daten zwischen einer Einzelbenutzerversion und der Mehrbenutzerversion synchronisieren möchten, muss der Patient in beiden Versionen der App eingerichtet sein und *die gleiche ID-Nummer* haben.

Patient bearbeiten

Klicken Sie auf der Seite mit dem Patientenprofil (⬤) auf 🧑. Es erscheint ein Pop-Up-Fenster (»Edit Client Profile«) mit allen Details des Patienten. Sie können dann jede/alle Daten auf dieser Seite ändern.

Alternativ können Sie auch auf der Seite »Therapist Profile« auf Patienten im Profilfenster klicken und dann auf den Patienten klicken, den Sie bearbeiten möchten. Es erscheint ein Pop-Up-Fenster zur Ansicht des Patientenprofils. Sie können dann 🧑 wählen, um das Profil des Patienten zu bearbeiten.

Hinzufügen einer Untersuchung

Um eine Untersuchung zur Profilseite eines Patienten hinzuzufügen, müssen Sie sich zunächst im Patientenfenster ⬤ befinden.

Klicken Sie in der Liste der Patientennamen in der linken Spalte auf den Namen des Patienten, für den Sie einen Test hinzufügen möchten. Der Name des Patienten sollte nun blau hervorgehoben sein und ihr Profil wird im rechten Detailbereich angezeigt.

Um einen Test für diesen Patienten hinzuzufügen, klicken Sie entweder mit der rechten Maustaste auf dessen Namen und wählen Sie »Add Assessment«, klicken Sie in der oberen Menüleiste auf 🧑 oder scrollen Sie zum unteren Ende der Seite (unter den GMFM-Kurven und den bereits durchgeführten Tests) und klicken Sie auf »Add Assessment«. Ein Pop-Up-Fenster zum Hinzufügen eines Tests wird angezeigt (▶ Abb. A 3.4). Wenn Sie die Item Sets auswählen, fordert das System den Benutzer auf, das Kind anhand von bis zu 4 Items zu testen, bevor es das geeignete Item Set bestimmt. Klicken Sie abschließend auf das grüne Häkchen, um Ihre Auswahl zu speichern.

Das Datum des Tests wird automatisch auf das aktuelle Datum gesetzt. Wenn Sie einen Test aus der Vergangenheit eingeben, ändern Sie bitte hier das Datum.

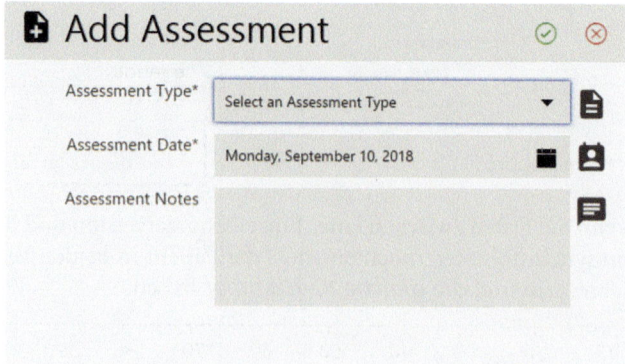

Abb. A 3.4: Test hinzufügen

Abschließen eines Tests

Nachdem Sie auf das grüne Häkchen geklickt haben, wird der von Ihnen gewählte Test automatisch auf Ihrem Bildschirm angezeigt. Der Test wird automatisch fortgesetzt, sobald Sie alle Items der Dimension ausgefüllt haben (sobald Sie alle Items der Dimension E ausgefüllt haben, erscheint ein Pop-Up-Fenster, das Sie auffordert, Ihre Daten zu speichern). Sie können einen Test auch speichern, ohne alle Items abzuschließen. Alle Items, die nicht abgeschlossen (eingetragen) wurden, werden automatisch als »Nicht getestet« (»Not Tested«) gespeichert.

Zusammenfassung des Tests

Die Seite »Assessment Summary« (▶ Abb. A 3.5) wird automatisch geladen, sobald ein Test gespeichert wurde. Sie finden die Seite auch, wenn Sie auf der Seite mit dem Patientenprofil nach unten scrollen, wo sich die Kacheln des Tests befinden (unter den GMFM-Kurven). Klicken Sie auf den Test, die Sie ansehen möchten (dieser wird dann blau).

Die Seite ist in drei Bereiche unterteilt:

1. Informationen zum Patienten
2. Details zum Test und Bewertung
3. Item Maps (nach Schwierigkeit und Reihenfolge geordnet)

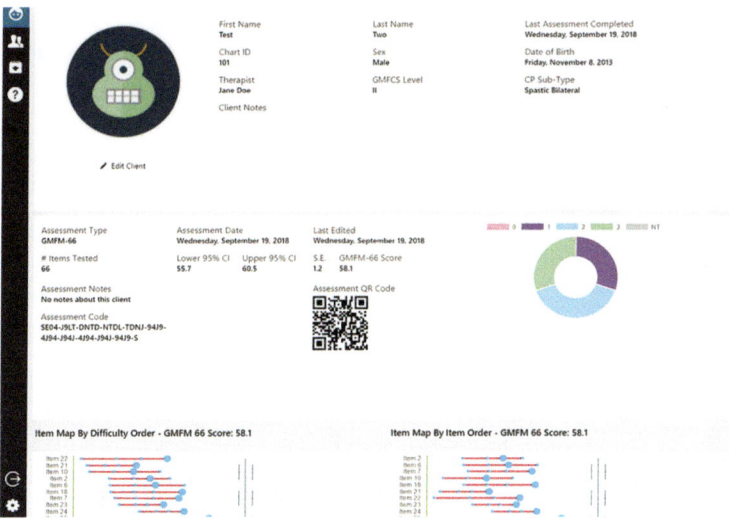

Abb. A 3.5: Testzusammenfassung

Bearbeiten einer Untersuchung

Wenn Sie einen Test nach dem Speichern bearbeiten möchten, klicken Sie bitte auf die Schaltfläche »Edit Assessement« ✏ auf der Seite »Assessment Summary«. Auf der Seite »Edit Assessment« können Sie das Datum des Tests ändern, indem Sie auf das Kalendersymbol oben (Mitte) auf der Seite klicken.

Sie können auch die Bewertungen der einzelnen Items ändern. Denken Sie daran, auf das grüne Häkchen oben auf der Seite zu klicken, um Ihre Änderungen zu speichern.

Patientenzusammenfassung

Um die Seite mit der Patientenübersicht aufzurufen, klicken Sie auf der Seite mit dem Patientenprofil auf 🔳. Auf dieser Seite (▶ Abb. A 3.6) sehen Sie im oberen Fenster die Informationen zum Patienten, in der linken Spalte alle Untersuchungen, die in die App eingetragen wurden und eine Zusammenfassung der Untersuchungen auf der rechten Seite. Die Zusammenfassung zeigt alle Ihre Untersuchungen an, Sie müssen jedoch auswählen, welche grafisch dargestellt werden sollen (sobald Sie den Test durch Klicken auf die Kachel ausgewählt haben, wird der Test blau umrandet und ein blauer Punkt wird auf die GMFM-Kurven abgebildet).

Hinweis: Vergewissern Sie sich, dass die richtige GMFCS-Stufe ausgewählt ist (*Das Programm sollte standardmäßig auf die Stufe eingestellt sein, die bei der Registrierung des Clients ausgewählt wurde*). Auf dieser Seite können Sie drucken oder ein PDF generieren (Symbole oben rechts auf dem Bildschirm).

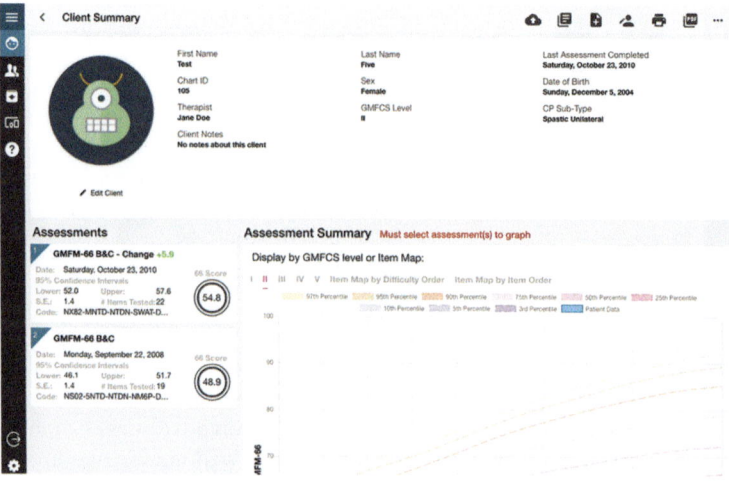

Abb. A 3.6:   Patientenzusammenfassung

Archivierung von Patienten oder Untersuchungen

Um einen Patienten aus dem Patientenbestand einer Therapeutin zu entfernen oder eine Untersuchung aus dem Profil eines Patienten zu löschen, müssen Sie die Daten archivieren. *Die Archivierung löscht den Patienten oder die Untersuchung nicht vollständig, sondern legt sie im Archivordner ab.*

Hinweis: Wenn Sie ein Mehrbenutzerkonto verwenden, sind archivierte Untersuchungen nur für den Administrator sichtbar.

Um einen *Patienten* zu archivieren, klicken Sie auf den Patienten, den Sie archivieren möchten (er muss blau markiert sein). Klicken Sie auf ⁛ auf der Profilseite des Patienten oder klicken Sie mit der rechten Maustaste auf den Namen des Patienten, den Sie archivieren möchten und wählen Sie »Archive Client«.

Um eine *Untersuchung* zu archivieren, klicken Sie auf der Seite mit der Zusammenfassung der Untersuchung auf ⏬.Sie können eine Untersuchung auch von der Seite mit dem Patientenprofil aus archivieren, indem Sie mit der rechten Maustaste auf die Untersuchung klicken, die Sie archivieren möchten und dann dann »Archive Assessment« auswählen. Das Programm zeigt automatisch ein Pop-Up-Fenster an, um zu bestätigen, dass die Daten in den Archivordner verschoben wurden. Sobald die Bestätigung erfolgt ist, werden die Daten entweder aus dem Therapeutinnen- oder dem Patientenprofil entfernt.

Wiederherstellung von archivierten Patienten oder Untersuchungen

Einzelbenutzerversion

Um Daten wiederherzustellen, die in den archivierten Ordner verschoben wurden, klicken Sie zunächst auf ▣ in der linken Seitenleiste auf der Seite mit dem Patientenprofil. Um einen *ganzen Patienten wiederherzustellen*, klicken Sie in der linken Spalte auf den Patienten, den Sie wiederherstellen möchten, klicken Sie dann ▤ (oder klicken Sie mit der rechten Maustaste auf den Namen des Patienten und wählen Sie »Recover Client«). *Das Programm fordert Sie dann mit der folgenden Aussage auf*: »Are you sure you want to recover this client, you will be set as the assigned-Therapist?« (»Sind Sie sicher, dass Sie diesen Patienten« wiederherstellen wollen, Sie werden dann als die zugewiesene Therapeutin festgelegt«). Wenn Sie dies mit einem Klick auf das grüne Häkchen im Pop-Up-Fenster bestätigen, wird der Patient in Ihre Patientenliste verschoben.

Um eine Untersuchung wiederherzustellen, klicken Sie auf der Archivseite auf den Patienten, dessen Test Sie wiederherstellen möchten, und dann auf die Untersuchung, die Sie wiederherstellen möchten. Das Programm fordert Sie auf zu bestätigen, ob Sie diese Untersuchung wiederherstellen möchten. Sobald Sie dies bestätigt haben (durch Anklicken des grünen Häkchens im Pop-Up-Fenster), wird die Untersuchung wieder in das Profil des Patienten verschoben. Wenn das Patientenprofil nicht existiert (außerhalb des Archivordners), wird der Patient mit der wiederhergestellten Untersuchung neu angelegt.

Mehrbenutzer-Version

Archivierte Untersuchungen sind in der Mehrbenutzerversion nur für die Administratorin sichtbar (dies wurde absichtlich so eingestellt, um die Datensicherheit der Patienten zu gewährleisten). Wenn eine Therapeutin einen Test oder einen Patienten archivieren möchte, kann sie die Daten nicht selbst wiederherstellen und muss die Administratorin um Hilfe bei der Wiederherstellung der Daten bitten.

Die obigen Anweisungen können verwendet werden, um Daten sowohl für einen Test als auch für einen Patienten wiederherzustellen.

Hinweis: Wenn ein gesamter *Patient* archiviert wurde, werden die Daten im Konto der Administratorin wiederhergestellt und diese muss den Patienten dann erneut einer Therapeutin zuweisen. Wurde eine Untersuchung archiviert und der Patient existiert noch unter einem Therapeutinnenprofil (d. h. die ID existiert unter einem Therapeutinnenprofil), wird die Untersuchung dort wiederhergestellt, wo diese Chart-ID existiert.

Synchronisieren, Exportieren oder Übertragen von Daten

Daten synchronisieren – Server konfigurieren

Daten können nur zwischen einer Mobil- oder Einzelbenutzerversion und der Mehrbenutzerversion synchronisiert werden. Die Daten werden nach Patienten-ID synchronisiert. Daher müssen Sie sicherstellen, dass der Patient auf beiden Systemen, auf denen Sie eine Synchronisierung durchführen möchten, vorhanden ist. Darüber hinaus müssen sich beide Systeme in demselben lokalen Netzwerk befinden, wenn Sie Daten synchronisieren.

Um Geräte zu synchronisieren, müssen Sie zunächst die Mobil- oder Einzelbenutzerversion auf dem Server konfigurieren (Mehrbenutzerversion). Dazu müssen Sie die Serveradresse, die Server-ID und den Server-PIN der Mehrbenutzerversion kennen. Diese Informationen finden Sie durch Klicken auf das Gerätesymbol 🔲 in der linken Seitenleiste der Mehrbenutzerversion.

Hinweis: Wenn die Server-Adresse den Server-PIN überschreitet, wechseln Sie in den Vollbildmodus. Wenn Sie Schwierigkeiten bei der Synchronisierung haben, überprüfen Sie, ob die Serverinformationen gleichgeblieben sind. Wenn Sie versuchen, in einem anderen Netzwerk zu synchronisieren, müssen Sie die Verbindung neu konfigurieren (d. h. ändern Sie die Serveradresse, Server-ID und Server-PIN).

Wenn Sie sich in der Einzelbenutzerversion befinden, gehen Sie zu den Einstellungen (die Sie durch Klicken auf das ▤ Menü-Symbol finden). In den Einstellungen klicken Sie auf »Change Network Settings« und konfigurieren den Server neu. Geben Sie die erforderlichen Serverinformationen ein und klicken Sie auf »Submit«. Sobald Sie dazu aufgefordert werden, müssen Sie das Gerät für die Mehrbenutzerversion authentifizieren. Gehen Sie in der Mehrbenutzerversion auf das Symbol »Devices« und klicken Sie auf das grüne Häkchen neben dem Gerät, das Sie authentifizieren möchten (linke Spalte – »Devices Awaiting Authentication«). Nach der Authentifizierung wird das Gerät in die rechte Spalte »Authenticated Devices«

verschoben. Die Mehrbenutzerversion übernimmt die IP-Adresse und den Geräte-namen von dem zu synchronisierenden Gerät.

Klicken Sie auf einem mobilen Gerät auf der Profilseite des Patienten auf die drei Punkte in der oberen rechten Ecke und dann auf »Sync Assessment«. Wählen Sie alle Untersuchungen aus, die Sie mit der Mehrbenutzerversion synchronisieren möchten. und klicken Sie auf das Häkchen in der oberen rechten Ecke des Pop-up-Fensters.

Synchronisierung von Untersuchungen

Anschließend müssen Sie der Synchronisierung zustimmen, indem Sie in der Mehr-benutzerversion zur Profilseite des Patienten navigieren und auf die Schaltfläche ✆ »Sync Assessment« klicken. Die für die Synchronisierung verfügbaren Tests werden in einem Pop-Up-Fenster angezeigt und Sie können die Tests auswählen, die Sie akzeptieren möchten.

Übertragen

Tests können zwischen allen Versionen der GMFM App+ (Mobil-, Einzelbenut-zer- und Mehrbenutzerversion) übertragen werden. Um einen Test in der Mehr-benutzer- oder Einzelbenutzerversion zu übertragen, müssen Sie zunächst zu der Patientenprofilseite navigieren, in die Sie die Daten übertragen möchten (in der Mehrbenutzer- oder Einzelbenutzerversion ist der Name des jeweiligen Patienten markiert).

Hinweis: Wenn Sie sich nicht auf der richtigen Patientenprofilseite befinden, wird Ihre Untersuchung an den falschen Patienten übertragen. Klicken Sie auf die Schaltfläche 🖥 »Transfer Data« und geben Sie den Autocomplete-Code (auch als Code für den Test (»Assessment Code«) bekannt) in der Version ein, auf die Sie die Daten übertragen möchten. Sobald Sie einen gültigen Code eingegeben haben, ruft das System automatisch den Test auf und Sie müssen diesen dann akzeptieren.

Exportieren von Daten

Daten können sowohl aus der Mehrbenutzerversion als auch aus der Einzelbe-nutzerversion (aber nicht aus der mobilen Version) exportiert werden. Die Daten werden in eine CSV-Datei exportiert, die mit Excel und Numbers geöffnet werden kann. Um Daten zu exportieren, gehen Sie auf die Therapeutinnenseite und klicken Sie auf die Schaltfläche ⬆ »Export Clients« in der oberen rechten Leiste. Das Pro-gramm fordert Sie dann auf, eine Datei zu speichern. Sobald die Datei gespeichert ist, können Sie zu dem Verzeichnis navigieren, in dem Sie das Dokument gespei-chert haben, und die Datei öffnen. Die folgenden Felder werden exportiert: Dia-gramm-ID (»Chart ID«), Patientenname (»Client Name«), GMFCS-Stufe (»GMFCS Level«), Klassifizierungstyp der Cerebralparese (»Classification Type«), Art der Tests

(Assessment Type«), alle 88 Items, GMFM-88-Score, GMFM-66-Score, Geschlecht (»Sex«), Geburtsdatum (»Date of Birth«) und Testdatum (»Assessment Date«).

Hinweis: Für MAC-Benutzer kann es erforderlich sein, eine CSV-Datei über Numbers zu speichern, um einen Upload in eine andere GMFM App+ zu ermöglichen (da einige Funktionen beim Speichervorgang entfernt werden).

Importieren von Daten

Daten können auch aus früheren Versionen des GMAE-Programms oder einer anderen GMFM App+ importiert werden. Um Daten zu importieren, gehen Sie auf die Therapeutinnenseite und klicken Sie auf die Schaltfläche ⬇ »Import Clients« in der oberen rechten Leiste. Wählen Sie dann »Open CSV File«. Sie müssen dann auf Ihrem Computer zu dem Ort navigieren, an dem sich die CSV-/Excel-Datei befindet. Alle Patienten innerhalb der Datei werden in einzelnen Kacheln angezeigt. Sie müssen die erstellte Patientenliste durchgehen und gegebenenfalls Änderungen vornehmen.

Hinweis: Wenn eine Patienten-ID aus der CSV-Datei bereits in der GMFM App+ vorhanden ist, wird dieser Patient in der generierten Liste als aktualisierter Patient (und nicht als neuer Patient) geführt. Die Daten werden mit der bestehenden Patienten-ID in der GMFM App+ zusammengeführt (dies ist ein Problem, wenn es sich nicht um denselben Patienten handelt). Bitte stellen Sie sicher, dass Sie für jeden Patienten eine eindeutige ID haben. Wenn Sie alle erforderlichen Aktualisierungen vorgenommen haben, klicken Sie auf »Confirm Imported Clients«, damit sie in die App integriert werden.

Bitte beachten Sie, dass das GMAE-2-Programm die folgenden Felder nicht exportiert: Geschlecht (»Sex«) oder Therapeutin (»Therapist«). Wenn Sie Daten importieren, müssen Sie diese Felder manuell ausfüllen, bevor Sie den importierten Patienten bestätigen. Außerdem wird beim Importieren das Untersuchungsdatum automatisch auf das Datum des Imports gesetzt. Sie müssen dies korrigieren, indem Sie jede Untersuchung bearbeiten (siehe Abschnitt »Bearbeiten einer Untersuchung« oben).

Beachten Sie auch, dass beim Importieren von GMAE- oder GMAE-2-Daten die Daten automatisch den GMAE-3-Algorithmus durchlaufen, wodurch die Punktzahlen auf der Grundlage des präziseren GMAE-3-Algorithmus modifiziert werden.

Anhang 4 Fallbeispiele von zwei Kindern, die dem GMFM-66-Item-Schwierigkeitsmodell nicht entsprechen

Die GMFM-66-Item Maps wurden entwickelt, indem GMFM-Scores und Muster von GMFM-Scores von einer großen Anzahl von Kindern mit Cerebralparese (CP), die sich in Alter, Diagnosetypen und Schweregraden der motorischen Beeinträchtigung unterschieden, betrachtet wurden. Die Schätzungen der Item-Schwierigkeiten, die jetzt auf den Item Maps festgelegt sind, stellen für die Mehrheit der Kinder die beste Schätzung dar. Es ist möglich, dass einige Kinder in das Modell der Item-Schwierigkeit nicht so gut passen wie andere. Die folgenden Fallbeispiele sind Beispiele für Kinder, deren Punkteverteilung nicht dem zu erwartenden Muster entsprechen. Es wird empfohlen, dass Sie sich die Item Maps eines jeden Kindes genau ansehen, um die Ergebnisse zu interpretieren und Antworten zu identifizieren, die eher variabel sind. Es gibt wahrscheinlich eine gute klinische Erklärung; es ist jedoch wichtig zu beachten, dass der gemessene GMFM-66-Score des Kindes immer noch die beste Einschätzung seiner Fähigkeiten ist.

Fallbeispiel 1: Charlie

Charlie ist ein Junge mit unilateraler spastischer CP rechts, klassifiziert mit GMFCS-Level I. Er wurde im Alter von 3 Jahren und 9 Monaten mit der GMFM-66 untersucht und die Ergebnisse sind in den Item Maps (▶ Abb. A 4.1 und ▶ Abb. A 4.2) dargestellt. An diesen Item Maps wird deutlich, wie seine körpermotorischen Leistungen zu einer Einstufung führen konnten, die nicht für Kinder mit CP-typischen Mustern passt. Mit einem GMFM-66-Wert von 55 kann dieser Junge eine Vielzahl von Aktivitäten ausführen. Bei näherer Betrachtung zeigen sich jedoch offensichtliche Diskrepanzen zwischen »höheren« Fähigkeiten, die er erreicht (z. B. Item 61: »Kniestand: erreicht Stand über Einbeinkniestand auf dem linken Knie, ohne Hilfe der Arme«, oder Item 77: »Stand: rennt 4,50 m, stoppt und kehrt zurück«) und solchen »niedrigeren« Fähigkeiten, die er nicht erreichen kann (z. B. Item 23: »Sitz, mit Abstützen der Arme: hält Stellung 5 Sekunden« oder Item 48: »Sitz auf Matte: erreicht Kniestand mithilfe der Arme, kann sich freihändig 10 Sekunden halten«.

Für Personen, die mit Kindern mit CP vertraut sind, ist es offensichtlich, dass diese »Lücken« in Charlies Körpermotorik mit der beeinträchtigten Funktion seines rechten Arms und Beins zusammenhängen. Dies schränkt ihn in einigen Funktionsbereichen ein, die normalerweise von einem Kind mit einem GMFM-66-Wert von 55 erreicht werden, hindert ihn aber nicht daran, Aufgaben wie Rennen (Item 75) oder 4 Stufen am Geländer hinuntergehen (Item 85) erfolgreich auszuführen. Mit anderen Worten: Der GMFM-66-Gesamtwert von 55 setzt sich aus einer scheinbar diskrepanten Gruppe von Fähigkeiten und Schwierigkeiten zusammen, die nicht typisch für die Mehrheit der Kinder mit CP sind, deren GMFM-Daten zur Erstellung dieser Item Maps verwendet wurden.

Das klinische Bild mit der Hemisymptomatik (rechts) hilft, diese Beobachtungen zu interpretieren und zu »erklären«.

Item Map by Difficulty Order

Chart ID: 12020

Name: Charlie

Assessment Date: 21 November, 1997   **GMFM-66 Score: 55.2**

Date of Birth: 12 February, 1994   **Standard Error: 1.2**

Age: 3 Years 9 Months   **95% Confidence Interval: 52.7 to 57.6**

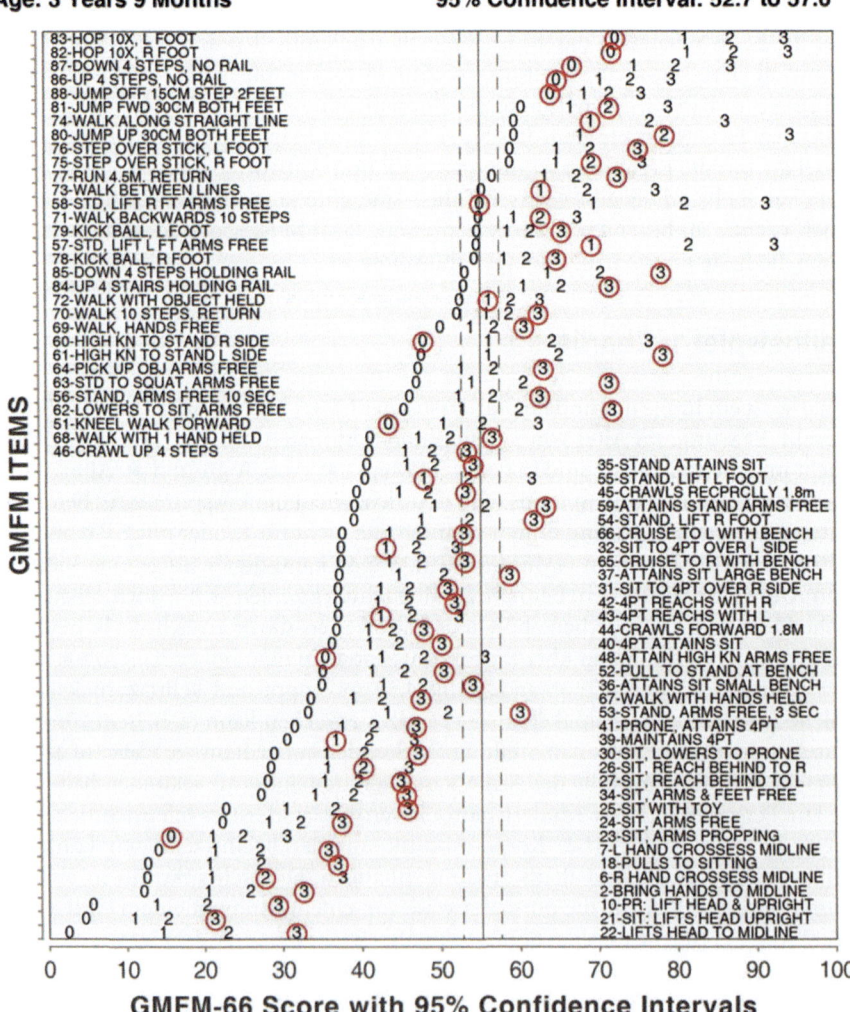

GMFM-66 Score with 95% Confidence Intervals

Abb. A 4.1: GMFM-66-Item Map nach Schwierigkeit für Charlie

Item Map by Item Order

Chart ID: 12020

Name: Charlie

Assessment Date: 21 November, 1997

Date of Birth: 12 February, 1994

Age: 3 Years 9 Months

GMFM-66 Score: 55.2

Standard Error: 1.2

95% Confidence Interval: 52.7 to 57.6

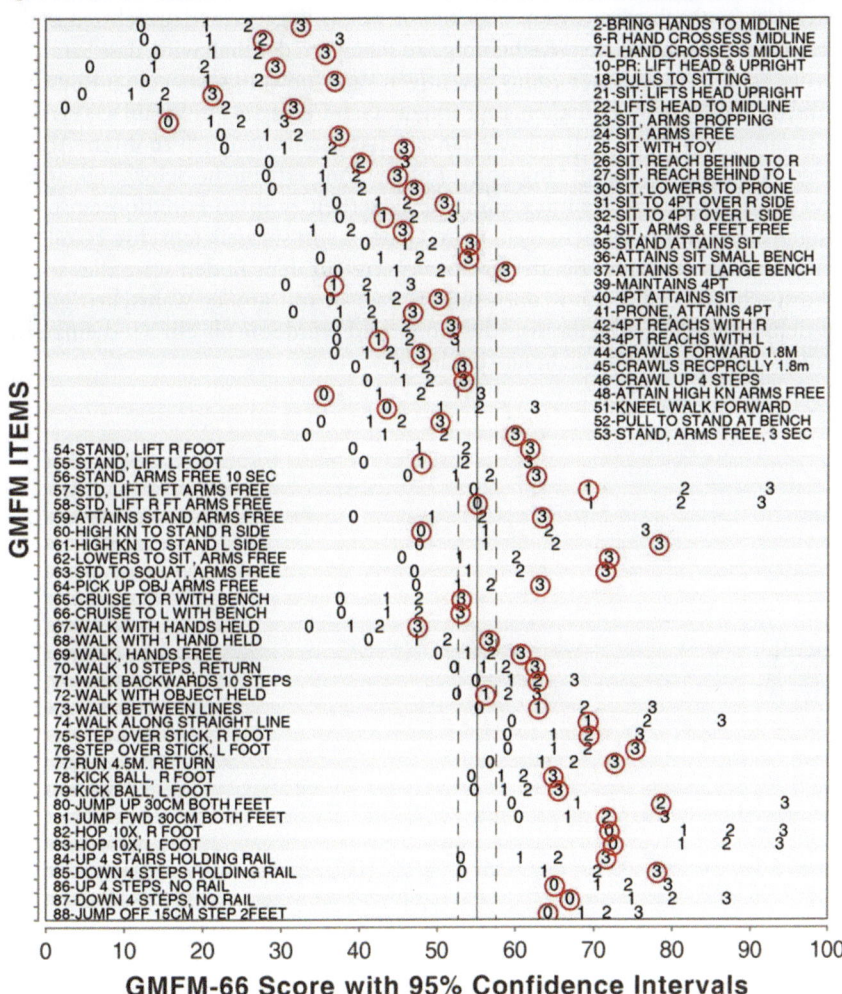

GMFM-66 Score with 95% Confidence Intervals

Abb. A 4.2:   GMFM-66-Item Map nach Item-Reihenfolge für Charlie

Fallbeispiel 2: Sarah

Sarah hat eine bilaterale spastische Cerebralparese. In der GMFCS wird sie in Level III eingestuft. Sarah wurde an ihrem 6. Geburtstag untersucht und die Item Maps, die ihre Fähigkeiten und Einschränkungen widerspiegeln, sind in den Abbildungen ▶ Abb. A 4.3 und ▶ Abb. A 4.4 dargestellt. Es zeigt sich ein überraschendes Muster von Leistungen und offensichtlichen Misserfolgen bei Aktivitäten, die deutlich unter dem beobachteten GMFM-66-Wert von fast 47 liegen. Am deutlichsten ist dies auf der Item Map nach Item-Reihenfolge zu sehen, wo deutlich wird, dass Sarah keines der Krabbel- und Knien-Items bewältigen kann, obwohl sie bei einer Reihe von Items, die das Stehen beinhalten, und einigen Geh-Items die Punktzahl »3« erreicht. Es ist daher nicht überraschend zu erfahren, dass Sarah zusätzlich zu ihrem Anfallsleiden und ihrer insgesamt langsamen Entwicklung erhebliche Schwierigkeiten in ihrer Sehfunktion hat, die mit ziemlicher Sicherheit zu ihren Funktionseinschränkungen auf dem Boden beitragen. Beim Gehen kann sie vielleicht ihre Hände zur Orientierung einsetzten. Bei der Fortbewegung auf dem Boden wäre dies jedoch äußerst schwierig und würde dazu führen, dass sie mit großer Wahrscheinlichkeit auf dem Boden liegenbleibt. Aus diesem Grund würde sie als ein Kind eingestuft werden, dass den Daten »nicht entspricht«.

Item Map by Difficulty Order

Chart ID: 13043

Name: Sarah

Assessment Date: 8 October, 1996

Date of Birth: 7 October, 1990

Age: 6 Years 0 Months

GMFM-66 Score: 46.9

Standard Error: 1.0

95% Confidence Interval: 44.9 to 49.0

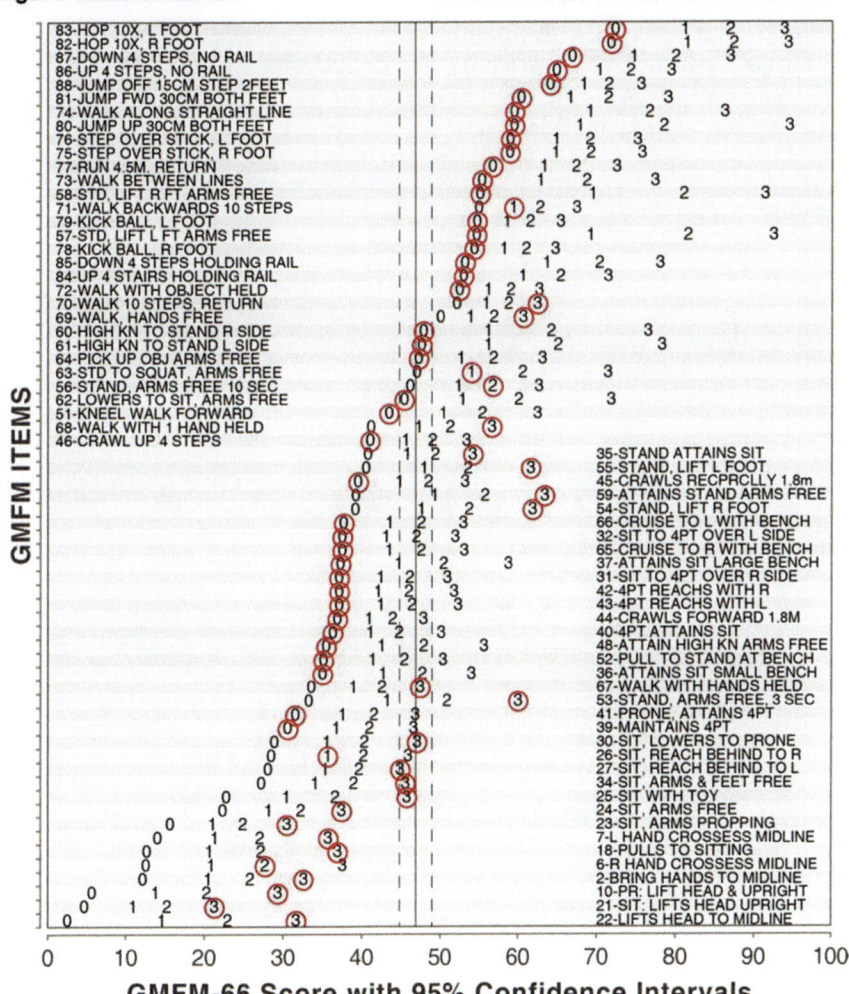

GMFM-66 Score with 95% Confidence Intervals

Abb. A 4.3:   GMFM-66-Item Map nach Schwierigkeit für Sarah

305

Item Map by Item Order

Chart ID: 13043

Name: Sarah

Assessment Date: 8 October, 1996   GMFM-66 Score: 46.9

Date of Birth: 7 October, 1990   Standard Error: 1.0

Age: 6 Years 0 Months   95% Confidence Interval: 44.9 to 49.0

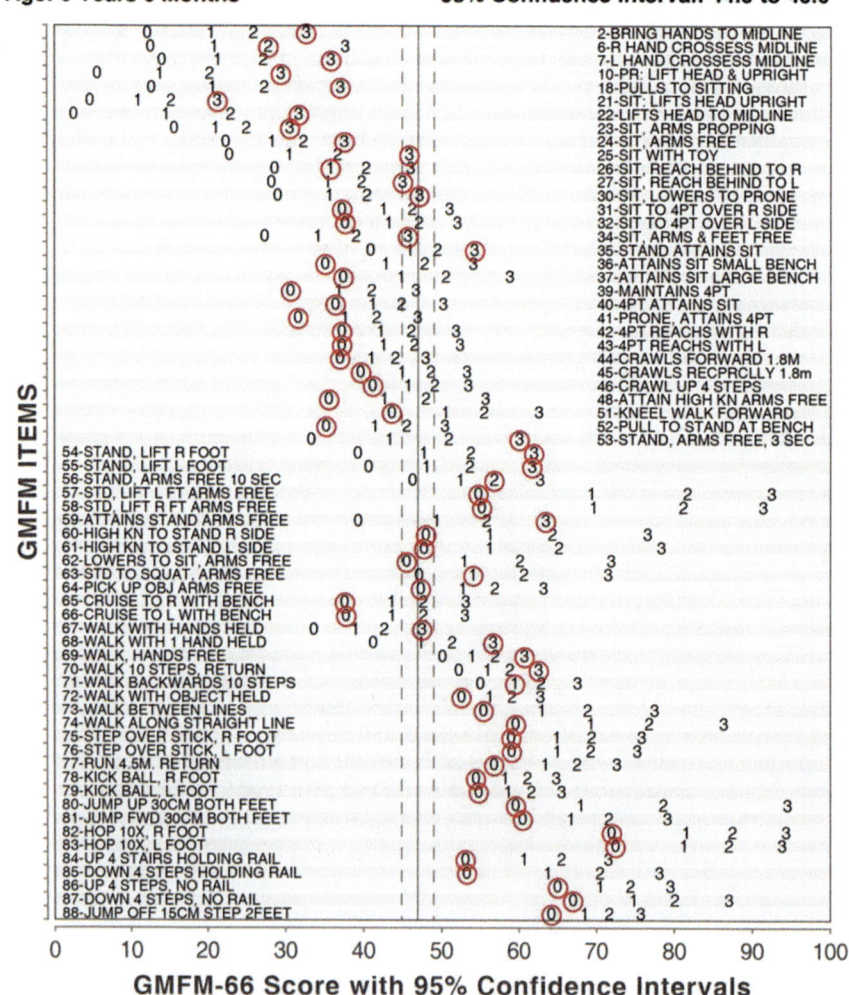

GMFM-66 Score with 95% Confidence Intervals

Abb. A 4.4:   GMFM-66-Item Map nach Item-Reihenfolge für Sarah

Anhang 5 GMFM-66-Item-Set-Bewertungsbogen

GMFM-66-IS (ITEM SET)[1] BEWERTUNGSBÖGEN FÜR DIE ITEM SETS 1, 2, 3 & 4 FÜR GROSS MOTOR FUNCTION MEASURE (GMFM-66)

Name des Kindes: _____   ID: _____

Untersuchungsdatum: _____   GMFCS-Level[2]
Tag / Monat / Jahr

☐ ☐ ☐ ☐ ☐
Geburtsdatum: _____   I   II   III   IV   V
Tag / Monat / Jahr   Name der Untersucherin

Alter: _____   _____
Tag / Monat / Jahr

Testbedingung (z. B. Raum, Bekleidung, Uhrzeit, weitere anwesende Personen):

Die GMFM ist ein standardisiertes Beobachtungsinstrument, welches erstellt und validiert wurde, um Veränderungen der körpermotorischen Funktion über die Zeit bei Kindern mit Cerebralparese zu messen. Der Bewertungsschlüssel ist als allgemeine Richtlinie gedacht. Dennoch haben die meisten Aufgaben spezifische Beschreibungen für jeden Score. Es ist unbedingt erforderlich, dass die Richtlinien im Handbuch für die Bewertung jedes einzelnen Items benutzt werden.

Bewertungsschlüssel:
0 = initiiert nicht
1 = initiiert
2 = vollendet teilweise
3 = vollendet
9 (oder frei lassen) = nicht getestet (NT)
[verwendet für GMAE-2-Bewertung*]

Wenn die GMFM-66 Ability Estimator Software benutzt wird, ist es wichtig einen tatsächlichen Score von „0" (Kind initiiert nicht) von einem Item, das nicht getestet wurde (NT), zu unterscheiden.

Die genaueste Version des GMFM-66-Bewertungsprogramm ist der GMAE-3. Er ist in der GMFM App+ enthalten, die auf der CanChild-Webseite im Shop (*https://www.canchild.ca/en/shop*) erhältlich ist. Der GMAE-2 ist unter *www.canchild.ca* erhältlich, ist aber mit neueren Computer-Betriebssystemen inkompatibel. Die GMFM-66 ist nur valide für die Anwendung bei Kindern mit Cerebralparese, die ohne Schuhe, Orthesen und Hilfsmittel getestet werden.

Kontakt zur Forschungsgruppe:
CanChild Centre for Childhood Disability Research,
Institute for Applied Health Sciences, McMaster University
1400 Main St. W. Room 408,
Hamilton, ON Canada L8s 1C7
Email: *canchild@mcmaster.ca*, Webseite: *www.canchild.ca*

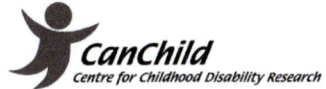

[1]Für Erläuterung der Item Sets: Russel D, Avery L, Walter S et al. (2010). Development and validation of item sets to improve efficiency of administration of the 66 item Gross Motor Function Measure in children with cerebral palsy. *Developmental Medicine & Child Neurology, 52(2): e48–54.EPub 2009 Oct 7.*

[2] GMFCS-Level ist eine Bewertung des Schweregrads der motorischen Funktion. Definitionen für das GMFCS-E&R (erweitert und überarbeitet) finden sich in Palisano et al. (2008). Developmental Medicine & Child Neurology 50:744–750 und in der GMAE-3-Bewertungssoftware. *https://canchild.ca/en/resources/42-gmfcs-e-r*

Algorithmus zur Identifikation des Item Sets:
*Beachte: Entscheidungsitems sind in jedem Item Set schattiert

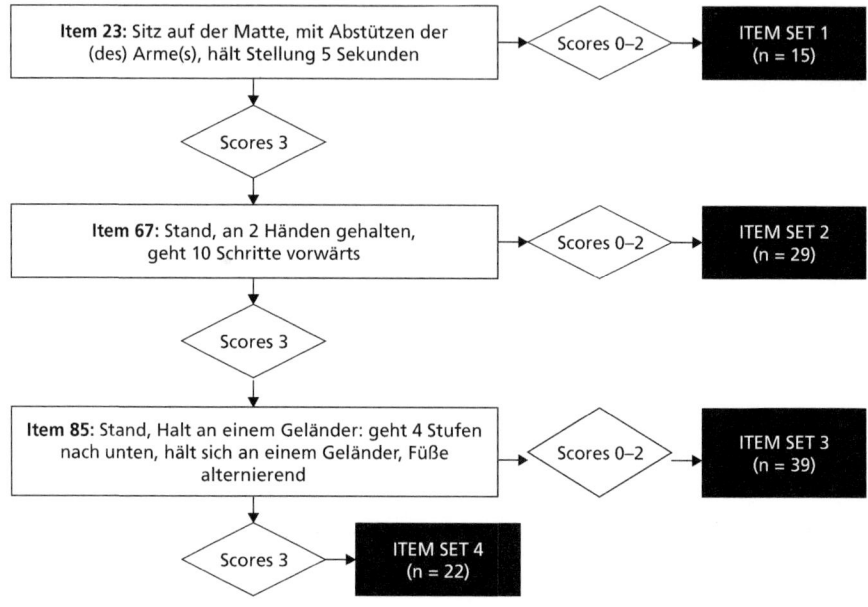

GMFM-66 Score[1]

GMFM-66 Score =	_____bis_____ 95%-Konfidenzintervall
Vorhergehender GMFM-66 Score =	_____bis_____ 95%-Konfidenzintervall
Veränderung des GMFM-66 Scores =	
[1]mit der Gross Motor Ability Estimator (GMAE-3) Software	

GMFM Item Set 1 (15 Items)
Markieren (✓) Sie den entsprechenden Score: Ist ein Item nicht getestet worden (NT),
umkreisen Sie die Item-Nummer in der rechten Spalte.

Item	A: Liegen & Drehen	Bewertung	NT
2.	RL: bringt Hände zur Mittellinie, Finger der einen Hand berühren die andere	0☐ 1☐ 2☐ 3☐	2.
6.	RL: greift mit rechtem Arm in Richtung Spielzeug, Hand kreuzt Mittellinie	0☐ 1☐ 2☐ 3☐	6.
7.	RL: greift mit linkem Arm in Richtung Spielzeug, Hand kreuzt Mittellinie	0☐ 1☐ 2☐ 3☐	7.
10.	BL: hebt Kopf in die Vertikale	0☐ 1☐ 2☐ 3☐	10.

Item	B: Sitzen		
18.	RL: durch Untersucherin an den Händen gehalten: zieht sich mit Kopfkontrolle in den Sitz	0☐ 1☐ 2☐ 3☐	18.
21.	Sitz auf Matte oder Bank, Thorax von Untersucherin unterstützt: hebt Kopf in die Vertikale, hält Stellung 3 Sekunden	0☐ 1☐ 2☐ 3☐	21.
22.	Sitz auf Matte, Thorax von Untersucherin unterstützt: hebt Kopf zur Mittellinie, hält Stellung 10 Sekunden	0☐ 1☐ 2☐ 3☐	22.
23.	Sitz auf Matte, mit Abstützen der(des) Arme(s): hält Stellung 5 Sekunden	0☐ 1☐ 2☐ 3☐	23.
24.	Sitz auf Matte: Arme frei, hält Stellung 3 Sekunden	0☐ 1☐ 2☐ 3☐	24.
25.	Sitz auf Matte oder Bank: kleines Spielzeug vor sich, lehnt sich nach vorne, berührt Spielzeug, kehrt zur Ausgangsstellung zurück	0☐ 1☐ 2☐ 3☐	25.
26.	Sitz auf Matte, berührt 45° rechts hinter dem Kind platziertes Spielzeug, kehrt zur Ausgangsstellung zurück	0☐ 1☐ 2☐ 3☐	26.
27.	Sitz auf Matte, berührt 45° links hinter dem Kind platziertes Spielzeug, kehrt zur Ausgangsstellung zurück	0☐ 1☐ 2☐ 3☐	27.
30.	Sitz auf Matte: erreicht kontrolliert die Bauchlage	0☐ 1☐ 2☐ 3☐	27.
34.	Sitz auf Bank: Arme und Beine frei, hält Stellung 10 Sekunden	0☐ 1☐ 2☐ 3☐	34.

	C: Krabbeln und Knien		
39.	VFST: Gewicht auf Händen und Knien, hält Stellung 10 Sekunden	0☐ 1☐ 2☐ 3☐	39.

GMFM Item Set 2 (29 Items)
Markieren (✓) Sie den entsprechenden Score: Ist ein Item nicht getestet worden (NT),
umkreisen Sie die Item-Nummer in der rechten Spalte.

	Item	A: Liegen & Drehen	Bewertung	NT
*	6.	RL: greift mit rechtem Arm in Richtung Spielzeug, Hand kreuzt Mittellinie	0☐ 1☐ 2☐ 3☐	6.
*	7.	RL: greift mit linkem Arm in Richtung Spielzeug, Hand kreuzt Mittellinie	0☐ 1☐ 2☐ 3☐	7.
	Item	B: Sitzen		
*	18.	RL: durch Untersucherin an Händen gehalten: zieht sich mit Kopfkontrolle in den Sitz	0☐ 1☐ 2☐ 3☐	18.
*	23.	Sitz auf Matte, mit Abstützen der(des) Arme(s): hält Stellung 5 Sekunden	0☐ 1☐ 2☐ 3☐	23.
*	24.	Sitz auf Matte: Arme frei, hält Stellung 3 Sekunden	0☐ 1☐ 2☐ 3☐	24.
*	25.	Sitz auf Matte oder Bank, kleines Spielzeug vor sich, lehnt sich nach vorne, berührt Spielzeug, kehrt zur Ausgangsstellung zurück	0☐ 1☐ 2☐ 3☐	25.
*	26.	Sitz auf Matte, berührt 45° rechts hinter dem Kind platziertes Spielzeug, kehrt zur Ausgangsstellung zurück	0☐ 1☐ 2☐ 3☐	26.
*	27.	Sitz auf Matte, berührt 45° links hinter dem Kind platziertes Spielzeug, kehrt zur Ausgangsstellung zurück	0☐ 1☐ 2☐ 3☐	27.
*	30.	Sitz auf Matte: erreicht kontrolliert die Bauchlage	0☐ 1☐ 2☐ 3☐	30.
*	31.	Langsitz auf Matte: erreicht VFST über die rechte Seite	0☐ 1☐ 2☐ 3☐	31.
*	32.	Langsitz auf Matte: erreicht VFST über die linke Seite	0☐ 1☐ 2☐ 3☐	32.
*	34.	Sitz auf Bank: Arme und Beine frei, hält Stellung 10 Sekunden	0☐ 1☐ 2☐ 3☐	34.
*	35.	Stand: erreicht Sitz auf niedriger Bank	0☐ 1☐ 2☐ 3☐	35.
*	36.	Boden: erreicht Sitz auf niedriger Bank	0☐ 1☐ 2☐ 3☐	36.
	Item	C: Krabbeln und Knien		
*	39.	VFST: Gewicht auf Händen und Knien, hält Stellung 10 Sekunden	0☐ 1☐ 2☐ 3☐	39.
*	40.	VFST: erreicht freien Sitz	0☐ 1☐ 2☐ 3☐	40.
*	41.	BL: erreicht VFST, Gewicht auf Händen und Knien	0☐ 1☐ 2☐ 3☐	41.
*	42.	VFST: streckt den rechten Arm nach vorne, Hand über Schulterhöhe	0☐ 1☐ 2☐ 3☐	42.
*	43.	VFST: streckt den linken Arm nach vorne, Hand über Schulterhöhe	0☐ 1☐ 2☐ 3☐	43.
*	44.	VFST: krabbelt oder hoppelt 1,80 m vorwärts	0☐ 1☐ 2☐ 3☐	44.
*	45.	VFST: krabbelt reziprok 1,80 m vorwärts	0☐ 1☐ 2☐ 3☐	45.
*	46.	VFST: krabbelt auf Händen und Knien/Füßen 4 Stufen nach oben	0☐ 1☐ 2☐ 3☐	46.
*	48.	Sitz auf Matte: erreicht den Kniestand mithilfe der Arme, kann sich freihändig 10 Sekunden halten	0☐ 1☐ 2☐ 3☐	48.

Item	D: Stehen	Bewertung				NT
* 52.	Auf dem Boden: zieht sich an hoher Bank in den Stand	0□	1□	2□	3□	52.

Item	E: Gehen, Rennen & Springen	Bewertung				NT
* 65.	Stand, 2 Hände an hoher Bank: geht 5 Schritte seitwärts nach rechts	0□	1□	2□	3□	65.
* 66.	Stand, 2 Hände an hoher Bank: geht 5 Schritte seitwärts nach links	0□	1□	2□	3□	66.
* 67.	Stand, an 2 Händen gehalten: geht 10 Schritte vorwärts	0□	1□	2□	3□	67.
* 68.	Stand, an einer Hand gehalten: geht 10 Schritte vorwärts	0□	1□	2□	3□	68.
* 69.	Stand: geht 10 Schritte vorwärts	0□	1□	2□	3□	69.

311

GMFM Item Set 3 (39 Items)
Markieren (✓) Sie den entsprechenden Score: Ist ein Item nicht getestet worden (NT), umkreisen Sie die Item-Nummer in der rechten Spalte.

	Item	B: Sitzen	Bewertung				NT
*	23.	Sitz auf Matte, mit Abstützen der(des) Arme(s): hält Stellung 5 Sekunden	0☐	1☐	2☐	3☐	23.
*	25.	Sitz auf Matte oder Bank: kleines Spielzeug vor sich, lehnt sich nach vorne, berührt Spielzeug, kehrt zur Ausgangsstellung zurück	0☐	1☐	2☐	3☐	25.
*	30.	Sitz auf Matte: erreicht kontrolliert die Bauchlage	0☐	1☐	2☐	3☐	30.
*	31.	Langsitz auf Matte: erreicht VFST über die rechte Seite	0☐	1☐	2☐	3☐	31.
*	32.	Langsitz auf Matte: erreicht VFST über die linke Seite	0☐	1☐	2☐	3☐	32.
*	34.	Sitz auf Bank: Arme und Beine frei, hält Stellung 10 Sekunden	0☐	1☐	2☐	3☐	34.
*	35.	Stand: erreicht Sitz auf niedriger Bank	0☐	1☐	2☐	3☐	35.
*	36.	Boden: erreicht Sitz auf niedriger Bank	0☐	1☐	2☐	3☐	36.
*	37.	Boden: erreicht Sitz auf einer hohen Bank	0☐	1☐	2☐	3☐	37.
	Item	C: Krabbeln und Knien					
*	39.	VFST: Gewicht auf Händen und Knien, hält Stellung 10 Sekunden	0☐	1☐	2☐	3☐	39.
*	40.	VFST: erreicht freien Sitz	0☐	1☐	2☐	3☐	40.
*	42.	VFST: streckt den rechten Arm nach vorne, Hand über Schulterhöhe	0☐	1☐	2☐	3☐	42.
*	43.	VFST: streckt den linken Arm nach vorne, Hand über Schulterhöhe	0☐	1☐	2☐	3☐	43.
*	45.	VFST: krabbelt reziprok 1,80 m vorwärts	0☐	1☐	2☐	3☐	45.
*	46.	VFST: krabbelt auf Händen und Knien/Füßen 4 Stufen nach oben	0☐	1☐	2☐	3☐	46.
*	48.	Sitz auf Matte: erreicht den Kniestand mithilfe der Arme, kann sich freihändig 10 Sekunden halten	0☐	1☐	2☐	3☐	48.
*	51.	Kniestand: geht auf Knien freihändig 10 Schritte vorwärts	0☐	1☐	2☐	3☐	51.

Item	D: Stehen	Bewertung				NT
* 52.	Auf dem Boden: zieht sich an hoher Bank in den Stand	0☐	1☐	2☐	3☐	52.
* 53.	Stand: 3 Sekunden freihändig	0☐	1☐	2☐	3☐	53.
* 54.	Stand: hält sich mit einer Hand an hoher Bank, rechter Fuß 3 Sekunden abgehoben	0☐	1☐	2☐	3☐	54.
* 55.	Stand: hält sich mit einer Hand an hoher Bank, linker Fuß 3 Sekunden abgehoben	0☐	1☐	2☐	3☐	55.
* 56.	Stand: hält sich freihändig 20 Sekunden	0☐	1☐	2☐	3☐	56.
* 57.	Stand: linker Fuß abgehoben, hält Stellung freihändig 10 Sekunden	0☐	1☐	2☐	3☐	57.
* 58.	Stand: rechter Fuß abgehoben, hält Stellung freihändig 10 Sekunden	0☐	1☐	2☐	3☐	58.
* 59.	Sitz auf niedriger Bank: erreicht den Stand ohne Hilfe der Arme	0☐	1☐	2☐	3☐	59.
* 64.	Stand: hebt, ohne sich abzustützen, Gegenstand vom Boden auf, kehrt in die Ausgangsstellung zurück	0☐	1☐	2☐	3☐	64.
Item	**E: Gehen, Rennen & Springen**					
* 65.	Stand, 2 Hände an hoher Bank: geht 5 Schritte seitwärts nach rechts	0☐	1☐	2☐	3☐	65.
* 66.	Stand, 2 Hände an hoher Bank: geht 5 Schritte seitwärts nach links	0☐	1☐	2☐	3☐	66.
* 67.	Stand, an 2 Händen gehalten: geht 10 Schritte vorwärts	0☐	1☐	2☐	3☐	67.
* 68.	Stand, an einer Hand gehalten: geht 10 Schritte vorwärts	0☐	1☐	2☐	3☐	68.
* 69.	Stand: geht 10 Schritte vorwärts	0☐	1☐	2☐	3☐	69.
* 70.	Stand: geht 10 Schritte vorwärts, stoppt, dreht 180°, kehrt zurück	0☐	1☐	2☐	3☐	70.
* 71.	Stand: geht 10 Schritte rückwärts	0☐	1☐	2☐	3☐	71.
* 72.	Stand: geht 10 Schritte vorwärts, trägt großes Objekt mit beiden Händen	0☐	1☐	2☐	3☐	72.
* 77.	Stand: rennt 4,50 m, stoppt und kehrt zurück	0☐	1☐	2☐	3☐	77.
* 78.	Stand: kickt Ball mit dem rechten Fuß	0☐	1☐	2☐	3☐	78.
* 79.	Stand: kickt Ball mit dem linken Fuß	0☐	1☐	2☐	3☐	79.
* 80.	Stand: springt mit beiden Füßen gleichzeitig 30 cm hoch	0☐	1☐	2☐	3☐	80.
* 85.	Stand: Halt an einem Geländer: geht 4 Stufen nach unten, hält sich an einem Geländer, Füße alternierend	0☐	1☐	2☐	3☐	85.

GMFM Item Set 4 (22 Items)
Markieren (√) Sie den entsprechenden Score: Ist ein Item nicht getestet worden (NT), umkreisen Sie die Item-Nummer in der rechten Spalte.

	Item	B: Sitzen	Bewertung	NT
*	23.	Sitz auf Matte, mit Abstützen der(des) Arme(s): hält Stellung 5 Sekunden	0☐ 1☐ 2☐ 3☐	23.
	Item	D: Stehen		
*	57.	Stand: linker Fuß abgehoben, hält Stellung freihändig 10 Sekunden	0☐ 1☐ 2☐ 3☐	57.
*	58.	Stand: rechter Fuß abgehoben, hält Stellung freihändig 10 Sekunden	0☐ 1☐ 2☐ 3☐	58.
*	60.	Kniestand: erreicht Stand über Einbeinkniestand auf dem rechten Knie, ohne Hilfe der Arme	0☐ 1☐ 2☐ 3☐	60.
*	61.	Kniestand: erreicht Stand über Einbeinkniestand auf dem linken Knie, ohne Hilfe der Arme	0☐ 1☐ 2☐ 3☐	61.
*	62.	Stand: setzt sich freihändig kontrolliert auf den Boden	0☐ 1☐ 2☐ 3☐	62.
*	63.	Stand: erreicht freihändig die Hocke	0☐ 1☐ 2☐ 3☐	63.
	Item	E: Gehen, Rennen & Springen		
*	67.	Stand, an 2 Händen gehalten: geht 10 Schritte vorwärts	0☐ 1☐ 2☐ 3☐	67.
*	73.	Stand: geht ohne Unterbrechung 10 Schritte zwischen 2 parallelen Linien von 20 cm Abstand vorwärts	0☐ 1☐ 2☐ 3☐	73.
*	74.	Stand: geht ohne Unterbrechung auf einer geraden, 2 cm breiten Linie 10 Schritte vorwärts	0☐ 1☐ 2☐ 3☐	74.
*	75.	Stand: steigt über Stock auf Kniehöhe, mit dem rechten Fuße beginnend	0☐ 1☐ 2☐ 3☐	75.
*	76.	Stand: steigt über Stock auf Kniehöhe, mit dem linken Fuße beginnend	0☐ 1☐ 2☐ 3☐	76.
*	77.	Stand: rennt 4,50 m, stoppt und kehrt zurück	0☐ 1☐ 2☐ 3☐	77.
*	80.	Stand: springt mit beiden Füßen gleichzeitig 30 cm hoch	0☐ 1☐ 2☐ 3☐	80.
*	81.	Stand: springt mit beiden Füßen gleichzeitig 30 cm vorwärts	0☐ 1☐ 2☐ 3☐	81.
*	82.	Stand: hüpft auf dem rechten Fuß 10-mal innerhalb eines Kreises von 60 cm Durchmesser	0☐ 1☐ 2☐ 3☐	82.
*	83.	Stand: hüpft auf dem linken Fuß 10-mal innerhalb eines Kreises von 60 cm Durchmesser	0☐ 1☐ 2☐ 3☐	83.
*	84.	Stand, Halt an einem Geländer, geht 4 Stufen nach oben, hält sich an einem Geländer fest, Füße alternierend	0☐ 1☐ 2☐ 3☐	84.
*	85.	Stand, Halt an einem Geländer, geht 4 Stufen nach unten, hält sich an einem Geländer fest, Füße alternierend	0☐ 1☐ 2☐ 3☐	85.
*	86.	Stand: geht 4 Stufen nach oben, Füße alternierend	0☐ 1☐ 2☐ 3☐	86.
*	87.	Stand: geht 4 Stufen nach unten, Füße alternierend	0☐ 1☐ 2☐ 3☐	87.
*	88.	Stand auf 15 cm hoher Stufe: springt auf den Boden, beide Füße gleichzeitig abgehoben	0☐ 1☐ 2☐ 3☐	88.

Anhang 6 GMFM-66-Basal & Ceiling-Bewertungsbogen

GMFM-66-B&C (BASAL & CEILING)[1] -BEWERTUNGSBOGEN
FÜR GROSS MOTOR FUNCTION MEASURE (GMFM-66)

Name des Kindes: _____   ID: _____

Untersuchungsdatum: _____   GMFCS-Level[2]
Tag / Monat / Jahr

☐ ☐ ☐ ☐ ☐

Geburtsdatum: _____
Tag / Monat / Jahr   I   II   III   IV   V

Name der Untersucherin

Alter: _____
Tag / Monat / Jahr

Testbedingung (z. B. Raum, Bekleidung, Uhrzeit, weitere anwesende Personen):

Die GMFM ist ein standardisiertes Beobachtungsinstrument, welches erstellt und validiert wurde, um Veränderungen der körpermotorischen Funktion über die Zeit bei Kindern mit Cerebralparese zu messen. Der Bewertungsschlüssel ist als allgemeine Richtlinie gedacht. Dennoch haben die meisten Aufgaben spezifische Beschreibungen für jede Punktzahl. Es ist unbedingt erforderlich, dass die Richtlinien im Handbuch für die Bewertung jedes einzelnen Items benutzt werden.

Bewertungsschlüssel: 0 = initiiert nicht
1 = initiiert
2 = vollendet teilweise
3 = vollendet
9 (oder frei lassen) = nicht getestet (NT)
[verwendet für GMAE-2-Bewertung*]

Wenn die GMFM-66 Ability Estimator Software benutzt wird, ist es wichtig, einen wirklichen Score von „0" (Kind initiiert nicht) von einem Item, das nicht getestet wurde (NT), zu unterscheiden.

Die genaueste Version des GMFM-66-Bewertungsprogramm ist der GMAE-3. Er ist in der GMFM App+ enthalten, die auf der CanChild-Webseite im Shop (*https://www.canchild.ca/en/shop*) erhältlich ist. Der GMAE-2 ist unter *www.canchild.ca* erhältlich, ist aber mit neueren Computer-Betriebssystemen inkompatibel. Die GMFM-66 ist nur valide für die Anwendung bei Kindern mit Cerebralparese, die ohne Schuhe, Orthesen und Hilfsmittel getestet werden.

ERFORDERLICHES BEWERTUNGSMINIMUM
3 aufeinanderfolgende „3er" als Basal; 3 aufeinanderfolgende „0er" als Ceiling
(außer für potenzielle Boden- und Obergrenze-Effekte für Kinder in Level V und I)
Bewertung aller Items zwischen Basal und Ceiling
Mindestens 15 Items insgesamt

BENUTZEN SIE NUR DIE VORGESCHLAGENEN AUSGANGSPUNKTE FÜR ALTER UND GMFCS ALS RICHTLINIE

---

[1]Zur Erläuterung des Basal & Ceiling-Ansatzes: Brunton L, Bartlett DJ (2011). Validity and Reliability of Two Abbreviated Versions of the Gross Motor Function Measure. *Physical Therapy* 91: 577–588.

[2] GMFCS-Level ist eine Bewertung des Schweregrads der motorischen Funktion. Definitionen für das GMFCS-E&R (*erweitert und überarbeitet*) finden sich in Palisano et al. (2008). *Developmental Medicine & Child Neurology* 50:744–750 und in der GMAE-3-Bewertungssoftware *https://canchild.ca/en/resources/42-gmfcs-e-r*

A				
	B			Sitzen

A   Liegen und Drehen
   B   Sitzen
     C   Krabbeln und Knien
       D   Stehen
        E   Gehen, Rennen und Springen

A	B	C	D	E		0	1	2	3	NT	
	22.				Sitz auf Matte, Thorax von Untersucherin unterstützt: hebt Kopf zur Mittellinie, hält Stellung 10 Sek.						I @ 1
	21.				Sitz auf Matte oder Bank, Thorax von Untersucherin unterstützt: hebt Kopf in die Vertikale, hält Stellung 3 Sek.						II @ 1
10.					BL: hebt Kopf in die Vertikale						III @ 1 IV & V jedes Alter
2.					RL: bringt Hände zur Mittellinie, Finger der einen Hand berühren die andere						
6.					RL: greift mit rechtem Arm in Richtung Spielzeug, Hand kreuzt Mittellinie						
	18.				RL: durch Untersucherin an den Händen gehalten: zieht sich mit Kopfkontrolle in den Sitz						
7.					RL: greift mit linkem Arm in Richtung Spielzeug, Hand kreuzt Mittellinie						
	23.				Sitz auf Matte, mit Abstützen der(des) Arme(s): hält Stellung 5 Sekunden						III @ 2
	24.				Sitz auf Matte, Arme frei: hält Stellung 3 Sek.						
	25.				Sitz auf Matte oder Bank, kleines Spielzeug vor sich, lehnt sich nach vorne, berührt Spielzeug, kehrt zur Ausgangsstellung zurück						
	34.				Sitz auf Bank: Arme und Beine frei, hält Stellung 10 Sek						
	27.				Sitz auf Matte, berührt 45° links hinter dem Kind platziertes Spielzeug, kehrt zur Ausgangsstellung zurück						
	26.				Sitz auf Matte, berührt 45° rechts hinter dem Kind platziertes Spielzeug, kehrt zur Ausgangsstellung zurück						
	30.				Sitz auf Matte: erreicht kontrolliert die Bauchlage						III @ 3 II @ 2
		39.			VFST: Gewicht auf Händen und Knien, hält Stellung 10 Sek						
		41.			BL: erreicht VFST, Gewicht auf Händen und Knien						
			53.		Stand: 3 Sek. freihändig						
				67.	Stand, an 2 Händen gehalten: geht 10 Schritte vorwärts						
		36.			Boden: erreicht Sitz auf niedriger Bank						
			52.		Auf dem Boden: zieht sich an hoher Bank in den Stand						
		48.			Sitz auf Matte: erreicht den Kniestand mithilfe der Arme, kann sich freihändig 10 Sek. halten						
		40.			VFST: erreicht freien Sitz						
		44.			VFST: krabbelt oder hoppelt 1,80 m vorwärts						
		43.			VFST: streckt den linken Arm nach vorne, Hand über Schulterhöhe						III @ 4 II @ 3 I @ 2
		42.			VFST: streckt den rechten Arm nach vorne, Hand über Schulterhöhe						
	31.				Langsitz auf Matte: erreicht VFST über die rechte Seite						
	37.				Boden: erreicht Sitz auf einer hohen Bank						
				65.	Stand, 2 Hände an hoher Bank: geht 5 Schritte seitwärts nach rechts						II @ 4 III @ 5 und älter
	32.				Langsitz auf Matte: erreicht VFST über die linke Seite						
				66.	Stand, 2 Hände an hoher Bank: geht 5 Schritte seitwärts nach links						
			54.		Stand: hält sich mit einer Hand an hoher Bank, rechter Fuß 3 Sekunden abgehoben						
			59.		Sitz auf niedriger Bank: erreicht den Stand ohne Hilfe der Arme						
			45.		VFST: krabbelt reziprok 1,80 m vorwärts						

A   Liegen und Drehen
  B   Sitzen
    C   Krabbeln und Knien
      D   Stehen
        E   Gehen, Rennen und Springen

A	B	C	D	E		0	1	2	3	NT	
				55.	Stand: hält sich mit einer Hand an hoher Bank, linker Fuß 3 Sek. abgehoben						
	35.				Stand: erreicht Sitz auf niedriger Bank						
		46.			VFST: krabbelt auf Händen und Knien/Füßen 4 Stufen nach oben						
				68.	Stand, an einer Hand gehalten: geht 10 Schritte vorwärts						I @ 3 II @ 5
	51.				Kniestand: geht auf Knien freihändig 10 Schritte vorwärts						
			62.		Stand: setzt sich freihändig kontrolliert auf den Boden						
			56.		Stand: hält sich freihändig 20 Sek.						I @ 4
			63.		Stand: erreicht freihändig die Hocke						
			64.		Stand: hebt, ohne sich abzustützen, Gegenstand vom Boden auf, kehrt in Ausgangsstellung zurück						
			61.		Kniestand: erreicht den Stand über Einbeinkniestand auf dem linken Knie, ohne Hilfe der Arme						
			60.		Kniestand: erreicht Stand über Einbeinkniestand auf dem rechten Knie, ohne Hilfe der Arme						
				69.	Stand: geht 10 Schritte vorwärts						II @ 6 und älter
				70.	Stand: geht 10 Schritte vorwärts, stoppt, dreht 180°, kehrt zurück						
				72.	Stand: geht 10 Schritte vorwärts, trägt großes Objekt mit beiden Händen						
				84.	Stand, Halt an einem Geländer: geht 4 Stufen nach oben, hält sich an einem Geländer fest, Füße alternierend						
				85.	Stand, Halt an einem Geländer, geht 4 Stufen nach unten, hält sich an einem Geländer fest, Füße alternierend						
				78.	Stand: kickt Ball mit dem rechten Fuß						
			57.		Stand: linker Fuß abgehoben, hält Stellung freihändig 10 Sek						
				79.	Stand: kickt Ball mit dem linken Fuß						
				71.	Stand: geht 10 Schritte rückwärts						
			58.		Stand: rechter Fuß abgehoben, hält Stellung freihändig 10 Sek.						
				73.	Stand: geht ohne Unterbrechung 10 Schritte zwischen 2 parallelen Linien von 20 cm Abstand vorwärts						I @ 5 und älter
				77.	Stand: rennt 4,50 m, stoppt und kehrt zurück						
				75.	Stand: steigt über Stock auf Kniehöhe, mit dem rechten Fuß beginnend						
				76.	Stand: steigt über Stock auf Kniehöhe, mit dem linken Fuß beginnend						
				80.	Stand: springt mit beiden Füßen gleichzeitig 30 cm hoch						
				74.	Stand: geht ohne Unterbrechung auf einer geraden, 2 cm breiten Linie 10 Schritte vorwärts						
				81.	Stand: springt mit beiden Füßen gleichzeitig 30 cm vorwärts						
				88.	Stand auf 15 cm hoher Stufe: springt auf den Boden, beide Füße gleichzeitig abgehoben						
				86.	Stand: geht 4 Stufen nach oben, Füße alternierend						
				87.	Stand: geht 4 Stufen nach unten, Füße alternierend						
				82.	Stand: hüpft auf dem rechten Fuß 10-mal innerhalb eines Kreises von 60 cm Durchmesser						
				83.	Stand: hüpft auf dem rechten Fuß 10-mal innerhalb eines Kreises von 60 cm Durchmesser						

         Seite 3 von 3

Anhang 7   Gross Motor Function Classification System – Expanded and Revised[5]

Einleitung & Anwendungshinweise

Das Gross Motor Function Classification System (GMFCS) für Kinder und Jugendliche mit Cerebralparesen basiert auf selbstinitiierten Bewegungen unter besonderer Beachtung der Sitzfähigkeit, des Transfers und der Mobilität. Bei der Festlegung einer 5-Level-Klassifikation wurde vor allem darauf geachtet, dass die Unterschiede zwischen den definierten Levels für das tägliche Leben bedeutsam sind. Die Unterschiede basieren auf funktionellen Einschränkungen, dem Gebrauch von Gehhilfen (wie z. B. Rollator, Unterarmgehstützen oder Gehstöcken) oder dem Gebrauch von Wheeled Mobility (z. B. Rollstuhl). Die Qualität der funktionellen Fähigkeiten wird dabei nur bedingt berücksichtigt. Die Unterschiede zwischen Level I und II sind nicht so deutlich wie die Unterschiede zwischen den anderen Levels, dies gilt besonders für Kinder unter 2 Jahren.

Das erweiterte GMFCS (2007) berücksichtigt Jugendliche von 12 bis 18 Jahren und basiert auf dem Konzept der Internationalen Klassifikation für Funktionsfähigkeit, Behinderung und Gesundheit (International Classification of Functioning, Di-

---

5   GMFCS-E&R © Robert Palisano, Peter Rosenbaum, Doreen Bartlett, Michael Livingston, 2007. *CanChild* Centre for Childhood Disability Research, McMaster University. GMFCS © Robert Palisano, Peter Rosenbaum, Stephen Walter, Dianne Russell, Ellen Wood, Barbara Galuppi, 1997. *CanChild* Centre for Childhood Disability Research, McMaster University (Referenz: Dev Med Child Neurol 1997; 39: 214–223).

sability and Health/ICF) der Weltgesundheitsorganisation (WHO). Wir ermutigen die Anwenderinnen des GMFCS darauf zu achten, welchen Einfluss *Umfeld* und *persönliche* Faktoren auf die Tätigkeiten haben, die wir bei Kindern und Jugendlichen beobachten oder die uns berichtet werden. Der Schwerpunkt des GMFCS ist die Bestimmung des Levels, die am besten die *momentanen, alltäglichen Fähigkeiten und Grenzen der Körpermotorik des Kindes oder Jugendlichen* widerspiegelt. Maßgebend ist die gewöhnliche *Leistung* zu Hause, in der Schule und bei kommunalen Angeboten (d. h. was sie tun) und nicht ihre Bestleistung, zu der sie in der Lage wären. Es ist deshalb wichtig, lediglich die aktuelle Körpermotorik einzustufen und keine Einschätzungen über die Qualität der Bewegung vorzunehmen oder Prognosen über die zukünftigen Verbesserungsmöglichkeiten abzugeben.

Die Bezeichnung für jedes Level erfolgt nach der Fortbewegungsmethode, die für die Ausführung nach dem 6. Lebensjahr charakteristisch ist. Die Beschreibung der funktionellen Möglichkeiten und Einschränkungen sind für jede Altersklasse absichtlich breit angelegt; in diesem Sinne ist es nicht vorgesehen, alle Aspekte der motorischen Funktion eines individuellen Kindes/Jugendlichen zu beschreiben. Ein Kind mit einer spastischen, unilateralen Parese zum Beispiel, das nicht auf Händen und Knien krabbeln kann, aber sonst der Beschreibung von Level I entspricht (d. h. es kann sich in den Stand ziehen und gehen), würde in Level I eingeteilt werden. Die Klassifikation benutzt eine Ordinalskala, bei der der Abstand zwischen den einzelnen Levels nicht konstant ist und Kinder und Jugendliche mit Cerebralparese nicht gleichmäßig auf die fünf Levels verteilt sind. Eine Zusammenfassung der Unterschiede zwischen den einzelnen Levels wird nachfolgend gegeben, um das Level, das am besten die aktuelle Körpermotorik der Kinder/Jugendlichen darstellt, festlegen zu können.

Uns ist bewusst, dass sich die Körpermotorik altersabhängig darstellt, dies gilt insbesondere für das Kleinkindalter und die frühe Kindheit. Für jedes Level werden eigene Beschreibungen für die unterschiedlichen Altersgruppen gegeben. Bei Frühgeborenen sollte bis zum zweiten Lebensjahr das korrigierte Lebensalter benutzt werden. Die Beschreibungen für die 6- bis 12-Jährigen und die 12- bis 18-Jährigen berücksichtigen den potenziellen Einfluss örtlicher Gegebenheiten (z. B. Entfernungen in der Schule und in der Wohngegend) und persönlicher Faktoren (z. B. Energiebedarf und soziale Vorlieben) auf die Fortbewegungsmöglichkeiten.

Es wurde versucht, die motorischen Fähigkeiten der Kinder und Jugendlichen in den Vordergrund zu stellen und nicht ihre Beeinträchtigungen. Als allgemeines Prinzip gilt deshalb, dass Kinder und Jugendliche mit motorischen Fähigkeiten eines bestimmten Levels in dieses oder das darüberliegende Level eingeordnet werden. Entsprechend sollten Kinder und Jugendliche, die die motorischen Fähigkeiten eines Levels nicht erfüllen, eher dem darunterliegenden Level zugeordnet werden.

Definitionen

Becken-Rumpf-unterstützende Gehhilfe:
Ein Hilfsmittel, das Becken und Rumpf unterstützt (z. B. NF-Walker). Das Kind/der Jugendliche wird von einer anderen Person in den Rollator gestellt.

Gehhilfe:
Unterarmgehstützen, Gehstöcke sowie Rollator und Posterior Walker, die den Rumpf während des Gehens nicht mitunterstützen

Physische Unterstützung:
Eine andere Person unterstützt manuell das Kind/den Jugendlichen bei der Bewegung.

Powered Mobility:
das Kind/der Jugendliche kontrolliert aktiv den Joystick oder den elektrischen Schalter, der unabhängige Mobilität ermöglicht. Der mobile Untersatz kann ein Rollstuhl oder ein anderer Typ eines motorgetriebenen Hilfsmittels sein.

Aktiv-Rollstuhl:
Das Kind/der Jugendliche benutzt aktiv seine Hände und Arme oder seine Füße, um die Räder anzuschieben und sich fortzubewegen.

Wird gefahren:
Eine Person schiebt ein Hilfsmittel (z. B. Rollstuhl, Buggy oder Kinderwagen), um das Kind/den Jugendlichen von einem Ort zum anderen zu bringen.

Geht:
Außer, wenn anders spezifiziert, heißt dies, dass keine Hilfe von einer anderen Person benötigt wird oder keine Gehilfe benutzt wird. Eine Orthese (z. B. Arm- oder Beinschiene) darf getragen werden.

Wheeled Mobility:
Beinhaltet alle Hilfsmitteltypen mit Rädern, die eine Fortbewegung ermöglichen (z. B. Kinderwagen, Rollstuhl oder E-Rollstuhl)

Generelle Richtlinien für jedes Level

- Level I: Geht ohne Einschränkungen
- Level II: Geht mit Einschränkungen
- Level III: Geht mit Benutzung einer Gehhilfe
- Level IV: Selbständige Fortbewegung eingeschränkt, es kann ein E-Rollstuhl benutzt werden
- Level V: Wird in einem Rollstuhl gefahren

Unterschiede zwischen den jeweiligen Levels

Unterschied zwischen Level I und II

Verglichen mit Kindern/Jugendlichen mit Level I, haben Kinder/Jugendliche mit Level II Einschränkungen beim Zurücklegen weiter Strecken und Schwierigkeiten mit der Balance; sie können eine Gehhilfe beim Erlernen des Gehens benötigen. Bei langen Strecken außerhalb des Hauses können sie auf Wheeled Mobility angewiesen sein. Sie benötigen ein Treppengeländer, um Treppen hoch- und herunterzugehen und sind nicht so geschickt beim Rennen und Hüpfen.

Unterschied zwischen Level II und III

Kinder/Jugendliche mit Level II können ohne Gebrauch einer Gehhilfe nach dem 4. Lebensjahr frei gehen (sie dürfen allerdings eine solche gelegentlich benutzen). Kinder/Jugendliche mit Level III benötigen stets eine Gehhilfe, um im Haus zu gehen und benutzen Wheeled Mobility außerhalb des Hauses.

Unterschied zwischen Level III und IV

Kinder/Jugendliche mit Level III sitzen selbständig oder benötigen allenfalls eine geringe Unterstützung beim Sitzen; sie sind selbständiger beim Transfer zum Stand und gehen mit einer Gehhilfe. Kinder/Jugendliche mit Level IV können sitzen (in der Regel unterstützt), aber die selbständige Fortbewegung ist eingeschränkt. Kinder und Jugendliche mit Level IV werden meistens in einem Aktiv-Rollstuhl gefahren oder benutzen einen E-Rollstuhl.

Unterschied zwischen Level IV und V

Kinder/Jugendliche mit Level V haben starke Einschränkungen in der Kopf- und Rumpfkontrolle und benötigen umfangreiche unterstützende Technologie und physische Unterstützung. Eine selbständige Fortbewegung kann nur erreicht werden, wenn das Kind/der Jugendliche lernt, einen E-Rollstuhl zu benutzen.

Gross Motor Function Classification System – Expanded & Revised (GMFCS-E&R)

Vor dem 2. Geburtstag

Level I
Die Kinder bewegen sich in und aus dem Sitz auf den Boden; freies Sitzen ohne Abstützen auf dem Boden, beide Hände sind dabei frei zum Spielen. Die Kinder krabbeln, ziehen sich in den Stand hoch und gehen einige Schritte mit Festhalten an Möbeln entlang. Die Kinder gehen zwischen dem 18. Lebensmonat und dem 2. Lebensjahr frei ohne eine zusätzliche Gehhilfe.

Level II
Die Kinder sitzen frei auf dem Boden, evtl. ist ein Abstützen mit den eigenen Händen notwendig, um das Gleichgewicht zu halten. Die Kinder robben oder krabbeln. Die Kinder können sich in den Stand ziehen und einige Schritte mit Festhalten an Möbeln entlanggehen.

Level III
Die Kinder können auf dem Boden sitzen, wenn die Lendenwirbelsäule unterstützt wird. Die Kinder rollen oder robben vorwärts.

Level IV
Die Kinder haben Kopfkontrolle, aber beim Sitzen auf dem Boden ist Unterstützung am Rumpf erforderlich. Die Kinder können sich von der Bauchlage auf den Rücken drehen, gelegentlich auch umgekehrt von der Rückenlage in die Bauchlage.

Level V
Die willkürliche Kontrolle von Bewegungen ist stark eingeschränkt. Weder im Sitzen noch in Bauchlage können Kopf und Rumpf gegen die Schwerkraft aufrechtgehalten werden. Die Kinder benötigen zum Drehen/Rollen Hilfestellung von einem Erwachsenen.

Zwischen dem 2. und 4. Geburtstag

Level I
Die Kinder sitzen frei auf dem Boden, beide Hände können zum Hantieren von Gegenständen benutzt werden. Bewegungsübergänge in und aus dem Sitz vom Boden zum Stand sind ohne fremde Hilfe möglich. Die bevorzugte Fortbewegung ist das freie Gehen ohne Gehhilfen.

Level II
Die Kinder sitzen frei auf dem Boden, evtl. bestehen Gleichgewichtsprobleme, wenn beide Hände benutzt werden, um mit Gegenständen zu hantieren. Bewegungsübergänge im und aus dem Sitz sind ohne Hilfe eines Erwachsenen möglich. Die Kinder

gelangen von einer stabilen Unterlage in den Stand. Reziprokes Krabbeln auf Händen und Knien ist möglich; die bevorzugte Fortbewegung ist das Entlanggehen an Möbeln oder das Gehen mit Gehhilfen.

Level III

Die Kinder sitzen auf dem Boden häufig nur im Zwischenfersensitz frei (Sitz zwischen flektierten und nach innen rotierten Hüften und Knien). Die Sitzposition kann eventuell nur mit Hilfestellung eines Erwachsenen eingenommen werden. Die bevorzugte Fortbewegung ist Robben oder Krabbeln (oftmals nicht reziprok). Die Kinder können sich möglicherweise aus stabiler Unterlage zum Stand hochziehen und seitlich eine kurze Strecke gehen. Die Kinder können mit einer Gehhilfe (Rollator) im Haus gehen und benötigen Hilfestellung beim Drehen und beim Richtungswechsel.

Level IV

Die Kinder sitzen auf dem Boden, wenn sie in die Sitzposition gebracht werden, hierbei werden beide Hände zum Abstützen benötigt, um Gleichgewicht und Aufrichtung zu halten. Häufig werden speziell angepasste Hilfsmittel zum Sitzen und Stehen benötigt. Eine selbständige Fortbewegung über kurze Strecken (innerhalb eines Raumes) wird durch Rollen, Robben oder nicht reziprokes Krabbeln erreicht.

Level V

Die körperliche Behinderung begrenzt die willkürliche Kontrolle von Bewegungen und die Fähigkeit, Kopf und Rumpf gegen die Schwerkraft aufrechtzuhalten. Jegliche motorische Funktion ist beeinträchtigt. Funktionelle Einschränkungen im Sitzen und im Stehen, die auch mit angepassten Hilfsmitteln und unterstützender Technik nicht vollständig kompensiert werden können. Kinder mit Level V können sich nicht selbständig fortbewegen und werden gefahren. In Einzelfällen wird Eigenmobilität mit einem speziell angepassten E-Rollstuhl erreicht.

Zwischen dem 4. und 6. Geburtstag

Level I

Die Kinder können sich auf einen Stuhl setzen, bleiben sitzen und stehen ohne Hilfe der Hände wieder auf. Sie können selbständig vom Boden und aus einem Stuhl ohne Zuhilfenahme von Gegenständen zur Unterstützung aufstehen. Die Kinder können innerhalb/außerhalb des Hauses frei gehen und frei Treppensteigen. Beginnende Fähigkeit zu rennen und zu hüpfen.

Level II

Die Kinder können auf einem Stuhl sitzen, die Hände sind dabei frei, um mit Gegenständen zu hantieren. Die Kinder können vom Boden oder aus einem Stuhl selbständig aufstehen, benötigen aber oft eine stabile Unterlage, um sich mit den Armen abzustützen. Die Kinder können innerhalb des Hauses und für kurze Strecken auf ebenem Grund außerhalb des Hauses frei gehen (ohne Hilfsmittel). Treppensteigen ist mit Festhalten am Geländer möglich, Rennen und Springen sind nicht möglich.

Level III

Die Kinder sitzen auf einem normalen Stuhl, eventuell ist zur Optimierung der Handfunktion eine Unterstützung im Becken- oder Rumpfbereich notwendig. Zum Aufstehen von einem bzw. Hinsetzen auf einen Stuhl wird oft eine stabile Fläche benötigt, um sich mit den Armen abzustützen. Die Kinder können mit einer Gehhilfe auf ebenem Untergrund selbständig gehen und mit Unterstützung eines Erwachsenen Treppensteigen. Über längere Entfernungen oder auf unebenem Untergrund werden die Kinder gefahren.

Level IV

Die Kinder sitzen auf einem Stuhl, benötigen aber eine angepasste Sitzvorrichtung zur Stabilisierung des Rumpfes und zur Optimierung der Handfunktion. Aufstehen von einem und Hinsetzen auf einen Stuhl ist mithilfe eines Erwachsenen oder einer stabilen Fläche, um sich mit dem Armen abzustützen, möglich. Die Kinder gehen allenfalls kurze Strecken am Rollator unter Aufsicht, haben Schwierigkeiten beim Richtungswechsel oder damit, das Gleichgewicht auf unebenem Untergrund zu halten. Außerhalb des Hauses werden die Kinder gefahren, eventuell selbständige Fortbewegung mit einem E-Rollstuhl.

Level V

Die körperliche Behinderung begrenzt die willkürliche Kontrolle von Bewegungen und die Fähigkeit, Kopf und Rumpf gegen die Schwerkraft aufrechtzuhalten. Jegliche motorische Funktion ist beeinträchtigt. Funktionelle Einschränkungen im Sitzen und im Stehen, die auch mit angepassten Hilfsmitteln und unterstützender Technik nicht vollständig kompensiert werden können. Kinder in Level V haben keine selbständige Fortbewegung und werden gefahren. In Einzelfällen wird Eigenmobilität mit einem speziell angepassten E-Rollstuhl erreicht.

Zwischen dem 6. und 12. Geburtstag

Level I

Die Kinder können zu Hause, in der Schule und außerhalb des Hauses frei gehen. Die Kinder können ohne zusätzliche physische Unterstützung Bordsteine herauf- und hinabsteigen, sowie Treppensteigen ohne Festhalten am Geländer. Rennen und Hüpfen sind möglich, aber Geschwindigkeit, Gleichgewicht und Koordination sind eingeschränkt. Die Kinder können an körperlichen Aktivitäten und am Sport teilnehmen, abhängig von persönlichen Wünschen und örtlichen Gegebenheiten.

Level II

Die Kinder gehen in den meisten Situationen frei, haben aber Schwierigkeiten bei langen Distanzen und auf unebenem Grund, bei Gefälle, bei Menschenmengen, beengten Wegen oder wenn sie einen Gegenstand tragen. Die Kinder können Treppen mit Festhalten am Geländer herauf- und hinabsteigen oder mit physischer Unterstützung, wenn kein Geländer vorhanden ist. Außerhalb des Hauses können sie mit physischer Unterstützung oder mit einer Gehhilfe gehen oder sie benutzen für längere Wege einen Rollstuhl. Rennen und Hüpfen sind bestenfalls eingeschränkt möglich. Die Einschränkungen in der Durchführung von körpermotorischen Aufgaben können Adaptionen nötig machen, die es ermöglichen an körperlichen Aktivitäten und am Sport teilzunehmen.

Level III

Die Kinder können im Haus meistens mit einer Gehhilfe gehen. Wenn die Kinder hingesetzt werden, kann ein Sitzgurt für Beckenaufrichtung und Balance erforderlich sein. Bei Übergängen vom Sitzen zum Stand und vom Boden zum Stand wird die physische Unterstützung von einer Person oder einer Abstützfläche benötigt. Bei längeren Entfernungen benutzen die Kinder eine Form der Wheeled Mobility. Kinder können möglicherweise Treppen mit Festhalten am Geländer unter Aufsicht oder mit physischer Unterstützung hinauf- und hinuntergehen. Die Einschränkungen des Gehens können Adaptionen notwendig werden lassen, die es erst ermöglichen an körperlichen Aktivitäten und Sport teilzunehmen, einschließlich eines Aktiv- Rollstuhls oder eines E-Rollstuhls.

Level IV

Die Kinder benutzen Fortbewegungsmethoden, die in den meisten Fällen physische Unterstützung oder Powered Mobility beinhalten. Die Kinder benötigen angepasste Sitzvorrichtungen für Rumpf- und Beckenkontrolle; auch für die meisten Transfers wird physische Unterstützung benötigt. Zuhause bewegen sich die Kinder am Boden fort (rollen, kriechen oder krabbeln), gehen kurze Strecken mit physischer Unterstützung oder benutzen Powered Mobilitiy. Wenn die Kinder in eine Becken-Rumpf-unterstützende Gehhilfe hineingestellt werden, können sie diese zu Hause oder in der Schule benutzen. In der Schule und außerhalb des Hauses werden die Kinder in einem Aktiv-Rollstuhl geschoben oder sie benutzen einen E-Rollstuhl. Durch Einschränkungen in der Fortbewegung werden Anpassungen benötigt, die es erst ermöglichen an körperlichen Aktivitäten oder am Sport teilzunehmen, einschließlich physischer Unterstützung und/oder Powered Mobility.

Level V

Die Kinder werden in allen Situationen in einem Rollstuhl gefahren. Die Kinder sind in ihren Möglichkeiten, Kopf und Rumpf entgegen der Schwerkraft aufrechtzuhalten, sowie bei Arm- und Beinbewegungen eingeschränkt. Unterstützende Technologien werden benutzt, um Kopfaufrichtung, Sitz, Stand und/oder Mobilität zu verbessern, aber die bestehenden Einschränkungen können nicht durch die zusätzlich angewendeten Hilfsmittel kompensiert werden. Transfers benötigen die physische Unterstützung eines Erwachsenen. Zu Hause können die Kinder kurze Entfernungen auf dem Boden zurücklegen oder werden von einem Erwachsenen getragen. Die Kinder können sich u.U. selbständig mit einem E-Rollstuhl mit umfangreicher Adaptation der Sitzposition und der Steuerung fortbewegen. Die Einschränkungen in der Mobilität machen Anpassungen nötig, um an körperlichen

Aktivitäten und am Sport teilzunehmen, einschließlich physischer Unterstützung und dem Benutzen einer Powered Mobility.

Zwischen dem 12. und 18. Geburtstag

Level I

Die Jugendlichen gehen zu Hause, in der Schule und außerhalb des Hauses frei. Die Jugendlichen sind in der Lage, Bordsteine ohne physische Unterstützung hinauf- und hinunterzusteigen, sowie Treppen ohne Benutzung des Geländers zu bewältigen. Rennen und Hüpfen sind möglich, aber Schnelligkeit, Gleichgewicht und Koordination sind eingeschränkt. Die Jugendlichen können an körperlichen Aktivitäten und am Sport teilnehmen, abhängig von den persönlichen Wünschen und örtliche Gegebenheiten.

Level II

Die Jugendlichen gehen in den meisten Situationen frei. Umgebungsfaktoren (wie unebenes Gelände, Gefälle, lange Wegstrecken, Zeitdruck, Wetter, Akzeptanz von Gleichaltrigen) und persönliche Vorlieben beeinflussen die Entscheidung, welche Art von Mobilität gewählt wird. In der Schule oder bei der Arbeit können die Jugendlichen zur Sicherheit an einer Gehhilfe gehen. Außerhalb des Hauses können die Jugendlichen für lange Strecken den Rollstuhl benutzen. Die Jugendlichen können Treppen hinauf- und hinuntergehen mit Festhalten am Geländer oder mit physischer Unterstützung, wenn kein Geländer vorhanden ist. Die Einschränkungen in der Durchführung körpermotorischer Aufgaben können Anpassungen nötig machen, die es ermöglichen, an körperlichen Aktivitäten oder Sport teilzunehmen.

Level III

Die Jugendlichen können mit einer Gehhilfe gehen. Verglichen mit Jugendlichen anderer Levels zeigen Jugendliche mit Level III mehr Variabilität in den verwendeten Fortbewegungsmethoden, abhängig von den körperlichen Möglichkeiten, den Umgebungs- und den persönlichen Faktoren. Wenn sie hingesetzt werden, benötigen die Jugendlichen unter Umständen einen Sitzgurt für Beckenaufrichtung und Gleichgewicht. Beim Transfer vom Sitz zum Stand und vom Boden zum Stand wird die physische Unterstützung einer Person oder eine Abstützfläche benötigt. In der Schule benutzen die Jugendlichen einen Aktiv-Rollstuhl oder einen E-Rollstuhl. Außerhalb des Hauses werden die Jugendlichen in einem Rollstuhl geschoben oder sie benutzen einen E-Rollstuhl. Die Jugendlichen können eine Treppe mit Festhalten am Geländer unter Aufsicht oder mit physischer Unterstützung hinauf- und heruntergehen. Einschränkungen des Gehens können Anpassungen notwendig machen, die eine Teilnahme an körperlicher Aktivität oder am Sport ermöglichen, einschließlich eigenständiger Benutzung eines Aktiv-Rollstuhls oder eines E-Rollstuhls.

Level IV

Die Jugendlichen benutzen in den meisten Situationen einen Aktiv-Rollstuhl. Sie benötigen Sitzadaptionen für Becken und Rumpfkontrolle. Physische Unterstützung von einer oder zwei Personen wird für Transfers benötigt. Die Jugendlichen können Gewicht übernehmen, um bei Transfers zum Stand mitzuhelfen. Innerhalb des Hauses können die Jugendlichen unter Umständen mit physischer Unterstützung eine kurze Strecke gehen, einen Rollstuhl benutzen oder eine Becken-Rumpf-unterstützende Gehhilfe benutzen, wenn sie hingestellt werden. Jugendliche können selbständig einen E-Rollstuhl benutzen. Wenn ein E-Rollstuhl nicht sinnvoll oder nicht vorhanden ist, werden die Jugendlichen in einem Aktiv-Rollstuhl gefahren. Die Einschränkungen in der Mobilität machen Anpassungen nötig, um an körperlichen Aktivitäten oder Sport teilzunehmen, einschließlich physischer Unterstützung und/oder Powered Mobility.

Stufe V

Jugendliche werden in einem Rollstuhl in allen Situationen gefahren. Die Jugendlichen sind in ihren Fähigkeiten, Kopf- und Rumpfkontrolle entgegen der Schwerkraft aufrechtzuhalten, sowie Arm- und Beinbewegungen zu kontrollieren, eingeschränkt. Hilfsmittel werden benutzt, um Kopf- und Rumpfkontrolle, das Sitzen, Stehen und die Mobilität zu verbessern, aber die Einschränkungen werden nicht vollständig durch das Verwenden von Hilfsmitteln kompensiert. Physische Unterstützung von einer oder zwei Personen oder ein mechanischer Lift wird bei Transfers benötigt. Die Jugendlichen können unter Umständen selbständige Mobilität durch einen E-Rollstuhl mit umfangreichen Adaptionen von Sitz und Steuerung erlangen. Einschränkungen in der Mobilität machen Anpassungen nötig, um an körperlichen Aktivitäten und Sport teilzunehmen, einschließlich physischer Unterstützung und Powered Mobility.

Anhang 8   GMFM-88- und GMFM-66-Bewertungsbogen

GROSS MOTOR FUNCTION MEASURE (GMFM)
BEWERTUNGSBOGEN (GMFM-88- UND GMFM-66-BEWERTUNG)

Name des Kindes: _____   ID: _____

Untersuchungsdatum: _____   GMFCS-Level[2]

Tag / Monat / Jahr

☐   ☐   ☐   ☐   ☐

Geburtsdatum: _____   I   II   III   IV   V

Tag / Monat / Jahr

Name der Untersucherin

Alter: _____

Tag / Monat / Jahr   _____

Testbedingung (z. B. Raum, Bekleidung, Uhrzeit, weitere anwesende Personen):

Die GMFM ist ein standardisiertes Beobachtungsinstrument, welches erstellt und validiert wurde, um Veränderungen der körpermotorischen Funktion über die Zeit bei Kindern mit Cerebralparese zu messen. Der Bewertungsschlüssel ist als allgemeine Richtlinie gedacht. Dennoch haben die meisten Aufgaben spezifische Beschreibungen für jeden Score. Es ist unbedingt erforderlich, dass die Richtlinien im Handbuch für die Bewertung jedes einzelnen Items benutzt werden.

Bewertungsschlüssel: 0 = initiiert nicht
1 = initiiert
2 = vollendet teilweise
3 = vollendet
9 (oder frei lassen) = nicht getestet (NT)
[verwendet für GMAE-2-Bewertung*]

Wenn die GMFM-66 Ability Estimator Software benutzt wird, ist es wichtig, einen tatsächlichen Score von „0" (Kind initiiert nicht) von einem Item, das nicht getestet wurde (NT), zu unterscheiden.

Die genaueste Version des GMFM-66-Bewertungsprogramm ist der GMAE-3. Er ist in der GMFM App+ enthalten, die auf der CanChild-Webseite im Shop (*https://www.canchild.ca/en/shop*) erhältlich ist. Der GMAE-2 ist unter *www.canchild.ca* erhältlich, ist aber mit neueren Computer-Betriebssystemen inkompatibel. Die GMFM-66 ist nur valide für die Anwendung bei Kindern mit Cerebralparese, die ohne Schuhe, Orthesen und Hilfsmittel getestet werden.

Kontakt zur Forschungsgruppe:
CanChild Centre for Childhood Disability Research,
Institute for Applied Health Sciences, McMaster University
1400 Main St. W. Room 408,
Hamilton, ON Canada L8s 1C7
Email: *canchild@mcmaster.ca*, Webseite: *www.canchild.ca*

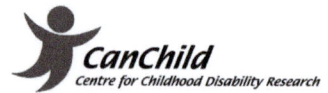

[1] GMFCS-Level ist eine Bewertung des Schweregrads der motorischen Funktion. Definitionen für das GMFCS-E&R (*erweitert und überarbeitet*) finden sich in Palisano et al. (2008). Developmental Medicine & Child Neurology 50:744–750 und in der GMAE-3-Bewertungssoftware *https://canchild.ca/en/resources/42-gmfcs-e-r*

Markieren Sie (√) den entsprechenden Score: Ist ein Item nicht getestet worden (NT), umkreisen Sie die Item-Nummer in der rechten Spalte

Item	A: Liegen & Drehen	Bewertung	NT
* 1.	RL, Kopf in Mittellinie: dreht Kopf bei symmetrisch gehaltenen Extremitäten	0☐ 1☐ 2☐ 3☐	1.
* 2.	RL: bringt Hände zur Mittellinie, Finger der einen Hand berühren die andere	0☐ 1☐ 2☐ 3☐	2.
* 3.	RL: hebt den Kopf um 45°	0☐ 1☐ 2☐ 3☐	3.
* 4.	RL: beugt rechte Hüfte und Knie vollständig	0☐ 1☐ 2☐ 3☐	4.
* 5.	RL: beugt linke Hüfte und Knie vollständig	0☐ 1☐ 2☐ 3☐	5.
* 6.	RL: greift mit rechtem Arm in Richtung Spielzeug, Hand kreuzt Mittellinie	0☐ 1☐ 2☐ 3☐	6.
* 7.	RL: greift mit linkem Arm in Richtung Spielzeug, Hand kreuzt Mittellinie	0☐ 1☐ 2☐ 3☐	7.
* 8.	RL: dreht sich über die rechte Seite in die BL	0☐ 1☐ 2☐ 3☐	8.
* 9.	RL: dreht sich über die linke Seite in die BL	0☐ 1☐ 2☐ 3☐	9.
* 10.	BL: hebt Kopf in die Vertikale	0☐ 1☐ 2☐ 3☐	10.
* 11.	BL, Unterarmstütz: hebt Kopf vertikal, Ellbogen gestreckt, Brust vom Boden abgehoben	0☐ 1☐ 2☐ 3☐	11.
* 12.	BL, Unterarmstütz: auf dem rechten Unterarm, vollständige Streckung des linken Armes nach vorne	0☐ 1☐ 2☐ 3☐	12.
* 13.	BL: Unterarmstütz: auf dem linken Unterarm, vollständige Streckung des rechten Armes nach vorne	0☐ 1☐ 2☐ 3☐	13.
* 14.	BL: dreht sich über die rechte Seite in die RL	0☐ 1☐ 2☐ 3☐	14.
* 15.	dreht sich über die linke Seite in die RL	0☐ 1☐ 2☐ 3☐	15.
* 16.	Pivoting (Kreiskriechen) um 90° nach rechts mit Einsatz der Extremitäten	0☐ 1☐ 2☐ 3☐	16.
* 17.	BL: Pivoting (Kreiskriechen) um 90° nach links mit Einsatz der Extremitäten	0☐ 1☐ 2☐ 3☐	17.

Gesamt Dimension A [   ]

	Item	B: Sitzen	Bewertung				NT
*	18.	RL: durch Untersucherin an Händen gehalten: zieht sich mit Kopfkontrolle in den Sitz	0☐	1☐	2☐	3☐	18.
*	19.	RL: dreht sich auf die rechte Seite, kommt in den Sitz	0☐	1☐	2☐	3☐	19.
*	20.	RL: dreht sich auf die linke Seite, kommt in den Sitz	0☐	1☐	2☐	3☐	20.
*	21	Sitz auf Matte oder Bank, Thorax von Untersucherin unterstützt: hebt Kopf in die Vertikale, hält Stellung 3 Sek.	0☐	1☐	2☐	3☐	21
*	22.	Sitz auf Matte oder Bank, Thorax von Untersucherin unterstützt: hebt Kopf zur Mittellinie, hält Stellung 10 Sek.	0☐	1☐	2☐	3☐	22.
*	23.	Sitz auf Matte, mit Abstützen der(des) Arme(s): hält Stellung 5 Sek.	0☐	1☐	2☐	3☐	23.
*	24.	Sitz auf Matte: Arme frei, hält Stellung 3 Sek.	0☐	1☐	2☐	3☐	24.
*	25.	Sitz auf Matte oder Bank, kleines Spielzeug vor sich, lehnt sich nach vorne, berührt Spielzeug, kehrt zur Ausgangsstellung zurück	0☐	1☐	2☐	3☐	25.
*	26.	Sitz auf Matte: berührt 45° rechts hinter dem Kind platziertes Spielzeug, kehrt zur Ausgangsstellung zurück	0☐	1☐	2☐	3☐	26.
*	27.	Sitz auf Matte: berührt 45° links hinter dem Kind platziertes Spielzeug, kehrt zur Ausgangsstellung zurück	0☐	1☐	2☐	3☐	27.
*	28.	Seitsitz rechts: Arme frei, hält Stellung 5 Sek.	0☐	1☐	2☐	3☐	28.
*	29.	Seitsitz links: Arme frei, hält Stellung 5 Sek.	0☐	1☐	2☐	3☐	29.
*	30.	Sit auf Matte: erreicht kontrolliert die Bauchlage	0☐	1☐	2☐	3☐	30.
*	31.	Langsitz auf Matte: erreicht VFST über die rechte Seite	0☐	1☐	2☐	3☐	31.
*	32.	Langsitz auf Matte: erreicht VFST über die linke Seite	0☐	1☐	2☐	3☐	32.
*	33.	Sitz auf Matte: Pivoting (Kreisrutschen) um 90°, ohne Hilfe der Arme	0☐	1☐	2☐	3☐	33.
*	34.	Sitz auf Bank: Arme und Beine frei, hält Stellung 10 Sek.	0☐	1☐	2☐	3☐	34.
*	35.	Stand: erreicht Sitz auf niedriger Bank	0☐	1☐	2☐	3☐	35.
*	36.	Boden: erreicht Sitz auf niedriger Bank	0☐	1☐	2☐	3☐	36.
*	37.	Boden: erreicht Sitz auf hoher Bank	0☐	1☐	2☐	3☐	37.

Gesamt Dimension B ☐

	Item	C: Krabbeln und Knien	Bewertung	NT
*	38.	BL: robbt 1,80 m vorwärts	0☐ 1☐ 2☐ 3☐	38.
*	39.	VFST: Gewicht auf Händen und Knien, hält Stellung 10 Sek.	0☐ 1☐ 2☐ 3☐	39.
*	40.	VFST: erreicht freien Sitz	0☐ 1☐ 2☐ 3☐	40.
*	41.	BL: erreicht VFST, Gewicht auf Händen und Knien	0☐ 1☐ 2☐ 3☐	41.
*	42.	VFST: streckt den rechten Arm nach vorne, Hand über Schulterhöhe	0☐ 1☐ 2☐ 3☐	42.
*	43.	VFST: streckt den linken Arm nach vorne, Hand über Schulterhöhe	0☐ 1☐ 2☐ 3☐	43.
*	44.	VFST: krabbelt oder hoppelt 1,80 m vorwärts	0☐ 1☐ 2☐ 3☐	44.
*	45.	VFST: krabbelt reziprok 1,80 m vorwärts	0☐ 1☐ 2☐ 3☐	45.
*	46.	VFST: krabbelt auf Händen und Knien/Füßen 4 Stufen nach oben	0☐ 1☐ 2☐ 3☐	46.
*	47.	VFST: krabbelt auf Händen und Knien/Füßen 4 Stufen rückwärts nach unten	0☐ 1☐ 2☐ 3☐	47.
*	48.	Sitz auf Matte: erreicht den Kniestand mithilfe der Arme, kann sich freihändig 10 Sek. halten	0☐ 1☐ 2☐ 3☐	48.
*	49.	Kniestand: erreicht Einbeinkniestand auf dem rechten Knie mithilfe der Arme, hält Stellung freihändig 10 Sek	0☐ 1☐ 2☐ 3☐	49.
*	50.	Kniestand: erreicht Einbeinkniestand auf dem linken Knie mithilfe der Arme, hält Stellung freihändig 10 Sek.	0☐ 1☐ 2☐ 3☐	50.
*	51.	Kniestand: geht auf Knien freihändig 10 Schritte vorwärts	0☐ 1☐ 2☐ 3☐	51.

Gesamt Dimension C [   ]

	Item	D: Stehen	Bewertung	NT
*	52.	Auf dem Boden: zieht sich an hoher Bank in den Stand	0☐ 1☐ 2☐ 3☐	52.
*	53.	Stand: 3 Sek., freihändig	0☐ 1☐ 2☐ 3☐	53.
*	54.	Stand: hält sich mit einer Hand an hoher Bank, rechter Fuß 3 Sek. abgehoben	0☐ 1☐ 2☐ 3☐	54.
*	55.	Stand: hält sich mit einer Hand an hoher Bank, linker Fuß 3 Sek. abgehoben	0☐ 1☐ 2☐ 3☐	55.
*	56.	Stand: hält sich freihändig 20 Sek.	0☐ 1☐ 2☐ 3☐	56.
*	57.	Stand: linker Fuß abgehoben, hält Stellung freihändig 10 Sek.	0☐ 1☐ 2☐ 3☐	57.
*	58.	Stand: rechter Fuß abgehoben, hält Stellung freihändig 10 Sek.	0☐ 1☐ 2☐ 3☐	58.
*	59.	Sitz auf niedriger Bank: erreicht den Stand ohne Hilfe der Arme	0☐ 1☐ 2☐ 3☐	59.
*	60.	Kniestand: erreicht den Stand über Einbeinkniestand auf dem rechten Knie ohne Hilfe der Arme	0☐ 1☐ 2☐ 3☐	60.
*	61.	Kniestand: erreicht Stand über Einbeinkniestand auf dem linken Knie ohne Hilfe der Arme	0☐ 1☐ 2☐ 3☐	61.
*	62.	Stand: setzt sich freihändig kontrolliert auf den Boden	0☐ 1☐ 2☐ 3☐	62.
*	63.	Stand: erreicht freihändig die Hocke	0☐ 1☐ 2☐ 3☐	63.
*	64.	Stand: hebt, ohne sich abzustützen, Gegenstand vom Boden auf, kehrt in Ausgangsstellung zurück	0☐ 1☐ 2☐ 3☐	64.

Gesamt Dimension D ☐

Item	E: Gehen, Rennen & Springen	Bewertung	NT
* 65.	Stand, 2 Hände an hoher Bank: geht 5 Schritte seitwärts nach rechts	0☐ 1☐ 2☐ 3☐	52.
* 66.	Stand, 2 Hände an hoher Bank: geht 5 Schritte seitwärts nach links	0☐ 1☐ 2☐ 3☐	53.
* 67.	Stand, an 2 Händen gehalten: geht 10 Schritte vorwärts	0☐ 1☐ 2☐ 3☐	54.
* 68.	Stand, an einer Hand gehalten: geht 10 Schritte vorwärts	0☐ 1☐ 2☐ 3☐	55.
* 69.	Stand: geht 10 Schritte vorwärts	0☐ 1☐ 2☐ 3☐	56.
* 70.	Stand: geht 10 Schritte vorwärts, stoppt, dreht 180°, kehrt zurück	0☐ 1☐ 2☐ 3☐	57.
* 71.	Stand: geht 10 Schritte rückwärts	0☐ 1☐ 2☐ 3☐	58.
* 72.	Stand: geht 10 Schritte vorwärts, trägt großes Objekt mit beiden Händen	0☐ 1☐ 2☐ 3☐	59.
* 73.	Stand: geht ohne Unterbrechung 10 Schritte zwischen 2 parallelen Linien von 20 cm Abstand vorwärts	0☐ 1☐ 2☐ 3☐	60.
* 74.	Stand: geht ohne Unterbrechung auf einer geraden, 2 cm breiten Linie 10 Schritte vorwärts	0☐ 1☐ 2☐ 3☐	61.
* 75.	Stand: steigt über Stock auf Kniehöhe, mit dem rechten Fuße beginnend	0☐ 1☐ 2☐ 3☐	62.
* 76.	Stand: steigt über Stock auf Kniehöhe, mit dem linken Fuße beginnend	0☐ 1☐ 2☐ 3☐	63.
* 77.	Stand: rennt 4,50 m, stoppt und kehrt zurück	0☐ 1☐ 2☐ 3☐	64.
* 78.	Stand: kickt Ball mit dem rechten Fuß	0☐ 1☐ 2☐ 3☐	55.
* 79.	Stand: kickt Ball mit dem linken Fuß	0☐ 1☐ 2☐ 3☐	56.
* 80.	Stand: springt mit beiden Füßen gleichzeitig 30 cm hoch	0☐ 1☐ 2☐ 3☐	57.
* 81.	Stand: springt mit beiden Füßen gleichzeitig 30 cm vorwärts	0☐ 1☐ 2☐ 3☐	58.
* 82.	Stand: hüpft auf dem rechten Fuß 10-mal innerhalb eines Kreises von 60 cm Durchmesser	0☐ 1☐ 2☐ 3☐	59.
* 83.	Stand: hüpft auf dem linken Fuß 10-mal innerhalb eines Kreises von 60 cm Durchmesser	0☐ 1☐ 2☐ 3☐	60.
* 84.	Stand, Halt an einem Geländer: geht 4 Stufen nach oben, hält sich an einem Geländer fest, Füße alternierend	0☐ 1☐ 2☐ 3☐	61.
* 85.	Stand, Halt an einem Geländer: geht 4 Stufen nach unten, hält sich an einem Geländer fest, Füße alternierend	0☐ 1☐ 2☐ 3☐	62.
* 86.	Stand: geht 4 Stufen nach oben, Füße alternierend	0☐ 1☐ 2☐ 3☐	63.
* 87.	Stand: geht 4 Stufen nach unten, Füße alternierend	0☐ 1☐ 2☐ 3☐	64.
* 88.	Stand auf 15 cm hoher Stufe: springt auf den Boden, beide Füße gleichzeitig angehoben	0☐ 1☐ 2☐ 3☐	61.

Gesamt Dimension E [ ]

Hat diese Bewertung die „normale" Leistung des Kindes wiedergegeben?   Ja ☐   Nein ☐
KOMMENTAR:

_____
_____
_____

GMFM-88-GESAMT-SCORE

DIMENSION	BERECHNUNG DER DIMENSIONEN IN PROZENT	ZIELBEREICHE
		(angegeben mit ✔)

A. Liegen und Drehen

$$\frac{\text{Gesamt Dimension A}}{51} = \frac{}{51} \times 100 = \text{———} \%$$

A. ☐

B. Sitzen

$$\frac{\text{Gesamt Dimension B}}{60} = \frac{}{60} \times 100 = \text{———} \%$$

B. ☐

C. Krabbeln und Knien

$$\frac{\text{Gesamt Dimension C}}{42} = \frac{}{42} \times 100 = \text{———} \%$$

C. ☐

D. Stand

$$\frac{\text{Gesamt Dimension D}}{39} = \frac{}{39} \times 100 = \text{———} \%$$

D. ☐

E. Gehen, Rennen, Springen

$$\frac{\text{Gesamt Dimension E}}{72} = \frac{}{72} \times 100 = \text{———} \%$$

E. ☐

$$\text{Gesamt-Score} = \frac{\%A + \%B + \%C + \%D + \%E}{\text{Gesamtzahl der Dimensionen}}$$

$$= \frac{}{5} = \text{———} = \frac{\%}{}$$

$$\text{Gesamt-Score im Zielbereich} = \frac{\text{Summe der Prozente der Dimensionen, die als Zielbereich festgelegt wurden}}{\text{Gesamtzahl der Zielbereiche}}$$

$$= \frac{}{} = \frac{\%}{}$$

GMFM-66 GROSS MOTOR ABILITY ESTIMATOR SCORE[1]

GMFM-66 Score = _____ $\overline{\qquad\qquad}$ bis $\overline{\qquad\qquad}$
95%-Konfidenzintervall

vorhergehender GMFM-66-Score = _____ $\overline{\qquad\qquad}$ bis $\overline{\qquad\qquad}$
95%-Konfidenzintervall

Veränderung des GMFM-66-Score = _____

[1] Mit der Gross Motor Ability Estimator (GMAE-3) Software

TESTEN MIT HILFSMITTELN/ORTHESEN MIT DER GMFM-88

Markieren Sie unten (✓), welche Hilfsmittel/Orthesen benutzt wurden und in welcher Dimension diese jeweils erstmals angelegt wurden. (Es sind durchaus mehrere Hilfsmittel/Orthesen möglich).

Hilfsmittel	Dimension	Orthese	Dimension
Anterior Walker.......................... ☐	_____	Hüftorthese............................... ☐	_____
Posterior Walker........................ ☐	_____	Knieorthese.............................. ☐	_____
Achselstützen............................. ☐	_____	Sprunggelenksorthesen.............. ☐	_____
Unterarmgehstützen.................. ☐	_____	Schuheinlagen.......................... ☐	_____
Gehstock.................................... ☐	_____	Schuhe...................................... ☐	_____
Vierpunktgehstützen................ ☐	_____		
Keine.. ☐	_____	Keine.. ☐	_____
Andere ☐	_____	Andere ☐	_____

_____   _____
(bitte ausführen)   (bitte ausführen)

GMFM-88-GESAMT-SCORE MIT HILFSMITTELN/ORTHESEN

DIMENSION	BERECHNUNG IN PROZENT	ZIELBEREICHE
		(angegeben mit ✓)
A. Liegen und Drehen	$\dfrac{\text{Gesamt Dimension A}}{51} = \dfrac{}{51} \times 100 = $ _____ %	A. ☐
B. Sitzen	$\dfrac{\text{Gesamt Dimension B}}{60} = \dfrac{}{60} \times 100 = $ _____ %	B. ☐
C. Krabbeln und Knien	$\dfrac{\text{Gesamt Dimension C}}{42} = \dfrac{}{42} \times 100 = $ _____ %	C. ☐
D. Stand	$\dfrac{\text{Gesamt Dimension D}}{39} = \dfrac{}{39} \times 100 = $ _____ %	D. ☐
E. Gehen, Rennen, Springen	$\dfrac{\text{Gesamt Dimension E}}{72} = \dfrac{}{72} \times 100 = $ _____ %	E. ☐

$$\text{Gesamt-Score} = \frac{\%A+\%B+\%C+\%D+\%E}{\text{Gesamtzahl der Dimensionen}}$$

$$= \frac{}{5} = \text{_____} = \text{_____} \%$$

$$\text{Gesamt-Score im Zielbereich} = \frac{\text{Summe der Prozente der Dimensionen, die als Zielbereich festgelegt wurden}}{\text{Gesamtzahl der Zielbereiche}}$$

$$= \text{_____} = \text{_____} \%$$

Anhang 9   GMFM-66 und GMFM-88: Querschnitts- und Veränderungs-Scores

Tab. A 9.1:   Mittelwerte und Median der GMFM-66-Scores für Kinder mit Cerebral-parese, nach Alter und GMFCS-Level (Jeder aus vier Zahlen bestehender Block stellt [von oben nach unten gelesen] den Mittelwert, die Standard-abweichung vom Mittelwert, den Medianwert und die Anzahl der in die jeweilige Kategorie eingeschlossenen Kinder dar)

Alter (Jahren)	GMFCS-Level					Gesamt
	I	II	III	IV	V	
<2	55,6	43,8	39,3	27,8	21,9	41,0
	(6,5)	–	(7,3)	(5,3)	(2,4)	(14,3)
	57,4	43,8	42,9	27,6	20,5	43,4
	8	1	5	4	3	21
2–<4	65,6	51,3	47,5	34,8	20,0	44,8
	(9,9)	(6,8)	(4,2)	(6,9)	(7,5)	(17,4)
	66,3	52,0	47,7	35,7	20,5	46,9
	25	26	19	19	22	111
4–<6	73,5	60,8	51,4	41,6	24,3	51,7
	(9,5)	(7,6)	(7,7)	(6,3)	(7,2)	(20,1)
	73,6	61,2	51,6	43,1	23,4	50,2
	48	10	23	34	29	144
>6	84,1	68,0	51,8	39,3	22,0	54,0
	(9,0)	(7,8)	(6,3)	(7,1)	(9,7)	(24,2)
	84,1	67,2	52,5	39,2	22,3	52,0
	103	44	76	79	74	376
Gesamt	77,6	61,5	50,5	38,9	22,2	51,5
	(12,3)	(10,7)	(6,8)	(7,3)	(8,8)	(22,3)
	79,1	62,4	50,9	39,2	22,0	49,9
	184	81	123	136	128	652

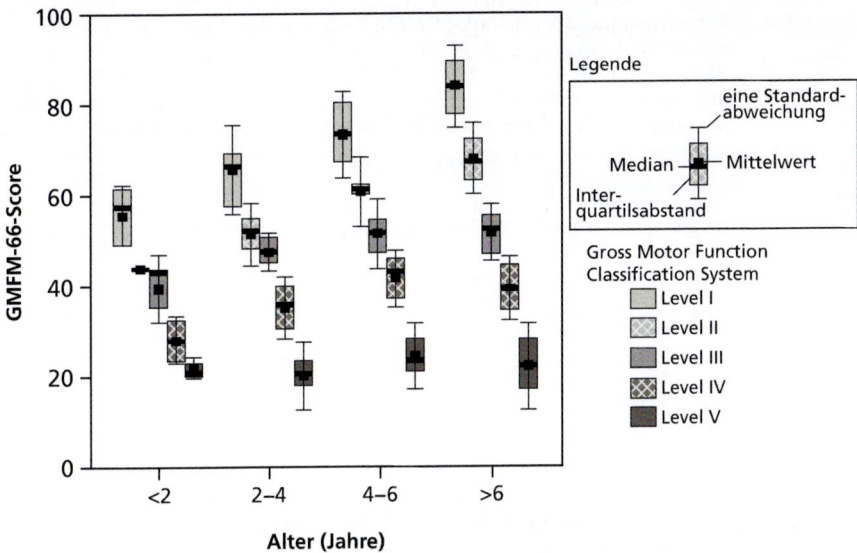

Abb. A 9.1: Boxplot der mittleren und medianen GMFM-66-Scores für Kinder mit CP (Cerebralparese) nach Alter und GMFCS-Level.

Tab. A 9.2: Mittelwerte und Median der GMFM-88-Scores für Kinder mit Cerebralparese nach Alter und GMFCS-Level (Jeder aus vier Zahlen bestehender Block stellt [von oben nach unten gelesen] den Mittelwert, die Standardabweichung vom Mittelwert, den Medianwert und die Anzahl der in die jeweilige Kategorie eingeschlossenen Kinder dar)

Alter (Jahre)	GMFCS-Level					Gesamt
	I	II	III	IV	V	
<2	69,9	50,3	37,7	21,1	8,9	43,3
	(11,6)	–	(14,2)	(5,2)	(0,4)	(25,7)
	72,8	50,3	42,6	22,4	8,7	45,3
	8	1	5	4	3	21
2–<4	81,2	61,2	54,3	28,4	9,9	48,8
	(13,5)	(14,9)	(10,5)	(9,2)	(5,8)	(28,0)
	86,0	64,7	55,8	27,9	9,4	54,1
	25	26	19	19	22	111
4–<6	90,8	75,8	62,0	40,4	15,3	58,0
	(8,6)	(16,3)	(15,3)	(12,9)	(7,7)	(30,9)
	93,1	80,1	64,6	43,1	13,3	61,1
	48	10	23	34	29	144

Tab. A 9.2: Mittelwerte und Median der GMFM-88-Scores für Kinder mit Cerebralparese nach Alter und GMFCS-Level (Jeder aus vier Zahlen bestehender
Block stellt [von oben nach unten gelesen] den Mittelwert, die Standardabweichung vom Mittelwert, den Medianwert und die Anzahl der in die
jeweilige Kategorie eingeschlossenen Kinder dar) – Fortsetzung

Alter (Jahre)	GMFCS-Level					Gesamt
	I	II	III	IV	V	
>6	96,8	85,9	62,3	36,0	13,3	59,4
	(3,3)	(9,5)	(13,2)	(14,0)	(9,4)	(33,3)
	97,8	87,5	65,1	32,9	12,7	63,7
	103	44	76	79	74	376
Gesamt	92,0	76,3	60,0	35,6	13,1	56,7
	(10,2)	(16,8)	(14,2)	(13,6)	(8,5)	(32,0)
	96,2	81,7	61,6	32,4	11,5	59,2
	184	81	123	136	128	652

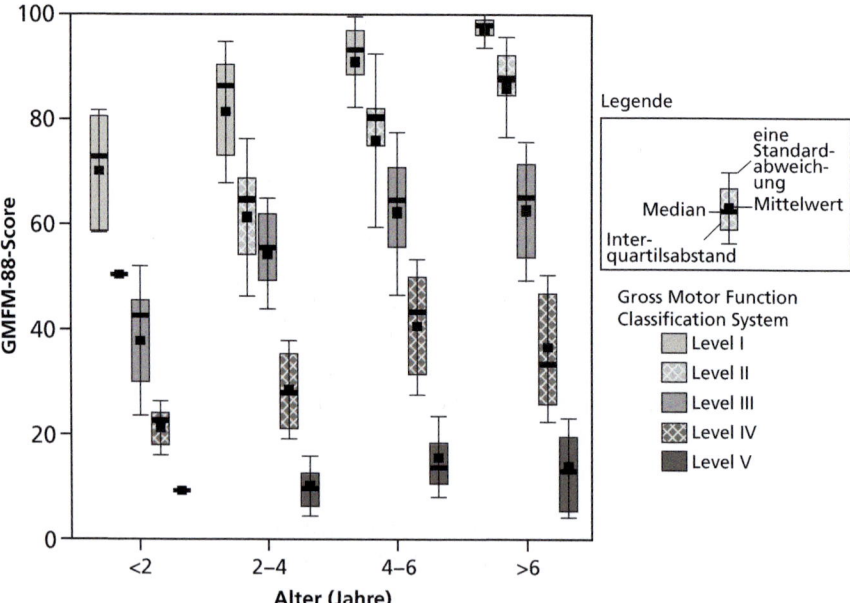

Abb. A 9.2: Boxplot der mittleren und medianen GMFM-88-Scores für Kinder mit CP
(Cerebralparese) nach Alter und GMFCS-Level.

Tab. A 9.3: Tabelle der mittleren und medianen GMFM-66- und GMFM-88-Veränderungs-Scores gemessen über 6 Monate nach Alter und GMFCS-Level (Jeder aus vier Zahlen bestehender Block stellt (von oben nach unten gelesen) den Mittelwert, die Standardabweichung vom Mittelwert, den Medianwert und die Anzahl der in die jeweilige Kategorie eingeschlossenen Kinder dar)

Alter (Jahre)	GMFCS-Level					Gesamt
	I	II	III	IV	V	
A: GMFM-66-Veränderungs-Scores						
<2	5,50	4,12	6,00	–1,06	2,24	4,34
	(2,73)	–	(3,36)	–	(4,83)	(3,57)
	5,68	4,12	7,36	–1,06	0,71	4,36
	6	1	3	1	3	14
2–<4	3,22	3,03	2,43	2,63	2,92	2,86
	(2,95)	(3,39)	(2,75)	(3,07)	(4,22)	(3,23)
	2,50	2,00	2,01	2,65	2,06	2,24
	16	16	14	15	14	75
4–<6	2,77	0,96	0,02	0,71	1,50	1,42
	(5,01)	(2,90)	(2,99)	(2,49)	(2,28)	(3,66)
	1,82	1,00	0,00	0,94	1,53	1,12
	35	10	17	30	18	110
>6	–	–	0,53	–	3,53	2,03
	–	–	–	–	–	(2,12)
	–	–	0,53	–	3,53	2,03
	–	–	1	–	1	2
Total	3,18	2,30	1,51	1,31	2,17	2,17
	(4,35)	(3,27)	(3,32)	(2,81)	(3,32)	(3,58)
	2,47	1,36	1,01	1,24	1,86	1,68
	57	27	35	46	36	201
B: GMFM-88-Veränderungs-Scores						
<2	7,50	7,19	11,03	–5,12	5,03	6,80
	(4,24)	–	(8,52)	–	(5,93)	(6,29)
	6,50	7,19	11,51	–5,12	3,92	6,32
	6	1	3	1	3	14
2–<4	2,51	5,31	4,93	5,69	1,83	4,03
	(3,49)	(6,06)	(5,96)	(6,09)	–(3,54)	(5,24)
	2,82	4,58	4,10	4,01	0,49	3,24
	16	16	14	15	14	75

Tab. A 9.3: Tabelle der mittleren und medianen GMFM-66- und GMFM-88-Veränderungs-Scores gemessen über 6 Monate nach Alter und GMFCS-Level (Jeder aus vier Zahlen bestehender Block stellt (von oben nach unten gelesen) den Mittelwert, die Standardabweichung vom Mittelwert, den Medianwert und die Anzahl der in die jeweilige Kategorie eingeschlossenen Kinder dar) – Fortsetzung

Alter (Jahre)	GMFCS-Level					Gesamt
	I	II	III	IV	V	
4–<6	0,77	1,87	0,35	–0,83	1,86	0,55
	(4,46)	(2,37)	(4,47)	(12,16)	(2,92)	7,16
	1,11	1,36	1,68	1,55	1,59	1,35
	35	10	17	30	18	110
>6	–	–	–0,56	–	3,29	1,37
	–	–	–	–	–	(2,73)
	–	–	–0,56	–	3,29	1,37
	–	–	1	–	1	2
Gesamt	1,97	4,11	3,07	1,20	2,15	3,65
	(4,61)	(5,13)	(6,19)	(10,82)	3,41	(13,45)
	1,39	1,85	2,47	1,91	1,20	1,81
	57	27	35	46	36	201

Tab. A 9.4: Tabelle der mittleren und medianen GMFM-66- und GMFM-88-Veränderungs-Scores gemessen über 12 Monate nach Alter und Schweregrad (Jeder aus vier Zahlen bestehender Block stellt [von oben nach unten gelesen] den Mittelwert, die Standardabweichung vom Mittelwert, den Medianwert und die Anzahl der in die jeweilige Kategorie eingeschlossenen Kinder dar)

Alter (Jahre)	GMFCS-Level					Gesamt
	I	II	III	IV	V	
	A: GMFM-66-Veränderungs-Scores					
<2	11,57	7,06	8,12	–	–	9,94
	(3,16)	–	(3,49)	–	–	(3,36)
	12,78	7,06	8,12	–	–	10,59
	4	1	2	–	–	7
2–<4	4,54	5,46	1,86	4,00	0,97	3,33
	(3,61)	(5,11)	(3,05)	(3,86)	(5,49)	(4,44)
	4,65	4,51	2,17	3,44	1,41	3,06
	13	12	15	10	11	61

Tab. A 9.4: Tabelle der mittleren und medianen GMFM-66- und GMFM-88-Veränderungs-Scores gemessen über 12 Monate nach Alter und Schweregrad (Jeder aus vier Zahlen bestehender Block stellt [von oben nach unten gelesen] den Mittelwert, die Standardabweichung vom Mittelwert, den Medianwert und die Anzahl der in die jeweilige Kategorie eingeschlossenen Kinder dar) – Fortsetzung

Alter (Jahre)	GMFCS-Level					Gesamt
	I	II	III	IV	V	
4–<6	4,58	2,23	2,50	1,48	0,74	2,70
	(5,93)	(6,48)	(2,47)	(2,46)	(5,39)	(5,03)
	4,06	1,88	1,50	0,59	0,00	1,88
	26	9	10	17	11	73
>6	2,49	2,04	0,90	0,43	0,85	1,29
	(4,30)	(5,08)	(3,20)	(2,64)	(3,91)	(3,86)
	1,06	2,00	0,79	0,24	0,71	0,82
	53	33	50	55	49	240
Total	3,71	2,91	1,48	1,08	0,85	2,05
	(5,01)	(5,40)	(3,28)	(2,98)	(4,36)	(4,39)
	3,27	2,06	1,17	0,74	0,71	1,30
	96	55	77	82	71	381
B: GMFM-88-Veränderungs-Scores						
<2	14,47	14,97	12,57	–	–	14,00
	(8,40)	–	(6,00)	–	–	(6,50)
	13,29	14,97	12,57	–	–	14,97
	4	1	2	–	–	7
2–<4	5,49	8,74	3,67	8,06	2,22	5,52
	(4,61)	(8,03)	(8,48)	(5,44)	(5,45)	(6,94)
	4,94	4,90	3,71	8,10	1,57	4,76
	13	12	15	10	11	61
4–<6	3,09	4,62	4,47	2,66	16,48	5,38
	(4,93)	(5,69)	(5,24)	(4,39)	(54,49)	(21,33)
	1,43	4,75	3,32	1,39	1,66	1,66
	26	9	10	17	11	73
>6	0,49	1,55	1,89	1,40	0,19	1,07
	(1,30)	(7,06)	(4,85)	(5,55)	(2,86)	(4,57)
	0,28	1,40	2,02	1,20	0,32	0,69
	53	33	50	55	49	240

Tab. A 9.4: Tabelle der mittleren und medianen GMFM-66- und GMFM-88-Veränderungs-Scores gemessen über 12 Monate nach Alter und Schweregrad (Jeder aus vier Zahlen bestehender Block stellt [von oben nach unten gelesen] den Mittelwert, die Standardabweichung vom Mittelwert, den Medianwert und die Anzahl der in die jeweilige Kategorie eingeschlossenen Kinder dar) – Fortsetzung

Alter (Jahre)	GMFCS-Level					Gesamt
	I	II	III	IV	V	
Total	2,45	3,87	2,85	2,47	3,03	2,85
	(4,67)	(7,64)	(5,98)	(5,68)	(21,64)	(10,69)
	0,78	3,25	2,23	1,34	0,55	1,30
	96	55	77	82	71	381

Anhang 10 Standardfehler der Messung

Der im Rahmen der Item-Response-Theory angegebene Standardfehler ist der Standardfehler *des Scores* und stellt nur einen kleinen Teil des Messfehlers dar. Der Gesamtfehler des GMFM-66-Scores kann wie folgt beschrieben werden:

$$\text{Gesamtfehler} = \text{Fehler}_{\text{Messung/Beurteilung}} + \text{Fehler}_{\text{Schätzung}} + \text{Fehler}_{\text{Kalibrierung}}$$

$\text{Fehler}_{\text{Messung/Beurteilung}}$	Bezieht sich auf den Fehler, der bei der Messung/Beurteilung des Kindes auftritt. Dieser Fehler kann dadurch verursacht werden, dass die Therapeutin die Bewegungen des Kindes nicht bemerkt, einen Score auf dem Bewertungsbogen nicht korrekt einzeichnet oder den Score nicht korrekt in den Computer eingibt; zusätzlich kann dieser Fehler auch durch die unterschiedlichen Bewertungen der Therapeutinnen zustandekommen.
$\text{Fehler}_{\text{Schätzung}}$	Bezieht sich auf den Fehler, der bei der Schätzung des GMFM-66-Scores anhand der Antworten auf die getesteten Items auftritt. Dieser Fehler wurde nicht quantifiziert.
$\text{Fehler}_{\text{Kalibrierung}}$	Bezieht sich auf den asymptotischen Fehler des Schätzungsprozesses. Dies ist ein Maß dafür, wie gleichmäßig die Probanden um den Score herum verteilt sind. Sobald die ursprüngliche Rasch-Analyse abgeschlossen ist, wird dieser Fehler bestimmt und ist spezifisch festgelegt für den *Score* des Kindes und *nicht* für das Kind oder das Antwortmuster des Kindes.

Der GMAE liefert nur den Anteil des $\text{Fehlers}_{\text{Kalibrierung}}$ am Gesamtfehler, welcher wiederum im gesamten Programm als Standardfehler angegeben wird.

Anhang 11 Fallbeispiel Trevor

Trevor war 4 Jahre und 6 Monate alt, als er im März vor seinem Eintritt in den Kindergarten im örtlichen Kindertherapiezentrum untersucht wurde. Er hat eine ataktische Cerebralparese, ist aber recht mobil und wurde in Level I in der GMFCS eingestuft. Da die Therapeutin Trevor noch nie zuvor gesehen hatte, beschloss sie, die GMFM-88 durchzuführen, um ein umfassendes Bild von Trevors körpermotorischen Fähigkeiten zu erhalten.

Trevor erreichte 100 % in den ersten drei Dimensionen (Liegen und Drehen, Sitzen, Krabbeln und Knien), und abgesehen von einigen Schwierigkeiten, wie beispielsweise länger als drei Sekunden auf einem Fuß zu stehen und den Stand über den Einbeinkniestand links zu erreichen, schaffte er erfolgreich die Durchführung aller Items in der Dimension Stehen. Trevor kann Stufen hinauf- und hinuntergehen, geht dabei stets mit demselben Fuß voran und hält sich währenddessen am Geländer festhält. Ohne sich am Geländer festzuhalten kann Trevor das Item nicht bewältigen. Er hat außerdem Schwierigkeiten nur auf einem Fuß zu springen bzw. zu hüpfen. Sein GMFM-88-Gesamt-Score betrug 91 %.

Im September wurde Trevor erneut mit der GMFM-88 getestet. Trevor erreichte weiterhin 100 % in den ersten drei Dimensionen der GMFM-88. Sein Score in der Dimension Stehen verbesserte sich um 3 %, in der Dimension Gehen, Rennen und Springen verbesserte er sich um 15 % und seine Gesamt-Score steigerte sich um 4 %. Trevor begann mehrere Sekunden lang auf einem Fuß zu stehen, eine Treppe hinaufzugehen, ohne das Geländer zu benutzen und von einer 15 cm hohen Stufe zu springen, ohne zu fallen.

Die Informationen aus der GMFM-Bewertung wurden in das GMAE-Programm eingegeben, wobei die Ergebnisse in den ▶ Abb. A 11.1, ▶ Abb. A 11.2, ▶ Abb. A 11.3, ▶ Abb. A 11.4 zusammenfassend dargestellt sind. ▶ Abb. A 11.4 zeigt den zusammenfassenden Bericht für das Fallbeispiel von Trevor. Im Rahmen der Erstuntersuchung erreichte Trevor einen GMFM-66-Score von 70,0; bei der Folgeuntersuchung von 77,5, was einer Veränderung von 7,5 entspricht. Die 95%-Konfidenzintervalle (KI) der Erstuntersuchung im März (67,0–73,0) überschneiden sich nicht mit den Konfidenzintervallen der Folgeuntersuchung im September (73,4–81,5), sodass ziemlich sicher davon ausgegangen werden kann, dass die Veränderung des Scores im GMFM-66 eine echte Veränderung Trevors körpermotorischer Fähigkeiten darstellt, die zudem über das hinausgeht, was aufgrund von Messschwankungen zu erwarten wäre.

▶ Abb. A 11.1 zeigt die Item Map nach Schwierigkeit im Rahmen der Erstbewertung. Trevors Score im GMFM-66 von 70 ist durch eine durchgezogene vertikale Linie gekennzeichnet, wobei die 95%-Konfidenzintervalle jeweils durch gestrichelte Linien auf beiden Seiten der durchgezogenen, vertikalen Linie angegeben sind. Trevors individuelle Item Scores sind in der Item Map nach Schwierigkeit rot eingekreist. Betrachtet man die leichteren Items der GMFM-66 (die in der linken unteren Ecke abgebildet sind) und folgt man der Item Map nach Schwierigkeit, so zeigt sich, dass Trevor bis zum Item 61, bei dem er eine »2« erreichte, durchgängig eine »3« erzielen konnte. Mit Zunahme der Schwierigkeit der Items lässt sich eine gewisse Variabilität der Bewertungen feststellen, die sich durch die angegebenen Bewertungen von 0, 1, 2 und 3 verteilt um die vertikale Linie herum äußert. Außerdem lassen sich mit Ausnahme von Item 84 (»die Treppe hinaufgehen und sich dabei am Geländer festhalten«; Tatsächliches Ergebnis: »1«; auf Grundlage der Gesamtbewertung erwartetes Ergebnis: »2« oder »3«) keine – basierend auf der Gesamtbewertung – unerwarteten Bewertungsresultate feststellen. Bei den schwierigsten Items (auf einem Fuß hüpfen und die Treppe benutzen, ohne sich am Geländer festzuhalten) erzielt Trevor 0 Punkte, bei weiteren Items im Springen, die Trevor sehr wahrscheinlich als nächstes erfolgreich bewältigen kann, erzielt Trevor eine »1« oder »2«.

In ▶ Abb. A 11.3 sind die Items in der Reihenfolge abgebildet. Es wird schnell ersichtlich, dass Trevor alle Items aus den Dimensionen Liegen und Drehen sowie Sitzen, Krabbeln und Knien als Teil der GMFM-66 erfolgreich bewältigen kann. Dies ist daran zu erkennen, dass bei allen leichteren Items der Score »3« eingekreist ist. Hätte Trevor Schwierigkeiten mit einem Item der GMFM-88, das nicht zu den 66 Items des GMFM-66 gehört (z. B. Item 16: Bauchlage: Pivoting [Kreiskriechen] 90° nach rechts), würde sich dies nicht im Gesamtergebnis der GMFM-66 widerspiegeln. Bei genauerer Betrachtung der Items in den Dimensionen Stehen und Gehen, Rennen und Springen lässt sich eine gewisse Variabilität in den Ergebnissen erkennen, aus denen sich ableiten lässt, auf welche Bereiche insbesondere Trevors therapeutische Ziele fokussiert werden sollten.

Die Abbildungen ▶ Abb. A 11.2 und ▶ Abb. A 11.3 zeigen die Item Maps für Trevors Folgeuntersuchung. Der GMFM-66-Score von 77,5 ist in beiden Abbildungen eingezeichnet, wobei die 95%-Konfidenzintervalle mit den gestrichelten Linien auf beiden Seiten der Linie aufgetragen sind.

Bei Betrachtung der Ergebnisse zeigt sich ein klares Bild davon, welche Fähigkeiten Trevor erreicht hat, wo es Schwankungen und Variabilität in den Ergebnissen gibt und welche körpermotorischen Fähigkeiten Trevor sehr wahrscheinlich im nächsten Schritt entwickeln wird. Im Allgemeinen lassen sich keine unerwarteten Ergebnisse feststellen.

Trevors GMFM-Scores und die Veränderung der Scores über 6 Monate zeigen, dass es selbst bei einer Beurteilung der ausschließlich schwierigeren Items der GMFM-66 relativ einfach möglich ist, eine genaue Einschätzung seiner Fortschritte in der Körpermotorik zu erhalten. In Trevors Fall war die Veränderung des Scores im GMFM-66 (7,5) größer als die Veränderung des Scores im GMFM-88 (4 %).

Item Map by Difficulty Order

Chart ID: 2036

Name: Trevor

Assessment Date: 7 March, 1997   GMFM-66 Score: 70.0

Date of Birth: 8 August, 1992   Standard Error: 1.5

Age: 4 Years 6 Months   95% Confidence Interval: 67.0 to 73.0

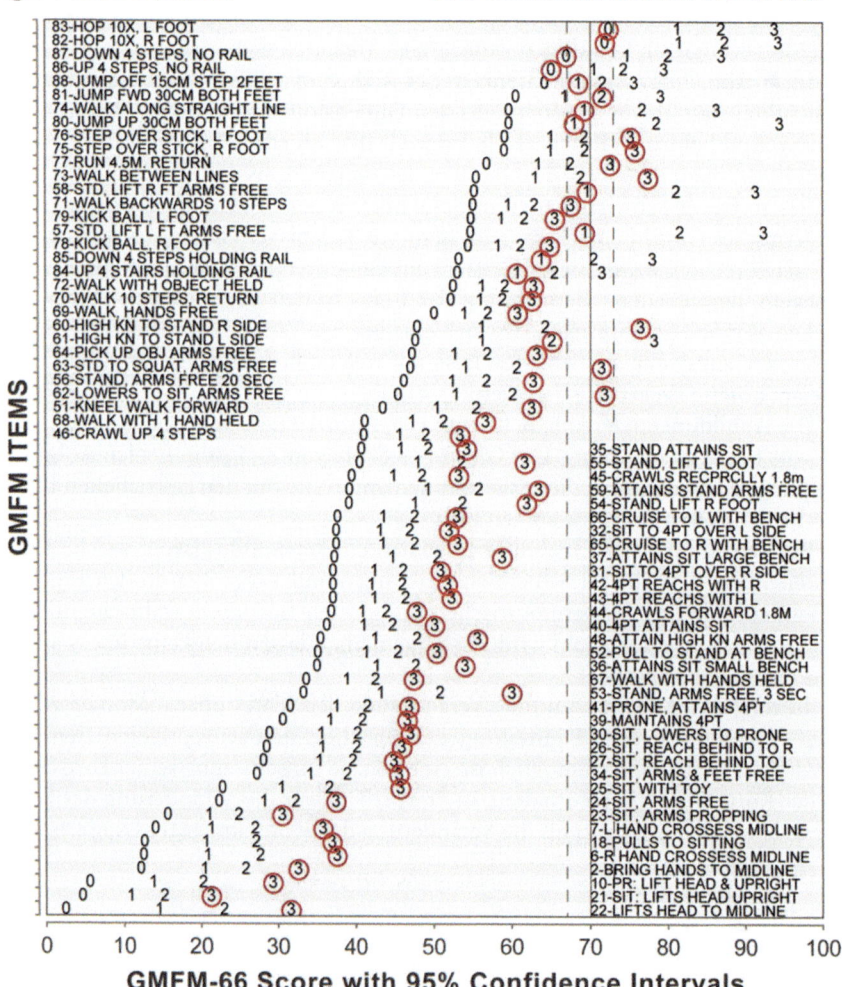

Abb. A 11.1: Anfängliche GMFM-66-Item Map nach Schwierigkeit

Item Map by Difficulty Order

Chart ID: 2036

Name: Trevor

Assessment Date: 9 September, 1997

Date of Birth: 8 August, 1992

Age: 5 Years 1 Months

GMFM-66 Score: 77.5

Standard Error: 2.1

95% Confidence Interval: 73.4 to 81.5

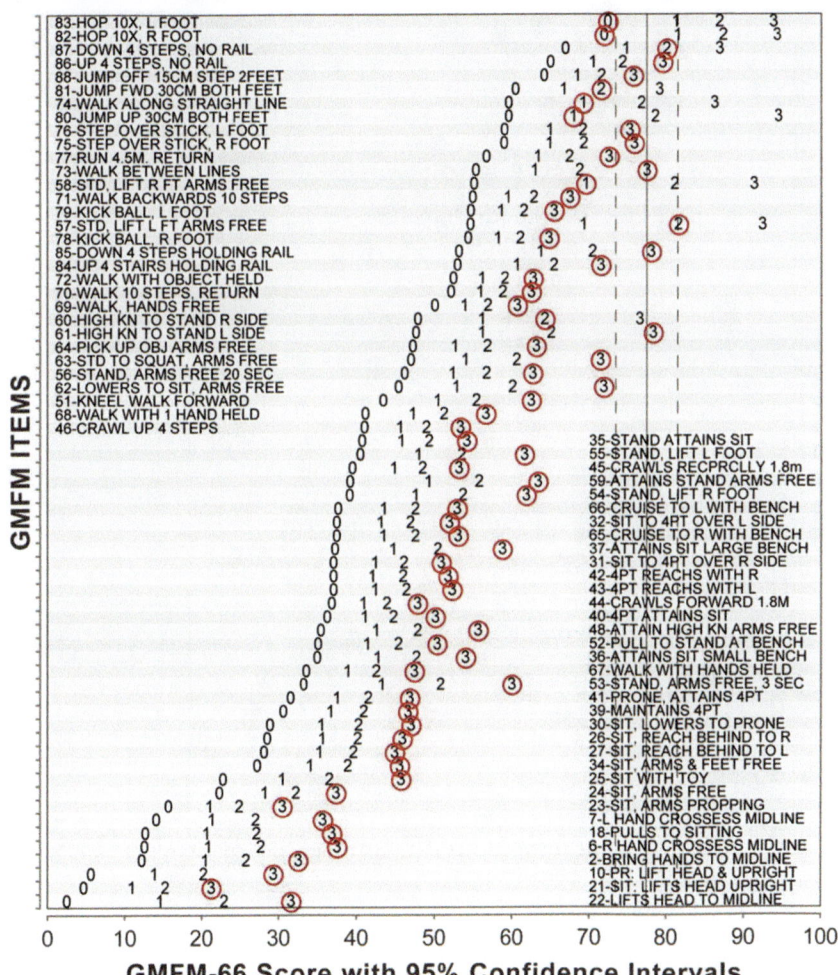

GMFM ITEMS

83-HOP 10X, L FOOT
82-HOP 10X, R FOOT
87-DOWN 4 STEPS, NO RAIL
86-UP 4 STEPS, NO RAIL
88-JUMP OFF 15CM STEP 2FEET
81-JUMP FWD 30CM BOTH FEET
74-WALK ALONG STRAIGHT LINE
80-JUMP UP 30CM BOTH FEET
76-STEP OVER STICK, L FOOT
75-STEP OVER STICK, R FOOT
77-RUN 4.5M. RETURN
73-WALK BETWEEN LINES
58-STD, LIFT R FT ARMS FREE
71-WALK BACKWARDS 10 STEPS
79-KICK BALL, L FOOT
57-STD, LIFT L FT ARMS FREE
78-KICK BALL, R FOOT
85-DOWN 4 STEPS HOLDING RAIL
84-UP 4 STAIRS HOLDING RAIL
72-WALK WITH OBJECT HELD
70-WALK 10 STEPS, RETURN
69-WALK, HANDS FREE
60-HIGH KN TO STAND R SIDE
61-HIGH KN TO STAND L SIDE
64-PICK UP OBJ ARMS FREE
63-STD TO SQUAT, ARMS FREE
56-STAND, ARMS FREE 20 SEC
62-LOWERS TO SIT, ARMS FREE
51-KNEEL WALK FORWARD
68-WALK WITH 1 HAND HELD
46-CRAWL UP 4 STEPS

35-STAND ATTAINS SIT
55-STAND, LIFT L FOOT
45-CRAWLS RECPRCLLY 1.8m
59-ATTAINS STAND ARMS FREE
54-STAND, LIFT R FOOT
66-CRUISE TO L WITH BENCH
32-SIT TO 4PT OVER L SIDE
65-CRUISE TO R WITH BENCH
37-ATTAINS SIT LARGE BENCH
31-SIT TO 4PT OVER R SIDE
42-4PT REACHS WITH R
43-4PT REACHS WITH L
44-CRAWLS FORWARD 1.8M
40-4PT ATTAINS SIT
48-ATTAIN HIGH KN ARMS FREE
52-PULL TO STAND AT BENCH
36-ATTAINS SIT SMALL BENCH
67-WALK WITH HANDS HELD
53-STAND, ARMS FREE, 3 SEC
41-PRONE, ATTAINS 4PT
39-MAINTAINS 4PT
30-SIT, LOWERS TO PRONE
26-SIT, REACH BEHIND TO R
27-SIT, REACH BEHIND TO L
34-SIT, ARMS & FEET FREE
25-SIT WITH TOY
24-SIT, ARMS FREE
23-SIT, ARMS PROPPING
7-L HAND CROSSESS MIDLINE
18-PULLS TO SITTING
6-R HAND CROSSESS MIDLINE
2-BRING HANDS TO MIDLINE
10-PR: LIFT HEAD & UPRIGHT
21-SIT: LIFTS HEAD UPRIGHT
22-LIFTS HEAD TO MIDLINE

0   10   20   30   40   50   60   70   80   90   100

GMFM-66 Score with 95% Confidence Intervals

Abb. A 11.2: GMFM-66-Item Map nach Schwierigkeit bei der Folgeuntersuchung

347

Item Map by Item Order

Chart ID: 2036

Name: Trevor

Assessment Date: 9 September, 1997   **GMFM-66 Score: 77.5**

Date of Birth: 8 August, 1992   **Standard Error: 2.1**

Age: 5 Years 1 Months   **95% Confidence Interval: 73.4 to 81.5**

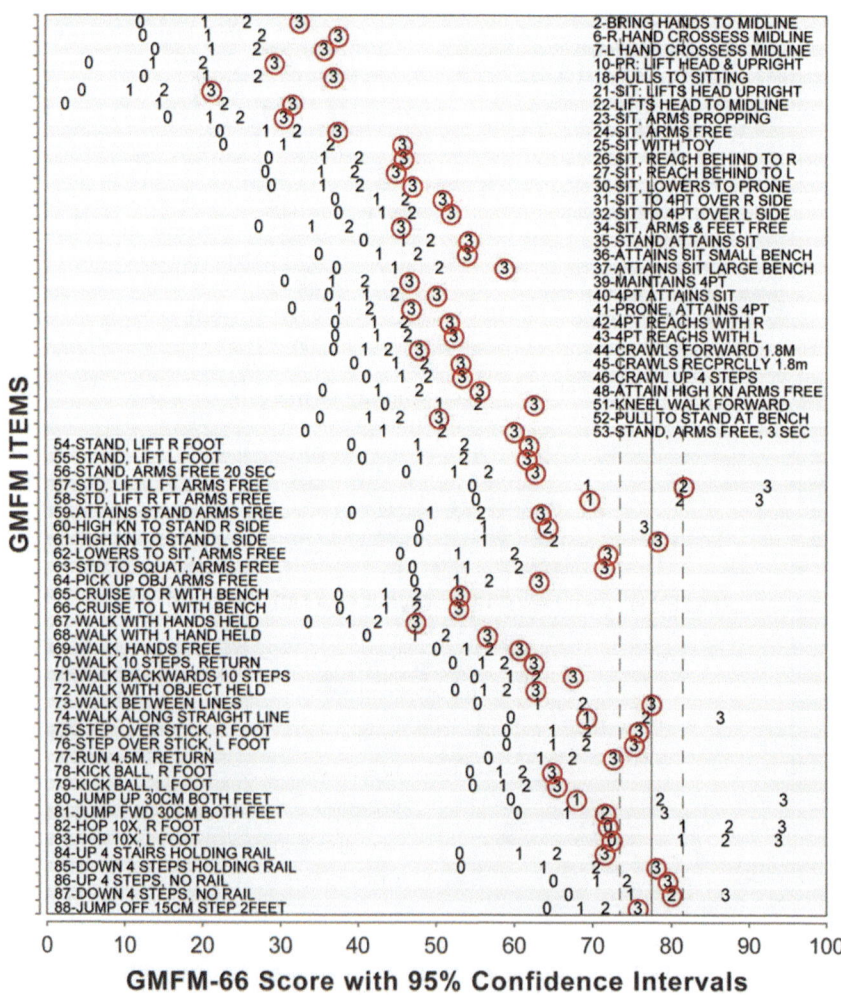

Abb. A 11.3: GMFM-66-Item Map nach Item-Reihenfolge bei der Folgeuntersuchung

Case Summary

Chart ID: 2036
Name: Trevor
Date of Birth: August 8, 1992
Gender: Male

Gross Motor Function Measure
GMFM-66

Diagnosis: Spastic Bilateral

Item Number	Assessment Date	Age	GMFM-66 Score	Assessment Type	Standard Error	Lower	Upper
1	7 March, 1997	4y 6m	70.0	GMFM-66	1.5	67.0	73.0
2	9 September, 1997	5y 1m	77.5	GMFM-66	2.1	73.4	81.5

Items Tested	GMFCS Level	Therapist	Change Score
66	Level I	ak21	N/A
66	Level I	ak21	7.4

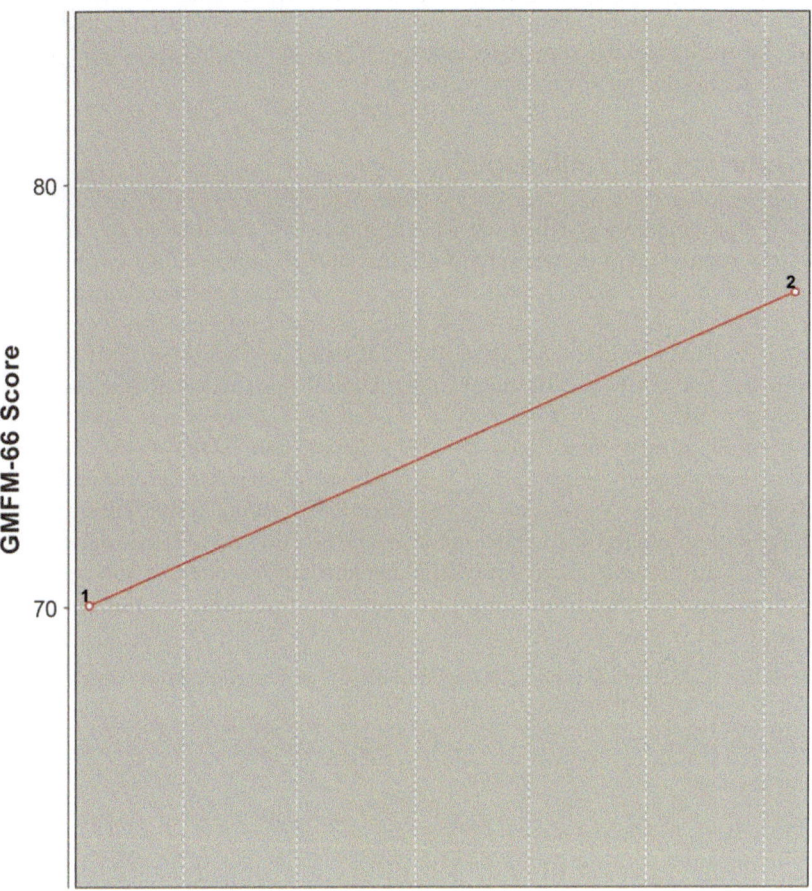

Abb. A 11.4: Zusammenfassung des Fallbeispiels

349

Anhang 12 Weitere Beispiele zum Einsatz von Motoriktests in der physiotherapeutischen Praxis bei Kindern mit CP

Doreen J. Bartlett und Laura K. Brunton

Die Prognose der körpermotorischen Fähigkeiten von Kindern mit Cerebralparese ist äußerst variabel. Diese große und bisher nur unzureichend verstandene Variabilität ist eine zentrale Herausforderung für Physiotherapeutinnen, die sich regelmäßig mit praktischen Fragen der Untersuchung, Vorhersage, Interventionsplanung und Ergebnisbewertung befassen, wie im Leitfaden für die physiotherapeutische Praxis (American Physical Therapy Association 2001) beschrieben. Jedes dieser Themen wird anhand von Fallbeispielen untersucht.

Einführung der Fallbeispiele

Zur Veranschaulichung stellen wir Fälle von drei Kindern vor, die an der Ontario Motor Growth Curve (motorische Wachstumskurve)-Studie teilgenommen haben (Rosenbaum et al. 2002). Diese Fälle wurden aus einer früher veröffentlichten Studie (Hanna et al. 2008) mit dem Ziel adaptiert, die Ergebnisse für jedes Kind in allen drei Versionen der GMFM-66 (d. h. vollständige GMFM-66, GMFM-66-Item Set-Ansatz und GMFM-66-Basal & Ceiling-Ansatz) zu berücksichtigen. Dabei muss beachtet werden, dass die Kinder nicht mit den Kurzversionen untersucht wurden, sondern die ausgewählten Items aus der vollständigen GMFM-66 in die GMAE-Software eingegeben wurden. Eine Beschreibung der Kinder ist in ▶ Tab. A 12.1 aufgeführt. Um die Variabilität von Kindern mit Cerebralparese über die klassischen Beschreibungen wie Art der motorischen Störung und Verteilungsmuster hinaus hervorzuheben, wurden diese Variablen konstant gehalten, indem drei Kinder mit der Diagnose einer bilateralen spastischen Cerebralparese vorgestellt werden.

Tab. A 12.1: Deskriptive Daten der Fallbeispiele der Kinder mit bilateraler spastischer Cerebralparese

Beschreibungen	David	Jennifer	Hardeep
GMFCS-Level	I	III	IV
Alter	3J 2M	4J 9M	5J 2M
GMFM-66-Score	57,6	51,6	43,3
GMFM-66-IS-Score	56,4	50,9	42,6
GMFM-66-B&C-Score	**56,6**	**51,3**	44,2

GMFM-66-IS = Gross Motor Function Measure (Item Set Ansatz; Russell et al. 2010); GMFM-66-B&C = Gross Motor Function Measure (Basal & Ceiling Ansatz; Brunton and Bartlett 2011). Alle Scores wurden mit dem Gross Motor Ability Estimator (GMAE-2) berechnet.

Anwendung zur Untersuchung

Wie in ▶ Kap. 3 und ▶ Kap 4 beschrieben, enthielt die Gross Motor Function Measure (GMFM) ursprünglich 88 Items; eine Überarbeitung mittels Rasch-Analyse reduzierte die Anzahl der Items auf 66. Beide Versionen können zur Beschreibung und Untersuchung der Körpermotorik verwendet werden. Darüber hinaus wurden Scores mit den beiden verkürzten Versionen der GMFM-66 berechnet: dem Item-Set-Ansatz (Russell et al. 2010) und dem Basal & Ceiling-Ansatz (Brunton und Bartlett 2011), wie bereits in ▶ Kap. 5 und ▶ Kap. 7 beschrieben. Wie bei der GMFM-66 wird der Gross Motor Ability Estimator (GMAE-2) zur Berechnung der Werte der GMFM-66-IS und der GMFM-66-B&C verwendet.

Mit der GMAE-2 erhält ein 3 Jahre und 2 Monate alter Junge (David) mit GMFCS Level I (Palisano et al. 1997) einen GMFM-66-Wert von 57,6. Jennifer, ein 4 Jahre und 9 Monate altes Mädchen mit GMFCS-Level III, erreicht einen Wert von 51,6, und Hardeep, ein 5 Jahre und 2 Monate alter Junge mit GMFCS-Level IV, erreicht einen Wert von 43,3.

Diese berechneten Scores, die eindeutig nicht nur mit dem jeweiligen Alter des Kindes zusammenhängen, sind für die Beschreibung der aktuellen motorischen Fähigkeiten der einzelnen Kinder nützlich.

- David (▶ Abb. A 12.1) ist in der Lage selbstständig zu gehen, kann aber nicht über den linken oder rechten Einbeinkniestand zum Stehen kommen, sich nicht ohne Unterstützung der Hände auf eine Bank setzen, einen Gegenstand, ohne sich mit den Händen abzustützen, nicht vom Boden aufheben oder eine Treppe mit Halt an einem Geländer mit alternierenden Fußbewegungen auf- und abwärtsgehen.
- Jennifer (▶ Abb. A 12.2) kann mit Festhalten nach links oder rechts Seitwärtsschritte machen, sie kann jedoch noch nicht stehen, ohne sich festzuhalten.
- Hardeep (▶ Abb. A 12.3) kann den Vierfüßlerstand erreichen und diesen halten, er kann sich jedoch nicht hochziehen, um vom Boden zum Stehen oder Sitzen auf einer Bank zu kommen.

Anwendung zur Prädiktion

Die GMFCS-Klassifikation kann Anhaltspunkte für die zu erwartende Entwicklung des Kindes bieten. Dieser Ansatz wird unterstützt durch die relative Stabilität des Klassifikationssystems (Wood und Rosenbaum 2000; Palisano et al. 2006) und durch signifikante Unterschiede in Häufigkeit und Grenzen der GMFCS-Levels bezüglich der GMFM-66-Scores (Rosenbaum et al. 2002). David, Jennifer und Hardeep werden anfänglich auf den GMFCS-Levels I, III und IV entsprechend eingeordnet.

Tab. A 12.2: Beschreibung der hauptfunktionellen Fähigkeiten durch das GMFCS-Level im Alter von 6 bis 12 Jahren (Palisano et al. 1997)

GMFCS-Level	Beschreibung
I	Geht ohne Einschränkungen; Einschränkungen in höheren körpermotorischen Fähigkeiten
II	Geht ohne Hilfsmittel; Einschränkungen beim Gehen im Freien sowie in Menschenmengen
III	Geht mit Benutzung einer Gehhilfe; Einschränkungen beim Gehen im Freien sowie in Menschenmengen
IV	Selbstständige Fortbewegung eingeschränkt; Kinder werden geschoben oder nutzen im Freien/in der Öffentlichkeit einen E-Rollstuhl
V	Selbstmobilität ist selbst durch den Gebrauch von technologischen Hilfsmitteln stark beeinträchtigt

▶ Tab. A 12.2 enthält die grundlegenden Beschreibungen der körpermotorischen Fähigkeiten von Kindern in den fünf GMFCS-Levels im Alter von 6 bis 12 Jahren. Für die Zwecke dieser Falldarstellungen wird die ursprüngliche Klassifikation (Palisano et al. 1997) verwendet. Wären diese Kinder in der Altersgruppe der 6- bis 12-jährigen, wäre es sinnvoller, die Vorhersagen für die motorischen Funktionen im Alter von 12 bis 18 Jahren anhand der erweiterten und überarbeiteten Version des GMFCS (Palisano et al. 2008) zu betrachten.

Anhand der vorgenommenen Klassifizierung kann Folgendes vorhergesagt werden:

- Es ist zu erwarten, dass David seine körpermotorischen Fähigkeiten weiter ausbauen wird. Somit wird er in der Lage sein, praktisch alle Aktivitäten eines unauffällig entwickelten Kindes im Alter von 5 Jahren ausführen zu können – mit geringen Einschränkungen hinsichtlich Geschwindigkeit, Gleichgewicht und Koordination.
- Es kann davon ausgegangen werden, dass Jennifer in der Lage sein wird, mit einer Gehhilfe oder Stöcken auf einem ebenen Untergrund zu gehen. Wahrscheinlich wird sie einen manuellen Rollstuhl zur Mobilität verwenden.
- Hardeep wird voraussichtlich die Hilfe eines Erwachsenen für Transfers brauchen und entweder einen manuellen oder einen elektrischen Rollstuhl zur Mobilität benötigen.

Diese Informationen sind nützlich für eine realistische therapeutische Zielsetzung und für die langfristige Planung der Familien im Hinblick auf die Erreichbarkeit des Zuhauses, der Schule und der weiteren Umgebung. Davids Eltern können beispielsweise davon ausgehen, dass David bei Eintritt in den Kindergarten vollständig an allen sportlichen Aktivitäten teilnehmen kann, müssen aber damit rechnen, dass er im Laufe der Grundschulzeit Schwierigkeiten haben wird, vollständig an allen Sportaktivitäten teilzunehmen. Jennifers Eltern können davon ausgehen, dass Jennifer die Treppe in ihrem zweistöckigen Haus in ihrer Kindheit bewältigen kann, während Hardeeps Eltern einen Umzug von ihrem mehrstöckigen Haus in ein rollstuhlgerechtes Haus vorbereiten könnten.

Anwendung zur Interventionsplanung

Die Interventionsplanung im Kontext realistischer, von den Familien festgelegter Ziele wird erleichtert mit den Item Maps, die von der GMAE erstellt werden. Davids Fall wurde ausgewählt, um dieses Vorgehen zu veranschaulichen (▶ Abb. A 12.1).

In dieser Item Map sind die Items nach Schwierigkeitsgrad geordnet, von den leichtesten im unteren Teil bis zum schwierigsten im oberen Teil. Wie aus den Ergebnissen ersichtlich ist, erhält David bis zu Item 68 (Gehen, an einer Hand gehalten) Punkte. Er kann noch nicht im Kniestand vorwärts gehen; das wird wahrscheinlich in der Interventionsplanung jedoch keine Berücksichtigung finden, wenn dies kein Ziel des Kindes oder der Familie darstellt.

David verfügt über die Fähigkeit, sich mithilfe der Arme auf den Boden zu setzen (Item 62) und beginnt, ohne sich abzustützen einen Gegenstand vom Boden aufzuheben (Item 64). Er kann fast 20 Sekunden freihändig stehen (Item 56) und vom Stehen in die Hocke kommen, obwohl er in diesem Stadium noch seine Arme benutzt (Item 63).

Die Item Map nach Item-Schwierigkeitsgrad kann bei der Auswahl von Zielen, die relativ leicht zu erreichen sind, hilfreich sein. So können beispielsweise das freihändige Hinsetzen vom Stand auf dem Boden (Item 62) und das freihändige Stehen für 20 Sekunden (Item 56) realistische nächste Schritte für David sein.

Bei der Entscheidung über den Zeitraum, in dem die Items erreicht werden könnten, kann die Streuung der Scores 0, 1, 2 und 3 für jedes Item nützliche Informationen liefern, wie schwierig es sein könnte, innerhalb eines Items Fortschritte zu erzielen. So deutet beispielsweise das enge Beieinanderliegen der Item Scores für das freihändige Stehen für 20 Sekunden (Item 56) und das Aufheben eines Gegenstands vom Boden (Item 64) darauf hin, dass diese Items leichter zu erreichen sind, als die lockere Clusterung der Item Scores des Items 62 (freihändiges Hinsetzen vom Stand auf dem Boden) und Item 63 (erreicht freihändig die Hocke vom Stand).

Diese Item Maps können insbesondere für Studierende oder Neulinge in der Therapie, die noch wenig Erfahrung in der Interaktion mit Kindern mit Cerebralparese und ihren Familien haben, nützlich sein – sowohl für die Auswahl von Items, auf die man sich in der Therapie fokussieren möchte als auch für die Ermittlung eines realistischen Zeitrahmens für dessen Erwerb.

Anwendung zur Ergebnisevaluation

Die Ontario Motor Growth Curves (motorische Wachstumskurven) (Rosenbaum et al. 2002) sind am besten geeignet, um zu verstehen, wie die motorischen Entwicklungsverläufe je nach funktioneller Fähigkeit variieren. Außerdem eignen sie sich, um die natürliche Variabilität der Entwicklungsgeschwindigkeit und -grenze für Gruppen von Kindern mit Cerebralparese in jeder der fünf GMFCS-Levels zu bewerten. Sie sind jedoch nicht annähernd so nützlich, wenn das Ziel verfolgt wird, die Outcomes im Zeitverlauf für einzelne Kinder mit Cerebralparese zu evaluieren.

Zu diesem Zweck verwendeten Hanna et al. (2008) Daten aus der motorischen Wachstumskurvenstudie, um Referenz-Perzentilen für GMFM-66-Werte zu erstellen, die nach GMFCS-Levels stratifiziert sind. Referenzkurven für jedes Level der GMFCS, aufgetragen an der 3., 5., 10., 25., 50., 75., 90., 95. und 97. nominalen Perzentile, sind auf der CanChild-Website unter https://canchild.ca/en/resources/191-gross-motor-ability-estimator-gmae-2-scoring-software-for-the-gmfm abrufbar (siehe auch ▶ Anhang 13). Beachtet werden muss dabei, dass die Referenzkurven mit dem Alter der frühesten Beobachtung in jedem Datensatz beginnen, das je nach GMFCS-Level leicht variiert. Für jedes Kind kann eine Perzentile annäherungsweise ermittelt werden, indem man die Zentilkurve findet, die dem Schnittpunkt zwischen Alter des Kindes und GMFM-66-Wert am nächsten liegt (▶ Anhang 13). Für die meisten klinischen Zwecke ist es ausreichend, visuell zwischen den benachbarten Zentilkurven zu interpolieren. Wenn eine größere Genauigkeit erwünscht ist, sollten jedoch die tabellarischen Perzentilen verwendet werden, die auf der oben erwähnten CanChild-Website veröffentlicht sind.

Die visuell interpolierten Perzentilen für David, Jennifer und Hardeep liegen etwa bei 18, 55 bzw. 62. Obwohl David den höchsten GMFM-66-Score erreicht hat, wird er innerhalb seines GMFCS-Levels im Vergleich zu Jennifer und Hardeep relativ niedrig eingestuft, die beide jeweils niedrigere GMFM-66-Werte erreichten. Die Zentilreferenzkurven sind für die Bewertung der relativen motorischen Funktion von Kindern in jedem Level der GMFCS zu einem einzigen Zeitpunkt einfach zu handhaben. Interessiert man sich jedoch für die Interpretation von Veränderungen in der Rangfolge der Perzentile über einen Zeitverlauf, so macht dies eine gewisse Berücksichtigung des typischen Levels an längsschnittlicher Variabilität erforderlich. Diese Form der Variabilität wird im Folgenden erörtert.

Tab. A 12.3: Achtzigprozentige Wahrscheinlichkeit für Veränderungen des Intervalls in Perzentilen (Hanna et al. 2008)

Wahrscheinlich-keit	I	II	III	IV	V
	Intervall für Veränderungen in Perzentilen				
80 %	±20,0	±19,9	±15,9	±15,1	±16,9

Wenn die Rangfolge der Perzentile eines Kindes im Laufe der Zeit stabil ist, spricht man oft von einem »Tracking« der betreffenden Messung. Wenn die Übereinstimmung gering ist, ist es wichtig, die typischerweise zu erwartende Schwankungsbreite zu berücksichtigen, damit sie nicht fälschlicherweise als Beweis für eine klinisch bedeutsame Veränderung angesehen wird.

Um den Grad des Trackings in den GMFM-66-Kurven zu bestimmen, nutzten Hanna et al. (2008) die ursprünglichen motorischen Wachstumskurve-Daten im Längsschnitt. Es wurden zufällig Beobachtungen ausgewählt, die für die Konstruktion der Referenz-Perzentile verwendet wurden, sodass zwei Beobachtungen im GMFM-66 eines jeden Kindes zur Konstruktion der Stichprobe beitrug. Die resultierende Stichprobe enthielt Messpaare für 570 Kinder. Für jedes Paar von Beobachtungen wurden Mittelwerte und Standardabweichungen der Differenzen für jeden GMFCS-Level berechnet. Aus der Standardabweichung der Zentilwerte wurden 80-prozentige Wahrscheinlichkeiten für die Intervalle der erwarteten Veränderung zwischen zwei Zentilmessungen im Abstand von 6 Monaten bis 1 Jahr berechnet, die in ▶ Tab. A 12.3 abgebildet sind. Für ein Kind des Levels III hat eine zweite Zentilmessung demnach eine Wahrscheinlichkeit von 80 %, dass sie um ±15,9 von der ersten Messung abweicht. Wie aus Tabelle A 12.3 ersichtlich wird, ist die erwartete Variabilität für die einzelnen Kinder beträchtlich, wobei die geringste Abweichung für Kinder mit den Leveln I und II beobachtet wird. ▶ Tab. A 12.4 enthält die Ergebnisdaten für diese drei Kinder über einen Zeitraum von etwa einem Jahr.

Wie außerdem aus ▶ Tab. A 12.4 ersichtlich ist, stieg *David*, der in GMFCS-Level I eingestuft wurde, von einem GMFM-66-Score von 57,6 auf 66,0, was einer Veränderung von 8,4 Punkten entspricht. Um die klinische Relevanz dieser Veränderung zu verstehen, wäre es im weiteren Verlauf wichtig, mit Davids Familie zu sprechen, um die Bedeutsamkeit dieser Veränderung für die Familie zu erfassen. Abgesehen davon könnte man sich jedoch auch die Item Maps ansehen, und dabei die Veränderung der Scores in Relation zu den Items, in denen sich David verbessert hat, zu interpretieren. Um zu sehen, wie die Veränderung von Davids GMFM-66-Scores im Vergleich zu den Scores anderer Kinder im selben Alter und mit demselben GMFCS-Level ausfällt, könnte man sich die Zentilwerte ansehen. Die GMFM-66-Scores entsprechen den Zentilrängen von 18 und 22 zu Beginn und am Ende des Zeitintervalls, was einer Differenz von 4 entspricht. ▶ Tab. A 12.3 macht deutlich, dass sich David erwartungskonform entwickelt hat; er liegt innerhalb der ±20 Punkte, die durch die 80%-Wahrscheinlichkeitswerte angezeigt werden. Im Gegensatz dazu ging der GMFM-66-Wert von *Jennifer*, die in Level III eingestuft wurde, von 51,6 auf 49,9 zurück. Dieser Rückgang kann sowohl einen echten Verlust von 1,7 Punkten darstellen, aber auch auf einen Messfehler zurückzuführen sein, da sich die 95%-Konfidenzintervalle in diesem Zeitraum überschneiden. Diese Veränderung des GMFM-66-Scores entspricht einer Veränderung des Zentilrangs von 55 auf 40 über das Zeitintervall. Dies entspricht einer Differenz von 15. Tabelle A12.3 zeigt, dass sich Kinder, die in Level III eingeordnet wurden, dann mit 80%-iger Wahrscheinlichkeit in ihren Rängen verändert haben, wenn die Differenz des Veränderungsintervalls größer als 15,9 ist. Dies liegt sehr nahe an der ermittelten Differenz. In diesem Fall könnte man unter Verwendung der Leitlinien aus dem »Tracking« zu dem Schluss kommen, dass sich Jennifer in diesem Zeitraum schlechter als erwartet entwickelt hat. Diese Schlussfolgerung sollte jedoch durch den Verweis auf potenziell aufgetretene Messfehler abgemildert werden; es wäre besonders ratsam, Jennifer in der Folgezeit genau zu beobachten. Diese Informationen können durchaus hilfreich sein, um die Ziele und Maßnahmen im folgenden Zeitraum zu überarbeiten und sicherzustellen, dass keine weiteren unerwarteten Veränderungen auftreten.

Hardeep, der in Level IV eingestuft wurde, verbesserte sich im Score der GMFM-66 von 43,3 auf 47,1, was einem bescheidenen Anstieg von 3,8 entspricht. Dies entspricht einer Veränderung des Zentilrangs von 62–78, und somit einer Steigerung von 16. Aus ▶ Tab. A 12.3 geht hervor, dass sich der Rang von Kindern mit Level IV mit einer Wahrscheinlichkeit von 80 % verändert hat, wenn die Differenz größer als 15,1 ist. Im Fall von Hardeep kann daher geschlossen werden, dass er im Laufe des Zeitintervalls besser abgeschnitten hat als dies erwartet wurde.

Wie aus diesen Fallbeispielen ersichtlich wird, lassen die Referenzkurven zusammen mit den in ▶ Tab. A 12.3 dargestellten Daten Interpretationen der Therapeutinnen zu. Somit kann angegeben werden, ob das Ausmaß der von einem einzelnen Kind gezeigten Veränderung erwartungsgemäß, schlechter als erwartet oder besser als erwartet ist, immer basierend auf einer vorher festgelegten Wahrscheinlichkeit von 80 %. Diese Information trägt wesentlich zum klinischen Nutzen der Messkonstellation aus GMFM-66, GMFCS und den motorischen Wachstumskurven bei.

In jedem der oben dargestellten Beispiele wurden Informationen aus der vollständigen GMFM-66 verwendet. Es ist zu beachten, dass die Berechnung des GMFM-66-Scores je nach der verwendeten Version der GMFM-66 leicht variiert (▶ Kap. 5). Daher wird empfohlen, dass von Seiten der Therapeutinnen stets dieselbe Version des GMFM-66 verwendet werden soll, wenn Kinder über einen längeren Zeitraum hinweg beurteilt werden. Dies ermöglicht die Berücksichtigung von Unterschieden zwischen den Versionen hinsichtlich der Schätzung des Scores. Zusätzlich kann dadurch beleuchtet werden, wie sich diese Unterschiede der Scores in Unterschieden der Rangfolge der Perzentilen widerspiegeln.

Tab. A 12.4: Vergleich der GMFM-66-Werte über die Zeit in den Fallillustrationen, unter Verwendung der vollständigen GMFM-66-Daten, des GMFM-66-IS sowie des GMFM-66- B&C-Ansatzes, um GMFM-66-Scores zu berechnen

	Zeitpunkt 1	Zeitpunkt 2
David (Level I)		
Alter	3 Jahre, 2 Monate	4 Jahre, 3 Monate
GMFM-66 (95 % CI)	57,6 (55,3–59,9)	66,0 (63,2–68,7)
Interpolierte Perzentile (GMFM-66-Score)	18	22
GMFM-66-IS (95 % CI)	56,4 (54,1–58,7)	61,8 (59,8–64,3)
Interpolierte Perzentile (GMFM-66-IS-Score)	15	13
GMFM-66-B&C (95 % CI)	56,6 (54,3–58,9)	66,0 (63,2–68,7)
Interpolierte Perzentile (GMFM-66-B&C-Score)	15	22
Jennifer (Level III)		
Alter	4 Jahre, 9 Monate	5 Jahre, 3 Monate
GMFM-66 (95 % CI)	51,6 (49,1–54,0)	49,9 (47,6–52,2)
Interpolierte Perzentile (GMFM-66-Score)	55	40
GMFM-66-IS (95 % CI)	50,9 (48,4–53,3)	48,1 (45,9–50,3)
Interpolierte Perzentile (GMFM-66-IS-Score)	50	28
GMFM-66-B&C (95 % CI)	51,3 (48,9–53,7)	51,1 (48,7–53,5)
Interpolierte Perzentile (GMFM-66-B&C-Score)	55	48
Hardeep (Level IV)		
Alter	5 Jahre, 2 Monate	6,0 Jahre
GMFM-66 (95 % CI)	43,3 (41,2–45,3)	47,1 (45,0–49,1)
Interpolierte Perzentile (GMFM-66-Score)	62	78
GMFM-66-IS (95 % CI)	42,6 (40,6–44,7)	45,7 (43,7–47,8)
Interpolierte Perzentile (GMFM-66-IS-Score)	58	70
GMFM-66-B&C (95 % CI)	44,2 (42,1–46,3)	46,5 (44,4–48,6)
Interpolierte Perzentile (GMFM-66-B&C-Score)	68	75

Interpretation bei Verwendung der Tracking-Informationen (basierend auf den GMFM-66-Werten).
Anmerkung: Die Interpretationen werden je nach Version des GMFM leicht variieren.

Item Map by Difficulty Order

Chart ID: 1

Name: David

Assessment Date: 2 June, 2011   GMFM-66 Score: 57.6

Date of Birth: 15 April, 2008   Standard Error: 1.2

Age: 3 Years 1 Months   95% Confidence Interval: 55.3 to 59.9

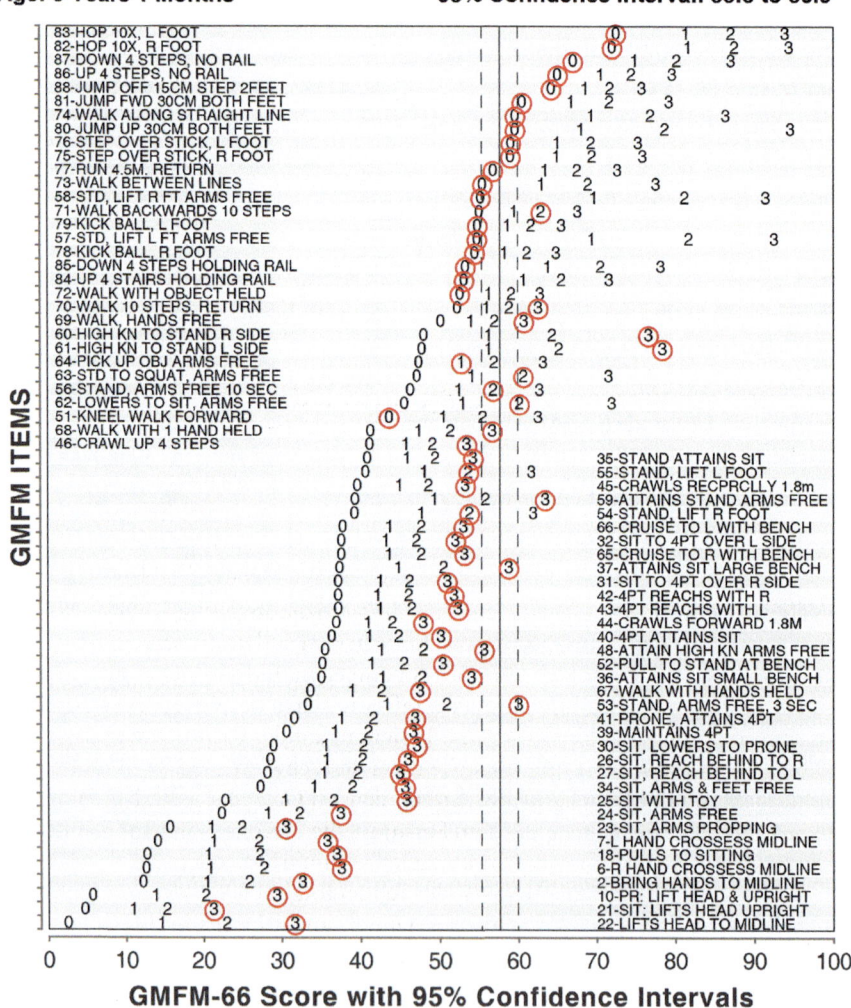

Abb. A 12.1: Darstellung Davids GMFM-66-Item Map, nach Schwierigkeit

Item Map by Difficulty Order

Chart ID: 2

Name: Jennifer

Assessment Date: 2 June, 2011

Date of Birth: 18 September, 2004

Age: 6 Years 8 Months

GMFM-66 Score: 51.6

Standard Error: 1.2

95% Confidence Interval: 49.1 to 54.0

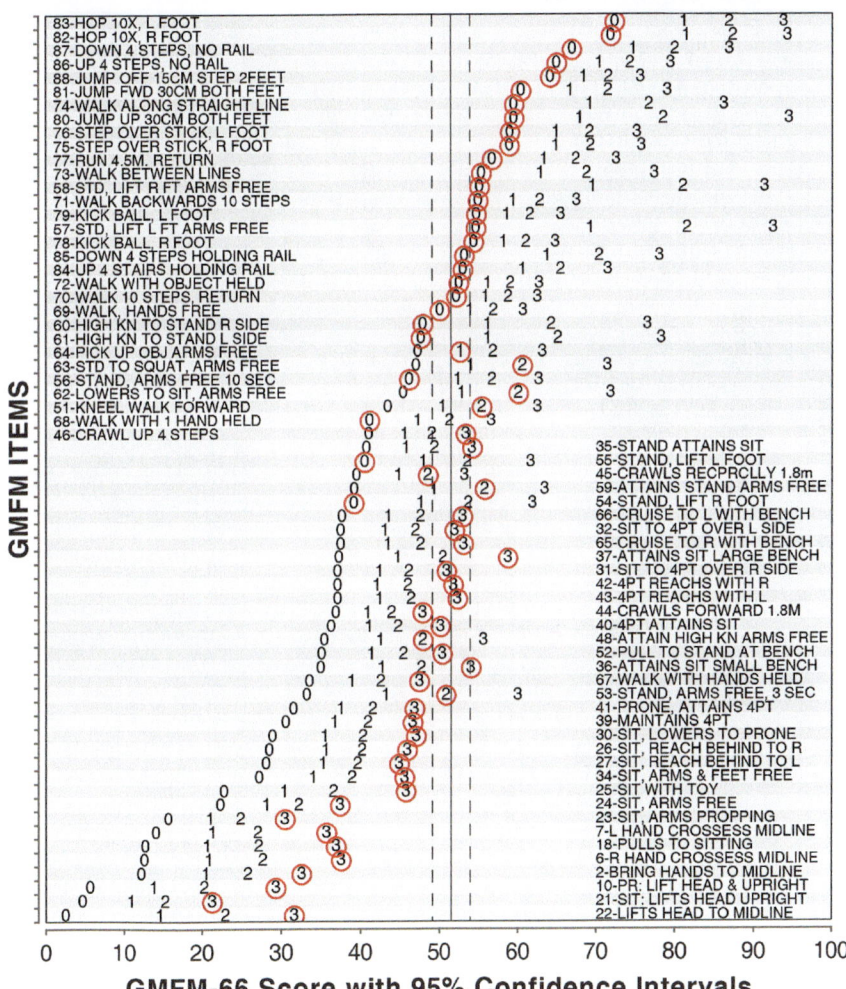

Abb. A 12.2: Darstellung Jennifers GMFM-66-Item Map, nach Schwierigkeit

Item Map by Difficulty Order

Chart ID: 3

Name: Hardeep

Assessment Date: 2 June, 2011   **GMFM-66 Score: 43.3**

Date of Birth: 21 April, 2006   **Standard Error: 1.0**

Age: 5 Years 1 Months   **95% Confidence Interval: 41.2 to 45.3**

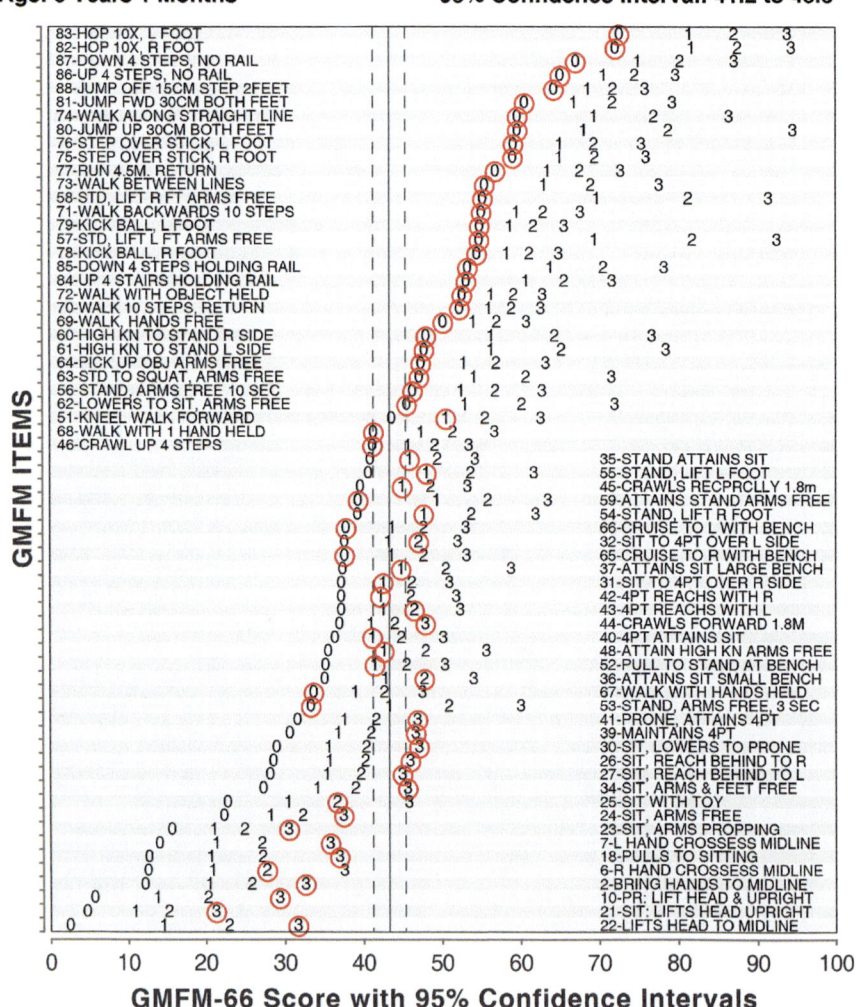

Abb. A 12.3: Darstellung Hardeeps GMFM-66-Item Map, nach Schwierigkeit

Anhang 13 Ontario Motor Growth Curves (Motorische Wachstumskurven von Ontario)

Es gab Anfragen zu den Auswirkungen der Diskrepanzen zwischen den GMAE-2- und GMAE-3-Ergebnissen auf die motorischen Wachstumskurven und die GMFM-66-Perzentilen nach Alter (siehe dazu das folgende Unterkapitel). Diese Instrumente werden auch für die mit dem GMAE-3 berechneten Scores relevant sein.

Die Ontario Motor Growth Study

Die motorischen Wachstumskurven geben Muster der körpermotorischen Entwicklung von Kindern mit Cerebralparese wieder, die nach den fünf Levels des Klassifikationssystems für körpermotorische Funktionen (GMFCS) eingeteilt sind (Palisano et al. 1997). Die Kinder in dieser Studie wurden über mehrere Jahre untersucht. Die Ergebnisse wurden in der Arbeit mit dem Titel »Prognosis for Gross Motor Development in Cerebral Palsy. Creation of Motor Growth Curves« veröffentlicht (Rosenbaum et al. 2002).

Motorische Wachstumskurven aus der Ontario Motor Growth Study

Alle 5 Kurven (Level I bis V)

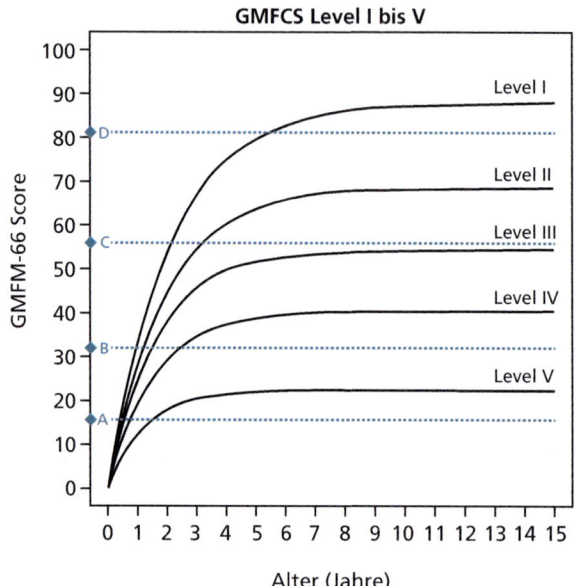

Die Rauten auf der vertikalen Achse kennzeichnen 4 Items des Gross Motor Function Measure-66 (GMFM-66), die vorhersagen, wann Kinder eine 50%ige Chance haben, das jeweilige Item erfolgreich zu absolvieren. Das GMFM-66-Item 21 (Raute A) bewertet, ob ein Kind seinen Kopf im Sitzen mit Unterstützung des Rumpfes durch einen Therapeuten anheben und in einer vertikalen Position halten kann; Item 24 (Raute B) bewertet, ob ein Kind in sitzender Position auf einer Matte 3 Sekunden lang ohne Unterstützung durch seine Arme sitzen bleiben kann; Item 69 (Raute C) misst die Fähigkeit eines Kindes, 10 Schritte ohne Unterstützung vorwärts zu gehen; und Item 87 (Raute D) bewertet die Aufgabe, 4 Stufen hinunterzugehen und dabei abwechselnd die Füße und die Arme frei zu halten. (Rosenbaum et al. 2002, mit freundlicher Genehmigung der American Medical Association).

Die Abbildungen auf den folgenden Seiten zeigen die geschätzten Referenzkurven für jedes GMFCS-Level, aufgetragen bei der 3., 5., 10., 25., 50., 75. 90., 95. und 97. Perzentilen. Beachten Sie, dass die Referenzkurven mit dem frühesten beobachteten Alter in jedem Datensatz beginnen, das je nach GMFCS-Stufe leicht variiert.

GMFM-66 Perzentilen, nach Alter: GMFCS-Level I

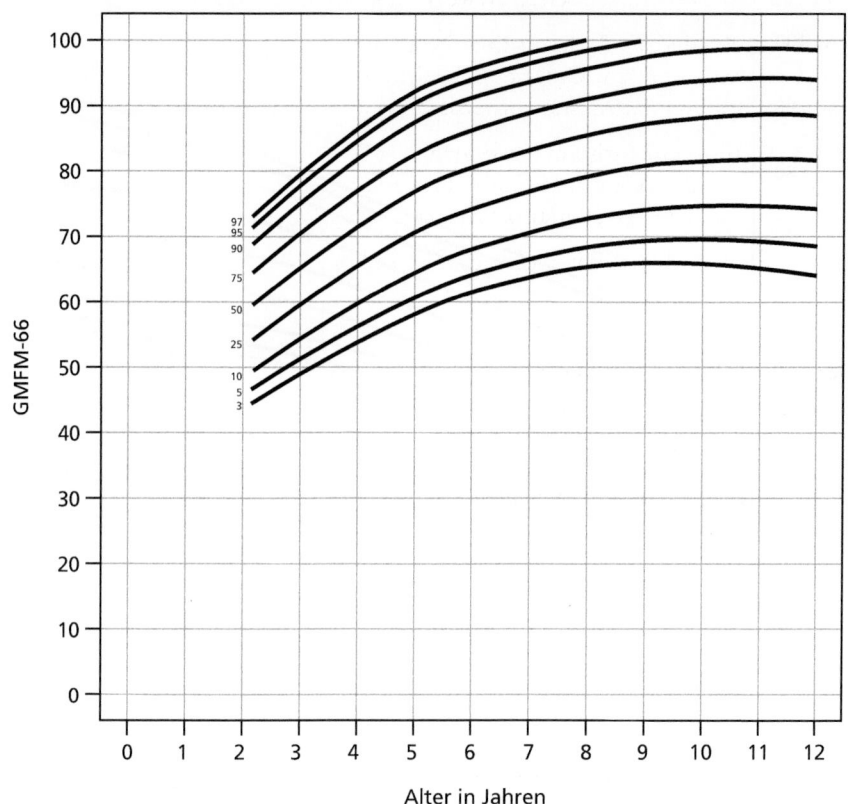

GMFM-66-Perzentilen, nach Alter: GMFCS-Level II

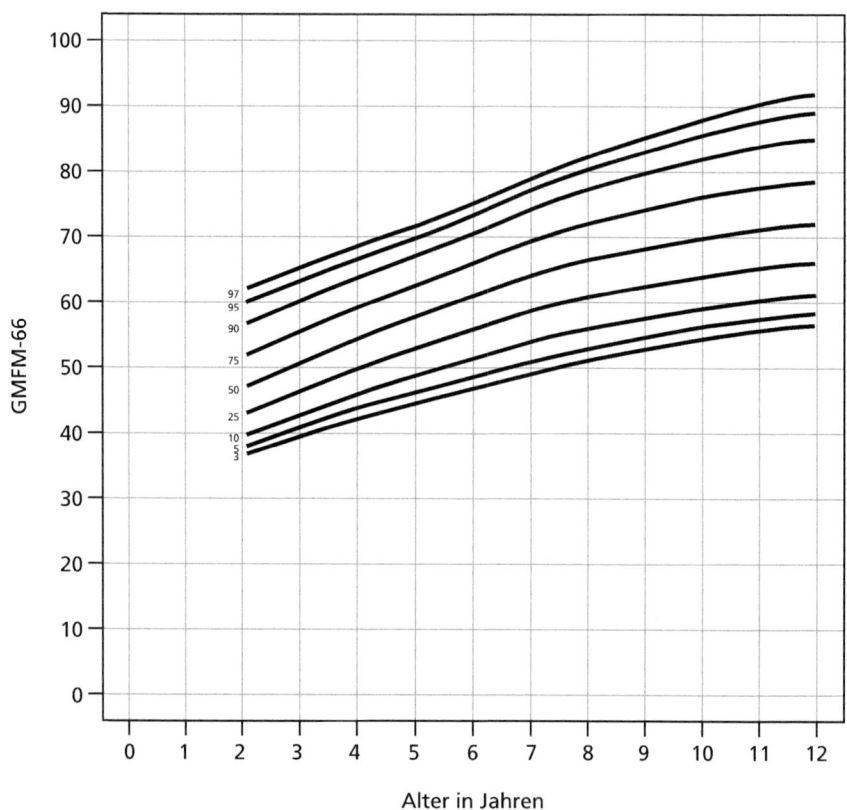

GMFM-66-Perzentilen, nach Alter: GMFCS-Level III

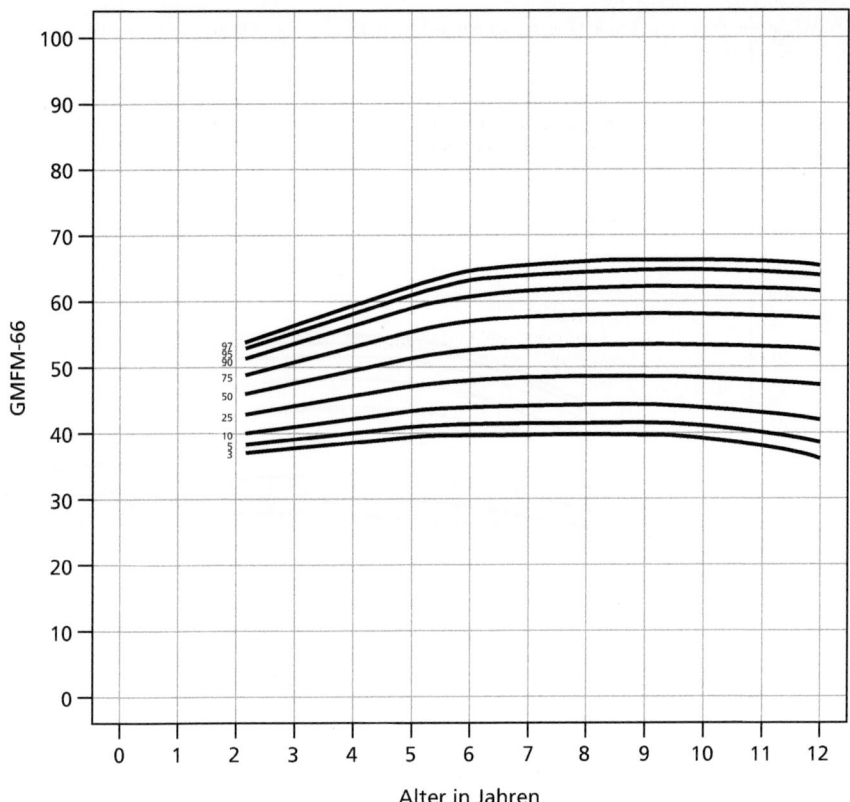

GMFM-66-Perzentilen, nach Alter: GMFCS-Level IV

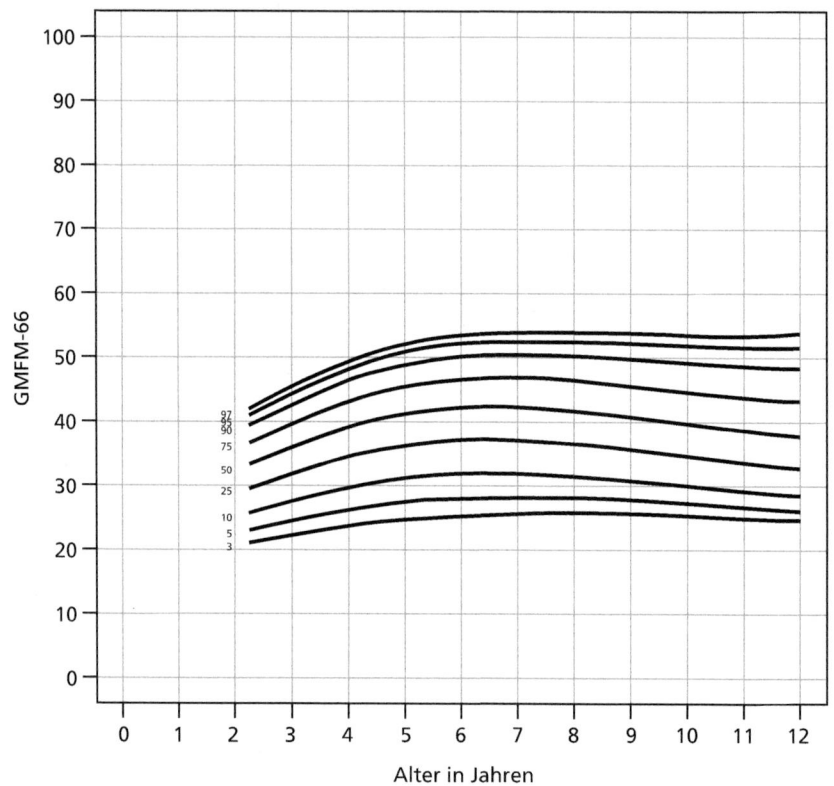

Alter in Jahren

GMFM-66-Perzentilen, nach Alter: GMFCS-Level V

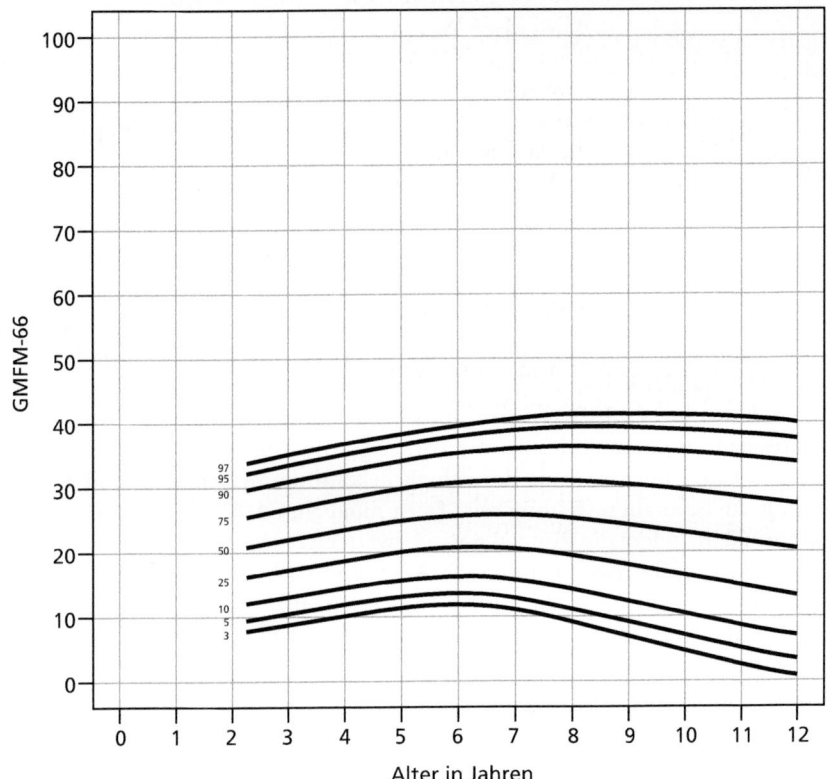

Anhang 14 Die GMAE-3 und die GMFM App+

Es gab drei Versionen des Gross Motor Ability Estimator: den GMAE, den GMAE-2 und jetzt den GMAE-3. Der GMAE-2-Link ist auf der CanChild-Website verfügbar, ist aber mit vielen neueren Computersystemen nicht mehr kompatibel. Der aktualisierte GMAE-3 liefert die genauesten Scores und ist nur in der GMFM App+ verfügbar, die im CanChild-Shop unter https://www.canchild.ca/en/shop/38-the-gross-motor-function-measure-app erhältlich ist.

Der ursprüngliche GMAE und der GMAE-2 errechneten einen Rohwert auf der Grundlage der getesteten Items und wandelten diesen in einen GMFM-66-Score um und wiesen Fehler auf der Grundlage des Scores zu. Der GMAE-3 verwendet einen aktualisierten Algorithmus, der den GMFM-66-Score direkt aus den Item-Kalibrierungen (Item-Schwierigkeitswerte) berechnet, mit denen ein Kind getestet wurde. Die Standardfehler sind nun genauer und basieren auf der Anzahl der getesteten Items. Der GMAE-3-Algorithmus spiegelt eine etwas genauere Testung der motorischen Funktion wider als der vorherige Algorithmus für Kinder, die sich am oberen und unteren Ende des Fähigkeitskontinuums befinden, und sollte in Zukunft die bevorzugte Testung sein. Es ist möglich, GMAE-2- in GMAE-3-Scores umzuwandeln, indem die Rohdaten neu bewertet werden.

Die Unterschiede zwischen den GMAE-2- und GMAE-3-Scores sind im Allgemeinen recht gering (▶ Abb. A 14.1). Die Diskrepanzen sind in der Regel in der Mitte des Tests (GMFM-Scores zwischen 25 und 75) kleiner und können am oberen und unteren Ende der Tests größer sein.

GMFM-66-Sores an den extremen Enden der 0–100-Skala weisen eine geringere Variabilität in den Item Scores auf – sie haben viele 0en oder 3en. Kleine Veränderungen in den Item Scores entsprechen größeren Veränderungen in der Gesamtskala an den Extremen als bei Kindern, die in der Mitte des Tests liegen. Wenn es also Unterschiede zwischen den beobachteten Scores des Kindes und dem, was nach dem Rasch-Modell erwartet wird, gibt, gibt es eine größere Diskrepanz zwischen den Werten an den Enden der Leistung des Kindes, die bei 0 und 100 liegen, als bei Scores, die näher bei 50 liegen.

Es wird auch größere Unterschiede in den Ergebnissen für einige Kinder geben, die auf dem GMFCS-Level I eingestuft sind. Dies geschieht, wenn ein Kind nicht »wie erwartet« reagiert, weil sein motorisches Entwicklungsmuster anders ist. Dies ist häufig bei Kindern mit unilateraler Cerebralparese der Fall, die zwar in der Lage sind, schwierige Items auf »höherem Niveau« durchzuführen, aber Schwierigkeiten mit »leichteren« Items haben, wenn die beeinträchtigte Seite des Kindes betroffen ist.

Tab. A 14.1: GMAE-3-Scores wurden für die Fallszenarien im GMFM-Handbuch zum Vergleich mit den GMFM-2-Scores berechnet

		GMAE-2	GMAE-3
Colleen	▶ Kap. 7	41,6	42,1
		45,1	45,3
Charlie	▶ Anhang 4	55,2	61,8
Sarah	▶ Anhang 4	46,9	44,0
Trevor	▶ Anhang 11	70,0	70,0
		77,5	76,0
David	▶ Anhang 12	57,6	57,6
Jennifer	▶ Anhang 12	51,6	51,3
Hardeep	▶ Anhang 12	43,3	43,2

Die meisten Unterschiede zwischen den GMAE-2- und GMAE-3-Scores sind minimal. Die Ausnahme ist die Diskrepanz bei Charlies Scores. Charlie hatte einige unerwartete Antworten, die die Unterschiede zwischen dem alten und dem neuen Algorithmus verdeutlichen. Der alte Algorithmus versuchte, den besten Rohwert zu finden, der die Summe der quadrierten Residuen zwischen dem Modell und den Beobachtungen minimiert. Der neue Algorithmus versucht, die Differenz zwischen den beobachteten und den Vorhersagefähigkeiten zu minimieren – was in gewisser Weise ähnlich ist, sich aber insofern unterscheidet, als der Betrag der Diskrepanz zwischen den beobachteten Daten und dem Modell bei der Kalibrierung des Scores nicht quadriert wird. Nach dem alten Algorithmus würde die Anwesenheit von niedrigen Scores bei einigen der leichteren Items bei einem Kind wie Charlie mit hohen motorischen Fähigkeiten den am besten angepassten Rohwert nach unten ziehen, wohingegen beim neuen Algorithmus diese niedrigen Scores bei den leichten Items einen geringeren Einfluss haben.

Charlies Szenario zeigt auch, wie wichtig es ist, die Option »nicht getestet« der GMFM-66 zu verwenden. Charlie erhielt bei Item 23 den Score 0. Das ist jedoch unwahrscheinlich, da er bei vielen Items mit ähnlichem und höherem Schwierigkeitsgrad mit einem Score von 3 bewertet wurde. Wenn das Item 23 als »nicht getestet« eingestuft worden wäre, hätte er einen Score von 62,7 (1,3) mit dem GMAE-3 und 58,1 (1,2) bei Verwendung des GMAE-2. Dies zeigt eindrücklich, wie wichtig die angemessene Verwendung der Option »nicht getestet« ist.

Es gab Anfragen zu den Auswirkungen der Diskrepanzen zwischen den GMAE-2- und GMAE-3-Scores auf die motorischen Wachstumskurven (S.) und die GMFM-66-Perzentilen nach Alter (S.). Diese Instrumente sind auch für die mit dem GMAE-3 berechneten Scores relevant.

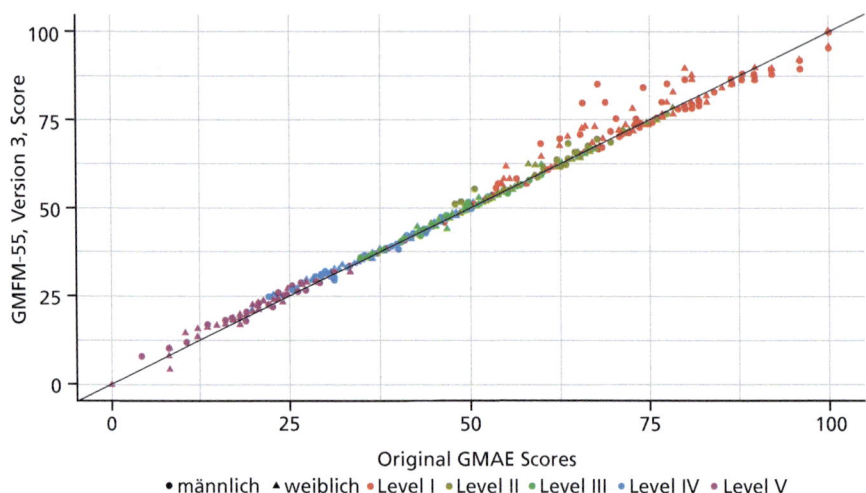

Abb. A 14.1: Vergleich von GMAE-2- und GMAE-3-Scores

GMFM App+

Die GMFM App+ ist eine Anwendungsversion der GMFM-88- und GMFM-66-Software, die Folgendes bietet:

- Möglichkeit der Eingabe von Item Scores für den GMFM-88, GMFM-66, GMFM-Item Sets und GMFM-Basal & Ceiling
- Berechnung von GMFM-88-Dimension- und Gesamt-Scores
- Berechnungen von GMFM-66-Scores, die mit dem GMAE-3, der aktuellsten Version des Scoring-Algorithmus berechnet wurden
- Datenanzeigen einschließlich
  - Spinnendiagramme der GMFM-88-Scores
  - Individuelle Item Scores und GMFM-66-Scores mit 95%-Konfidenzintervallen auf Item Maps
  - GMFM-66-Scores auf motorischen Wachstumskurven zur Veranschaulichung von motorischen Entwicklungmustern, die auf den Level des Gross Motor Function Classification System klassifiziert wurden
- Zugang zum Online-Tutorial
- Einzelbenutzerversion für Windows PC
- Einzelbenutzerversion (Mac OS), Mehrbenutzerversionen (Windows PC und Mac OS) und die mobilen Versionen (iOS- und Android-Geräte)
- Eine Mehrbenutzerversion ist in der Entwicklung.

Die GMFM App+ kann über den *CanChild*-Shop https://www.canchild.ca/en/shop erworben werden.

Sachwortverzeichnis